LEWIN

DIE GIFTE IN DER WELTGESCHICHTE

LOUIS LEWIN

DIE GIFTE IN DER WELTGESCHICHTE

AKTUALISIERTE UND BEARBEITETE NEUAUSGABE

tosa

Bearbeitung: Clemens Sorgenfrey, Münster
Satz & Layout: Bernhard Heun, Rüssingen
Covergestaltung: Studio Höpfner-Thoma GraphicDesign, Gräfelfing
Coverbilder: Bridgeman
Druck: Druckerei Theiss GmbH, St. Stefan im Lavanttal

www. tosa-verlag.com

INHALTSVERZEICHNIS

ZEHNTES BUCH
Frauen als Giftkennerinnen und Vergifterinnen

Erster Abschnitt
Betätigung des Giftwissens von Frauen bis zum 16. Jahrhundert

Zweiter Abschnitt
Die Renaissancezeit in Italien und in Frankreich

Dritter Abschnitt
Berichte über Vergiftungen von Päpsten aus dem 16. bis 18. Jahrhundert

ZWÖLFTES BUCH
Gifte als Kriegsmittel

Erster Abschnitt
Die heimliche Beibringung von Gift in Feinde

Zweiter Abschnitt
Gifte als fernwirkende Kriegsmittel

Dritter Abschnitt
Giftliefernde Feuerwaffen und ausgesandte Gasgifte

EINLEITUNG

Es gab keine Zeit in der Menschheitsgeschichte, in der nicht Gifte durch ihre dämonische Eigenart an sich und besonders dann Eindruck auf Menschen gemacht haben, wenn sie, gewollt oder ungewollt, ihre Kraft in ihnen entfalteten.

Die Ursache liegt in der Besonderheit dieser Stoffe.

Zur Handhabung eines Schwertes oder eines andern, mechanisch schädigenden Einflusses für Mensch oder Tier bedarf es nur der Körperkraft oder einer gewissen Geschicklichkeit in der Zielerlangung mit dem zerstörenden Mittel – um mit Giften den gleichen Erfolg zu erzielen, bedarf es auch des Wissens, das in alten Zeiten schwer zu erlangen war und auch heute trotz vieler Giftbücher nur in seinen rohesten Umrissen verbreitet ist.

Das unheimliche Walten eigenartiger Kräfte bei der Wirkung der Gifte erfüllte stets mit Furcht und Grauen. Die Möglichkeit, ungesehen und doch sehend damit schaden zu können, die geringe Aussicht auf Abwehr oder Gegenwehr, das völlig ohnmächtige Unterliegen des Körpers mit seinen lebendigen Kräften, auch wenn ihrem Gewicht nach verschwindend kleine Mengen von Gift zur Wirkung gelangten, der oft so schnelle und eigenartige Ablauf der Giftkrankheit und ihr nicht immer leichtes Erkennen – alles dies unterscheidet sich so sehr von allem andern, was in der Natur als Schädiger vorkommt, daß – soweit menschliche Überlieferungen uns davon Kunde geben – Menschen und Staaten stets bestrebt waren, vorbeugend vor dem Übel zu schützen, man immer versucht hat, Gifte den Menschen möglichst unzugänglich zu machen, und, falls eines Menschen Schuld am Giftmord erwiesen werden konnte, so schwer strafte, wie sonst Menschenverletzung nicht geahndet wurde.

Die Sühne war schlimmer als der Fluch gegen die Giftschlange: »Du wirst ihn in die Ferse stechen, und er wird dir den Kopf zermalmen.«

Waren auch die in der Grausamkeit auf das denkbar höchste Maß gesteigerten Strafen gegen Giftmord so, daß nie eine Zeit kommen wird, die ähnliches an Strafbarbarei wieder sanktionieren kann, so wird man entschuldigend doch daran denken müssen, daß das Gift die Ohnmacht und die Feigheit stark macht, die Hinterlist triumphieren läßt, der Rachsucht auch des Schwächsten Stillung gibt, der Habgier Erfolg verschafft und noch schlimmer ist als das aus dem Hinterhalt feige gegen einen Feind gesandte Geschoß.

Es reizte von jeher geradezu zur Lust am Töten mit solchen Stoffen, die nur wenigen zugänglich, von wenigen in ihrer Wirkungs- und in ihrer Verwendungsart gekannt waren und die eine so große Sicherheit des Erfolges gaben. Um dabei noch immer als Freund oder als Gleichgültiger oder als nicht mehr grollender oder nachtragender Gegner zu erscheinen, während der Todesstoß bereits unsichtbar versetzt war, um Herrschsucht, Habsucht, Rachegelüste zum Ziel kommen zu lassen, um Menschen, die für alles dies Hindernisse darstellten, zu beseitigen – kurz, um alles, was auf dem Grund verderbter seelischer Empfindungen an Gelüsten sich regen kann, zur sehnsüchtig erwarteten Erfüllung zu führen: Dafür waren die stygischen Gifte jederzeit bereite Helfer.

Und was sollte wohl gegen diese unheimliche Gewalt schützen? Alles, was Menschen zur Hilfe ersinnen konnten, wurde betätigt, als man gewahr wurde, daß es Vergifter gab, daß ein Stück Naturwissens auf irgendeinem Weg in den Besitz Übelwollender gelangt war. Hochgestellte der Erde – oft durch ihr häßliches Tun prädestinierte Objekte für Vergiftungen – suchten sich dadurch zu schützen, daß sie keine Mahlzeit zu sich nahmen, die nicht zuvor von Vorkostern auf ihr Unvergiftetsein geprüft worden war. Und trotzdem fand, wie die folgenden Blätter lehren werden, die List Wege, um auch diesen Schutz hinfällig werden zu lassen. Gar oft wurde in der Menschheitsgeschichte verwirklicht, was Lucianus im Hamlet spricht, bevor dem schlafenden König Gift in das Ohr gegossen wird:

Gedanken schwarz, Gift wirksam, Hände fertig,
Gelegne Zeit, kein Wesen gegenwärtig.
Du schnöder Trank, aus mitternächt'gem Kraut,
Dreimal vom Fluche Hekates betaut!
Daß sich dein Zauber, deine grause Schärfe
Sogleich auf dies gesunde Leben werfe!

Man ersann neue Arten der Giftbereitung, um den zu treffen, dem anders beizukommen man nicht vermochte: So starben Fürsten, Könige, Kaiser,

Päpste eines Gifttodes, vor dem sie auch nicht eine berühmte Abhandlung über den »Schutz des Fürsten vor Gift« zu bewahren vermochte. Wer aber wollte diese Todesursache völlig sicher wissen? Weder Ärzte noch Laien vermochten es früher – und auch heute noch ist es schwer oder gar unmöglich, manchen wirklichen Vergiftungstod seiner speziellen Art nach objektiv zu erweisen, weil vor allem die Chemie noch nicht die genügenden Handhaben hierfür besitzt. Für viele Gifte ist noch wahr, was vor etwa achtzehnhundert Jahren von Quintilian geschrieben wurde: »Schwerer ist es, Gift zu erkennen, als einen Feind.« Dies liegt auch in der Natur der Vergiftung, die stets im Dunkeln schleicht und das Dunkel als absolute Bedingung ihrer Ausführung und ihres Gelingens hat. Und wie so vieles in der Weltgeschichte nachträglich als wahr erkannt worden ist, obschon Dokumente, es zu bestätigen, nicht erlangbar waren und nur ein Gerücht davon geraunt hatte, ein Gerücht, das oft nichts anderes ist als die trotz aller Geheimhaltung durchsickernde teilweise oder ganze Wahrheit, so ist es auch mit verbrecherischen Vergiftungen Hoch- oder Nichthochgestellter und sogar mit Giftselbstmorden gewesen.

Die Fürstentode durch Gift machen hiervon keine Ausnahme. Es ist geistreich, was einst Alfred de Vigny aussprach: »Il y a deux choses que l'on conteste bien souvent aux rois: leur naissance et leur mort. On ne veut pas que l'une soit légitime, ni l'autre naturelle«, aber es ist mindestens ebenso wahr, daß das stete Bezweifeln von Gifttoden belanglos ist, weil die Elemente toxikologischen Wissens – des notwendigsten Erfordernisses für die Beurteilung – den Zweiflern oder Verneinern fast immer gefehlt haben. Im Besitz derselben und von praktischer Erfahrung hätten sie derartige Fälle richtig lesen können. Die Begleitumstände und die Symptome hätten sich dann oft unter einem ganz anderen Licht dargeboten.

Gifte haben stets ihre Verwendungszwecke gefunden, und die Kunst, sie gebrauchen zu lassen, erbte sich, wie das Unheil, auf der Welt fort. Aus dem orientalischen und italischen Quell schöpften jahrhundertelang hin- und herwandernde Völker, wie z. B. die Normannen im neunten und zehnten Jahrhundert, ihr Giftwissen und trugen es als praktisch verwendbares weit fort durch die Lande. Dadurch gelangte es auch zu Unlauteren, die es in den Dienst des Zahlenden stellten. Ein Erfolg schuf neue Verlanger: Mächtige und Schwache. Das Beispiel wirkte ansteckend. Die furchtbarste aller Infektionen ist die Nachahmung dessen, was andere, und besonders, was Hochgestellte an Nichtnachahmenswertem tun. Und diese setzten sich oft über Gesetz und gute Sitten hinweg. Recht lag bei ihnen in der Macht und in der Macht der freie Wille zu tun, was man wollte. Macht wurde erstrebt durch Länder-, Gold- und absoluten Menschenbesitz. Über Leichen von Hoch- und Niedrigstehenden führte der Weg zu ihr. Über Vernichtung und Verwüstung alles dessen, was Verstand, Kunst und Arbeit der Hände aufgebaut. Über jedes religiöse Gefühl hinweg, mit allen Mitteln und auch mit dem tückischsten: den Giften.

Ich glaube daran, daß die Summe aller ethischen und unethischen Betätigungen in der Welt sich in allen Zeiten gleichbleibt. So wie materiell nichts verloren gehen kann, so bleibt auch das der Materie zugehörende, aus ihr emanierende Immaterielle, die energetische Äußerung, in ihrer Gesamtsumme konstant, weil Moral und Unmoral, ethisches Empfinden und das Gegenteil, so zum Menschentum gehören wie Schönheit und Häßlichkeit, wie verschiedenfarbige Augensterne und verschieden geformte Nasen, wie Verstand und Unverstand, wie Gesundheit und Krankheit. Die seelischen Betätigungen nach Gut und Böse hin wechseln nur ihre Gestalt, von der Zeiten Färbung beeinflußt. Die innerlichen Hemmungen für das Begehen unmoralischer Taten sind quantitativ immer die gleichen geblieben, und nur die äußerlichen bringt der Zeiten Zwang in die verschiedenste Gestalt, und da auch dieser dem Wechsel unterworfen ist, so brauchen Hemmungen, die gestern noch vorhanden waren und deren Nichtachtung unter Umständen gesetzliche Ahndung mit sich brachte, heute nicht mehr zu gelten. So werden die eben noch als unmoralisch verrufenen Kriegsgifte plötzlich erlaubte Kampfmittel.

In der Beurteilung der Gifte als Schädigungsmittel der Menschen wird dadurch nichts geändert. Ob sie als Tötungsmittel in Geschossen versendet oder in Zeiten von Epidemien gebraucht werden, weil sie, gut gewählt, Symptome wie eine gerade herrschende Infektionskrankheit erzeugen und unter deren Flagge ungestraft segeln können, oder ob sie sonst irgendwo und irgendwie Verderben bereiten: Aus welcher Hand sie auch immer kommen mögen, ob aus der des abendländischen Menschen oder ob ostasiatische oder afrikanische, westindische oder südamerikanische, papuanische oder malayische Menschen sie heimlich in Kost oder Getränk spenden – immer werden sie eine verabscheuenswerte Waffe bleiben, und nie kann ein Zweck sie heiligen.

ERSTES BUCH

Die Entwicklung, Verbreitung und Verwendung der Giftkenntnisse in alter Zeit

Erstes Kapitel

Gifte im Altertum. Berühmte Vergifterinnen und Vergifter. Erwerbung und Verbreitung des Wissens über Gifte

Im ganzen Altertum bezeichnete der Begriff »Gift« ein so gewöhnliches, fast notwendiges Übel, vor dem man sich nur zu schützen lernen müsse, daß es nicht wundernehmen kann, daß die Berichte über stattgehabte Vergiftungen einzelner Menschen als etwas nicht Absonderliches und nicht Seltenes angesehen wurden. Dioskorides schrieb schon vor fast zweitausend Jahren: »Die Vorbeugung gegen Gifte ist schwierig, weil die, welche heimlich Gift geben, es so anstellen, daß auch die Erfahrensten getäuscht werden. Die Bitterkeit nehmen sie den Giften dadurch, daß sie Süßes hinzufügen, und den schlechten Geruch decken sie durch Duftmittel. Sie mischen Gifte auch Arzneimitteln hinzu, die, wie sie wissen, zu Gesundungszwecken gegeben werden ... Sie tun sie in Getränke, in Wein, Suppen, in Honigwasser, in Linsengerichte und anderes, was eßbar ist.«

Jede alte Epoche hatte ihre hervorragenden, von allen gekannten Vergiftertypen. Solche waren z. B. die sagenhafte Medea und Kirke, die Töchter der Hekate. Ihr Wissen hatten sie von ihrer Mutter, der Kennerin jener tod- und heilbringenden Pflanzen, die in dem Zauberland des Königs Aietes, in Kolchis, wuchsen. Zauberinnen hießen sie oder auch Giftmischerinnen. Von Kolchis bis nach Paphlagonien hatte die Göttin Hekate ihre Tempel. Ihre Priesterinnen waren gleichfalls Giftkundige. Mandragora, Belladonna und wahrscheinlich auch *Scopolia atropoides* wurden zur Erzeugung von Sinnestäuschungen und Schlaf benutzt. Pindar nennt Medea, die vielleicht mit der »giftkundigen« Agamade des Homer identisch ist, die Gift- oder Heilmittelreiche, genau so wie auch Kirke bezeichnet wird, die durch ihre Giftsäfte Menschen in Tiere zu verwandeln vermag, oder richtiger: dadurch versteht, sie glauben zu machen, daß sie solche seien. Aristophanes läßt den Karion, einen Sklaven, der das Orakel gefragt hatte, ob er seinen Sohn als Bösewicht erziehen soll, mit Bezug hierauf sagen:

Zu meiner Rache spiel' ich traun die Zauberköchin Kirke,
Die jüngst, ihr wißt es in Korinth, des Philonides Gefährten
Zu rechten Schweinen machte …

Medea gibt dem Jason gegen das Versprechen der Ehe das prometheische Schutzmittel, wodurch er befähigt wird, die ihm vom König Aietes auferlegte Aufgabe des Ackerns mit den feuerspeienden Stieren zu lösen. Sie schläferte auch mit einem Mittel den Drachen, den Hüter des goldenen Vlieses, ein. Sie sprengte – so heißt die Sage – mit dem Zweig einer Wacholderstaude unter Zaubersprüchen den Zaubertrank über seine Augen. Das goldene Vlies, das nun geraubt werden konnte, brachte Jason nach Jolkos zum König Pelias, der ihm aber trotz dieses Preises die väterliche Herrschaft nicht zurückgeben wollte. Aus Rache senkte ihn Medea in Schlaf, und seine eigenen Töchter töteten ihn, weil Medea ihnen versprochen hatte, durch ihre Zauberkünste den alten Mann, nachdem er gestorben, mit Jugendkraft ausgerüstet, wiedererstehen zu lassen.

Nicht nur betäubende Tränke kannte Medea, sondern auch hautentzündende Gifte. Mit einem solchen bestrich sie das Hochzeitskleid und den Kranz der Glauke (Kreusa), der Tochter des Königs Kreon von Korinth, die ihr die Liebe ihres Mannes Jason geraubt hatte. Von den heftigsten Qualen der Entzündung gepeinigt, starb Glauke. Als Zauberin, d.h. Vergifterin, lebte Medea in der Vorstellung der alten Welt. Auf den bildlichen Darstellungen trägt sie als Attribute das Giftkästchen und den Zauberwedel. Die »dira barbarae venena Medeae« (Horaz), die grausen Gifte der grausamen Medea, galten in Rom als Vorbilder für Vergifterinnentypen wie die Canidia oder die Sagana.

Aus jener mythischen Zeit schon wird von einem Pflanzen- oder Zaubergarten berichtet, den die kolchische Herrscherfamilie am Phasis angelegt hatte. Neun Klafter hohe Mauern umgaben ihn, dreifache eherne Tore führten hinein, und die schreckliche Artemis und Hunde mit feurigen Augen bewachten ihn. In ihm wuchsen auch angebliche Gegengifte, die geprüft wurden. In der orphischen Argonautenfahrt wird ein Verzeichnis der dort gezogenen Pflanzen gegeben. Sicherlich liegen dieser mythischen Überlieferung Tatsachen zugrunde. Das dem Menschen eingeborene Streben nach Naturerkennen hatte am frühesten in dem Erkennenwollen von Pflanzenkräften Befriedigung gefunden. Zufällige Heilungen oder Vergiftungen nach Anwendung von Pflanzen gaben den ersten Anlaß eingehenderen Suchens. Das Suchen ließ finden. Jedes Menschengeschlecht vergrößerte, auch durch zufälliges Finden, den Wissensschatz. Mit dessen Zunahme wuchs das Bedürfnis nach weiteren Hilfsmitteln gegen Krankheiten. So lernte man in vielen Heilmitteln Gifte mit neuen, auch verbrecherischen Verwendungszwecken kennen.

Manche Länder standen in dem besonderen Ruf, reich an Giftkräutern und Giftverwenderinnen zu sein. So, außer Kolchis bzw. dem Pontus Euxinus, noch Iberien und Thessalien. Römische Dichter kommen in der Schilderung von Giftmissetaten immer wieder auf diese drei Gebiete zurück. In einer seiner Oden an die Giftmischerin Canidia ruft Horaz aus: »Du, eine Werkstätte kolchischer Gifte, arbeitest immer auf mich los, bis ich, zu Asche verbrannt, ein Spiel frecher Winde werde.« Oder an anderer Stelle: »Welche Zauberin, welcher Beschwörer wird durch thessalisches Gift dich losmachen?« Er läßt die Canidia »Kräuter mischen, die Jolkos (in Thessalien) und Iberien, das an Giften furchtbare«, senden. Und Lucanus sagt von dem Thessalierland, es erzeuge auf seinem Felsenboden schädliche Gewächse. Vieles keime dort hervor, das die Götter selbst bedränge.

Schon frühzeitig machte man auf die Gefahren aufmerksam, die eine Vulgarisierung des Giftwissens mit sich bringen könnte: Galen tadelte den Horus, Orpheus, Heliodor und Aratus, weil sie die Kunst der Giftbereitung gelehrt hätten.

Die Giftkenntnisse, die der Orient dem Abendland durch Tradition überantwortet hatte, wurden durch die frühen Eroberungszüge nach dem Morgenland gemehrt, erlangten aber auch eine Zunahme durch Erfahrungen, die in Europa gemacht wurden. So fand man, gewiß durch Zufall, daß es Pflanzen gebe, die eine Geisteskrankheit von einer gewissen Dauer veranlassen können, was heute zum Bestand toxikologischen Wissens gehört. Horaz konnte schon als Tatsache sagen: »Diebe und Raubvögel machen mir weniger zu schaffen als jene Vetteln, die durch Zauberlieder und giftige Tränke den Menschen den Kopf verrücken.« Positiver ist das Folgende: Antonius war in den Jahren 37 und 38 gegen die Parther gezogen, die im Orient einen fast unüberwindlichen Damm gegen römische Herrschaftsgelüste bildeten. Wie so mancher andere vor und nach ihm richtete er nicht nur nichts aus, sondern mußte fast täglich Demütigungen von diesem Volk erfahren. Der Rückzug der Truppen, auf dem auch der Führer Flavius Gallus getötet wurde, war ein trauriger. Nahrung fehlte. Die Soldaten mußten ihre Zuflucht zu Wurzeln und Kräutern nehmen, die sie nicht kannten und deswegen erst auf ihre Genießbarkeit prüfen mußten. So stießen sie auch auf ein Kraut, das tötete, nachdem es geisteskrank gemacht hatte: »Wer etwas davon gegessen hatte, vergaß, was er bisher getan und erkannte nichts.« Nichts anderes vollbrachte er mit großem Ernst – wie wenn es eine schwere Aufgabe wäre –, als jeden Stein, den er antraf, um und um zu wenden. Man sah ein Feld, auf dem die Soldaten nur dies taten. Nach einiger Zeit trat galliges Erbrechen ein, und sie starben, als kein Wein – das einzige Heilmittel hierfür – vorhanden war. Es wird sich hier um ein tropeinhaltiges Nachtschattengewächs – vielleicht eine *Datura*- oder *Hyoscyamus*-Art – gehandelt haben, von denen man sich solcher Wirkungen versehen kann. In Kleinasien kommt vorzüglich *Hyoscyamus albus* vor.

Ähnliches begegnete den Römern, als sie Korsika und Sardinien von den Karthagern im Jahre 238 v. Chr. erlangt hatten. Sie fanden dort ein pflanzliches Gift, das, wenn man es mit der Nahrung nahm, Sinne und Verstand raubte und durch einen eigentümlichen Krampf die Lippen so verziehen ließ, wie es beim Lachen geschieht. Ungefähr um das Jahr 70 n. Chr. gab Dioskorides von dieser Pflanze, die er Sardonisches Kraut nennt und die er für »eine Art Hahnenfuß« hält, an, daß das von ihr erzeugte Bild des Lachens ein Zustand sei, von dem das sardonische Lachen – mit nicht guter Bedeutung im Leben – sich ableite. Diese Pflanze ist für *Ranunculus languinosus* L. oder auch für *Ranunculus scele-*

ratus L. gehalten worden. Es handelt sich aber mit viel größerer Wahrscheinlichkeit um *Atropa Belladonna* oder eines der benachbarten, Tropein enthaltenden Nachtschattengewächse.

Der Erkenntnis von Giftwirkungen der Naturprodukte muß eine Erfahrung am Menschen vorangegangen sein. Eine solche könnte sich auch aus einer langen und ungeeigneten arzneilichen Verwendung von Stoffen allerlei Art entwickeln. So bestand z.B. in altrömischer Zeit die Meinung, daß man durch Auflegen einer Bleiplatte auf die Brust die Stimme verbessern könne. Gesangsvirtuosen taten dies vielfach, und ihnen tat es Nero nach. Wenn dies häufig gemacht wurde, konnte das durch die Haut aufgenommene und in die Säftebahnen geführte Blei eine chronische Bleivergiftung erzeugen. Eine solche, schließlich erlangte Erkenntnis führte unter anderem dazu, Menschen durch auf den Leib gelegte Bleiplatten zeugungsuntüchtig zu machen. Daß dieser Erfolg durch Blei erzielt werden kann – auch wenn man es anders und in anderer Gestalt verwendet –, daran darf nicht gezweifelt werden. In Rom wußte man dies schon. Nicht übergangen werden darf, daß auch das sehnende Verlangen nach Abtreibungsmitteln und Liebestränken solche immer wieder von neuem finden und überaus oft in ihren Giftwirkungen erkennen ließ. Auch dies gab Erweiterungen des Wissens über Gifte.

Noch ergiebiger war die Beobachtung, daß gewisse Pflanzen, wie z.B. *Euphorbia*-Arten, Akonit und dergleichen mehr, von Tieren, trotz Hungers, nicht berührt werden. Man vermutete mit Recht in ihnen Gift. Durch ihre absichtliche Darreichung in Ködern lernte man die Symptome und die Verlaufsart der Vergiftung kennen. So vergiftete man Wölfe mit Akonit, Füchse, Panther und anderes Raubzeug mit der Asclepiadee *Cynanchum erectum* L. und Menschen mit alledem, was unauffällig sich anwenden ließ.

Zweites Kapitel

Giftprüfung. Giftsammlungen. Vergiftungsversuche. Giftvertriebe. Verbreitung der Vergiftungen im alten Rom. Gifte und Magie. Hexensalben. Erzeugung von Geistesstörungen, Lepra, Hautleiden durch chronische Vergiftung

Um Gifte auf ihre Wirkungen zu prüfen, sind sicherlich auch direkte Versuche angestellt worden. Am pontischen, pergamenischen und alexandrinischen Hof, wo man reichlich Gift hatte, verfuhr man so. Gab es doch dort eine wirkliche Giftpflege. Attalus III. Philometor, der zu Rom erzogen worden und der letzte König von Pergamon war – er starb im Jahre 132 v. Chr. –, hatte einen Giftgarten. Er zog darin allerlei Heil-und Giftpflanzen, nicht nur Bilsenkraut und Nieswurz, sondern auch Schierling, Akonit und »*Dorycnium*«. Diese säte und verpflanzte er, lernte Samen und Säfte kennen und alles zur rechten Zeit einzusammeln.

Von diesen Kenntnissen machte der blutige königliche Wüterich den entsprechenden Gebrauch. Viele Menschen ließ er durch Gift sterben, Freunde seiner Vorgänger und andere angesehene Männer und sogar seine eigenen Freunde. Aus Vergnügen am Giftmord sandte er ihnen aus seinen Gärten eine Mischung von genießbaren mit giftigen Pflanzen. Verfolgt von Gewissensbissen über seine Verbrechen verschloß er sich in seinem Schloßgebiet und starb am Sonnenstich, als er im Garten für seine Mutter Stratonike ein Denkmal errichtete.

Aus dem letzten Jahrhundert vor unserer Zeitrechnung wird von Mithridates Eupator eine Giftkenntnis berichtet, die nur auf dem Weg des Experimentes erworben sein konnte. Es wird auch ausdrücklich angegeben, daß er Missetätern für diesen Zweck Gifte reichen ließ. Wenn auch nicht er selbst, wie die Sage berichtet, sich durch Gift schnell töten konnte, weil er sich an die zu seiner Zeit bekannten durch häufiges Einnehmen gewöhnt hatte, so gelang ihm dies doch bei zweien seiner Kinder: Mithridates und Nyssa, die zu gleicher Zeit mit ihm endeten: »Als die Not an ihn herantrat, tötete er seine Weiber und noch übrigen Kinder durch Gift und trank den Rest des Giftbechers aus; aber weder dadurch noch durch das Schwert konnte er den Selbstmord bewirken. Denn das Gift, so tödlich auch die Art desselben war, griff ihn nicht an, weil er sich durch täglich in großer Menge genommene Gegengifte schon abgehärtet hatte, und der Stich mit dem Schwert war, teils wegen der durch Alter und seine jetzige trostlose Lage entkräfteten Hand, teils wegen des genommenen Giftes, so schwach es auch bei ihm wirken mochte, nicht tief genug eingedrungen. Unter diesen Umständen überfielen ihn die von seinem Sohn gesandten Mörder und töteten ihn durch Schwerter und Lanzen«. (Dio Cassius)

Wie dieser König als Vergifter gewirkt hat, ist auch aus einer Bemerkung von Plutarch zu ersehen. »In dem Kastell Kanon fielen dem Pompejus auf der Verfolgung des Mithridates auch dessen geheime Schriften in die Hände, und er las sie mit viel Vergnügen durch, da sie über den Charakter des Königs viel Licht verbreiteten ... Man ersah daraus, daß er außer vielen anderen auch seinen Sohn Ariarthes vergiftet hatte sowie den Sardier Alkaeus, weil er von ihm im Wettrennen übertroffen worden war.« Kleopatra, die in Bereitung von Giften sehr bewanderte, trug kein Bedenken, solche Versuche an Menschen anzustellen. Antonius, der sich vor ihren Giftkünsten fürchtete und nichts bei ihr aß, was nicht ein Vorkoster zuvor als unbedenklich festgestellt hatte, wurde einmal bei einem Gelage aufgefordert, die Blumen ihres Kranzes in Wein zu nehmen. Schon setzte er den Trank an die Lippen, als er von ihr selbst zurückgehalten wurde. Sie hatte die Blüten an den Spitzen vergiftet und wollte ihm dadurch beweisen, daß sie ihn trotz Vorkosters, dessen Vorhandensein für sie eine Beleidigung sei, vergiften könne. Ein aus dem Gefängnis herbeigeholter Mann mußte den Wein trinken und starb alsbald.

In Rom scheint man angenommen zu haben, daß solche Vergiftungsversuche an Menschen zum Kennenlernen der Wirkung eines Giftes für verbrecherische Zwecke vorkämen. In der Rede, die Cicero für den Coelius hielt, findet sich etwas derartiges. Dem Römer Coelius, der mit der Clodia ein Verhältnis gehabt, sie aber verlassen hatte, wurde durch das rachsüchtige Weib ein Prozeß wegen verschiedener angeblicher Verbrechen gemacht, unter andern die Clodia selbst haben vergiften lassen zu wollen. Das Gift, das ihm von seinem Freunde Licinius in einer Büchse gebracht worden sei, hätte sich in seinem Haus befunden und wäre an einem Sklaven versucht worden, den man zu diesem Zweck angeschafft habe. Dessen rasches Verscheiden hätte den Beweis für die Güte des Giftes geliefert.

Für die Giftversuche wurden außer Menschen, über die Despoten sich eine freie Verfügung anmaßten, auch Tiere benutzt. Und Tiere und Menschen unterlagen auf diesem Weg nicht nur einfachen, sondern auch kombinierten Giften. Es wird später berichtet werden, wie Nero solche Tierversuche anstellen ließ. In Frankreich ließen seit dem Ausgang des 15.

Jahrhunderts, also seit Ludwig XI., die Richter in angeblichen Vergiftungsfällen mit dem erlangbaren Gift Versuche an Hunden vornehmen.

Römische Kaiser, die den Besitz von Giften aus naheliegenden Gründen hochschätzten, legten sich davon Sammlungen an, um für bestimmte Zwecke mit den jeweilig geeigneten versehen zu sein. Caligula hatte eine solche. Eines der Gifte, womit er die Wunde des Columbus vergiftete, trug die eigenhändig von ihm gemachte Bezeichnung: »columbinisches Gift«. Es mag ein zusammengesetztes gewesen sein. Nach seinem Tod ließ der Kaiser Claudius die großen Vorräte von Gift, die im Palast gefunden wurden, verbrennen, zugleich mit den Büchern des Protogenes.

Eine eigentümliche Begebenheit, die gleichfalls auf eine Giftsammlung schließen läßt, wird von Nero berichtet: »Seine Tollheit kannte so wenig Schranken, daß er den Antonius, einen Ritter, als Giftmischer ungehört hinrichten und Gifte auf öffentlichem Markte verbrennen ließ.« (Dio Cassius) Aus dieser Mitteilung ist nicht ersichtlich, um was für Gifte es sich gehandelt hat und woher sie kamen. Mehr erfährt man aus späterer Zeit über kaiserliche Giftliebhabereien, vor allem über den Orient als Bezugsquelle für Gifte: »Man fand nach dem Tode des Caracalla eine große Zahl von Giften jeder Art, die im oberen Asien vorkommen und die er sich teils hatte kommen lassen, teils auch für den Preis von 7 1/2 Millionen Denaren oder fünfmalhunderttausend Drachmen gekauft hatte, um sich aller derer, die zu töten ihm beliebte, dadurch auf verschiedene Weise zu entledigen.« Wahrscheinlich benutzte er den an anderer Stelle schon erwähnten Sempronius Rufus, den Dio Cassius einen Giftmischer und Zauberer nennt, für die Ausführung solcher Giftmorde. »Alles, was man davon in seinem Palast fand, wurde auf einen Haufen geworfen und verbrannt. Gerade dieser Fund vermehrte noch den Haß der Menschen gegen sein Andenken.« Diese vielleicht übertriebene, aber im Kern unzweifelhaft wahre Angabe ist bisher toxikologisch unberücksichtigt geblieben. Und doch lehrt sie nicht nur Asien als Lieferanten von Gift kennen, sondern auch, daß es mannigfaltige, wahrscheinlich in der Stärke verschiedene Stoffe waren, die als überaus teure Handelswaren von Eingeweihten nach Rom und gewiß auch weiter hinein in das römische Reich vertrieben wurden. Und es läßt sich ferner daraus schließen, daß jedes der verschickten Gifte als Signatur die Menge, die zum Vergiften erforderlich war, die Art der Zubereitung und die Wirkungsweise bekommen hat. Die Empfänger in Rom schöpften daraus die beste Erkenntnis. So wanderte und verbreitete sich ein solches Wissen, das, wie alles ungewöhnliche, die Jahrtausende überdauert hat und überhaupt als unverlierbar angesehen werden muß. Die Nachricht läßt auch mit Sicherheit annehmen, daß das, was so zu Beginn des dritten Jahrhunderts in Übung war, auch in späteren Zeiten sich

Will man eine Vorstellung davon haben, wie ausgedehnt um diese Zeit schon die Erfahrungen über Gifte waren, so genügt ein Blick in das Material, das in Schriften vom vierten Jahrhundert v. Chr. an, also bei Theophrastus von Eresus, bis zum zweiten Jahrhundert n. Chr., bei Celsus, Plinius, Dioskorides und Galen, zu finden ist. Bezüglich der Verwendung solcher Gifte zu Vergiftungen von Menschen sah es in Rom noch nach der Mitte des vierten Jahrhunderts schlimm aus. Ein Stück Sittengeschichte jener Zeit lernt man aus dem Lesen des folgenden Berichtes kennen, der sich auf das Jahr 364, unter der Regierung des Kaisers Valentinian bezieht: »Appronian, der Stadtpräfekt von Rom, ein nie bestochener, strenger Richter, glaubte unter anderen Sorgen, die mit diesem Amt gar oft verbunden sind, dies eine der ersten sein zu lassen müssen, daß er die Giftmischer, so selten sie auch damals zu werden anfingen, greifen und, wenn sie bei der Untersuchung anderen geschadet zu haben überführt werden konnten, nach Entdeckung der Mitschuldigen, am Leben strafen ließ, um durch das warnende Beispiel andere unbekannte Vergifter zu veranlassen, die Stadt zu meiden. Daß er gerade hierin so eifrig war, rührte daher, daß er glaubte, durch Gift ein Auge verloren zu haben. Einen Wettfahrer Hilarin, der überwiesen und geständig war, seinen jungen Sohn von einem Giftmischer in gesetzwidrigen Geheimnissen unterrichten gelassen zu haben – um später aus ihm durch dieses Wissen Nutzen ziehen zu können –, verurteilte er zum Tod. Beim Wegführen durch den Henker entwischte er und flüchtete sich in eine Kapelle der Christen, wurde aber sogleich herausgeholt und enthauptet.

fortgesetzt haben wird: Asiens Boden lieferte auch weiter Gifte, und asiatische Giftkenner ermöglichten viele jener Vergiftungsgreuel, die im byzantinischen Reich und im Abendland vorkamen und noch heute Abscheu erregen.

Magie. Hexengifte

Zu dem damals bekannten Material trat in späteren Jahrhunderten, zumal in arabischer Zeit und nachher, manches Neue. Menschliche Tücke und List und die Wohlfeilheit des Menschenlebens fanden für alle solche Stoffe ein weites Versuchs- und Verbrauchsfeld. Und als gar der Aberglaube über des Menschen Leben und Leiden so schlimme Formen angenommen hatte wie nie zuvor – auch nicht in den Zeiten primitivsten Menschendaseins –, als, etwa vom 13.–17. Jahrhundert die »Magie« mit ihrem tollen Spuk, stärker noch als in alter Zeit, die Köpfe eingenommen und derartig verwirrt hatte, daß sonst wirklich intelligente Menschen sich ihrem Einfluß nicht entzogen, da war auch für »Behexung« scheinbar auf übernatürlichem Weg, tatsächlich aber oft durch äußerlich oder innerlich verwendete Gifte, die Bahn gebrochen. In jenen Zeiten wurde von den meisten Menschen geglaubt und in Wort und Schrift dargelegt, daß es mit Macht ausgestattete »Hexen« gäbe. Thomas Erastus, ein Basler, definierte eine Hexe als eine Frauensperson, die, nachdem sie Gott und der Religion abgeschworen, sich dem Teufel ergeben hat, damit sie von ihm unterrichtet würde, wie sie mit Zauberworten, Kräutern und anderen Dingen die Elemente in Unordnung bringen, den Menschen, Vieh, Ackern und Früchten Schaden zufügen könnte. Mediziner, die ja im allgemeinen leichtgläubig sind, soweit Verknüpfungen von Ursachen und Wirkungen bei Vorgängen im Menschenleib in Frage kommen, stimmten dieser Definition zu.

Das war die Zeit, in der, wie ein alter Schriftsteller es ausdrückte, besonders Deutschland in dem Ruf stand, voller Zauberer und Hexen zu sein. Als der Papst Innozenz VIII. als Kardinal Cibo Legat in Deutschland war, hatte er von Pfaffen und Nonnen viele Klagen über die große Zahl von Hexen, Zauberern und Ketzern vernommen. Kaum war er Papst geworden, so erließ er am 5. Dezember 1484 eine Bulle, durch die er diesem Übel steuern wollte. Es sei ihm zu Ohren gekommen, daß in den Gebieten von Mainz, Köln, Trier, Salzburg, Bremen, in Städten und Dörfern viele

Menschen männlichen und weiblichen Geschlechts sich fänden, die sich mit dem Teufel fleischlich vermischten, durch Zauberei die Weiber unfruchtbar machten, die Geburten vereitelten, Kinder abtrieben, die Früchte der Erde, Weinberge, Bäume, Felder verdürben, Getreide und Hülsenfrüchte vernichteten, Menschen und Vieh behexten, ihnen unsägliche Schmerzen verursachten, die Männer unfähig machten, Kinder zu zeugen usw. Deshalb setzte er zwei Dominikaner zu Inquisitoren ein mit unumschränkter Gewalt, die Zauberei auszutilgen. Im Kurfürstentum Trier sollen durch die Dominikaner in wenigen Jahren 6.500 Männer und Frauen auf dem Scheiterhaufen ihr Ende gefunden haben.

Unter diesen Opfern des Irrwahns und der kirchlichen Zwingherrschaft fanden sich auch sicherlich manche, die aus unpersönlichen oder persönlichen Gründen zu Übeltätern mit Arzneien und Giften geworden waren. Des vagierenden Volkes gab es genug, das die Länder durchzog und aus unsauberen Brunnen ein Wissen hob, das nur selten zu guten, ehrlichen Zwecken von ihnen verlangt wurde. Die Kenntnisse über Pflanzengifte waren groß genug geworden, um sie den verschiedensten Zwecken dienstbar zu machen, und auch Beibringungsorte hatte man kennengelernt, die den gewünschten Zweck unauffällig zustande kommen ließen.

So kamen die berüchtigten Hexensalben auf. Zumal zwischen den Jahren 1500 und 1600 war, zum Unglück für die alten Weiber eine geheime Salbe in Gebrauch gekommen, mit welcher sich diejenigen schmieren mußten, die den Zusammenkünften des Teufels beiwohnen wollten. Neugierde und der Wunsch, vom Teufel irdische Vorteile zu erlangen, reizten zur Anwendung. »Die Salbe wurde unter den Armen, in den Mastdarm und wahrscheinlich auch in die Scheide so tief als möglich eingeschmiert. Dann wartete man, mit einem Besenstiel zwischen den Beinen, auf das, was kommen sollte. Nach einiger Zeit stellte sich die Wirkung der Salbe ein. Die Individuen fielen in eine Art von Betäubung und Schlaf mit verwirrter Phantasie, in welcher sie alles sahen und zu empfinden glaubten, was sie von anderen hatten erzählen gehört. Nach einigen Stunden kamen sie wieder zu sich.«

Andreas Lacuna, der Leibarzt Karls V. hat in seinen Anmerkungen zum Dioskorides von der Wirkung der Hexensalben bemerkt, daß sie nicht nur besinnungslos machten, sondern auch Vorstellungen erregten, die so deutlich und lebhaft seien, daß die, welche die Salbe gebrauchten, auch wenn sie wieder zu sich kämen, sie für wahr hielten und als wirklich gesehene Vorkommnisse erzählten. Der berühmte Gassendi traf einst einen Hirten, der ihm versicherte, daß er eine Salbe besitze, durch welche er auf den Hexensabbat gelangen könne. Mittels einer Röhre brachte er sich dieselbe in den After. Bald wurde er dadurch benommen und fiel in einen lange anhaltenden Schlaf. Er erzählte dann seinen Genossen merkwürdige Visionen, die er gehabt habe, ohne zu verraten, daß sie durch eine Hexensalbe hervorgerufen worden seien. Es gelang Gassendi festzustellen, daß der Schäfer schwarzes Bilsenkraut *(Hyoscyamus niger)* sammelte, das er mit Fett und Öl zu einer Salbe verrieb. Ein Pfarrer, der in der Predigt dargelegt hatte, daß das »Fahren der Hexen« nur Träume seien, wurde von einem alten Weib deswegen angeredet. Sie wollte ihm beweisen, daß es Wirklichkeit sei. Er ging mit ihr und sah, wie sie sich mit einer Salbe einrieb. Bald danach schlief sie ein. Im Schlaf bewegte sie ihre Gliedmaßen und ihren Leib so hin und her, daß sie von ihrem Lager fiel. Nach ihrem Erwachen glaubte sie den Pfarrer von ihrer Hexenfahrt überzeugt zu haben.

Es hat natürlich in alten Zeiten genug Menschen gegeben, die »Hexen«-Aussagen richtig beurteilten, wenngleich sie den Teufel dabei eine Rolle spielen ließen: »Denn das übrig so sie bekennen, und so sie vielleicht groß achten möchten, als mit dem nächtlichen Fahren zu den Täntzen und mit den Gemeinsamen mit den bösen Geistern, achten wir für lauter Phantasmata, Triegerey und Gespenst, damit der Teuffel solche arme Leut einimpt und verblendet, da es doch im Grund lauter Traumwerck ist.« Ein als Prediger berühmter Benediktinermönch in Poitiers, Guillaume de Cure, auch Hameline genannt, hatte gepredigt, daß die satanischen Versammlungen nur Hirngespinste wären. Dafür wurde er im Jahre 1453 zu ewigem Gefängnis verurteilt, »indem sich ergeben habe, daß er selbst an solchen Versammlungen theilgenommen und mit dem Teufel einen Bund geschlossen habe«. Solcher Beispiele, in denen Gerechtigkeit und Vernunft erschreckende Gegensätze bildeten, in denen das eiskalte Gesetz Wahne heiligte, birgt die Geschichte der Menschheit noch genug andere.

Es gibt eine Reihe narkotischer Pflanzenstoffe, die geeignet sind, Wirkungen wie die bezeichneten hervorzurufen, z. B. der indische Hanf,

Opium, der Fliegenpilz u. a. mehr. Ganz besonders eignen sich jedoch hierfür die tropeinhaltigen Pflanzen aus der Familie der Nachtschattengewächse, vor allem das Bilsenkraut und die Belladonna. Sobald von einer geeigneten Körperstelle aus den wirksamen Prinzipien dieser Pflanzen, dem Atropin und den ihm chemisch nahestehenden und in der toxischen Wirkung identischen anderweitigen Alkaloiden der Übergang in die Säftebahnen gelingt – und vom Mastdarm aus gelingt dies besonders leicht –, dann rufen sie mehr oder minder lange anhaltende Sinnestäuschungen: Halluzinationen, Visionen und Illusionen mit Geistesabwesenheit, eventuell auch mit Erregungsäußerungen mannigfaltiger Art hervor. Dies ist empirisch, zumal von dem Bilsenkraut sehr lange bekannt. Es hieß im Altertum *Herba Apollinaris,* vermutlich weil es auch bei den Orakeln des Apollo zur Betäubung und zu visionären Äußerungen der pythischen Jungfrauen Veranlassung geben sollte. Auf dieses Kraut lassen sich auch die sogenannten Verwandlungen der Kirke oder die Verwandlungssalben der Pamphyle bei Apulejus und die Begeisterung der heidnischen Priester zurückführen. Daß hierbei es sich um Giftwirkungen gehandelt habe, nahmen schon die Alten an. Es ist selbstverständlich, daß durch ungeeignete Dosen eines solchen Mittels oft auch eine weitergehende Vergiftung entstanden sein muß. Der den vorgenannten Stoffen nahestehende Stechapfel *(Datura Stramonium)* sowie *»Solanum somniferum«,* d. h. *Scopolia atropoides,* diente gleichfalls für Zauberei. Sie haben die nämliche Wirkung. Als weitere Pflanze gesellte sich Mandragora, der Alraun, hinzu, um Menschen für eine Zeit geistesabwesend zu machen. Die Vorschrift lautete: Tue Mandragora-Wurzel in jungen, gärenden Most und belasse sie darin drei Monate. Wer davon trinkt, wird von Schlaf umfangen und unsinnig. »Aber nach dem Schlaf löst sich die Geistesstörung und keine sonderliche Schädigung erwächst daraus.« Dies ist in jeder Beziehung zutreffend. Nur wem häufig davon gereicht wurde, der kam schwerlich so gut davon. Es entsteht dadurch ein Dämmerschlaf, den man jetzt bei Kranken durch Scopolamin, das sich auch in der Mandragora findet, erzeugt. Schlimmer in der Wirkung war die Verwendung des Akonit zu »Hexensalben«, weil, wenn davon eine gewisse Menge in den Körper gelangte, die Vergiftung nicht wie durch die angeführten Solanaceen große Hoffnung auf Wiederherstellung gab.

Nach einem italienischen Aberglauben des 16. Jahrhunderts sollten Hexensalben bereitet werden, z. B. aus Akonit, Rinderfett, Pappellaub und Ruß oder aus *Solanum somniferum,* Fledermausblut, Sium usw. Paracelsus, der innig an Hexen und Hexentaten glaubte und sie sogar genau zu kennen vermeinte, läßt eine solche Salbe hergestellt werden aus dem Fleisch neugeborener Kinder, dem hinzugefügt würden: Mohn, Solanum, Schierling und anderes mehr. Würde sie mit den Worten: »Obenauß und nirgent an« eingerieben, so flöge die Hexe durch den Schornstein oder andere Öffnungen der Wohnung mit Hilfe des Teufels davon. Auch Leichenteile, besonders von Gehenkten, sowie der Aufhängestrick waren – so glaubte man – für Hexengifte beliebt.

Die bestimmte Absicht, Menschen heimlicherweise durch Gifte zu schädigen, geht aus Vorschriften hervor, die zumal im 16. Jahrhundert bekannt gegeben worden sind. Hier spielten nicht mehr nur pflanzliche, sondern auch tierische und tückischerweise sogar Krankheitsgifte sowie Blei und Arsen eine Rolle. So gibt es aus jener Zeit Vorschriften, um Krötengift zu extrahieren und dasselbe dann Menschen beizubringen: »Man tue«, so heißt es, »eine Kröte in ein Säckchen, in dem sich wenig Salz befindet. Alsdann bewege man die Kröte hin und her, nehme das Salz für das Eingeben an Menschen heraus.« Für chronische Vergiftungen präparierte man Krötengift so, daß man das Tier einen halben Monat in dem Salz beließ und das letztere dann reinigte. Wer hiervon häufiger nähme, dem würden die Eingeweide verletzt, das Blut infiziert, und der Tod erfolge nach kurzer Zeit. Es ist nicht nur als sicher anzusehen, daß auf dem bezeichneten Weg durch den Reiz des Salzes die Kröte mehr Gift aus ihren Drüsen absondert und das Salz dadurch stark gifthaltig wird, sondern daß auch unangenehme Giftwirkungen, unter denen digitalisartige Herzstörungen obenanstehen, durch Aufnahme solchen Salzes sich ausbilden können. Diese Erfahrung ist wahrscheinlich des öfteren gemacht worden; denn italienische Giftmischer haben ein solches Krötengift für die langsame, d.h. wiederholte Vergiftung benutzt.

Man teilte sogar Vorschriften für Mittel mit, die dazu dienen sollten, Menschen »hektisch« zu machen, d.h. toxische Stoffwechselstörungen mit Abmagerung hervorzurufen. Sie enthielten im wesentlichen Bleiazetat oder Bleikarbonat oder Bleiglätte, die mit Wasser und dem Saft der Meerzwiebel lange in Berührung gebracht worden waren. Gelang es, solches Gift einem Menschen unauffällig beizubringen, so war das Entstehen des chronischen Saturnismus mit seinen so mannigfaltigen Äußerungen und besonders eine Kachexie sehr nahe gerückt.

Die Tücke des heimlichen »magischen« Vergiftenwollens ersann aber noch mehr Wege, um zu ihrem Ziel zu gelangen. Man kam auf die Idee der Übertragung von Lepra. Die Vorschrift lautete: Man nehme Blut und Urin von Leprösen und lasse darin Weizen lange stehen, bis er ganz mit den Stoffen gesättigt ist. Alsdann nehme man ihn heraus und verfüttere ihn an Hühner und Tauben. Wer ein solches Geflügel dann äße, würde von Lepra ergriffen. Es ist wahrscheinlich, daß das letztere bei dieser Vergiftungsart nicht eintritt, aber schon die Absicht, eine solche Krankheit zu übertragen, läßt erkennen, daß der Vergiftungshorizont im 15. und 16. Jahrhundert schon ziemlich weitgestreckt war.

Nicht immer waren die Mittel für die Vergiftungsabsicht klar. So wird bereits aus der Mitte des 13. Jahrhunderts, also aus der Zeit Heinrichs III. mitgeteilt, daß in England vornehme Leute durch ein eigentümliches Gift – »die bläuliche Flüssigkeit« – vergiftet worden seien. Man hatte diese in verschlossenen Gefäßen an sehr heimlichen Stellen gefunden. Sie wurde als ein tötendes Gift bezeichnet. Hunde wollten sie nicht nehmen. Nachdem sie aber, mit Speise gemischt, von ihnen verschluckt worden war, sollen sie schnell daran gestorben sein. Der ganze Bericht trägt den Stempel der Unwahrscheinlichkeit an sich, obschon es sich nicht erraten läßt, um welche Art von Substanz es sich gehandelt haben könnte. Immerhin ist es bezeichnend, daß man derartige Massenvergiftungen für möglich hielt.

Drittes Kapitel

Gifte zur freiwilligen oder gezwungenen Tötung bzw. Abtreibung der menschlichen Frucht im Mutterleib. Die Liebestränke. Gesetze über sie. Ihre Bestandteile

Frühzeitig schon waren die Giftwirkungen von nicht wenigen pflanzlichen und einigen mineralischen Stoffen dadurch bekannt geworden, daß man sie als Fruchtabtreibungsmittel oder Liebestränke in zu großen Dosen gereicht hatte. Mit diesem Tun, das ich, auch biologisch, als Menschenmord auffasse, war stets die Vorstellung von Giften als seinem besten Helfer verbunden. Manche Arten von diesen sind in den alten Kulturzentren verwendet, aber nur selten genannt worden. Plato betrachtete, wie es scheint, die Ausführungsmöglichkeit als selbstverständlich und praktisch leicht: »Haben die Frauen und Männer, die zum Kinderzeugen bestimmte Zeit überschritten, dann geben wir ihnen frei der Liebe zu pflegen mit wem sie wollen ... indem wir ihnen ans Herz legen, vor allem keine einzige Leibesfrucht, wann sie sich bilden sollte, das Licht erblicken zu lassen.« Und ebenso gibt Aristoteles kurzweg den Rat, daß »wann eine Frau, die schon die gesetzmäßige Zahl Kinder hat«, schwanger würde, man die Frucht, ehe sie Leben und Empfindung hat, abtreiben lassen müsse. Die Abtreibung durch Gift wird in hippokratischen Schriften so berichtet, als wäre sie ein ganz gewöhnlicher Eingriff, und später schrieb man in Griechenland: »Viele greifen zu verderblichen Stoffen, gleich den unzüchtigen Weibern, die um die Wollust ununterbrochen genießen zu können, Abtreibungsmittel verwenden.« (Plutarch) Weder in Griechenland noch in Rom gab es Rechte für den keimenden Menschen. Und als Jahrhunderte nach dem Verfall der alten Welt, nach dem Dahinschwinden des west- und oströmischen Reiches neue Lebens-, Sitten- und Rechtsanschauungen sich über die Welt verbreiteten, als entsetzliche Strafen für die Fruchtabtreibung festgesetzt und oft ganz arbiträr zuerteilt wurden, weil die Ursache einer vorzeitigen Geburt falsch gedeutet wurde, da spottete trotzdem, wie heute, wo die Strafen milder, aber noch schlimm sind, das Verlangen nach Befreitwerden von der Frucht jeder Strafandrohung. So sind ungezählte und unzählbare menschliche Leben direkt aus dem Dunkel der Gebärmutter in das Dunkel des Hades gewandert. Unbekannt, unbenannt, wie Billiarden von Menschen, die anderen Todesursachen unterlegen sind, gehören sie kaum als Schattenfleckchen dem weltgeschichtlichen Geschehen an. Aber innerhalb dieses Rahmens gab es auch Vorgänge, die an Hochgestellten dieser Welt sich abspielten und wie alles, auch Schändliche von diesen, unvergänglich aufgezeichnet worden ist. So warf Nero der Octavia, sicher mit Unrecht, die Abtreibung von Leibesfrüchten vor. Der Wüstling Domitian verführte seine verheiratete Nichte Julia und nötigte sie, da sie von ihm schwanger geworden war, die Frucht abzutreiben. Sie bezahlte diesen Eingriff mit ihrem Leben.

Auch in dem Palast der christlichen römischen Kaiser kam die Abtreibung, wie in dem der heidnischen vor, so daß von einem Historiker des vierten Jahrhunderts berichtet werden konnte, wie in seiner Zeit weibliche Eifersucht Gift zur Erreichung dieses Zieles benutzt hat: »Zu derselben Zeit war auch Helena, des Constantius Schwester und Julians Gemahlin, von vorgespiegelter Zärtlichkeit geblendet in Rom angekommen. Im Grunde aber hatte sie eine tückische Feindin an Eusebia, der Kaiserin [der Gemahlin Constantius' II.], die, selbst von jeher unfruchtbar, jene durch einen listigen Betrug einen Gifttrank zu nehmen verleitete, der die Kraft hatte, jedes Kind, mit dem sie schwanger ging, abzutreiben. Kurz vorher hatte sie ein Knäblein, von dem Helena in Gallien entbunden worden war, dadurch aus der Welt geschafft, daß sie die Hebamme bestach, das Kind sogleich nach der Geburt durch zu tiefes Abschneiden der Nabelschnur zu töten. So sorgfältig suchte man zu verhindern, den tapferen jungen Mann [Julian] in Kindern fortleben zu sehen.«

Liebestränke

Der Glaube an die Wirksamkeit von Liebestränken, den Pocula amatoria, d.h. im engsten Sinne des Begriffes Tränken, die einen Menschen wider seinen Willen gegen eine bestimmte Person, meist den Darreicher selbst, zur Liebe entflammen sollte, ist alt und doch bis in unsere Tage lebendig geblieben. Eigentlich handelt es sich um »Pocula libidinis«, Mittel, die nicht etwa – was ja unmöglich ist – die Erregung reiner Gefühle der Zuneigung zu veranlassen vermögen, sondern entweder eine gewisse, meist mit Ausschaltung des besonnenen Willens einhergehende Unordnung in der Funktion von Teilen des Zentralnervensystems schaffen, die auf den Geschlechtstrieb einen Einfluß ausüben oder den Geschlechtsapparat in irgendeinem Grad direkt krankhaft reizen und dadurch das den Geschlechtstrieb zügelnde moralische Übergewicht lähmen. Der Erfolg auf die eine oder andere Weise wurde für sicher gehalten. Horaz läßt ein Weib, dem der erste derartige Versuch nicht gelungen war, ausrufen: »Einen stärkeren Trank will ich dir bereiten, einen stärkeren dir kredenzen, dir, der du mich verschmähst. Eher soll der Himmel unter das Meer sinken und die Erde über ihn emporsteigen, als daß du nicht in Liebe zu mir entbrennen sollst so wie Harz zu schwarzen Flammen.«

Die Vorstellung lebte, daß durch die Liebestränke mehr als der rein materielle, sinnliche Liebesdrang erregt würde. Derartiges ist, wie schon bemerkt wurde, nicht erzielbar, auch nicht immer auf dem Weg, den Seneca angibt: »Ich will dir ein Liebesmittel ohne Arzneistoff, ohne Giftkraut, ohne jeden Bezauberungssang einer Giftmischerin nennen: Willst du geliebt werden, so liebe!« Gar manche als Folge von Liebestränken angesprochene Zuneigung eines Mannes zu einem fremden Weib ist auf die berückende Schönheit oder das angenehme Wesen einer solchen zurückzuführen. Als Olympias, die Mutter Alexanders des Großen, gehört hatte, daß ein thessalisches Weib ihr die Liebe ihres Gatten, des Königs Philipp von Mazedonien, durch Liebestränke geraubt habe, ließ sie diese kommen, um mit ihr entsprechend zu verfahren. Als sie jedoch vor ihr stand, rief sie die Worte aus: »Du bedarfst wahrlich keines Liebestranks, du hast ihn in dir selbst.«

Es ist gewiß, daß ein beträchtlicher Teil der Liebe erregen sollenden Mittel harmlose, dem Aberglauben entstammende, oft auch Ekel erregende Stoffe darstellten: Katzen- oder Eselsgehirn, männlicher Samen, Menstrualblut, Blut und Schweiß der Liebeheischenden, gepulverte Haare der Schamteile usw. Sie sind völlig wirkungslos trotz eines Gutachtens der Leipziger Fakultät, die im Jahre 1697 entschied, daß dergleichen Dinge, noch mehr aber »magische Mittel« Liebe zu erzwingen vermögen. In die gleiche Kategorie gehören: *Elaphomyces* oder Hirschbrunst, die aus parasitisch lebendem Mycelium sich entwickelnden, knollenförmigen, von dunklen Sporenmassen erfüllten Fruchtkörper der Pilzgattung *Tuberacei,* die noch heute gebraucht werden, sowie das im Altertum berühmte *Hippomanes,* die Roßwut, dessen schon Aristoteles als eines Produktes des Liebestollseins der Pferde gedenkt: »Sobald das Übel sie befällt, lassen sie niemand nahe kommen, bis sie entweder durch die Anstrengung ermatten oder an das Meer gelangen; sodann geben sie etwas von sich, das man, wie bei den Neugeborenen Hippomanes nennt. Es ist aber wie der Ebergeil, und es suchen dies vor allem die Zauberinnen.« Der Deutungen dieses Hippomanes gibt es mehrere. Die einen hielten es für ein in Arkadien vorkommendes Kraut, nach dessen Genuß die Pferde toll oder liebeswütig würden. Andere hielten es für den Brunstschleim der Stuten. Gewöhnlich wurde darunter ein angeblich dem Maul, der Stirn oder den Genitalien des neugeborenen Fohlens aufsitzendes Gewächs verstanden. Wahrscheinlich ist dies nichts anderes als Ballen von Meconium (Kindspech), die sich aus dem Fruchtwasser an verschiedenen Teilen des Fohlens festkleben. Gerade diese Masse scheint als Liebesmittel beliebt gewesen zu sein.

Alle diese Stoffe sind wirkungslos und von Einsichtigen stets dafür gehalten worden. Sagt doch schon Ovid: »Derjenige betrügt sich, der seine Zuflucht zu magischen Künsten nimmt und sich desjenigen Teiles, den er von der Stirn des Füllens abreißt, bedient. Die Kräuter der Zauberin

Medea und die mit magischen Tönen verbundenen Medikamente werden nicht bewirken, daß die Liebe rege werde.«

Gegenüber allen diesen bedeutungslosen Stoffen steht die Gruppe derjenigen, die giftig wirken und dem Nichtsahnenden schweres Kranksein oder den Tod gebracht haben. Der angebliche Liebestrank war wahrscheinlich auch gar nicht so selten nur der Deckmantel für wirklichen Gifttrank. Ovid charakterisiert schon richtig solche Mittel:

Nicht nutzt's, gibt man der Frau bleichmachende Liebesgetränke.
Schädlich sind sie dem Geist und sie erregen zur Wut.

Man stellte deswegen im alten Rom Abortivmittel und Liebestränke, in einer strafrechtlichen Feststellung über sie, in eine Reihe. Alexander Severus bestimmte, daß wer ein Abtreibungsmittel oder einen Liebestrank verabreiche, falls er aus dem Volk war, zur Strafarbeit in die Bergwerke, wenn er zu den Vornehmen gehörte, in die Verbannung geschickt würde, selbst wenn die Verabfolgung ohne böse Absicht schaden zu wollen, z.B. nur durch Bitten anderer bewogen, geschehen war. Diese Strafen galten nur für die erfolgte Gesundheitsbeschädigung, war jedoch der Tod eingetreten, so wurde auch über den Vergifter die Todesstrafe verhängt.

Die Liebestränke wurden von Justinian rechtlich den magischen Künsten gleichgestellt und nach der Lex Cornelia bestraft: »Ebenso werden die Zauberer zum Tode verurteilt, die durch böse Künste, Gift oder magische Beeinflussung Menschen getötet haben.« Die Strafe der »Zauberei« bestand in Kreuzigung oder Vorgeworfenwerden den wilden Tieren für Personen niederen Standes, der Hinrichtung für Vornehme, soweit sie Auftraggeber für das Verbrechen waren. Die »Zauberer« selbst wurden lebendig verbrannt. Wie überaus oft mögen natürliche Leiden eines Menschen bei böswilligen oder nur dem Aberglauben entsprungenen Anklagen gegenüber einem angeblichen Verursacher zu Rechtsverbrechen geführt haben!

Noch im 13. Jahrhundert erließ Kaiser Friedrich II. ein Gesetz, wonach der Verkauf, Kauf und das Verabfolgen von Liebestränken schwer geahndet wurden. Das Geben von Liebestränken, wodurch jemand in Lebensgefahr kommt, soll mit dem Tod, das Geben unwirksamer aber mit mehrjährigem Gefängnis bestraft werden; »denn obgleich für die, welche die Wahrheit und Natur der Dinge kennen, es töricht und fabelhaft erscheint, die Gemüter der Menschen durch Speise oder Trank zu Liebe oder Haß zu bewegen, wenn anders nicht Verdacht oder Angst des Empfängers wirken, so soll doch der freche Vorsatz zu schaden nicht ungestraft bleiben«. Dreihundert Jahre später wurde für die Verabfolger von Liebestränken, durch welche »gänzliche Entnervung und allmähliches Dahinschwinden« veranlaßt würde, eine noch schlimmere Strafe als für Vergifter gefordert, weil derartige Tränke den Menschen nicht eines, sondern vieler Tode sterben ließen. Dies ist in jedem Falle eine unzulässige Übertreibung!

Noch das allgemeine Preußische Landrecht aus dem Ende des 18. Jahrhunderts hat es für erforderlich erachtet, für die Verabfolgung von Liebestränken eigenartige Strafparagraphen zu ersinnen:

§ 867. Wer durch Liebestränke tötet, hat eine zehn- bis fünfzehnjährige Festungs- oder Zuchthausstrafe verwirkt.

§ 868. Im Falle eines dadurch veranlaßten unheilbaren Wahnsinns soll acht- bis zehnjährige Festungs- oder Zuchthausstrafe stattfinden.

§ 869. Ist durch einen solchen Liebestrank eine andere Krankheit verursacht worden, so soll nach Beschaffenheit ihrer Gefahr und Dauer eine vier- bis achtjährige Zuchthaus- oder Festungsstrafe erkannt werden.

Daß durch Gifte, die als Liebestränke gereicht worden sind, oft Menschen ein vorzeitiges Ende gefunden haben, ist unbezweifelbar. Ein Opfer eines solchen wurde nach alten Berichten der Dichter Lucretius, der geistvolle Verfasser des Werkes »Über die Natur der Dinge«. Eine eifersüchtige Geliebte oder seine eigene Frau Lucila soll ihm einen solchen gegeben haben. Römer und Christen haben das angebliche geistige Leiden dieses originellen antiken Denkers, ein jeder für ihre Zwecke, sich dienstbar gemacht. Ob es eine Fabel oder Wahrheit ist, ob Lucrez, durch den geistesstörenden Trank veranlaßt, sich in so jungen Jahren das Leben genommen hat – immer leuchtet die Tatsache aus den Mitteilungen hervor, daß man Liebestränke auch als Gifttränke angesehen hat, die nicht nur Kranksein, sondern auch den Tod herbeiführen können. Plinius wies auf die Verderblichkeit solcher Philtra unter Anführung eines Beispiels hin: »Ich erinnere mich«, so sagt er, »daß Lucullus, ein sehr berühmter Befehlshaber, durch einen Liebestrank zugrunde gegangen ist.«

Als Giftstoffe von besonders unangenehmem Charakter, die zu Liebestränken Verwendung gefunden haben, gehören in erster Reihe die tropeinhaltigen Nachtschattengewächse und voran unter diesen der Stechapfel, *Datura Stramonium*, dessen Samen in weinigem Auszug oder als Pulver eingegeben wurde, und das schwarze Bilsenkraut, *Hyoscyamus niger.* Der Stechapfel galt stets als ein Mittel der Hurenwirte, schlimmer Mädchenverführer, entarteter Buhlerinnen und frecher Wollüstlinge, um ihre Opfer außer in einen Zustand von mehr oder minder starker Besinnlosigkeit noch in den der geschlechtlichen Raserei zu versetzen. Auch der Alraun (*Atropa Mandragora*) diente in bestimmten Mengen diesem Zweck.

Eine dritte Gruppe von giftigen Liebesmitteln, die auch freiwillig eingenommen werden, decken sich in ihren Folgen am Menschen mit dem pharmakologischen Begriff des Aphrodisiakums: Sie enthalten meist Stoffe, die den Genitalapparat eventuell bis zur Entzündung reizen können. Dahin gehören vor allem die Mischungen, die spanische Fliegen oder anderes kantharidinhaltiges Material in sich schließen und als »Diavolini di Napoli«, »love powder«, »pastilles galantes« usw. bezeichnet werden.

Schon im alten Rom fanden die Kanthariden als Liebesmittel reichlich Verwendung. Der berühmte Prosper Colonna, der Heerführer der gegen Franz I. von Frankreich in der vom Papst Hadrian VI., dem Kaiser Karl V., dem König von England, von Mailand, Florenz usw. gebildeten Liga, soll im Jahre 1523 an einem solchen Mittel gestorben sein. Als der Admiral Bonnivet in Italien eingezogen war, befand sich der alte Colonna schon in keinem guten Gesundheitszustand. Er ließ sich in einer Sänfte tragen, als er dem sich zurückziehenden Bonnivet folgte. In Mailand jedoch starb er, wie berichtet wird, weil er ein Aphrodisiakum in geiler Unmäßigkeit genommen hatte.

Man nahm sogar an, daß man auch noch lange nach dem Einnehmen eines Liebestranks sterben könne. Dies ist möglich, wenn z. B. durch Kanthariden oder ähnlich wirkende Stoffe eine chronische Nierenentzündung bewirkt worden ist. So wird berichtet, daß der Dichter Petrus Lotichius (Secundus) an einem ihm in Bologna kredenzten Liebestrank mehrere Jahre später (1560) in Heidelberg gestorben sei.

Außer den Tränken für die Erregung von Liebe zu einer bestimmten Person wurden auch solche gereicht, die Liebe auslöschen oder sogar dafür Haß zu erregen geeignet sein sollten, was natürlich unmöglich ist. In den Deklamationen des Quintilian, die sehr wahrscheinlich an Vorkommnisse seiner Zeit anknüpften, wird die Klage eines Jünglings vorgeführt, der wegen eines von seiner Geliebten ihm gereichten derartigen Trankes die Klage auf Vergiftung erhob.

Auf dem Konzil in Pavia im Jahre 850 wurden die Haß erregenden den Liebestränken in der Beurteilung und der Verurteilung gleichgestellt. Mit Recht sah man in den Herstellerinnen und Verabfolgerinnen auch Vergifterinnen.

Viertes Kapitel

Aberglaube in bezug auf Gifte. Kreuzzüge. Pest.
Angebliche Brunnenvergiftungen durch Juden und Christen

Neben dem Wissen über Gifte bestand auch Unwissenheit bzw. Aberglaube darüber. Manche Stoffe wurden zu Gift gestempelt, die keine waren, oder man gab auch unter dem Schein nicht giftiger Stoffe starke Gifte ein. So schildert Juvenal, daß Caesonia, die letzte Frau des Caligula ihrem Mann als Liebestrank »das Hirn eines frischgeborenen Füllens«, oder, wie andere übersetzen, des »frischgeworfenen Füllens Stirngallerte« eingegeben habe, wodurch er geisteskrank geworden sei. In seiner so erlangten krankhaften Gehirnerregung hätte er, ohne Unterschied des Standes, Senatoren wie Ritter foltern und töten lassen. Nach Sueton hätte man seinen Zustand, der mit dauernder Schlaflosigkeit, mit schreckhaften Äußerungen und Sinnestäuschungen einherging, geglaubt, auf eine Vergiftung durch Caesonia zurückführen zu müssen. Die ganze Erzählung trägt den Stempel der Unwahrscheinlichkeit, selbst wenn man annehmen wollte, daß ihm wirklich ein erregendes Gift – freilich nicht das, was als solches berichtet wurde – vielleicht sogar wiederholt beigebracht worden ist; denn Caligula war schon in seiner Jugend ein Epileptiker und litt später, meiner Überzeugung nach, an epileptischem Irresein.

Eine andere Jahrhunderte hindurch geglaubte Unmöglichkeit ist die, daß der Meerhase, *Aplysia depilans*, eine ganz besonders starke Giftwirkung besäße. Im 18. Jahrhundert berichtet man als Ergebnis von Versuchen, daß der Saft dieser Meerschnecke Entzündung und Schwellung der Haut erzeuge. Dem ist widersprochen worden. Das Tier birgt in sich einen Anilinfarbstoff, den es, auch freiwillig, von sich gibt. Aber selbst wenn ihm örtliche Reizwirkungen zukämen, so würde, entgegen alten Berichten, eine Allgemeinvergiftung dadurch nicht erzielt werden können. Titus soll – so nahm man fälschlich an – dadurch von Domitian vergiftet worden sein.

Eine noch weitere Verbreitung hatte die törichte Meinung gefunden, daß der gepulverte Diamant vermöge seiner Härte Menschen töten könne. So erzählt Johannes Victoriensis, der ungefähr um das Jahr 1300 lebte, daß Kaiser Friedrich II. dadurch »vergiftet« worden sei; denn dieser Stein, »welcher die Kraft habe, Eisen anzuziehen, hätte ihm die Eingeweide zerrissen«. In Wahrheit kann der gepulverte Diamant, ebenso wie gepulvertes Glas, ohne Schaden verschluckt werden. Deswegen ist durch ihn auch nicht – wie man angegeben findet – ein Markgraf Ludwig von Brandenburg gestorben. Vielleicht war dem Diamantpulver – wofern überhaupt ein Wahrheitskern in der Erzählung liegt – Bleiazetat zugemischt worden in jener Zusammensetzung, die angeblich das übelberüchtigte »Poudre de succession« gehabt haben soll.

Angebliche Brunnenvergiftungen durch Juden und Christen

Handelte es sich in den berichteten vereinzelten Fällen um Irrtümer in der Beurteilung von Wirkungen gewisser Stoffe, die ohne Konsequenz war, so lag in dem Wahnwitz der Brunnenvergiftung, vorzüglich durch Juden, der jahrhundertelang namenloses Unglück, Menschenpein und Menschenverzweiflung über Hunderttausende von Unschuldigen gebracht hat, System. Freilich war es nur eine neue Form des uralten Systems der

Judenbeschuldigungen, von denen es ja so gar viele und mannigfaltige gab und deren eine, nach dem für so gewissenhaft geltenden Tacitus lautete: Die Juden beten in ihrem Tempel in Jerusalem einen Esel an. Jede Zeit schuf neue und oft auch eigenartige Varianten von Gründen für die Massenverfolgung und Tötung dieser über die Welt Zerstreuten, die in Frankreich von Ludwig IX. und Philipp IV. und in Nachahmung davon in Deutschland, besonders von dem Hohenstaufen Friedrich II. und den Luxemburgern Heinrich VII. und seinem Enkel, dem immer geldgierigen Karl IV., als Leibeigene und noch mehr als Verschacherungsobjekte behandelt wurden. Wie es zur Zeit des ersten Kreuzzuges in dieser Beziehung zuging, meldet kurz und bündig voller Menschenliebe und geschmackvoll der deutsche Chronist Ekkehard: »Diese [von dem Priester Gotescalc durch Ostfranken geführten Kreuzzügler] vernichteten auch die so verruchten Überreste der Juden als wirkliche geheime Feinde der Kirche, in den Städten, durch welche sie zogen, entweder gänzlich oder nötigten sie zur Taufe ihre Zuflucht zu nehmen, von denen die meisten jedoch später wieder wie Hunde zum Unrat zurückkehrten.« Man darf nicht glauben, daß nur in jener Zeit solche Gesinnungen möglich waren. In einem Geschichtswerk des vorigen Jahrhunderts wurden als Gründe für die Massenmorde an Juden zur Zeit des zweiten Kreuzzuges angeführt: »ihr frecher, zudringlicher Wucher«. Sie wurden verfolgt »wegen ihres hartnäckigen Verharrens in ihrem Unglauben, Frechheit im Wucher und betrügerischer Überlistung der Christen, vornehmlich ihrer boshaften und zudringlichen Schlauheit, mit welcher sie auch damals selbst von christlichen Fürsten Begünstigung ihres gottlosen Wesens sich zu verschaffen wußten«. Solche Auslassungen können für bewußte Lügen oder für Produkte platter Unwissenheit in bezug auf die Geschichte der Juden und die sozialökonomischen Zustände jener Zeiten gehalten werden. Ich nehme das letztere an, weil die Dummheit doch noch verbreiteter ist als die Bosheit. In Deutschland wurde um das Jahr 1146, zumal durch das Hetzen eines anmaßlichen Kuttenträgers Radulph, in den rheinischen Städten so gemordet, daß sich schließlich der heilige Bernhard von Clairvaux genötigt sah, gegen diesen Menschen aufzutreten.

Es kam noch schlimmer! Zwischen 1313 und 1350 wurden die Aussätzigen als von den Juden bezahlte und ausgenutzte Giftträger bezeichnet und demgemäß behandelt: »Ludwig X. von Frankreich hatte die Juden etliche Male aus dem Königreich vertrieben und zuletzt wieder aufgenommen. Sie rächten die Schmach; denn sie machten die Aussätzigen im Land anhängig und erhandelten, daß sie die Brunnen allenthalben vergiften sollten. Die Aussätzigen empfingen Geld darauf und schwuren den Juden, es zu tun. Und sie taten es an vielen Orten. Sie nahmen etwas ihres aussätzigen Blutes und Harns, kneteten damit einen Teig, mengten Krötenlaich und giftige Kräuter darunter und senkten solchen Teig, zu Kügelein gemacht, mit angebundenen Steinen in den Grund der Brunnenquellen. Viele, die davon getrunken, wurden aussätzig, etliche starben.« In die Regierungszeit Philipps V. von Frankreich (gest. 1322) fällt die Zusammenrottung der fanatischen Bauern, »pastoureaux« genannt, die das Heilige Land befreien wollten. Sie begingen, wohin sie kamen, und selbst in Paris, in das sie gezogen waren, Schandtaten. Auf ihrem Zug nach dem Süden vernichteten sie überall die Juden. Man beschuldigte diese, im Verein mit dem König von Granada und den Aussätzigen durch Quellenvergiftung die Christen ausrotten gewollt zu haben. Philipp überließ sie dem Volkswahnsinn. Viele starben den Feuertod. Auch die Aussätzigen verbrannte man. Ihr Nachlaß bereicherte den königlichen Schatz, der immer leer war, obschon die im Großen betriebene Falschmünzereien Philipps IV., des Schönen, viel Geld eingebracht hatten. Könige brauchten nicht nur viel, sondern immer noch mehr Geld!

Die schlimmste akute Seuche, die je die Menschheit heimgesucht hat, der schwarze Tod, die Pest, hielt ihren Zug über die Erde, ließ Millionen von Menschen sterben und fachte gleichzeitig jene andere, nie vergehende Seuche, den Judenhaß, zum Lodern an. Dieser ist nur ein Kind jener pandemischen Seuchen, die dem Menschengeschlecht eingeboren sind und deshalb immer waren und immer sein werden, unabhängig von dem äußerlichen Anstrich, den man den sogenannten Kulturepochen noch wird geben mögen: der stumpfsinnigen Roheit, der neidischen Habsucht und der organisierten Lüge. Wer das, was in den Jahren 1349 und 1350 an Juden verübt wurde, nur »schreckliche Wirkungen von Volksvorurteilen« nennt, bezeichnet mit diesem glätten sollenden Ausdruck doch nichts anderes als die eben bezeichneten moralischen Seuchenformen, die, keiner Zeit und keinem Erdenraum fremd, ihre verheerende Energie zeitweise nur scheinbar latent sein lassen. Sie sind immer lebendige Kraft, die sich heute als Verfolgung Andersgläubiger, morgen der Andersdenkenden, übermorgen als Kriegsgeschrei gegen Erbfeinde kundgibt und in Ewigkeit im Grunde nur Habenwollen im weitesten Sinne des Begriffes bleiben wird, auch wenn es nur immaterielle Seelen oder Gesinnungen sind.

Mit Ausnahme von Litauen, wo die Juden auf Bitten Esthers, der Geliebten Casimirs des Großen von Polen, von diesem in das Land aufgenommen und geschützt wurden, schuf ihnen auch der Papst Clemens VI. in Avignon eine Sicherheit des Heims und des Lebens. So berichtet Koenigshoven, der 1393 Kanonikus an der Thomaskirche in Straßburg war: »Von diesen sterbotte wurdent die Juden in der weite verlümet [verleumdet] und gezigen [geziehen] in allen landen, das sü es gemacht hattent mit vergift die sü in wasser und in burnen soltent geton han, und derumb wurdent die Juden verbrant von dem mer untz in dütsche lant one zu Avion [Avignon], do beschirmete sü der bobest [Papst].«

Ähnlich hatte es schon vorher der gerade um die angegebene Zeit lebende Matthias von Neuburg erzählt: »Man beschuldigte die Juden, daß sie diese Pest veranlaßt oder verschärft hätten dadurch, daß sie Gift in Quellen und Brunnen geworfen. Man verbrannte sie vom Meeresufer an bis nach Deutschland, nur nicht in Avignon, wo sie der Papst Clemens VI. schützte.« Am scheußlichsten verfuhr man mit ihnen zuerst in der Schweiz, von Chillon bis Basel und Bern. Man baute in Basel hölzerne Schuppen, trieb sie dort hinein und verbrannte sie. Dasselbe geschah in Freiburg im Breisgau. Damit war für die rheinischen Städte die Methode geliefert, die in Straßburg, Speyer, Worms usw. getreulich befolgt wurde, wenn nicht, wie in Worms und Speyer, die Gepeinigten vorzogen, sich selbst in ihren Häusern oder Synagogen zu verbrennen. In Speyer stahlen dann die biederen Ratsherren alle Werte in Gold und Silber in dem Judenviertel. In Straßburg hatte der gottesfürchtige Pöbel den zur Verbrennung Geführten die Kleider vom Leib weggeraubt mit dem Geld, das darin war. Am 14. Tage des Jahres 1349 wurden in Straßburg fast 2.000 Juden verbrannt. Der damalige Bürgermeister, der edle, später seines Vermögens beraubte und verbannte Peter Schwarber, warf den Bürgern vor, daß das größte Verbrechen der Juden ihr Reichtum wäre. Leider wehrten sich – wie eine gerade damals verfaßte Chronik meldet – die Juden nur in Mainz, wo sie mannhaft an zweihundert Christen erschlugen. 12.000 von ihnen verbrannten sich aber selbst in ihren Häusern. Der Kaiser Karl IV. vermochte nicht zu helfen. Ja, es gab sogar einen gemütvollen deutschen Fürsten, den Landgrafen Friedrich von Thüringen, der den Rat der Stadt Nordhausen aufforderte, die Juden, weil sie Gift in die Brunnen geworfen hätten, um die Christen zu töten, »Gott zu Lobe« zu verbrennen, wie er selbst es hätte tun lassen. Der Erzherzog Albert von Österreich belegte die Stadt Krems, in der auch gemordet worden war, mit Brandschatzung und plünderte auch andere Städte, in denen dies geschehen war. In Straßburg, wo die Juden hohes Schutzgeld zahlten, versuchte die Behörde sie zu schützen. Schon waren die Zünfte beruhigt worden, als die Fleischer das Brennen und Stehlen begannen und den Pöbel hetzten: »Die stat [Straßburg] hette gut genomen von den Juden und hetten sü getroste uf ein zil und hette in das briefe wol versigelt geben und hettent ouch solichen friden ... derzu viel ein gezig uf die Juden daz sü soltent die bürnen und die wasser han vergiftet. Des murmelte daz volk gemeinliche und sprechent, man solt sü verburnen. *Des wolt der rot nüt dun.*« (Fritsche Closener)

Es bedarf nicht des Hinweises, daß es absolut unmöglich ist, die Pest zu erzeugen oder zu befördern, dadurch, daß man lepröse Abfälle in eine Quelle oder einen Brunnen wirft. Die Pest nahm ihren Ausgang wahrscheinlich von China und wanderte dann über Indien weiter aus Ländern und in Gebiete, in denen es keine Juden gab. Und wo sie auf Juden traf, da tötete sie dieselben prozentual so, wie sie Christen, Mohammedaner und »Heiden« tötete, weil die Krankheiten bis jetzt noch glücklicherweise nach Naturgesetzen ihre Opfer treffen und nicht nach amtlich bescheinigtem Stand und Religionsbekenntnis.

Das Gift sollte in Säckchen von den Juden in die Brunnen geworfen worden sein. Das Mordgesindel machte sich dies zu Nutzen und – viele solcher Beutel fanden sich in Brunnen, von ihm hineingeworfen. Die Juden ließen durch die angesehensten Ärzte öffentlich erklären, daß die Pest lediglich durch Ansteckung sich verbreite. Die beutelüsterne Menge, geführt von den fanatischen Geißelbrüdern, erschlug die Gutachter samt den Juden. Es nützte auch nicht, auf das Naheliegendste hinzuweisen, daß die Juden ja das gleiche Wasser wie die Christen tränken, mithin nicht gegen ihr eigenes Leben handeln würden: Die Hetzer hatten das Volk in der Hand. Dummheit im Verein mit Habsucht und schnödem Blendwerk angeblicher religiöser Schwärmerei herrschten über die Gaue, besonders Deutschlands. Dabei wurden an vielen Orten, z. B. in Goslar und Wien, ebenso viele, ja noch mehr Juden von der Pest befallen als Christen, und manche Städte wurden verheert, in denen, wie z. B. in Magdeburg und Leipzig, keine Juden wohnten. Über zwei Jahre hielten die Grausamkeiten an.

Da, wie ich auseinandersetzte, die Gründe für das Entstehen von Ereignissen wie die Judenverfolgungen, nicht durch äußere Umstände, sondern durch die verfolgenden Menschen bedingt sind, so darf es nicht wundernehmen, wenn auch in anderen Zeiten irgendwelcher Anstoß als

Auslöser von blödem Aberglauben und destruktiven Tendenzen gewirkt hat. So verfolgte man in Italien im Jahre 1536 Leute, die die Pest dadurch erregen und sich fortpflanzen lassen sollten, daß sie Türpfosten und Türklopfer der Häuser beschmierten und giftige Pulver den Menschen in die Kleider streuten. Während der Pest, die 1630 in Mailand wütete, verfolgte man die angeblichen Verursacher derselben, die »Salber«, die an die Häuser giftige, infektiöse Salben schmierten. An den Mauern sah man hier und da solche Flecke. Dieser Wahn übertrug sich auch auf Deutschland. Aus dem Jahre 1670 liegt die folgende obrigkeitliche Mitteilung vor:

»Nachdem auch in Erfahrung kommen, daß eine Anzahl Landstreicher sich in Teutschland, theils als Pilgrim, theils als Krämer und Citronen Händler eingeschlichen, die eine *gelbe Salbe* bei sich führeten, womit sie die Brunnen und andre Sachen so die Menschen brauchen und berühren müssen, vergiftet, als sind in verschiedenen Reichs-Städten Patente angeschlagen und jedermann gewarnte auch zu fleißiger Achthabung erinnert, wie denn auch würklich ertappt und darum bestraft worden.« Ja, im Jahr 1546, während des Schmalkaldischen Krieges, veröffentlichten der Kurfürst Johann Friedrich von Sachsen und der Landgraf Philipp von Hessen ein Manifest, in dem sogar der Papst Paul III., »der Römische Antichrist, des Teufels Werkzeug, beschuldigt wird, den Krieg begonnen, vor Jahren durch bestellte Brenner das Land Sachsen arg heimgesucht zu haben und jetzt auch Vergifter aussende, welche die Brunnen und andere stehende Gewässer vergiften sollten, so daß, was von Brand und Schwert übriggeblieben, durch Gift zugrunde ginge«. Sie ermahnten jedermann, solche Mörder zu ergreifen und ihnen den Prozeß zu machen. Einige Tage später kündete der Herzog Johann Wilhelm, des Kurfürsten Sohn, daß in der Nähe von Weimar ein Italiener festgenommen worden sei, der bekannt habe, der Papst hätte ihm Geld gegeben, um Deutschland mit Brand und Gift heimzusuchen. Diese Manifeste tragen mindestens den Stempel einer sehr regen Phantasie.

Noch im 19. Jahrhundert, also schon in einer Zeit, in der, nach der törichtsten Phraseologie, das Volk »aufgeklärt« sein sollte, kam es in Süditalien zu Ausbrüchen verheerenden Wahnes. Unter Ferdinand II. (1830–1859) war großes Elend in Palermo. Das Volk geriet nach und nach in eine unbeschreibliche Erregung, so daß es schließlich bei jedem Unglück, von dem es betroffen wurde, annahm, daß der König es veranlaßt habe. Infolgedessen fand denn auch, als 1837 die Cholera ausbrach und bei den schlechten sanitären Verhältnissen in fünf Wochen 27.000 Menschen in Palermo starben, das Gerücht allerwärts Glauben, der König habe seinen Helfershelfern und den Ärzten befohlen, die Einwohner zu vergiften. Er habe es nicht ungern gesehen, daß Sizilien heimgesucht werde. Infolge dieses Wahnes kam es zu den entsetzlichsten Tötungen von Menschen, die in den Ruf gekommen waren, Vergifter zu sein. Man glaubte nur noch an Giftwirkungen. Überall flog bei dem Volk das Wort Gift von Mund zu Mund. Die Kranken verbarg man, Ärzte und Arzneien lehnte man ab. Jeder auf der Straße wurde als Giftträger verdächtigt. Ein Knabe, der eine Blechschachtel trug, wurde der Polizei übergeben, weil man in der Schachtel Gift vermutete. Es waren darin Kürbissamen, die zum Beweis ihrer Harmlosigkeit gegessen werden mußten. Ein Brunnenmeister wurde beschuldigt, das Wasser vergiftet zu haben. Man ermordete ihn, schleifte seinen Leichnam durch die Straßen von Palermo und suchte die Bevölkerung zu weiteren Tötungen von verdächtigen Vergiftern aufzustacheln. Zwei der Täter wurden durch kriegsgerichtliches Urteil erschossen, andere kamen für viele Jahre auf die Galeere, die minderjährigen ins Gefängnis.

Im Jahre 1853 wütete die Cholera im Finisterre und sonst in Frankreich. Als die Hauptstadt heimgesucht wurde, klagte das niedere Volk von Paris die Regierung an, Ursache der Epidemie zu sein: Sie hätte Getreide und Wasserquellen vergiftet.

ZWEITES BUCH

Die Vergiftungen in ihrer Erscheinung als Krankheiten. Das Erkennen einer Vergiftung.

Erstes Kapitel

Vergiftungen können Krankheiten täuschend ähnlich sehen. Vergiftungen mit einer Zeitgrenze

Schon früh erkannten die Menschen, daß unauffälliger und ärztlich schwerer nachweisbar als eine akute, jäh ablaufende Vergiftung die langsam sich ausbildende und abspielende bewerkstelligt werden könne. Bei ihr entwickeln sich das Anwachsen des anfänglichen, durch das Gift bedingten Hauptleidens und die Abhängigkeitssymptome von diesem so wie bei einer Krankheit.

Je mehr die Gesamtheit der Vergiftungssymptome einer sog. natürlichen Krankheit ähnelt, um so schwerer ist das unterscheidende Erkennen – zumal wenn der Verdacht auf ein künstliches Herbeigeführtsein der Erkrankung nicht rege wird. Denn eine natürliche Krankheit ist nichts anderes als eine örtliche oder allgemeine Vergiftung. Aus dieser Erkenntnis ergibt sich als notwendige Folgerung, daß es Verlaufsarten von akuten einmaligen und wiederholten Vergiftungen und natürlichen Krankheiten gibt, die einander zum Verwechseln ähnlich sein können. Es geht dies ja so weit, daß es Erkrankungen an bösartigen Geschwülsten gibt, die nur durch wiederholte Zufuhr bestimmter Giftgruppen entstehen und nicht von gleichartigen zu unterscheiden sind, die ihre Ursache in innerlichen Gründen haben. Um ein natürliches Leiden vorzutäuschen, ist es demnach nur erforderlich, Gift und Giftdosis so zu wählen, daß die Symptome möglichst in allmählicher Entwicklung zu der gewünschten Höhe kommen. Eine gewisse Geschicklichkeit darin haben Eingeweihte zu allen Zeiten besessen und auch Erfolge gehabt. Sie kannten und benutzten hauptsächlich zwei der hierfür geeignetsten unorganischen Stoffe: das Blei und das Arsen. Jedes von ihnen kann ein Siechtum mit sich sukzessiv steigernden Krankheitssymptomen und mit Aussicht auf einen tödlichen Ausgang hervorrufen. Man nahm sogar an, daß von bestimmten Giften auch nur eine einzige Dosis – die man freilich kennen müsse – genüge, um anfangs keine sinnlich wahrnehmbaren Symptome und doch eine allmähliche Untergrabung der Gesundheit zu veranlassen.

Ja, man ging sogar so weit, voraussagen zu wollen, wann und selbst an welchem Tag ein solches Gift nach dem Willen des Vergifters Krankheit oder Tod herbeiführen würden. Eine derartige Eigenschaft schrieb man dem Akonit zu, jener Pflanze, die zu besitzen bei Todesstrafe verboten gewesen sein soll: »Man kann Akonit so zubereiten, daß es den Tod in ganz bestimmter Zeit hervorbringt: in zwei, drei, sechs Monaten, in einem, ja sogar in zwei Jahren. Am schwersten töte es nach längerer Zeit, wo der Körper sich abzehre – venenum lentum et tabificum –, am leichtesten, wenn es auf der Stelle wirkt.« (Theophrastus)

Den Skythen sollen ebenfalls Gifte bekannt gewesen sein, die in längerer oder kürzerer Zeit wirken. Einigen von ihnen sprach man die Eigenschaft zu, eine jahrelange Abzehrung zu veranlassen.

Die Frage, ob es Termingifte, »venena ad tempus« oder »venena lenta in certum tempus definita« oder »venena terminata« oder »venena moratoria« gäbe, ist von älteren Ärzten oft behandelt worden. Die besten von ihnen – ein Ambroise Paré, Matthiolus und andere – leugneten es, gestützt auf Vernunft- und Tatsachengründe, ohne doch die unbegründete Bejahung der Frage aus der Welt schaffen zu können. So hat sich die törichte Annahme, die schon in früher Römerzeit bestand und die die elementarste Grundlage aller Giftwirkungen, nämlich die individuellen Verhältnisse, unberücksichtigt läßt, viele Jahrhunderte lang erhalten können. Paré wies schon gegen Ende des 16. Jahrhunderts darauf hin, daß das Verhältnis des Menschen zum Gift für dessen Wirkung entscheidend sei: »Es ist sicher, daß das gleiche Gift in gleicher Menge verschiedenen Personen von verschiedener Veranlagung beigebracht, die einen in einer Stunde, die anderen in vier, noch andere in einem Tag töten und gewisse Menschen kaum berühren wird.«

Berühmt geworden ist die Vergiftung, die Aratos, der Sikyonier, durch Philipp II. von Mazedonien im Jahre 213 v. Chr. erleiden mußte. Dieser gab, wie Plutarch und Polybius berichten, dem Taurion den Befehl, den Aratos auf eine unmerkliche Weise, am liebsten durch Gift, aus dem Weg zu räumen, wenn er selber nicht zugegen wäre. Taurion begann damit, sich mit Aratos anzufreunden. Dann brachte er ihm Gift bei, jedoch kein rasch wirkendes, starkes Gift, sondern eines, das zuerst im Körper eine Fieberhitze und einen trockenen Husten erregt und dann so ganz allmählich den Zustand in eine Auszehrung überführt. Aratos, der die Ursache seines Leidens kannte, ertrug es still, als ob er an einer gewöhnlichen Krankheit litte. Nur einmal, als ein Bekannter, Kephalon, sah, wie er wieder Blut auswarf, sagte er: »Das ist der Lohn für königliche Freundschaft.«

Die Art des angeblich aufgenommenen Giftes ist nicht sicher feststellbar. Falls es sich hier nicht um eine Lungenaffektion, die mit hektischem Fieber, Husten und zeitweiligen Blutungen einherging, gehandelt haben sollte, so käme nur Blei oder Arsen in Frage. Von beiden findet sich schon bei Celsus die Angabe, daß sie Abzehrung erzeugen könnten. Arsen macht auch, wenn es chronisch vergiftet, gelegentlich Lungenblutungen, und Arsen und Blei vermögen Fieber zu erzeugen.

Eine ganz andere Art von Gift sollte derselbe Philipp dem Sohn des Aratos, dessen Frau er verführt hatte, beigebracht haben. »Es war keines von den tödlich wirkenden, sondern von denen, die nach Berechnung die Vernunft verlieren und in Wahnsinn versinken lassen. Er verfiel dadurch in fürchterliche, eigenartige Zustände, in denen er häßliche, schändliche Taten als Ausfluß krankhafter Leidenschaften beging.« (Plutarch) Obschon man im Altertum zur Genüge Solanaceen mit einem Gehalt an Tropeinen, z. B. *Hyoscyamus niger,* das Bilsenkraut, in ihren, die seelische Verfassung störenden Wirkungen kannte, wird eine solche hier wohl kaum zur Verwendung gelangt sein. Mir scheint es sich hier um eine idiopathische Geisteskrankheit gehandelt zu haben.

So berichtet auch Tacitus, daß Sejanus, der übermächtige Günstling des Kaisers Tiberius, der den zunehmenden Groll des Kaisersohnes Drusus gegen ihn und seine wachsende Machtfülle merkte, in einem gegebenen Augenblick (im Jahr 23 n. Chr.) ihn durch den Eunuchen Lygdus vergiften ließ. Es wurde ein Gift gewählt, dessen langsame, unmerkliche Wirkung die Fortschritte einer natürlichen Krankheit widerspiegeln sollte.

Wie der Sohn, so wurde, wie man annahm, auch der Neffe des Tiberius, Germanicus, auf Betreiben des Statthalters Lucius Calpurnius Piso im Jahre 19 in Antiochia vergiftet. In seiner im Senat gegen Piso gehaltenen Rede hielt Tiberius diese Todesursache zwar noch für zweifelhaft und erst zu erweisen, und von dem Giftmorde schien sich Piso in seiner Verteidigungsrede auch reingewaschen zu haben, doch blieb manches in den Vorgängen unaufgeklärt. Man hat den Eindruck, als wenn Tiberius, der den Tod des Piso unter allen Umständen erfolgen lassen wollte, noch eine zweite Vergiftungsaffäre in seiner Familie von der Öffentlichkeit fernzuhalten bestrebt war, zumal er dem Germanicus nicht sehr günstig gestimmt war und dem Piso sogar Verhaltungsmaßregeln gegen diesen gegeben hatte. Es ist möglich, daß Plancina, die Frau des Piso, den Giftmord geplant und hat ausführen lassen. Denn es wird berichtet, daß Sentius, als er Führer der Truppen in Syrien durch Wahl geworden, ein wegen ihrer Vergiftungen in der Provinz verrufenes und der Plancina sehr teures Weib, Martina, verhaften und nach Rom schicken ließ, von wo sie durch Vitellius, Veranius und andere Ankläger reklamiert wurde. Bezeichnenderweise starb diese Vergifterin, die Mitwisserin vieler Geheimnisse, auf dem Transport plötzlich in Brundisium. Man fand Gift in einem ihrer Haarknoten. Wahrscheinlich lag es nach damals nicht seltener Mode in der hohlen Haarnadel verborgen.

Zweites Kapitel

Geistesstörungen durch Gifte

Neben anderen durch gewisse Gifte erzeugbaren Krankheitsäußerungen oder bleibenden Schädigungen des menschlichen Körpers können durch Gifte auch vorübergehende oder nicht mehr weichende Nerven- bzw. Geistesstörungen als Nachleiden sich einstellen, selbst wenn nur eine einmalige akute Giftwirkung stattgefunden hat. Es braucht z.B. nur an die so sehr vielen Geisteskranken erinnert zu werden, die das Kohlenoxyd in allen seinen Vorkommensformen oder der Schwefelwasserstoff, z.B. bei den »wahrsagenden« Pythiae in Delphi, oder der Alkohol oder Blei oder Arsen oder Quecksilber oder die Jodsalze oder Jodoform oder der Schwefelkohlenstoff oder von pflanzlichem Material: Tollkirsche, Bilsenkraut, Stechapfel, Mandragora, Coca, Opium u.a.m. dazu gemacht hat. Es kann nicht wundernehmen, daß es solche Stoffe gibt, weil die Geistesstörungen »aus inneren Ursachen«, z.B. die durch Syphilis entstehenden, letzten Endes auch nur, direkt oder indirekt, durch chemische Stoffe zustande kommen können. Hat man in früherer Zeit mentale Gifte gekannt? Zweifellos! Daß sie bewußt für den genannten Zweck, auch chronisch, verwendet worden sind, scheint mir sicher zu sein. Historisch ist es mehrfach angegeben worden.

Der älteste von mir gefundene derartige Bericht bezieht sich auf den Bruder Alexanders des Großen, Arrhidaeus, den Sohn Philipps II. und der Tänzerin Philinna von Larissa. Diesen, der angeblich vorher geistig gesund gewesen war, soll Olympias, die Mutter Alexanders, durch Gifte schwachsinnig gemacht haben. Tatsächlich war er es, regierte aber nominell sechs Jahre über Mazedonien. In Wirklichkeit war Perdikkas der Regent. Nach dessen Tod wurde Arrhidaeus auf Befehl der Olympias im Jahre 324 v. Chr. ermordet.

Einen weiteren Bericht über eine angeblich durch Gift erzeugte Geisteskrankheit liefert Tacitus. Aus unbekannten Gründen hatte der Prätor Silvanus seine Frau Apronia oben vom Haus auf das Straßenpflaster herabgestürzt. Sein Schwiegervater Apronius schleppte ihn vor Tiberius. Der Gattenmörder gab verworren – wie es den Anschein hatte – an, die Frau hätte, während er schlief, Selbstmord begangen. Tiberius begab sich sofort in das Haus und fand Zeichen eines gewaltsamen Vorganges. Als damit das Schicksal des Mörders besiegelt war, ließ er sich die Adern öffnen. Man beschuldigte seine erste Frau Numantina, durch Behexung und Giftmischerei den Verstand des Mannes so gestört zu haben, daß er den Mord beging. Sie wurde indessen von dieser Anklage freigesprochen. Hieraus geht die damalige allgemeine Annahme eines solchen Könnens mit Giften hervor. In dem Fall selbst lag irgendein anderer Beweggrund vor, der Silvanus zum Mord veranlaßt hat.

An den Langobardenkönig Adloald, der zur Zeit des Heraclius um das Jahr 625 lebte, knüpft sich ein Vergiftungsbericht, der einen der frühesten Hinweise auf die an anderer Stelle dieses Werkes eingehender behandelten Zauber- und Hexensalben darstellt. Der erste Teil desselben beruht im wesentlichen auf Aberglauben, der zweite, der von des Königs Tod durch Gift handelt, kann als wahr angenommen werden. So lautet er: »Der König Adloald empfing den Eusebius, den Gesandten des Kaisers Mauricius. Er war in schlauer Absicht zu ihm gekommen. Adloald wurde nämlich einmal im Bad von ihm, ich weiß nicht mit welcher Salbe, gesalbt, und seitdem konnte er nichts mehr tun, als was ihm Eusebius riet. Dieser riet ihm, die langobardischen Großen umzubringen und sich dann mit allen Langobarden dem Kaiser zu unterwerfen. Zwölf ließ er mit dem Schwert hinrichten, ohne daß sie etwas verschuldet hätten. Die übrigen wählten, da sie ihres Lebens nicht mehr sicher waren, den Schwager Adloalds, den Charoald, zum König und brachten Adloald durch Gift um.«

Ebenso wie dieser Bericht ist der folgende zu beurteilen: »Der Herzog Arichis von Benevent sandte seinen Sohn Ajo zum Langobardenkönig Rothari. Als er in Ravenna angekommen war, wurde ihm hier von schlechten Römern ein Trank gegeben, der ihn um seinen Verstand brachte, und seit jener Zeit war er nie wieder bei vollen und gesunden Sinnen«. (Paulus Diaconus)

Wie nicht nur die Möglichkeit in früher Zeit allgemein angenommen wurde, Menschen für eine gewisse Zeit geistesgestört machen zu können, sondern wie häufig auch diese Praxis geübt worden sein muß, geht unter anderem aus der an anderer Stelle angeführten gesetzlichen Bestimmung der Westgoten hervor, die jene Frauen treffen sollte, die ihren Männern einen giftigen Trank beibrachten, um sie ihrer Sinne zu berauben. Daß auch Männer zu solchen Mitteln gegenüber ihren Frauen griffen, ersieht man daraus, daß Kaiser Leo einen Mann, der durch ein Gift seine Frau in einen Wutzustand versetzt hatte, um von ihr, als einer Geisteskranken, getrennt werden zu können, scheren und als Mönch in ein Kloster sperren ließ. Kaiser Justinian verordnete, daß die Darreichung solcher Tränke als Enterbungsgrund zu gelten hätten.

Auch viel spätere Jahrhunderte weisen mehr als einen Bericht über Geisteskrankheiten auf, die, der Annahme nach, durch Gift erzeugt worden waren.

Die für das damalige Frankreich so unheilvoll gewordene Geisteskrankheit Karls VI. (1380–1422) wurde in seiner Zeit für eine Vergiftungsfolge gehalten. Die eingesetzten Regenten, seine Onkel, ließen das Gerücht verbreiten, daß seine Minister die Vergiftung bewerkstelligt hätten. Tatsächlich litt er wohl an zirkulärem Irresein.

Anders sieht das folgende Ereignis aus: Spanien hatte durch seine Kriege mit Frankreich Neapel und Sizilien fast zum Verbluten gebracht. Trotzdem wurde im Jahre 1647 eine neue Steuer auf Früchte gelegt. Dies brachte schließlich den Volksunwillen zur zerstörenden Tat. Unter Führung eines jungen Fischers Tommaso Aniello, genannt Masaniello, aus Amalfi wurde das Schloß des Vizekönigs Graf d'Arcos zerstört und dieser verjagt. Man legte auch viele Häuser derjenigen in Asche, die bei der Steuerfestsetzung oder -erhebung beteiligt waren. Masaniello, der Raub von Eigentum nicht duldete, war anerkannter Führer einer nach vielen Tausenden zählenden, wenn auch schlecht bewaffneten Volksmenge. Bei einer Verhandlung mit Abgesandten des Vizekönigs wurde auf ihn von gedungenen Banditen mitten in einer Kirche ein Mordanschlag versucht, dem er entging. Mehr als hundert der vom Vizekönig gedungenen Banditen wurden getötet. Am 11. Juli 1647 kam es zu Verhandlungen, die in jeder Beziehung für das Volk günstig verliefen. Nach ihrer Beendigung wurde Masaniello, der bisher als Fischer gekleidet war, genötigt, eine reiche Gewandung anzulegen und mit Begleitung eines Kardinals und von Offizieren durch die Stadt zu reiten. In einer Anrede an das ihm zujubelnde Volk erklärte er, da nun Friede gekommen sei, werde er fortan wieder unter ihnen als Fischer leben. Im Palast umarmte der Vizekönig den sich vor ihm Niederwerfenden. Am 13. Juli, nach einer kirchlichen Feier, legte er seine kostbaren Kleider ab und ging zu Fuß in seine Hütte. An diesem oder dem nächsten Tag änderte sich das Wesen dieses Mannes: Er wurde tobsüchtig und beging in diesem Zustand Handlungen wie ein Wahnsinniger. Am 15. Juli mußte er gebunden in sein Haus gebracht werden. Am 16. Juli ging er in die Kirche und sprach zum Volk. Bald nachher überfielen ihn vier vom Grafen d'Arcos gedungene Banditen und töteten ihn. Man schnitt ihm den Kopf ab und zog seinen Leichnam durch die Straßen. Der Graf ließ in der Kathedrale einen Dankgottesdienst abhalten.

Man nahm schon damals an, daß der Vizekönig Masaniello, den er am

13. oder 14. Juli zu einem Mahl eingeladen hatte, mit einem akut geistesgestört machenden Stoffe vergiftet habe. Es kann keinem Zweifel unterliegen, daß Ereignisse, wie sie sich damals im ganzen innerhalb des 7. und 13. Juli abgespielt haben, ein nicht ganz fest gefügtes Gehirn eines plötzlich zum alleinbestimmenden Volksführer erwählten armen Fischers aus dem Gleichgewicht zu bringen geeignet wären. Ist es nur die große seelische Erregung gewesen, die dies bei ihm bewirkt hat? Es liegt ein großes Maß von Wahrscheinlichkeit dafür vor, daß dies nicht der Fall war, sondern daß Masaniello wirklich vergiftet worden ist. Gestützt wird diese Annahme durch den Verlauf des Leidens. Am 12. bzw. 13. Juli war dasselbe noch nicht vorhanden. Wäre es der jähe Wechsel seiner Lebensverhältnisse gewesen, der es zuwege gebracht haben sollte, so war dafür in

Eine Pflanze aus der Gruppe der Nachtschattengewächse, das schwarze Bilsenkraut, hat, wie es scheint, auch sonst als Mittel, das die Sinne betäubt, das Bewußtsein trübt, eine Rolle gespielt. In Luzerner Stadtrechnungen des 16. Jahrhunderts findet man Ausgaben für »Hexentränke aus Bilsamsamen« angesetzt, die man den Scharfrichtern gab, um die von ihnen hinzurichtenden »Hexen« aus einem Rest von Mitleid heraus vorher in eine Art von halbempfindendem Dämmerschlaf zu versetzen. Und noch weiter ging das Verwendungsgebiet von *Hyoscyamus niger* bzw. ihm nahestehender Nachtschattengewächse, zumal der *Scopolina atropoides (Hyoscyamus scopolia* L.). Mancher Mord ist mit Hilfe dieses Mittels verübt worden; besonders kamen vor Zeiten in einigen Teilen Litauens solche Vergiftungen bei sog. »Altsitzern«, d.h. alten Männern und Frauen, die sich ins Ausgedinge begeben hatten, so häufig vor, daß dort noch heute diese Pflanze den Namen des »Altsitzerkrautes« führt, als pflanzliches Gegenstück zum Arsenik, der, dem gleichen Zweck dienend, als »Altsitzerpulver« bezeichnet wird. Die *Scopolia* war und ist erhältlich. Sie findet sich z.B. in Ostpreußen und Schlesien verwildert in Gras- und Baumgärten. Gelegentlich wurde sie als Präservativ gegen Scharlach und gegen syphilitische Halsgeschwüre gebraucht.

den vorangegangenen, sturmbewegten Tagen mehr Anlaß vorhanden als am 14. Juli, wo das alte Geleis wieder betreten wurde. Wenn er dagegen – was anzunehmen ist – an diesem Tag bei dem Mahl des Vizekönigs oder sonstwo ein Belladonna-Präparat oder Bilsenkraut oder Stechapfel bekommen hat, dann mußten die Symptome alsbald eintreten und eventuell in zwei bis drei Tagen abklingen. Dies war auch der Fall; denn am 16. Juli ging er zum Fest der Mutter Gottes vom Berg Karmel und sprach dort öffentlich. Der Vizekönig sah sich in seinen Hoffnungen in dem Verlauf der Giftwirkungen getäuscht und ließ ihn deshalb töten. Auch die Symptome sprechen für die Vergiftung durch eines der genannten Nachtschattengewächse: der starke Bewegungsdrang, der Verfolgungswahn, der ihn mit einem Schwert auf allen und jeden, sogar auf seine Genossen zuschlagen ließ, ferner das berichtete unzusammenhängende Sprechen, das auf Gedankenflucht hinweist, wie sie Tropeine erzeugen, und schließlich der unstillbare Durst – eine Folge der Abnahme aller Drüsenfunktion.

Drittes Kapitel

Das Erkennenwollen einer Vergiftung aus dem Leichenbefund

Soweit zeitlich zurück die Möglichkeit überhaupt vorliegt, Nachrichten darüber zu erhalten, findet man Angaben über einzelne Befunde an Leichen, die das Vorliegen eines Vergiftungstodes erschließen lassen sollten. Ein zusammenhängendes Bild der alten Anschauungen hierüber ist uns nicht überliefert worden, wohl aber Bemerkungen, die es wahrscheinlich machen, daß man einzelne, auch bei Laien geläufige Kriterien hierfür zu besitzen glaubte. Jedenfalls haben Ärzte nach solchen, angeblich für eine Vergiftung sicheren Merkmalen gesucht. Dies geht aus der Bemerkung von Galen hervor, »daß Ärzte danach zu forschen pflegen, ob es spezifische Zeichen einer Vergiftung gäbe, da sie, auch ohne daß eine solche vorläge, Veränderungen gefunden haben wollten, wie sie nach genommenem Gift erkennbar wären.« Bei Tacitus findet man, gelegentlich des Todes der Martina die Worte, daß in einem ihrer Haarknoten zwar Gift, aber an ihrem Körper keinerlei Zeichen dafür gefunden worden sei, daß sie davon auch etwas eingenommen habe. Die Voraussetzung, daß andernfalls ein solcher Nachweis ein sicheres Ergebnis geliefert haben würde, erscheint hier als selbstverständlich, ebenso wie in einer Bemerkung von Cicero in seiner Rede für Cluentius, daß an der Leiche einer Giftgemordeten »alles das, was Zeichen und Wirkung von Gift zu sein pflegt«, gefunden worden sei, als eine Erfahrungstatsache hingestellt wird. Diese Bemerkung bezieht sich nicht auf einen Sektionsbefund, sondern auf Zeichen an der Haut der Leiche.

Einzelne solcher angeblich sicherer Vergiftungszeichen finden sich schon in früher römischer Zeit angegeben und sind als wahr viele Jahrhunderte hindurch angenommen worden. Dahin gehören besonders die dunklen Flecken und die Farbenveränderung an der Haut der Leiche. In einer der Deklamationen des Quintilian, die von einem vorausgesetzten Giftmordversuch handelt, wird geradezu als Grundsatz ausgesprochen, daß, falls man eine Vergiftung annehmen wolle, man auch den faulen, blaufleckigen, zerfallenden Körper aufweisen müsse. Galen führt in einer mehr als skeptischen Form, aus der seine Zweifel an der Berechtigung einer solchen Meinung hervorgehen, an, daß – »wie die Ärzte sagen« – der Körper eines durch Gift Gestorbenen entweder blauschwarz oder schwarz oder gefleckt aussähe, und weiter: daß er auseinanderflösse oder übel röche. So überzeugt war man von der Zuverlässigkeit eines solchen Schlusses, daß viele die Todesursache Alexanders des Großen deswegen nicht in einem Gift sehen wollten, das Antipater nach Rat und Anweisung des Aristoteles gemischt habe, weil die Leiche, obschon sie mehrere Tage während des Streites der Feldherrn untereinander an einem warmen Ort gelegen habe, sie keine Veränderung wie nach Gift aufgewiesen, sondern sich wie frisch gezeigt habe. Natürlicherweise mußten jedem, der öfter Leichen gesehen hatte, derartige angebliche Vergiftungszeichen sofort als irrige erscheinen, weil sie sämtlich gewöhnliche Leichenerscheinungen darstellen, die in sehr verschiedenartigen Kombinationen sich zu zeigen pflegen. Denn die Totenflecke sind allgemein die Produkte des dem Gesetze der Schwere folgenden Blutes, das sich aus diesem Grund an den jeweiligen tiefstgelegenen Stellen des toten Körpers oder an denjenigen Teilen, die nur im Vergleich zu anderen eine größere Tiefe besitzen, in kleineren oder größeren Mengen ausbreiten. Ja, diese Flecke bilden sich sogar bisweilen auf den höchstgelegenen Körperteilen bei der Rückenlage der Leiche an der vorderen Fläche der Beine, wenn dem Tod starke Stauungen im Kreislauf vorangegangen sind, z. B. bei Erstickten, bei Lungenödem, bei Alkoholismus usw. Gerade dieses Auftreten könnte bei Unerfahrenen die Vorstellung erweckt haben, als läge hier etwas ganz Besonderes, also vielleicht eine Vergiftungsfolge vor. Die Farbe der Leichenhaut könnte nur dann begründetes Auffallen erregen, wenn ein Blutgift während des Lebens eingewirkt hat. Ein derartiges Gift, das in alter Zeit oft genug getötet hat, ist der Kohlendunst. Dieser macht aber meistens hellrote Totenflecke und nicht blauschwarze.

Auch der Schwefelwasserstoff verändert die Blutfarbe. Er konnte aber als Vergiftungsmittel nicht in Frage kommen. Und selbst wenn er im Kloakengas einmal einen Menschen vergiftet haben sollte, so konnten die gelegentlich danach auftretenden grünlichen Totenflecke keinen Anlaß geben, auf Vergiftung zu schließen, da man einmal solche toxischen Beziehungen nicht kannte, andererseits aber auch bei der schnellen Fäulnis einer jeden Leiche der Schwefelwasserstoff des Darmes z. B. die Bauchdecke fleck- oder streifenweis grün färben kann. Auch durch faulige Zersetzung der Hautdecke können solche Verfärbungen entstehen. Selbst heute noch ist nur bei derjenigen Gruppe von Blutgiften, die das braune Methämoglobin im Blut erzeugen, von Erfahrenen eine eigentümliche schieferfarbene Veränderung an der Hautdecke als Vergiftungszeichen erkennbar. Die Kenntnis und Zugänglichkeit solcher Gifte gehört der Neuzeit an.

Nach alledem muß auch für die Jetztzeit die Berechtigung abgelehnt werden, aus der Farbbeschaffenheit der Haut einer Leiche einen Schluß auf das Vorliegen einer Vergiftung ziehen zu können, wenn nicht die angeführten Ausnahmen vorliegen. Aber auch innerhalb des Kreises dieser letzteren, einschließlich einiger anderer, z. B. nach Phosphoraufnahme bisweilen auftretenden Blutflecke oder Andersgefärbtsein der Haut, gibt es so überaus zahlreiche Variationen in den Erscheinungsformen, und so oft fehlen diese Hinweise ganz, daß dadurch der Wert des betreffenden Erfahrungswissens nur gering eingeschätzt werden kann.

Außer den dunklen Flecken an der Leiche wurden noch andere Zustände als Vergiftungsveränderungen angesprochen. Einen Einblick in die alten willkürlichen und falschen Auffassungen darüber erhält man aus einer Bemerkung des Sueton. Als ein Zeichen dafür, daß Germanicus durch Gift umgekommen sei, führt er an, daß »außer den am ganzen Leib befindlichen blauen Flecken und dem aus dem Mund des Leichnams fließenden Schaum«, man auch unter seiner Asche das Herz unversehrt gefunden habe, das bei einem Vergifteten, wie man glaubte, nie vom Feuer angegriffen wird. Noch im 16. Jahrhundert war der Aberglaube des unverkennbaren Herzens verbreitet. Zwingli bat im Jahre 1531 den Rat von Zürich, sich von seinem Amt als Kathedralprediger zurückziehen zu dürfen. Dies wurde abgelehnt und er aufgefordert, sich an dem Zug gegen Schwyz, Unterwaiden, Uri usw. zu beteiligen. In dem Gefecht bei Cappel, das zu einem Gemetzel ausartete, fiel er am 11. Oktober 1531. Die fanatischen Sieger zerstückelten seinen Leichnam und sollen ihn dann verbrannt haben bis auf das Herz, das – wie verbreitet wurde – dem Feuer widerstanden habe.

Wie alles dies, so sind auch die weiteren Zeichen, die viele Jahrhunderte hindurch bei Ärzten und Nichtärzten als Vergiftungshinweise galten, z. B. Schwellungen und Luftansammlungen in der Haut, übelster Geruch der Leiche, das Nichtangegriffenwerden von Vergifteten durch Würmer, der überaus schnelle Zerfall oder auch das Gegenteil – gute Erhaltung oder Mumifizierung – als Fabeln anzusprechen.

Um die Mitte des 17. Jahrhunderts faßte man die Vergiftungszeichen sogar noch, gewissermaßen als Leitfaden für die Obduzenten, zusammen. Unter anderem wurden als charakteristisch bezeichnet: schwarze oder bläuliche Papeln am ganzen Körper, besonders an dessen linker Seite, Ausfallen der Haare und bisweilen auch der Nägel, die, wenn sie nicht ausfielen, grün oder schwarz erschienen, übler Geruch des auch schwärzlich aussehenden Körpers, Verätzung und Schwärzung innerer Organe, siebartige Durchlöcherung des Magens usw.

DRITTES BUCH

Die Behandlung der Vergiftungen in früheren Zeiten

Erstes Kapitel

Der angebliche Schutz vor Vergiftungen durch giftanzeigende Stoffe. Das Vorkostenlassen von Nahrungs- und Genußmitteln. Vorbeugungsmittel gegen Vergiftungen. Gegengifte. Moderne »Schutzstoffe«

Keine Strafart hat zu irgendeiner Zeit vermocht, Vergiftungen zu verhindern. Es hat aber auch nie ein Verfahren gegeben, sich vor ihnen zu schützen, und nie ein Zeichen, wodurch sich ein Gift als solches verrät. Zu welchen absurden Annahmen man in dieser Beziehung kam, ist aus einem Bericht der zu Beginn des 14. Jahrhunderts verfaßten Jahrbücher von Basel ersichtlich. Dort heißt es: »Zu Nollweiler [Ollweiler, zwischen Sultz und Wattweiler] wurde die Hirnschale einer großen Schlange und ihre Zunge, vom Volke ›Noterzunge‹ genannt, aufgefunden und dem König Rudolph als Kleinod übergeben: Sie besitzt die Kraft, Gift zu verraten.«

In dem Gesetzbuch des Manu werden Vorschriften über das Verhalten der Könige gegeben. Bei dieser Gelegenheit wird auch erwähnt, daß für sie jedes Nahrungsmittel auf sein Freisein von Gift geprüft und durch Gebete geweiht sein müsse. Die letzteren seien geeignet, etwa vorhandenes Gift zu zerstören. Man zeigte ferner die Speisen einem Rebhuhn. Seine Augen sollten rot werden, wenn Gift in ihnen vorhanden wäre. Trotzdem wird weiter angeordnet, daß stets den Nahrungsmitteln Gegengifte beigemischt werden müßten und daß der König stets Edelsteine an sich haben sollte, weil diese geeignet seien, eventuelle Giftwirkungen aufzuheben.

Besonders hoch in Ehren als Schutzmittel stand das Horn des fabulösen Einhorns, das »Abscheu vor jeder Unreinheit der Speisen« habe und bei Vorhandensein von Gift in denselben schwitzen sollte. Da es ein Einhorn nicht gibt, so nahm man dafür im Mittelalter den Narwalzahn. Einen solchen fand man noch 1793 in St. Denis. Schon der große Chirurg Ambroise Paré belustigte sich über diesen Aberglauben. Zu seiner Zeit kostete ein Pfund Gold 148 Ecus, aber ein Pfund »Einhorn« (corne de licorne) 1536 Ecus.

Als zweites Gift verratendes Mittel wurde der Schlangenzahn benutzt, der in Wirklichkeit ein Haifischzahn war. Man benutzte ihn hauptsächlich zur Erprobung des Unvergiftetseins von Salz. Am Salzfaß war er mit einer kleinen Kette befestigt. Noch im 17. Jahrhundert stand in Frankreich neben dem Tisch die Kredenz (credere, vertrauen), ein kleiner, sorgfältig geschlossener Schrank, der die Objekte für die Erprobung der Nahrungsmittel auf Freisein von Gift enthielt, darunter auch das in Gold gefaßte Einhorn und die Schlangenzunge. Die Zahl der giftanzeigenden Mittel wurde aber, zumal in Italien, noch stark vermehrt. So schrieb im Jahr 1586 ein römischer Arzt, daß nicht nur das auf den Tisch gelegte Horn des Einhorns zu schwitzen anfinge, wenn Gift in einem aufgetragenen Nahrungsmittel sich befände, sondern daß das gleiche auch einträte, wenn man die Hörnchen der Hornviper dort liegenließe, ja, daß sogar die Hefte der Tischmesser zu schwitzen begännen. Noch viel mehr! Der Edelstein »Praser« verändere in Gegenwart von Gift seine grüne Farbe. Der aus dem Kopf der Kröte entnommene Stein verbrenne die Hand. Der Stein Euax des arabischen Königs lösche, falls Gift zugegen ist, das Licht aus. Das gleiche bewirke ein Adlerfuß, der, zum Kandelaber umgearbeitet, auf dem Tisch steht. Lege man aber gar einen Adlerstein (lapis aetites) unter ein Geschirr, in dem sich Gift befindet, so könnten die Speisenden die Nahrung nicht schlucken.

Am Ende des 11. Jahrhunderts teilte ein sonst sehr geschätzter Chronist mit, daß Boemund I., der Sohn von Robert Guiscard aus Umsicht stets das Mittel verwendet habe, durch das Gift angezeigt werde: ein Messer, das vor dem Speisenden befestigt worden wäre. Selbstverständlich sind alle solchen Meinungen nichts anderes als närrischer Aberglauben.

Nicht einmal das Vorkostenlassen der Speisen und Getränke durch bestimmte Personen, das schon im alten Rom und Jahrhunderte hindurch im Orient und Okzident an den Tafeln der Herrscher und der Reichen geübt wurde, war geeignet, eine Vergiftung zu verhüten, weil das Gift so gewählt werden kann, daß die Vergiftung erst nach einer viertel oder halben Stunde oder noch später eintritt. Die Speisen wurden aus Furcht, daß Gift hineingetan werden könnte, verdeckt auf den Tisch gebracht. Die Dienerschaft kostete die Speisen oder berührte sie mit einem der giftanzeigenden Stoffe: »Einhorn« oder Schlangenzunge oder mit einem Stück Serpentin oder Achat usw. Zu Zeiten Ludwigs XIV. und Ludwigs XV. benutzte man solche schützenden Mittel nicht mehr. Aber alle Nahrungsmittel wurden geprobt. Bei Hof berührte der diensttuende Edelmann alle Tischgegenstände – Serviette, Löffel, Gabel, Messer, Zahnstocher – mit einem Stückchen Brot, das dann der oberste Mundschenk essen mußte. Vorgekostet wurden Nahrungsmittel und Getränke. Als eine Besonderheit muß angesehen werden, daß man die Nahrungsmittel zuerst von Tieren fressen ließ. Der Kardinal Richelieu warf jede Speise erst seinen geliebten Katzen zum Kosten vor.

Die haltlose Vorstellung von dem Vorhandensein der *Alexipharmaka,* d.h. von Schutzmitteln oder Heilmitteln gegen alle oder gegen bestimmte einzelne Gifte, hat Jahrtausende hindurch geherrscht. Sie führte z.B. dazu, daß römische Kaiser vor dem Essen ein Präservativ gegen Gift nahmen. In dem Zeremonienbuch des Kaisers Constantin Porphyrogenetes ist als eine der Pflichten des Garderobemeisters angeführt, den Theriak, ferner das Hinidschin, d.h. *Silphium* oder *Asa foetida,* und andere giftwidrige Mittel aufzubewahren und denen zu reichen, die vergiftet worden waren. Zumal der Orient stand in dem Ruf, die heilkräftigsten derartigen Gegengifte zu liefern.

Die Meinung, daß es Hinderungs- und Heilmittel für Vergiftungen gäbe, ist nicht aus der Welt zu schaffen, scheint vielmehr auf dem Gebiet der Infektionsvergiftungen neu aufgelebt zu sein. Sie ist ein Stück atavistischen, schlimmen Aberglaubens und leerer Einbildungen. Was ist nicht alles in dieser Beziehung ersonnen und jahrtausendelang geglaubt worden! Da war das Märchen des helfenden und rettenden Theriaks und des

Mithridat, da war der Glaube, daß das Fleisch der Landschildkröte, die »Gaukeleien der Magier unschädlich machen und ihr Blut das Gift von Schlangen, Spinnen und ähnlichen Tieren seiner Kräfte berauben könne« (Plinius). Da war die »Narrethey des Bezoarsteines«, da auch die der Krebssteine, der Gemsenkugeln u. a. m. Wenig geschätzt, aber benutzt wurde das Hirschhorn als Giftgegenmittel. Dagegen sah man als einen unschätzbaren Besitz einen Becher aus dem Horn des »Einhorns« oder des Nashorns an. Unter den Gaben, die Papst Clemens VII. bei der Vermählung seiner Nichte Catharina v. Medici am königlichen Hof verteilte, befand sich ein zwei Ellen langes Horn eines »Einhorns«.

Aelian, der so Verschiedenartiges erzählt, berichtet auch, daß Indien Pferde und Esel mit einem Horn hervorbringe. Aus diesem Horn würden Becher hergestellt. Gelangte in einen solchen ein tödliches Gift, so würde dem dasselbe Trinkenden nichts Schlimmes zustoßen, weil beider Tiere Hörner das Gift unschädlich machten. Dieses Märchen ist älteren Datums: Ktesias aus Knidos in Karien, Leibarzt des persischen Großkönigs Artaxerxes Mnemon, schrieb, wie man in den erhaltenen Fragmenten seiner Schriften findet, um 415 v. Chr., daß die wilden indischen Esel von der Größe eines Pferdes seien, daß sie einen weißen Leib, einen purpurroten Kopf und auf der Stirn ein Horn von einer Ellen Länge besäßen. Wenn man von diesem Horn Späne in das Getränk täte, so könne man erfahren, ob Gift darin enthalten sei, und wenn man aus dem aus einem solchen Horn hergestellten Gefäß tränke, so würde man weder von Gift noch von sonstigen Krankheiten ergriffen. Es ist das Horn des Rhinozeros gemeint. Der Kaiser Baber besaß einen Trinkbecher aus solchem Horn. In Indien glaubte man auch, ein solcher Becher »komme in Schweiß«, wenn Gift in ihn gelange. Noch in neuerer Zeit sah man in der Türkei solche Becher oder Tassen gebrauchen, die das Vorhandensein von Gift durch Aufbrausen anzeigen sollten.

Gegenüber dem alten oder modernsten Gegengiftaberglauben versagen auch Beweise. Hat doch schon vor etwa 350 Jahren Ambroise Paré die Torheit des Bezoarsteines als Gegengift experimentell am Menschen erwiesen, und doch hat man weiter daran geglaubt. König Karl IX. brachte man in Clermont ein solches Konkrement, das aus dem Magen einer Ziege oder von Antilopen stammte. Obschon Paré dem König richtig auseinandersetzte, daß es ein Gegengift mit den angenommenen Wirkungen nicht geben könne, verlangte dieser dennoch Versuche damit an einem zum Tode verurteilten Verbrecher. Diesem versprach man, nach dem Gift ein Gegengift zu geben »et que ou il eschaperoit, il s'en iroit la vie sauve«. Er ging natürlich unter entsetzlichen Qualen zugrunde, weil ihm wahrscheinlich Sublimat beigebracht worden war.

Der Glaube an den ursächlichen Zusammenhang von antidotarischem Tun und einer danach erscheinenden Besserungswirkung wächst schnell zum Aberglauben aus, dessen liebste Kinder die Wunder sind. Und so erlebten viele Ärzte dauernd Wunder, wenn sie Gegengifte, zumal »spezifische Heilsera« verabfolgten. Antidota, Alexipharmaka, Spezifica, Antikörper usw. geben einen Ausschnitt aus dem großen Buch, das man den »Kreislauf des Unsinns« betiteln könnte. Wie stark der Giftschutz-Gegengift-Unfug in alter Zeit blühte, geht unter anderem daraus hervor, daß, wie Megasthenes berichtete, in Indien es Gesetz gewesen sei, daß, wenn jemand ein Gift gefunden und nicht gleich auch dafür das Gegengift, er mit dem Tod bestraft wurde, hätte er es jedoch gefunden, so sei er vom König mit Auszeichnungen belohnt worden. Auch jetzt noch wird der Finder von Krankheitsgegengiften von Königen mit sichtbaren Zeichen der Anerkennung begnadet.

Damit ist die Zahl der abergläubigen Dinge noch nicht erschöpft. Von ihnen, von den Perlen, den Amuletten, den Duftstoffen aus dem Tierreich, den Balsamen, Harzen, Pflanzen mit ätherischen Ölen, ferner von der *Terra sigillata,* den Edelsteinen (Amethyst, Saphir, Rubin) bis zu den heutigen »Gegengiften« und »Schutzstoffen« besteht eine lückenlose Kette von wesenloser Selbsttäuschung, die schon viel Unheil in der Welt angerichtet hat. Hier ist das Tummelfeld aller derer, die, unberührt vom wahren Geiste der Medizin – es gibt nämlich einen solchen – und von der Einsicht in das körperliche Leben des Menschen ausgetüftelte, griechisch und lateinisch geformte Wortklingsel als tiefgründige Wahrheit ausgeben und mit ernster Miene unter Denkuntüchtigen oder Denkfaulen verbreiten. Keine Form von grober wissenschaftlicher Verirrung ist auf irgendeinem Gebiete a priori auszuschließen, wie auch immer der wissenschaftliche und allgemein intellektuelle Zustand der Menschheit beschaffen sein mag.

Der Irrwahn der Gegengifte war früher die Folge der anthropozentrischen Vorstellung. Für die Gifte habe Gott, »dessen Apoteck die Erde ist«, auch Gegengifte geschaffen, damit der Mensch keinen Schaden leiden könne, wenn er einmal durch fertige, äußerlich beigebrachte oder durch innerlich entstandene Krankheitsgifte heimgesucht werde. In Wahrheit hat nie ein Alexipharmakon oder ein »spezifisches« Gegengift einen bestimmenden Einfluß – im Sinne der Unschädlichmachung eines Giftes –

auf eine Vergiftung ausgeübt, weil dies unmöglich ist. Keine theoretische Spitzfindigkeit hat der alten oder neuen Gegengiftlehre den Beweis für das Gegenteil ermöglicht. So sind unendlich viele Menschen trotz Gegengift am Gift gestorben zu allen Zeiten und in allen Erdteilen.

Zweites Kapitel

Die Entleerung von Gift aus dem Körper. Das Verkehrtaufhängen. Brechmittel

Wo man nach geschehener oder angenommener Vergiftung mit einem Gegengift glaubte nichts ausrichten zu können, da wandte man sich einem anderen Eingriff zu, der bezwecken sollte, Gift aus den Eingeweiden nach außen, z.B. durch Mund und Nase, ja, wie man kindlich meinte, sogar durch die Augen laufen zu lassen, indem man den angeblich Vergifteten an den Beinen aufhängte. Mehrfach begegnet man im Mittelalter der Schilderung eines solchen Vorgehens, das aber den erwünschten Erfolg kaum haben konnte, weil, um Mageninhalt austreten zu lassen, der Magenmund sich öffnen muß, was er nur unter ganz bestimmten Bedingungen, aber unter der angeführten für gewöhnlich nicht tut, wenn man nicht auch eine Magensonde einführt, was, wie es scheint, nur ausnahmsweise geschah. Die Öffnung des Magenmundes erfolgt jedenfalls nicht, wenn diese umgekehrte Körperstellung nur kurze Zeit dauert. Sehr lange aber dürfte die Überlastung des Gehirns durch das nach dem Gesetz der Schwere erfolgende Zuströmen des Blutes nicht ertragen werden. Immerhin ist die eigenartige Methode öfters an hervorragenden Personen geübt worden und wurde, weil immer das Absonderliche, Törichte, Unmögliche in der Medizin Anhänger gefunden hat, lange für besonders wirkungsvoll gehalten.

So verwendete man sie bei Albrecht I., dem Sohn Rudolphs von Habsburg. Bald nachdem Adolph von Nassau zum deutschen Kaiser gewählt worden war, hatte ihn Albrecht, in alle möglichen Händel verwickelt, aus der Not der Umstände heraus anerkannt und ihm die bis dahin rechtlos zurückbehaltenen Reichskleinodien im Jahr 1292 ausgehändigt. Zu dieser Resignation veranlaßte ihn vielleicht auch eine schwere, zum Verlust eines Auges geführt habende Erkrankung, die in alten Chroniken als

Folge einer Vergiftung geschildert wird und als deren Urheber man den Erzbischof von Salzburg bezeichnete. Mit diesem hatte er einen Streit »des Salzwerks halben so sein Gemahl die Kaiserin Elisabeth aufgebaut hatte, bei Gmünd. Und da der Bischof dem Kaiser mit Waffen und Volk nicht abehaben konnte: versuchte er sein Heil mit Giffte oder Vergebung: dingte durch große Gaben einen unter des Kaisers Dienern, der ihm in Speise und Trank so viel starkes Gifft beibrachte, daß er tod krank ward.« Aber die Ärzte erhielten ihn. »Sie bunden seine Beine oben an; das sein Haupt unten auff der Erden stund, und thaten ihm ein künstlich bereitetes Instrument in den Mund und Halß, das er sich immerdar erbrechen und das Gifft ausspeyen muste, und von dem Instrumennt Odem in sich zog, das er nicht erstickte: Also ist ihme in dieser künstlichen erbrechung das Gifft zum Munde, Nasen und Augen aus dem Leibe kommen, das er wieder gesund geworden, aber doch ein Auge darüber verloren hat. Das hatte er dem geistlichen Vater zu dancken, der hatte es vom Papste gelernt, Gifft für Artzeney, Tod für Leben zu geben, das zu Rom gar eine gemeine Kunst ist.« Hier hat der protestantische Eifer den Mund zu voll genommen!

Nach einer anderen Darstellung wurden Albrecht, als er in Judenburg an der Mur in Steiermark war – richtiger in Wien am 11. November 1295 –, bei Tisch vergiftete Birnen von einem seiner Sekretäre beigebracht, der sich von Gegnern für dreihundert Mark zu seiner Ermordung hatte kaufen lassen: »Alsbald nachdem der Herzog die Birnen genossen hatte, verbreitete sich das Gift durch seine Eingeweide. Es wurde jedoch durch die Ärzte aus einem Auge herausgebracht und so dem Fürsten Leben und Gesundheit gerettet.« (Joh. Victoriensis)

So sehr lebte in alter Zeit die Überzeugung nicht nur, daß der Vorgang sich ähnlich abgespielt habe, sondern daß das Mittel der Aufhängung bei Vergiftungen wirksam sei, daß dem Kaiser Heinrich VII. von ärztlicher Seite der Vorschlag gemacht wurde, sich ebenso wie Albrecht von Österreich behandeln zu lassen. In der »Cronica von der hilliger Stat Coellen« heißt es: »Dat he eme liess helpen sy hoffden an Got sy woelden eme dat veniin [Gift] tzo eyme Ougen her vyss bringen.«

Mit Genesung endete auch eine angebliche Vergiftung, die an Wenzeslaus IV., dem Sohn des 1278 auf dem Marchfeld getöteten Königs Ottokar von Böhmen, vollzogen worden sein soll. Die Königin Kunigunde hatte Ottokar in den Krieg getrieben, wie der Chronist, der Mönch von Fürstenfeld angibt, weil sie in einem unerlaubten Verhältnis zu Zawisch II., dem Herrn von Krumman, aus der mächtigen böhmischen Familie der Witigonen lebte. Sie hoffte diesen – was auch wirklich geschah – nach dem Tod Ottokars heiraten zu können. Sie sann aber darauf, die übrigen Glieder ihrer Familie aus dem Weg zu räumen, um niemand mehr fürchten zu brauchen. Ihr Plan war die Tötung des Erben des Reiches. Dieser wurde plötzlich krank. Die Ärzte eilten sofort herbei, um die unerklärliche Krankheit des Königs näher zu untersuchen. Sie nahmen eine Vergiftung an: »Wir Schüler aber«, so berichtet der Chronist, »machten uns nach Art neugieriger Knaben, welche dabei sein müssen, wo immer etwas vor sich geht, schnell auf und erstiegen den Berg. Als wir in die Königsburg [den Hradschin] gekommen waren, erblickten wir den König an den Beinen mittels Stricken aufgehängt, den Kopf herabhängend, damit, wie die Ärzte rieten, das Gift, welches er zu sich genommen, aus den innersten Eingeweiden abflösse. Und in der Tat wurde er von dem tödlichen Stoff befreit und entging unter Gottes Hilfe dem Tod.«

Als etwa um dieselbe Zeit, im Jahre 1293, der Herzog Heinrich von Breslau vergiftet worden war, rettete ihn – wie es heißt – der Meister Günzel dadurch, daß er ihn in gewohnter Weise bei den Beinen aufhängte, wodurch er genesen sein soll.

Man hat schon in römischer Zeit als ein anderes Mittel zur Entfernung von Gift aus dem Magen Brechmittel verwendet oder durch Schlundreizung Magenentleerung herbeizuführen versucht. Diese Eingriffe können selbstverständlich von großem Nutzen sein, aber nur dann, wenn sie bald nach der Vergiftung vorgenommen werden, solange noch Gift im Magen sich findet. Denn die Aufnahme löslicher Gifte vom Magen in die Säftebahnen vollzieht sich zu irgendeinem Teil, der schon krank machen kann, in 5–15 Minuten. Unlösliche Gifte brauchen längere Zeit zu ihrer Lösung und um in entferntere Körperteile zu gelangen. Die Inkubationszeit, d.h. die Zeit zwischen Vergiftung und erstem Erscheinen von Erkrankungssymptomen, ist bei diesen sehr verschieden lang, gibt aber niemals die Berechtigung anzunehmen, daß, wenn man innerhalb ihrer Dauer den Magen entleert hat, auch keine Vergiftungssymptome erfolgen werden. Denn einmal brauchen manche Vergiftungssymptome längere Zeit für ihre Entwicklung, sodann können aber auch Teile des Giftes in den Darm gelangt sein und sich so ihrer Beseitigung durch Magenentleerung entzogen haben.

Außer den sinnlosen und wirkungsunmöglichen prophylaktischen oder kurativen Gegengiften und den Giftentleerungsverfahren scheint auch Blut gegen Schwächezustände benutzt worden zu sein – nicht wie in unseren Tagen Tierblut, sondern solches von jugendlichen Menschen, an das sich die abergläubische Vorstellung der verjüngenden Kraft für Alte oder Kranke knüpfte. Es ist nicht ohne Interesse daran zu erinnern, daß Papst Innozenz VIII. im Jahr 1492 Blut von drei zehnjährigen Knaben, die dadurch gestorben sein sollen, zu seiner Heilung von einem Arzt erhalten hat. Der Arzt floh, als der Erfolg ausblieb.

Auch von dem König Ludwig XI. wird berichtet, daß er im Jahre 1482 von seinem Arzt Cottier, dem einzigen, der auf ihn einen Einfluß ausübte, weil er an seine rohe Kunst glaubte, Kinderblut verordnet bekommen und eingenommen habe. Ja, er soll in solchem sogar gebadet haben.

VIERTES BUCH

Die Beziehung von Gesetzen zu Gift

ERSTER ABSCHNITT

Gesetzliche Maßnahmen und Strafen für Giftverwendung bei Menschen

Erstes Kapitel

Gesetze gegen Giftbesitz, Giftverkauf und Vergiftung. Römische Gesetze. Griechenland

Zu keiner Zeit haben Beschränkungen des Handelns, Haltens, Zubereitens oder der Verwendung von Giften Vergiftungen auch großen Stils verhindert und vielleicht nicht einmal sonderlich erschwert, weil Geld auch sehr fest verschlossene Giftschränke der Giftbesitzer stets hat öffnen können. Es nützte in Rom nichts, daß ein Senatsbeschluß die Arzneiwarenhändler wegen leichtfertigen Verkaufes von Giften: Schierling, Akonit, Mandragora, Kanthariden, Buprestis, Fichtennadelraupe, den Strafen der Lex Cornelia unterwarf, auch nicht, daß in Griechenland, wie schon einige Jahrhunderte früher Theophrast schrieb, allein nur der Besitz von Akonit die Todesstrafe bedingte oder daß mehr als anderthalb Jahrtausende später Gesetze in Frankreich und Deutschland schwere Strafen für unbefugtes Abgeben oder Beziehen von Gift festsetzten.

Nirgendwo ist in der Bibel von Giftmischerei und somit auch nicht von Gesetzen über Gift und Giftverwendung die Rede. Erst um den Beginn der jetzigen Zeitrechnung wurde von Josephus geschrieben: »Irgendein Gift, ein tödliches oder in anderer Weise schädigendes bei sich zu bergen, ist den Israeliten verboten. Wer dagegen handelte, sollte getötet werden und das erleiden, was er jenen zugedacht, für die das Gift bereitet worden war.« Schon hierin kommen die Folgen der innigen Berührung der Juden mit Griechen und Römern zum Ausdruck. Zur Zeit des Neuen Testaments war die Giftmischerei, worin die Araberinnen, die angeblich Gift als Liebestränke bereiteten, sich hervortaten, weit verbreitet. Und auf sie haben wohl auch die Worte im Evangelium Marci Bezug, die denen, die Glauben haben, unter anderem, was unmöglich ist, auch Giftimmunität verspre-

Und wie schlimm wurde für Vergiftung der Leib gestraft, ehe das Bewußtsein ihn verließ!

In Persien wurden die Giftmischer nach einem Gesetz so hingerichtet: Man legte ihren Kopf auf einen breiten Stein und schlug oder drückte mit einem anderen Stein so lange darauf, bis völlige Zermalmung eingetreten war. So mußte die an einem Giftmord beteiligte Gigis sterben. Sie war Verwalterin der Gifte und die Vertraute der Parysatis, der Gemahlin Darius' II. und Tochter von Artaxerxes I. Parysatis liebte ihren jüngeren Sohn Darius mehr als den älteren Artaxerxes und wollte ihm zur Thronfolge verhelfen. Nachdem er aber im Kampf gefallen war, ließ sie alle an seinem Tod vermeintlich Schuldigen unter Martern sterben. Ihrer Schwiegertochter Stateira, der Frau ihres älteren Sohnes Artaxerxes II., neidete sie die Liebe zu ihrem Mann und ließ sie durch Gigis vergiften, nachdem das Gift von einem Giftmischer herbeigebracht worden war. Ein gebratener Vogel wurde, so berichtet Plutarch, mit einem halbseitig vergifteten Messer durchschnitten. Stateira aß die vergiftete Hälfte und starb nach schwerer Erkrankung – Schmerzen und Zuckungen – und nachdem sie, was ihr geschehen, ihrem Mann offenbart hatte. Artaxerxes ließ viele deswegen töten und schließlich auch die Gigis in der obgemeldeten Weise durch Zertrümmern des Kopfes.

chen. Solche vorbeugenden Gesetze haben in bezug auf die Verhütung des Verbrechens, selbst wenn der Verüber den Tod dafür erleiden muß, keine Bedeutung. Quintilian läßt eine seiner Personen sagen: »Die Gesetze verbieten den Besitz, den Kauf und sogar die Kenntnis der Gifte, der in heimlicher Tücke wütenden Pest. Dort ist die Unschuld schlecht untergebracht, wo Menschen zur Begehung eines Verbrechens Gift besitzen.«

Römische Gesetze

In Rom wurde schon in früher Zeit in der Gesetzgebung auf Vergiftung Rücksicht genommen. Etwa um das Jahr 304 der Rom-Gründung wurde in der siebten der XII Tafeln festgesetzt, daß derjenige, der Zauberei übt und ein böses Gift gemacht oder gegeben hat, als Mörder gelten solle. Hier waren mithin schon die mit Zauberkünsten umgehenden »malifici« mit den Vergiftern, »venefici«, in eine Kategorie gestellt, weil die Vergiftung wahrscheinlich damals wie auch noch viel später in den Geschäftskreis der »Zauberer« gehörte. Die von diesen erzielten Erfolge waren gemeinhin Giftfolgen.

Im Jahre 81 v. Chr. wurde von dem Diktator Cornelius Sulla die nach ihm benannte »Lex Cornelia de sicariis et veneficis« gegeben. Im fünften Kapitel dieses Gesetzes wurden die Vergiftungen behandelt. Fragmente desselben finden sich in der berühmten Rede, die Cicero für Cluentius Avitus hielt, der angeklagt worden war, die Vergiftung des Oppianicus veranlaßt zu haben. So heißt es dort: »Das Gesetz, nach welchem diese Untersuchung angestellt ist, befiehlt dem Oberrichter ... die angebliche Vergiftung zu untersuchen. Gegen wen zu untersuchen? Das ist unbestimmt. Wer es zubereitet, verkauft, gekauft, gehabt, beigebracht habe ... Was fügt dasselbe Gesetz sogleich hinzu? Lies: Und über den soll das Urteil gesprochen werden.« Und später: »Das Gesetz bedient sich des Ausdruckes: Wer, um jemand umzubringen, Gift gemischt hat oder haben soll ...«

Anfangs war als Strafe ohne Unterschied des Standes die republikanische »aquae et ignis interdictio«, die Achtserklärung – Verbannung aus den Grenzen Italiens ohne Verlust der Zivität – festgesetzt, später wurde der gewöhnliche Mensch durch das Schwert getötet oder, wenn er gemeinen Standes war, den wilden Tieren vorgeworfen oder, falls er Sklave war, wohl auch gekreuzigt, Verbrecher von Rang und Würde nur deportiert.

Man strafte nach dem Grundsatz: »Es ist schlimmer, einen Menschen durch Gift zu vernichten, als durch das Schwert.« Gelegentlich scheint auch einmal ein den besseren Ständen Zugehöriger arbiträr gekreuzigt worden zu sein. Sueton nennt den Kaiser Galba in Bestrafung der Verbrechen unmäßig, weil er einen Vormund, der sein Mündel, von dem er substituierter Erbe war, mit Gift getötet hatte, mit dem Kreuz bestrafte, und da dieser sich auf die Gesetze berief und nachwies, daß er ein römischer Bürger war, gleichsam als ob er ihm zum Trost und zur Ehre die Strafe erleichtern wollte, eine Veränderung vornehmen und ihm ein weit höheres und mit weißer Farbe angestrichenes Kreuz aufrichten ließ.

Justinian faßte die weitere Ausdehnung, die die Lex Cornelia im Lauf der Zeiten erfahren hatte, zusammen in dem Satz: »Durch das gleiche Gesetz werden die Giftmischer zum Tode verurteilt, die durch böse Künste, sowohl durch Gift als auch durch magische Besprechungen, Menschen getötet oder giftige Stoffe verkauft haben.«

Wenn eine Vergiftung mit Elternmord zusammenkam, so wurde nach römischen Recht der Täter in einen Sack mit einem Hund, einem Hahn, einer Otter, einem Affen eingenäht und ins Wasser geworfen »damit er, lebendig, den Genuß der Elemente zu entbehren anfange und ihm der Himmel lebendig, die Erde tot genommen werde«. Die gleiche Strafe wurde verhängt, wenn jemand Gift kaufte, um es dem Vater zu geben, selbst wenn er es ihm nicht hatte beibringen können. Der Bruder aber, dem es bekannt war, daß jener es gekauft und dem Vater nicht angezeigt hatte, wurde Landes verwiesen und ein Arzt mit dem Tod bestraft. Die Strafe des Vatermordes traf auch diejenigen, die von dem Verbrechen wußten, ebenso auch solche, die, damit das Verbrechen begangen werden könnte, Geld geliehen oder sich bemüht hatten, Geld dafür zu beschaffen.

Eine gewisse Nachsicht herrschte im alten Griechenland bezüglich der Strafen für Vergiftungen. Hatte die Klage Erfolg, so wurde der Betreffende, der direkt oder indirekt vergiftet hatte, mit dem Tod bestraft. Es mußte aber das Gift getötet haben. War dies nicht der Fall, so war nur die Klage wegen Körperverletzung möglich. Plato freilich läßt einen seiner Disputierenden sogar vorschlagen, den Arzt zu töten, der nicht etwa einen Menschen durch Gift hat töten wollen, sondern sogar nur dessen

Tiere oder dessen Bienen, während einem gewöhnlichen Mann für das gleiche Vergehen nach dem Ermessen des Richters eine Buße auferlegt werden soll.

Schwangere Frauen wurden wegen vollbrachten Giftmordes nicht getötet. Der Senat des Areopag hatte einmal eine Giftmischerin gefangengesetzt, aber nicht eher das Urteil an ihr vollzogen, bis sie niedergekommen war. Diese Übung galt auch in viel späteren Jahrhunderten bis in unsere Zeit hinein als heilig. Nur der Kaiser Claudius handelte in seinem Cäsarenwahnsinn gegen ein so natürliches Gesetz.

Das kanonische Recht

Das kanonische Recht ließ für Vergifter Strafen wie das weltliche eintreten. Ihre Tätigkeit nahm man, wie schon die Römer es taten, als eine zwiefache an. Das Christentum verquickte die eine Seite derselben, nämlich die magische, mit einer Beziehung zum Teufel, der den Vergifter dafür, daß er sich ihm verschrieb, befähigte, durch Zauberei (Incantatio, Carmina magica) oder durch Gifte (Veneficium) Menschen zu schädigen. Die Kirche schloß unter anderem den Vergifter vom Zeugnis und der kirchlichen Immunität aus, belastete ihn auch mit der Strafe der Infamie und mit noch viel Schlimmerem. Man bezog sich auf die Bibel, wo es heißt: »So aber jemand an seinem Nächsten frevelt und ihn umbringt mit List, von meinem Altar weg sollst du ihn führen zum Tode.«

Zweites Kapitel

Giftgesetze der deutschen Stämme. Sachsen- und Schwabenspiegel. Bambergensis. Carolina. Die Strafe des Räderns. Hausjustiz in Rom. Strafvollstreckung ohne richterliches Urteil

Die alten Volksrechte der deutschen und diesen verwandter Stämme berücksichtigten – freilich nicht ohne Ausnahme – das Verbrechen der Vergiftung. So straften dies das salische, ripuarische, bayerische Gesetz und das Gesetz des Königs Rotharis mit einer Geldbuße (Wehrgeld) verschieden hoch, meist nach dem Stand des Verbrechers. Das angelsächsische Gesetz ließ volles Wehrgeld bezahlen und überdies an den König eine besondere Buße in der dreifachen Höhe des Wehrgeldes. Mit der Todesstrafe belegte den Verbrecher das Gesetz der Westgoten. Des Vergifters harrte ein schmachvoller Tod, wahrscheinlich durch Aufhängen. War der Erfolg nicht erzielt worden, so konnte der Vergiftete dem Verüber irgendein Schicksal nach seinem Gutdünken bereiten. Die lombardische Konstitution Heinrichs II. vom Jahr 1054 setzte für Giftmord Tod und Vermögensverlust fest, den Tod auch die Gesetze des Königs Aethelstan und Wilhelms des Eroberers. Unter Umständen ließen diese bei Vornehmen auch die Verbannung zu.

Manche der genannten Gesetze, z. B. die der Salier, Ripuarier, Westgoten, des Königs Aethelstan, berücksichtigten zusammen mit der Vergiftung (Veneficium, engl. liblac) das Verbrechen der Zauberei (Maleficium, Sortilegium), andere, wie die Bestimmungen Wilhelms des Eroberers für die Angelsachsen faßten die Vergiftung als Menschenmord besonderer Art auf. In dem Capitulare Carisiacense Karls II., des Kahlen, aus dem Jahr 873 wurde die Todesstrafe nicht nur für den Vergifter und den Mittäter, sondern auch sogar für den Mitwisser festgesetzt. In der Constitutio Longobardica traf den Begünstiger Vermögensentziehung und Infamie.

Die Todesstrafe bestand im Lebendigverbranntwerden oder im Hängen oder im Ertränken. Der Beweis des Verbrechens konnte erbracht werden durch Zeugen oder durch Gottesurteil. So war es z. B. bei den Angelsachsen einer Frau, die ihren Mann vergiftet haben sollte, erlaubt, entweder einen Kämpfer zum Erweis ihrer Unschuld zu stellen oder, wenn sie keinen solchen fand, die Probe zu unternehmen, über glühende Pflugscharen unversehrt hinwegzuschreiten. Auch die Probe des siedenden Wassers fand Verwendung.

Die germanischen Rechte haben in bezug auf die Vergiftungsgesetze das Gemeinsame, daß sie eine Strafe erfolgen lassen, auch wenn kein tödlicher Erfolg eingetreten ist.

Den Rechtssammlungen späterer Jahrhunderte sind dem Verbrechen der Vergiftung noch weitere, bis dahin hierfür nicht verwendet gewesene Strafen vorbehalten gewesen. Man sah mit Recht die Vergiftung als eine Verbindung der Infamie der Feigheit mit der Abscheulichkeit des Mordes an. Dies kommt im Sachsenspiegel, in der Glosse zum Artikel 57, zum Ausdruck: »Der dem anderen vergebe stele jm sein leib.« Die Strafe war demgemäß, lebendig verbrannt zu werden: »Welch Christen-Mann oder Weib ungläubig ist oder mit Zaubereien umgeht oder mit Giftmischerei und des überwiesen wird, den soll man auf einem Scheiterhaufen verbrennen.« Genauso verfügte der Schwabenspiegel. Das altbayrische Stadt- und Landrechtsbuch des Ruprecht von Freysing bestimmt in dem Kapitel: »Weliches mörder haissent«, daß darunter zu begreifen sei »auch der ainem gifft eingeit zu essen daran er stirbt ... und die Mörder sol man all radprechen.«

Es scheint, als wenn eine Zunahme der Vergiftungen in jenen Zeiten eine noch schlimmere Verschärfung der Strafen notwendig gemacht habe. Die Bambergensis, die im Jahre 1507 für die stiftbambergischen, 1517 auch für die fränkisch-brandenburgischen Lande in Geltung gebrachte Halsgerichtsordnung des Johann von Schwarzenberg, gibt im Artikel XLV dem Richter eine kurze Belehrung, auf welche Indizien hin er den der Vergiftung Verdächtigen peinlich befragen dürfe: »Item so der verdacht bewisen wurdet, das er gifft kaufft oder sonst damit umbgangen ist, das macht ein redliche anzeigung der missetat, er könnt dan mit glaublichem scheyn anzeigen, das er solche gifft zu andern unstrefflichen sachen hat brauchen wollen oder gebraucht het.«

Im Artikel CLV werden die Strafen für »heymlich vergeben« festgesetzt:

»Item wer yemant durch gifft an leyb oder leben beschedigt, ist es ein manßbilde, der sol einem furgesetzten mörder gleych mit dem rade zum tode gestrafft werden. Tet aber sölliche mißthat ein weibßbilde, die sol man ertrencken. Doch zu merer forchte andern, sollen solche boßhafftige mißtettige person vor der endtlichen todstraff geschleyfft, oder etlich griff in jr leyb mit gluenten zangen gegeben werden, vil oder wenig nach ermessung der person und tödtung, wivor vom mordt deßhalb gesetzt ist.«

Im 16. Jahrhundert wurde die Vergiftung, als ein heimlich verräterisches Verbrechen, an dem Missetäter auch durch langsames Töten in siedendem Wasser gesühnt – eine Strafe, die im älteren deutschen Recht auch Ketzer erdulden mußten. Die Carolina, das Gesetzbuch Karls V., hat in der Gestalt, in der sie im Jahre 1532 auf dem Reichstag zu Regensburg angenommen worden ist, die Gesundheitsschädigung durch Gift der Tötung gleichgesetzt: Die Verüber strafte sie mit der Strafe des Rades und des Schwertes.

Ein Arzt, der aus Vorsatz das Leben eines Kranken mit Medikamenten verkürzt hat, wurde nach der Carolina mit der gleichen Strafe wie ein Vergifter belegt.

Die Strafe des Rades oder Radbrechens hatte bei Männern zwei Grade, je nachdem die Zerstoßung der Glieder mit dem Rad oder der Keule von oben herab oder von unten hinauf vorgenommen wurde, das erstere bei heimlichem Giftmord oder solchem mit nachfolgender Gewaltanwendung. Frauen wurden nicht mit dieser Strafe bedacht, sondern enthauptet. Waren noch Verschärfungsgründe vorhanden, so wurde die Räderung von unten nach oben ausgeführt. Frauen wurden unter solchen Umständen ertränkt, nachdem man vorher wohl auch eine Hand abgehauen hatte. Noch andere Modifikationen der Strafe führte man aus. So wurde in Breslau ein Sohn, der seinen Vater durch Gift getötet hatte, »auf einem Brett von einer Gasse zur anderen geschleift, mit heißen Zangen gezwickt, nachmals ihm Arme und Beine mit dem Rade zerstoßen«. Schon aus dem 15. Jahrhundert berichtet der Chronist, daß eine Frau, die »het irm mann mit Gift vergebe«, fast ganz nackt auf einem Wagen gefahren wurde, während der Henker sie mit glühenden Zangen gezwickt hätte.

Das Rädern hat sich noch sehr lange als Strafmittel für Vergiftungen erhalten. In Preußen wurde es sogar als Strafe festgesetzt, wenn das beigebrachte Gift den Vergifteten wahnsinnig gemacht und die Wiederherstellung des verlorenen Vernunftgebrauches zweifelhaft war. Falls die Absicht bloß auf die Erzeugung von Wahnsinn gerichtet war, dann trat die

Wohl alle damals üblichen Strafen zusammen für eine angebliche Vergiftung erlitt infolge »eines ungerechten Urteils, das gegen alle gesunde Vernunft und natürliche Billigkeit verstieß«, der kurfürstliche Kammerdiener und Münzmeister Lippold im Jahr 1573. Unter dem Kurfürsten Joachim II. durften die Juden gegen hohe Bezahlung wieder in der Mark Brandenburg leben, nachdem sie daraus 1510 verjagt worden waren. Lippold hatte es zu einer Vertrauensstellung gebracht, in der er sich, zum Teil auch durch sein aufgeblasenes Wesen, viele Feinde gemacht hatte, darunter den Kronprinzen und späteren Kurfürsten Johann Georg. Auf dessen Betreiben wurde nach dem völlig natürlichen Tode Joachims II. eine Untersuchung gegen Lippold eingeleitet. Die Rechnungslegung seiner Verwaltung geschah zur Zufriedenheit. Da man ihm so nicht beikommen konnte, wurde ihm vorgeworfen, ein hebräisches Zauberbuch besessen zu haben. Dieses ließ sich der Kurfürst sogar übersetzen und lernte daraus unter anderem, wie man den Teufel in ein Glas zu locken und ihn dort einzusiegeln vermag. Diese Beziehungen zum Teufel brachten Lippold auf die Folter und ließen die Anklage schaffen: »Der Jude hätte seine teuflischen Künste viele Jahre geübt und den Kurfürsten, seinen Herren mit einem sonderlich dazu eingerichteten Trank endlich davon geholfen: In diesen hätte er getan: Muskat, langen Pfeffer, Hüttenrauch [arsenige Säure] und Mercurius sublimatus [Sublimat].« Als er das in der Folter erpreßte Geständnis vor Gericht öffentlich wiederholen sollte, widerrief er alles. Deshalb wurde er auf dem berlinischen Rathaus vom Scharfrichter so gepeinigt, daß ihm das Blut aus dem Hals lief. Sein Urteil wurde hiernach gefällt. Er wurde an verschiedenen Orten zehn Mal mit glühenden Zangen gezwickt und auf dem Neuen Markt auf einem dazu erbauten Gerüst an Armen und Beinen mit vier Stößen gerädert, dann in vier Stücke zerhauen und seine Eingeweide mit seinem Zauberbuch verbrannt. Von seinem Vermögen erhielt seine Witwe mit ihren neun Kindern großmütig tausend Taler, das übrige zog der Kurfürst ein. Sie ging nach Österreich und bat den Kaiser Maximilian II., ihres Mannes Besitz für sie zu verlangen. Dieser tat es, aber erfolglos. Der Kurfürst behielt alles, »von Rechts wegen«.

Es kann als sicher angenommen werden, daß hier keine Vergiftung vorlag. Schon die gesamten Umstände schließen eine solche aus. Nach dem erfolgten Tod des Kurfürsten hat niemand davon gesprochen. Die Giftmischung, die verabreicht sein sollte, ist frei und dumm ersonnen, weil Sublimat mit seinem so auffallenden metallischen Geschmack auch von einem gefühlsstumpfen Menschen freiwillig nicht verschluckt werden kann, ohne daß sofort Zurückweisung erfolgt. Der Zusatz von Muskat und Pfeffer kann daran nichts ändern. Würde es aber verschluckt werden, so müßten eine Reihe so auffälliger, auch überaus schmerzhafter Symptome seitens des Magens und des Darmes auftreten, daß das schwere Krankheitsbild sofort den Vergiftungsverdacht wachriefe. Nichts von alledem war hier vorhanden.

Enthauptung ein, ebenso wenn das beigebrachte Gift eine Krankheit verursacht hatte, die den Vergifteten zeitlebens unbrauchbar oder unglücklich gemacht hatte. Sonderbarere Bestimmungen weist kein anderes Strafgesetz in der Welt auf! Der Verfasser dieser Paragraphen war entweder kein Mediziner oder, wenn er ein solcher gewesen sein sollte, ein jedenfalls medizinisch beschränkter und mindestens doch jeden toxikologischen Wissens barer Mann. Diese Signatur tragen auch andere, auf Vergiftung und Liebestrankverabfolgung bezügliche Bestimmungen. Wer nach diesem drakonischen Landrecht zur Vergiftung durch Zubereitung oder Herbeischaffung des Giftes absichtlich geholfen hatte, wurde mit dem Schwert hingerichtet. Im Wiederholungsfall (!) wurde er zum Richtplatz geschleift und von unten nach oben gerädert.

Daß nicht immer der staatliche Rechtsweg eingeschlagen wurde, um die Strafe für Vergiftungen aussprechen und vollführen zu lassen, lehren Berichte aus alter Zeit. Als die Publicia ihren Mann, den Konsul Postumius Albinus, und Licinia den ihrigen, Claudius Asellus, tödlich vergiftet hatten, wurden sie auf Beschluß der nahen Verwandten erwürgt, weil die strengen Männer nicht meinten, bei der Klarheit der Sachlage erst lange Verhandlungen abwarten zu brauchen. Diese Art von Familienjustiz war nicht ungewöhnlich. Nach römischem Recht durfte z.B. der Ehemann, falls die Ehefrau Giftmord an den Kindern begangen hatte, sie töten. Noch mehr! Dem Hausvater stand gegen die in seiner Gewalt befindliche Tochter und deren Ehebrecher das – freilich bezüglich der Vollzugszeit etwas eingeschränkte – Tötungsrecht, auch auf Tötung durch Gift, zu. Selbst da, wo öffentliche Anklage gegen Verbrecher erhoben und Verurteilung erfolgt war, übergab man in vorkaiserlicher römischer Zeit verurteilte Frauen den Verwandten zur schnellen Strafvollstreckung. Das Tötungsrecht des Vaters und des Ehegatten bezog sich aber nicht auf die Versuchshandlung der Tat, sondern nur auf die vollzogene Handlung.

Ebenso kurz – aber sicher widerrechtlich – verfuhr Caesar schon, bevor er auf der Höhe seiner Macht war, als er seinen Schreiber, den Sklaven Philemon, der ihn zu vergiften seinen Feinden versprochen hatte, ohne vorgängige Martern hinrichten ließ.

Das 18. Jahrhundert ließ Gesetze gegen eine bestimmte Gruppe von Vergiftern, nämlich die Negersklaven in französischen und englischen Besitzungen entstehen. Haß gegen ihre Herren und die Mißhandlungen, denen sie ausgesetzt waren, schufen die Benutzung der Gifte als Racheinstrumente. Sie wurden von darin besonders kenntnisreichen Negern hergestellt. Um diesen auch jeden Vorwand zu nehmen, sich Gifte verschaffen zu können, wurde ihnen die arzneiliche Behandlung von Kranken, mit Ausnahme der von Schlangen Gebissenen, untersagt. Die Todesstrafe, auch durch Lebendigverbranntwerden, wurde dem zuteil, der Gift bereitet, verkauft oder dargereicht hatte, selbst wenn der Endzweck, die Tötung, damit nicht erreicht worden war. Vorzugsweise auf Jamaika, Martinique und in der Kapkolonie wurden diese Bestimmungen mit eiserner Strenge gehandhabt.

ZWEITER ABSCHNITT

Gifte als Strafvollziehungsmittel

Erstes Kapitel

Die Strafvollziehung durch Schierling.
Seine Wirkungsart

Unter den so überaus zahlreichen gesetzlichen Tötungsmitteln für Menschen, die in den Zeiten ersonnen worden sind und deren Darstellung fast allein ein Buch füllen würde, wahren sich die Gifte ihre Eigenheit: Sie lassen die Körperform intakt. Sie wirken nicht so roh wie das Herabstürzen vom Tarpejischen Felsen oder irgendeine andere gestaltvernichtende Gewalt. Ob dieser Gesichtspunkt für ihre Wahl als gesetzliche Strafe in Griechenland in Betracht kam oder ob vielleicht gerade der Schierling mit seiner langsamen, eigenartigen Wirkung, die das Bewußtsein fast bis zuletzt erhalten sein läßt, als Strafverstärkungsmittel erdacht wurde, kann nicht entschieden werden. Jedenfalls stützte man sich bei seiner Verwendung auf alte Erfahrungen.

Wann der Gifttod durch den Saft von *Conium maculatum* als Strafmittel in Athen eingeführt wurde, ist unbekannt. Die Meinung besteht, daß die dreißig Tyrannen (404–403 v. Chr.), die reichlich ihnen Mißliebige verbannten oder töteten, diese Todesart strafrechtlich eingeführt hätten. Dies kann der Fall sein. Aber schon vor dieser Zeit war durch praktische Erfahrung die tötende Kraft des Schierlings bekannt geworden.

Denn schon ungefähr aus dem Jahre 370 v. Chr., also nur kurze Zeit nach dem Wirken der Tyrannen, wird ausdrücklich angegeben, daß Thrasyas aus Mantinea, ein Giftkundiger, eine Giftmischung, aus Schierling und Mohnsaft bestehend, ersonnen habe, die leicht und schmerzlos töte. Einer solchen Verwendung muß das Wissen über des Schierlings Wirkung vorangegangen sein.

Die angegebene Mischung ist in jeder Beziehung zweckmäßig: Das Opium läßt Todesschrecken nicht aufkommen, weil es den Schlaf mit dem Tod vermählt, und zusammen mit dem Schierling lähmt es jene Gehirnstelle, von der aus die Atmung, also das Leben, ermöglicht wird. Jedes von ihnen tötet durch Erstickung. Hier vollführen sie dies vereint.

Das Sterben durch Gift als Strafe wurde den Menschen in Athen freilich nicht so leicht gemacht. Hierfür wurde nämlich nur Schierling genommen, der den Vergifteten seinen schlimmen Zustand bis zuletzt empfinden läßt. »Der Schierling ist auch ein Gift, verhaßt durch den Gebrauch, den man in Athen davon machte, um Verbrecher zu töten.« (Plinius)

Am besten unterrichtet über die Verwendung des Schierlings, die, wie Diodor sich ausdrückte, »nach vaterländischer Sitte erfolgte«, ist man natürlich durch die in Athen auch schon vor Sokrates vorgekommenen Tötungen politischer Männer. Die dreißig Tyrannen in Athen, die mit allen Hilfsmitteln ihre Macht aufrecht zu erhalten versucht hatten und Mißliebige durch Angeber, die sogenannten Sykophanten, zur Anklage bringen ließen, töteten aus politischen Gründen im Jahre 404 v. Chr. vielleicht als ersten einen der Ihrigen, den Theramenes, der zur Mäßigung im Vorgehen geraten und volksfreundliche Gedanken geäußert hatte, durch Schierling. Auf dem Weg zum Gefängnis folgten ihm seine Verwandten und Sokrates, dessen Schüler er gewesen war, und versuchten sogar die Liktoren zu hindern, ihn abzuführen. Er trank das Gift ohne Zaudern.

Der Tod des Sokrates

Den tiefsten Eindruck machte auf die späteren Menschen die Vergiftung des Sokrates durch Schierling im Jahre 399 v. Chr. Er, der seinen Schüler Theramenes ins Gefängnis zum Gifttod geleitet hatte, erlitt das gleiche Schicksal, nicht mehr unter der Schreckensherrschaft der dreißig Tyrannen, sondern etwa vier Jahre später. Das Strafmittel ist für den Tod eines so reinen Menschen ohne Bedeutung. Und Sokrates würde im Gedenken der Menschen immer noch Sokrates bleiben, wenn auch eine andere Todesart seinem Leben ein Ende gesetzt hätte. Es ist deswegen als eine völlige Verkennung der Bedeutung dieses so eigenartigen Denkers anzusehen, wenn der freilich ethisch sehr tief unter ihm stehende Seneca von ihm sagte, daß »der Schierling ihn groß gemacht habe«. Die Anklage, die seine

Todesstrafe begründen sollte, lautete: »Sokrates frevelt und treibt Torheit, indem er unterirdische und himmlische Dinge untersucht und Unrecht zu Recht macht und dies auch andere lehrt.« Oder nach den Anklägern Anitos und Meletos: »Sokrates ist gottlos und verdirbt die Jugend.« Und so wurde er nach seiner Verurteilung den elf Männern übergeben, denen die Aufsicht über die Vollstreckung der Todesstrafe oblag. Im Gefängnis, in dem er nicht lange blieb, wurde ihm der Trank schon zubereitet im Becher von dem Vollstrecker dargeboten. Er nahm ihn zu sich, »ohne im mindesten zu zittern oder Farbe oder Gesichtszüge zu ändern«. Er hatte sich vorher über die Verlaufsart der Vergiftung von dem Giftbereiter unterrichten lassen. Was dieser ihm sagte und was Plato darüber berichtet, ist eine gute Umrißschilderung der heute toxikologisch-analytisch erkannten Wirkungsart des Schierlings, der durch seinen Gehalt an den Alkaloiden Coniin, Conydrin usw. eine Lähmung motorischer und sensibler Nervenendapparate sowie eine Lähmung von Rückenmark und Gehirn hervorruft. Das Atmungszentrum im verlängerten Mark versagt zuerst den Dienst. Der Vergiftete erstickt, während das Bewußtsein bis zuletzt erhalten bleibt. Dem Tod gehen manchmal leichte Krämpfe voran. »Nichts weiter hast du zu tun«, sagte der Giftbereiter, »als herumzugehen, wenn du getrunken hast, bis dir die Beine schwer werden, und dann dich niederzulegen.« Als Sokrates merkte, daß ihm die Schenkel schwer wurden, legte er sich gerade hin auf den Rücken. Darauf berührte jener ihn von Zeit zu Zeit und untersuchte seine Füße und Schenkel. Dann drückte er ihm den Fuß stark und fragte, ob er es fühle, was er verneinte. Und darauf die Knie, und so ging er immer höher hinauf und zeigte den Umstehenden, wie er erkaltete und erstarrte. Zuletzt zuckte er. Als er aufgedeckt wurde, war er tot.

Zweites Kapitel

Medizinische Schilderungen der Schierlingswirkungen.
Herkunft des Schierlingssafts

Aus späterer Zeit fehlen natürlich nicht die Versuche einer vertiefteren, auf umfangreiche Erfahrungen gegründeten Schilderung der Wirkungsart des Schierlings, der, wie nebenbei bemerkt sein mag, in griechischer Zeit auch als Antaphrodisiakum benutzt worden zu sein scheint. Wenigstens findet sich bei dem Kirchenschriftsteller Origenes, der im Jahre 253 starb, der folgende Satz: »Bei den Christen aber kann man Männer finden, welche die Anwendung des Schierlingssafts nicht nötig haben, um Gott in Reinheit dienen zu können.« Darauf beziehen sich auch wohl die Worte des heiligen Hieronymus, daß nämlich die Hierophanten in Athen bis zu seiner Zeit durch Trinken von Schierling »kastriert würden« und daß, wenn sie zu dem Vorsteheramt der eleusinischen Geheimnisse aufgestiegen wären, sie aufgehört hätten, Männer zu sein.

Liest man die Schilderung der Schierlingswirkung von Nicander aus dem zweiten Jahrhundert v. Chr. toxikologisch richtig, so erweist auch sie sich als zutreffend:

»Merke dir ferner die Kennzeichen des schädlichen Schierlingstrankes. Dieses verderbenbringende Getränk sendet finstere Nacht auf das Haupt herab. Die Kranken blicken verwirrt, irren mit wankenden Füßen in den Straßen umher und kriechen auf ihren Händen. Ein quälendes Gefühl von Erstickung schnürt ihnen den schmalen Weg durch die Kehle zusammen. Die Glieder werden kalt, und an ihnen ziehen sich die großen Adern in der Tiefe zusammen. Die Atmung wird schwach wie bei einer Ohnmacht, und die Seele des Kranken erblickt den Hades.«

»Die finstere Nacht«, die auf das Haupt sich senkt, ist der in manchen Fällen sich einstellende Wahnsinn. Dazu gehört auch das Herumirren mit wankenden Füßen und das Kriechen auf den Händen. Das letztere bezeichnet zugleich das Stadium der Lähmung der Endigungen der Bewegungsnerven in den Muskeln. Das Gefühl der Erstickung, verbunden mit der Kälte der Hautdecke zeigen das letzte Vergiftungsstadium, nämlich die Lähmung des Atmungszentrums im verlängerten Mark, an.

Die Kenntnis der Giftwirkungen des Schierlings hatte sich in den folgenden Jahrhunderten gut erhalten. In Rom scheint man gelegentlich damit vergiftet zu haben. Horaz schildert den Scaeva, der seine Mutter vergiftet hat, um sie beerben zu können. Er hat sie nicht erdolcht oder erwürgt, denn dies, so meint der Dichter ironisch, ließ die kindliche Hand nicht zu. Gegen die Giftdarreichung bestand jedoch bei ihm kein Bedenken, weil der Tod dadurch mehr einem natürlichen ähnelte. Er gab ihr Schierlingssaft in Honiggetränk.

Der Schierlingssaft, »des verderblichen Krautes schädigender Saft«, wie Apulejus ihn nannte, stammte sicherlich nur von *Conium maculatum.* Alle anderen, in früheren Zeiten ausgesprochenen Angaben, z. B. daß Akonit für Conium genommen bzw. damit verwechselt worden sei, werden hinfällig, wenn man die ältesten Beschreibungen der verwendeten Pflanze und die angeführten alten Schilderungen ihrer Wirkung kennt und sie mit unserem Wissen vergleicht. Da der Gebrauch der Pflanze kein seltener war, so hatte man auch die Standorte der am kräftigsten wirkenden Pflanze herausgefunden und nannte als solche u. a. Kreta, Megara, Attika, Chios.

Man verwendete mit gutem Bedacht den aus den Samen ausgepreßten Saft; denn dieser enthält von dem wirksamen Prinzip, dem Coniin, 1 %, während Wurzel und Stengel nur 0,05 % davon besitzen. Daß der Saft ausgepreßt wurde, geht aus den Worten des Plinius hervor, der von dem aus den zerriebenen Samen hergestellten Saft als einem Tötungsmittel spricht, ja sogar eine zweite Methode der Verabfolgung erwähnt, nämlich diesen Saft in der Sonne dick werden zu lassen und die Masse dann in Pastillenform zu bringen und in dieser einzugeben.

Die tödliche Dosis des Giftes war dem Vollstrecker gut bekannt und wurde von ihm exakt zugemessen. Dies ist aus der Schilderung des Plutarch im Leben des Phokion ersichtlich. Nachdem die vier Genossen des Phokion: Nikokles, Thudippus, Hegemon und Pythokles, bereits ihre Giftdosis getrunken hatten, fehlte Gift für Phokion. Der Scharfrichter wollte kein neues »reiben«, wenn er nicht 12 Drachmen, den Preis der erforderlichen Giftmenge, erhielte. Phokion bat einen Freund, das Geld zu geben, mit der Bemerkung, daß Athen nicht einmal umsonst sterben lasse.

Drittes Kapitel

Strafvollziehung durch Schlangenbiß, Blausäure, »Ophiusa«, Bilsenkrautsamen

Eine ganz vereinzelt stehende alte Angabe lautet, daß Übeltäter auch zum Tod durch Schlangenbiß verurteilt worden seien. Dies hätte, so berichtet Athenaeus, der im vierten Jahrhundert v. Chr. lebende Phanias aus Eresus auf Lesbos, der Freund des Naturforschers Theophrast, mitgeteilt. Eine Frucht sollte sich gegen einen solchen Schlangenbiß als rettend erwiesen haben.

Es findet sich schließlich auch noch angegeben, daß die alten Ägypter zur Vollstreckung eines Todesurteils den Verurteilten viel Pfirsichsamen hätten verzehren lassen. Auf einem Papyrus des Louvre liest man: »Sprecht nicht den Namen IAO aus unter der Strafe des Pfirsich«. Die Möglichkeit einer dadurch zustande kommenden tödlichen Blausäurevergiftung ist gegeben. Die Annahme, daß man durch Destillation der Blätter das Gift hergestellt habe, ist mehr als unwahrscheinlich.

Unter anderem Abergläubischem, was mit angeblichen Wirkungen von Pflanzen in Beziehung gebracht wurde, erwähnt Plinius eines häßlichen Gewächses »Ophiusa«, das auf der Insel Elephantine wachse und die Eigenschaft habe, als Getränk aufgenommen, dem Menschen einen solchen Schrecken vor Schlangen einzuflößen, daß sie sich dadurch den Tod zuzögen. Deswegen zwinge man auch die Tempelräuber, davon zu trinken. Diese rechtliche Tötungsart durch ein pflanzliches Gift kann wohl als wahr angenommen werden, wenngleich es unmöglich ist, den Pflanzennamen zu deuten.

Viele Jahrhunderte schwanden, bis, scheinbar unvermittelt und doch in einer gewissen Kontinuität, von der die Zwischenglieder noch gefunden werden müssen, das Eingeben von Giften an Verurteilte amtlicherseits berichtet wird. Aus dem Jahre 1570 wurden für die Stadt Luzern ausgestellte Apothekerrechnungen gefunden, von denen eine lautet: »mer 8 Schilling umb bilsam Samen so des Henckers Chnecht uff 12 July durch Geheiß geben.«

In einer späteren Rechnung vom Jahr 1575 kommen öfters »Hexentränke« vor. Es ist demnach zu vermuten, daß in dem berichteten Fall der Henker bzw. sein Knecht den vergiftenden Trank selbst bereiteten oder zubereitet aus der Apotheke entnahmen. Nach der dem Zweck entsprechenden, gewiß nicht zaghaften Dosierung eines so stark wirkenden narkotischen Giftes wie des Bilsenkrautes wird nicht mehr viel Bewußtsein bei den maßlos schwer mißhandelnden Strafvollziehungen an »Hexen« vorhanden gewesen sein.

Sollte hier aus einem gewissen Gefühl von Mitleid heraus das Sterben erleichtert werden, so muß man aus einer in Basel aufgefundenen Gerichtsrechnung aus dem Jahr 1472 noch viel mehr erschließen, nämlich, daß die Richter auch vermittels beigebrachten Giftes einen Delinquenten vom Leben zum Tod bringen ließen. Das Dokument lautet: »Sind 3 Pf. 4 ß. Kösten gangen, über das Landgericht zu Augst als man den Knecht gerichtet hat mit dem Gift.«

Vielleicht ist diese Art der Tötung – wenn schon getötet werden muß – den Prozeduren des Kopfabschlagens oder Hängens oder Erschießens mit ihren entsetzlichen Erwartungsängsten vorzuziehen, besonders dann, wenn das Gift schnell und sicher wirkt und dem Individuum ohne sein Wissen beigebracht wird. Man kennt viele Giftmorde gerade durch Bilsenkrautsamen und die Samen des ihnen chemisch und toxikologisch sehr nahestehenden Stechapfels, in denen Schmerz- und Bewußtlosigkeit den Vergifteten in den Tod hinüberleiteten. Bei einem solchen Vergifteten spielte sich dies in 24 Stunden ab. Der Zeitraum kann auch kürzer sein. Die französische Expedition unter Flatter gegen die Tuareg wurde von diesen durch Bilsenkraut, *Hyoscyamus Falezlez* Coss., vergiftet. Es ist auch mitgeteilt worden, daß Zigeuner in Sibirien ein aus Stechapfel und Belladonna bereitetes Pulver »Dur« an Frauen verkaufen, die sich ihrer Männer entledigen wollen, und schließlich mag darauf hingewiesen werden, daß in Bengalen, Lahore usw. Hunderte von Giftmorden durch solches Material sich ereignen.

Als Strafmittel wurde auch der Rauch mit seinem Kohlenoxyd benutzt. Dies scheint gelegentlich schon zu Ciceros Zeiten geübt worden zu sein und in den folgenden, wie später berichtet werden wird, noch häufiger. Avidius Cassius sowie Alexander Severus und andere straften auf diese grausame Weise durch Verbrennung und Erstickung.

FÜNFTES BUCH

Vergiftungen durch Ärzte oder Laien mittels Arzneien

Erstes Kapitel

Fahrlässige oder beabsichtigte Vergiftungen durch Ärzte. Wie dies in alten Zeiten beurteilt wurde. Vergiftungen durch Schlaftrunk. Pflichttreue Ärzte. Beschuldigungen jüdischer Ärzte als Vergifter

Gifte zu reichen war im Altertum auch Ärzten untersagt. Der Eid der Asklepiaden enthielt den Satz, »auch auf Bitten niemand ein tödlich Gift zu gewähren«. Handelte es sich hier wohl nur um Selbstmordzwecke oder vielleicht auch um den Zweck der Euthanasie, so haben späterhin Ärzte oft genug aus Unwissenheit oder Leichtfertigkeit ihren Kranken ein vorzeitiges Ende durch zu stark, d.h. giftig wirkende Arzneimengen bereitet. Wer wollte hier zu zählen versuchen? Die Römer der älteren Zeit machten nicht viel Aufhebens von solchen Vorkommnissen. »Es ist kein Gesetz vorhanden«, sagt Plinius, »das die Unwissenheit bestraft. Auf unsere Gefahr hin lernen sie und machen Versuche durch Tötungen; nur der Arzt tötet ganz ungestraft.« Indessen fing man doch schon verhältnismäßig früh an, hierfür Strafe eintreten zu lassen. Vergehungen dieser Art strafte man außer der Ordnung. Als Grund wird angegeben, daß »unter dem Vorwand der menschlichen Unzulänglichkeit, das Vergehen dessen, der Menschen in Gefahr bringt, nicht ungestraft bleiben darf«.

Schlimmer als der menschlich entschuldbare Mangel an Wissen und Einsicht ist das verbrecherische Tun mit Gift. Aus unlauteren Beweggründen haben Ärzte ihren Kranken, verdachtlos, Gift unter dem Schein eines Heilmittels gereicht oder auch anderen zu Vergiftungszwecken überlassen, und Verbrecher haben, ohne Wissen des Arztes, in von ihm verschriebene Heilmittel Gift getan.

Die wohl älteste Nachricht, wie Ärzte einen tödlichen Schlaftrunk einem Fürsten reichten, stammt ungefähr aus dem Jahre 366 v. Chr. Dieser war Dionysius I., der Tyrann von Syrakus, derselbe, der einstens, weil er sich in einer Unterredung mit Plato durch dessen politische Ansichten beleidigt fühlte, ihn in Ägina als Sklaven hatte verkaufen lassen.

In dem gleichen Jahrhundert spielte sich eine Gifttragödie auf dem persischen Thron ab. Artaxerxes III. Ochus hatte, um sich den Thron zu sichern, seine ganze Familie ausgerottet: zwei legitime Brüder und achtzig illegitime Kinder seines Vaters, und dadurch viel Haß erregt. Überdies hatte er in Ägypten und Syrien grausam gewütet und das religiöse Empfinden der Ägypter aufs höchste verletzt. Gerade das letztere veranlaßte seinen Wesir Bagoas, einen Ägypter, ihn aus dem Weg zu räumen, und zwar mit Hilfe eines Arztes, der ihm Gift reichte. Auf den Thron kam Arses, der Sohn des Ochus. Auch diesen ließ Bagoas samt seinen Kindern, sehr wahrscheinlich durch Gift, umbringen. Die königliche Familie war dadurch beseitigt. An ihre Stelle gelangte Darius, ein Freund des Bagoas. Als auch dieser durch Gift getötet werden sollte, entdeckte Darius den Anschlag, lud Bagoas aufs freundlichste zu sich ein und nötigte ihn, den Giftbecher auszutrinken.

Absichtliche Tötungen durch Ärzte oder durch Gifte, die man unter dem Schein von Medikamenten reichte, waren in der römischen Kaiserzeit nicht selten. So nahm man an, daß die Kaiserin Livia sich des Leibarztes Musa zur Tötung des Marcellus, des Sohnes der Octavia, bedient habe. Der Arzt Eudemus lieferte dem Sejan und der Livia das Gift für die Beseitigung des Drusus, des Sohnes von Tiberius.

Nero versprach dem Burrus, dem Anführer der Leibwache, ihm ein Heilmittel gegen sein Halsweh zu senden. Aus Mordlust schickte er ihm Gift. Burrus nahm es und wurde dadurch zu Tode vergiftet. Er war dem Nero dadurch lästig geworden, daß er ihm öfters furchtlos die Wahrheit gesagt hatte. Als er die Octavia verstieß, um seine Konkubine Sabina zu heiraten, meinte Burrus, er solle seiner Frau dann doch wenigstens das Reich, das er als Mitgift bekommen, zurückgeben.

Wie weit die Grausamkeit dieser cäsarischen Mordbuben ging, ersieht man auch aus den Mitteilungen über Vitellius, der sogar seine ehemaligen Mitschüler und Kameraden nicht schonte. Einen derselben vergiftete er dadurch, daß er selbst ihm Gift in den Trunk kalten Wassers mischte, das er bei einem fieberhaften Anfall gefordert hatte.

Daß es damals Ärzte gab, die, ihrer Pflicht getreu, Zumutungen, an ihren Klienten unrecht zu handeln, abwiesen, ersieht man aus einer Mitteilung des zuverlässigen Geschichtschreibers Herodian. Als Septimius Severus auf dem Krankenlager dem Tod entgegensah, versuchte sein

Wie außerordentlich gut man die Wirkungen mancher Gifte in der Dosis abzustimmen und wie listig man sich eines solchen Wissens zu bedienen verstand, geht aus dem folgenden Bericht hervor. Auf die arianischen westgotischen Könige folgten diejenigen, die den katholischen Glauben angenommen hatten. Vom Jahr 672 an kam es zu innerer Zerrüttung des Reiches. König Wamba hatte mit Empörungen solcher zu kämpfen, die den Thron der Westgoten als das Ziel ihres Ehrgeizes ansahen. Er schlug sie nieder, vor allem diejenige seines Feldherrn Paulus, den er nach Einnahme von Narbonne besiegte. Der letzte, der sich gegen ihn erhob, war Erwich, der Sohn Ardabasts, eines Griechen, der, von seinem Kaiser verbannt, bei Wamba Aufnahme gefunden hatte. Erwich, nicht zufrieden mit der Grafenwürde, strebte nach dem Königtum und erreichte dies durch arge List. Er bereitete dem König ein giftiges Getränk, das ihn in einen Scheintod versetzte. Zu dem in Bewußtlosigkeit Daliegenden brachte er die Großen des Palastes und die Bischöfe. Für sie war die Ursache dieses Zustandes unerkennbar. Sie taten dem König, damit er als Bußfertiger im Grab läge, ein Mönchsgewand an und schoren sein Haupthaar. Erwich erhielt nun die erledigte Krone. Denn als Wamba sich von der Bewußtlosigkeit erholt, und aus dem, was man an ihm getan, seine Unfähigkeit zum Weiterregieren erkannt hatte, erklärte er schriftlich Erwich zu seinem Nachfolger und zog sich in ein Kloster zurück. Hier kann nur Opium bzw. eine Mohnkopfabkochung die schwere Narkose erzeugt haben.

Sohn Caracalla die Ärzte und die Diener des Greises dahin zu bringen, in der Versorgung des Kranken schändlich zu handeln, damit er schneller von ihm befreit werde. Dies geschah nicht. Deswegen ließ er, als er bald danach zur Regierung gekommen war, die Ärzte wegen ihrer Weigerung, den Tod des alten Mannes – natürlich durch Gift – zu beschleunigen, töten.

Karl der Kahle

Wiederholt beschuldigte man in alter Zeit besonders jüdische Ärzte, die ihre hervorragenden medizinischen Kenntnisse in den Dienst hochstehender Personen gestellt hatten, diesen Gift verabfolgt zu haben. Als die arabische Medizin, zumal in Spanien blühte, haben Juden sie dort in reicher Zahl studiert, waren den Heilkundigen des Ostens vielfach überlegen geworden, erregten aber dadurch auch Neid und Haß. Bis zum Aufblühen der Universitäten von Salerno und Montpellier, an deren Stiftung Juden nicht unwesentlich beteiligt waren, standen sie unter den wissendsten Ärzten des Abendlandes.

Im neunten Jahrhundert wurde dem Leibarzt Karls des Kahlen, Zedekias, nachgesagt, den König tödlich vergiftet zu haben. Karl zog im Jahre 877 nach Italien, um dem Papst Johann VIII. Hilfe gegen die Sarazenen zu leisten, nachdem er von diesem im Jahre 875 in Rom zum Kaiser gekrönt worden war. Er, der, mehr Habsucht als Kraft besitzend, kaum sein eigenes Frankenreich zusammenhalten konnte, der List gegen Stärkere mit Gewalt gegen Schwächere verband, war nur durch solche Eigenschaften dahin gelangt, sich ein Reich zu schaffen, das größer war als das irgendeines seiner Brüder. Als er jedoch vernommen hatte, daß Karlmann, der älteste Sohn Ludwigs des Deutschen, mit einer großen Armee schon in die lombardische Ebene hinabgestiegen sei, um ihm die Herrschaft über Italien und die Kaiserkrone streitig zu machen, ergriff er »nach seiner Gewohnheit« die Flucht. Auf Hilfe konnte er nicht rechnen, da sowohl sein Schwager Boso, dem er die Lombardei übertragen hatte, als auch der kriegerische Abt Piugo von Tours und andere Mächtige, die er als Bundesgenossen angesehen hatte, auf Karlmanns Seite getreten waren. Um seine vorausgesandte Gemahlin in Savoyen zu treffen, nahm er den Weg über den Mont Cenis. Dort ereilte ihn sein Schicksal. Am Mont Cenis erkrankte er. Um die Wahrscheinlichkeit einer bewerkstelligten Vergiftung größer erscheinen zu lassen, stellte ein Erzähler die Erkrankung als leicht und ungefährlich dar. Dies hat er sich ausgedacht. Ein moderner Historiker läßt den Kaiser vom Fieberfrost geschüttelt werden. Alte Chronisten geben mit weniger pathopoetischem Rankenwerk an, daß er Fieber bekommen habe. Da es zehntweise Fieberursachen gibt, so kann nicht mehr festgestellt werden, welchen Grund dieses Fieber gehabt hat. Der Verlaufsart nach dürfte es sich wohl kaum um eine Malaria, viel eher um Dysenterie gehandelt haben. Man schaffte ihn über den Mont Cenis. Sein Leibarzt, Zedekia, dem er ganz besonderes Vertrauen entgegenbrachte, verordnete ihm gegen das Leiden am 26. September 877 ein Pulver oder einen Trank. Besserung trat nicht ein. Wohl aber verschlimmerte sich die Krankheit, so daß man im Tal des Are, in einem Orte Brides (Brios) haltmachen mußte. Hier in einer Hütte starb der dem Namen nach so reiche Kaiser und König wie der Ärmsten Ärmster am 6. Oktober, elf Tage, nachdem er das Medikament genommen, in den Armen seiner schnell herbeigerufenen Gemahlin Richilde.

Hat der Kaiser von seinem Arzt Gift bekommen? Die kritische Untersuchung des Falles führt zu dem folgenden Ergebnis: Der Kaiser hatte sicherlich als Symptom eines Leidens Fieber, wogegen ihm ein Medikament gereicht wurde. Wäre es Malaria gewesen, so würde ihm nach dem Können der damaligen Medizin auf arzneilichem Weg mindestens eine Erleichterung verschafft worden sein. Da dies nicht eintrat, so liegen nur zwei Möglichkeiten vor: Das Leiden war, wie es lag, unheilbar, andersartig, oder es wurde ihm aus Unwissenheit oder Absicht Gift beigebracht. Für eine solche Tat seitens des Arztes liegt keinerlei, auch nur entfernt vernünftiger Grund vor. Denn daß dieser Können besaß, ist von vornherein anzunehmen, da die jüdischen Ärzte den fränkischen und italienischen damals weit überlegen waren. Zu Beginn des 15. Jahrhunderts erkannte man sogar die Überlegenheit des Zedekia in übertriebener Weise an, indem man seinesgleichen damals nirgends finden zu können vermeinte – aber er wäre ein Zauberer und treuloser Mann gewesen.

Sieht man von solchen mittelalterlichen Albernheiten ab, die sich zuerst in der Chronik des Abtes von Prüm, Regino, finden und legt sich die Frage vor, was Zedekia dazu getrieben haben könnte, an seinem Herrn Verrat zu üben, so ist auch nicht der kleinste Anhalt dafür zu finden. Von den Feinden des Königs könnte er nicht bestochen worden sein, denn diese wußten bestimmt, daß sie dieses schwachen, von keiner Seite unterstützten Mannes, der schon auf der Flucht war, Herr werden würden. Es ist auch niemals ein solcher Beweggrund für eine eventuelle Vergiftung angenommen worden. Nirgends verstieg sich der Neid und der Haß gegen den Juden bis zu einer solchen Verdächtigung. Da dies fortfällt und Haß oder Rache als Triebfedern einer solchen Handlung bei dem nahen Verhältnis beider zueinander absolut auszuschließen ist, so läßt sich nichts Weiteres ausdenken, was den Arzt veranlaßt haben sollte, einen Giftmord zu begehen. Als wenn ein Jude damaliger Zeit sich nicht schon glücklich geschätzt hätte, in seinem und auch im Interesse seiner Glaubensgenossen eine so einflußreiche Stellung durch sein bestes und aufopferungsvollstes Tun auszufüllen. Nichts konnte er, wie mit Recht hervorgehoben wurde, gewinnen, und alles: Vermögen, Leben und Familie, verlieren. Trotz alledem hielt sich das Gerücht, daß eine Vergiftung die Todesursache Karls des Kahlen gewesen sei, seit dem zehnten Jahrhundert aufrecht – freilich, bis auf einige Ausnahmen, meist nur als Gerücht.

Man dürfte noch daran denken, daß das Medikament, in bester Absicht gereicht, auf der Grundlage besonderer körperlicher Verhältnisse den Tod herbeigeführt habe. Hierbei könnte eine Unzweckmäßigkeit in der Auswahl, Form oder Dosis des Stoffes eine Rolle gespielt haben. Ein Bericht der Bertinianischen Annalen ließe sich vielleicht so auffassen: »Karl, vom Fieber ergriffen, nahm ein Pulver zu sich, das ihm von seinem hochgeschätzten und mit Vertrauen geehrten Arzt, einem Juden namens Zedechias, zur Vertreibung von Fieber gereicht worden war, trank aber unheilbares Gift.« Es gab und gibt viele Menschen, denen Medikamente ohne böse Absicht zu Gift geworden sind. Der Annalist wird aber wohl mit dieser Ausdrucksform gleichfalls den Verdacht seiner Zeit zum Ausdruck haben bringen wollen.

Wäre dieser Verdacht im Jahr 877 oder den nächsten laut geworden und hätte Zedekia – was anzunehmen ist – dann noch gelebt, so wäre sein Schicksal kein gutes gewesen; denn in jener Zeit galt ein Menschenleben nicht mehr als das Dasein eines Insektes, das der Fuß auf dem Boden zertritt. Mit welchem Vergnügen würde man dann berichtet haben, welche Qualen dieser Arzt für seine Missetat erduldet hätte! Nichts davon ist geschehen. Zedekias war nicht nur unschuldig am Tod des Kaisers, sondern lebte, sehr wahrscheinlich, weiter im Vertrauen von des Kaisers Gemahlin Richilde.

Hier kann weder eine arzneiliche unangenehme Nebenwirkung noch eine Vergiftung vorliegen, weil jede von ihnen anders verlaufen sein würde. Der Kaiser starb elf Tage nach der Arzneieinnahme, ein Zeitraum, der weit über die Spanne hinaus sich dehnt, in der von einer als Gift charakterisierten, als tötendes Gift verabreichten oder durch die Umstände zu einem solchen gewordenen Substanz ein derartiger Ausgang zu erwarten ist. Um so weniger kann hier daran gedacht werden, als völlig sicher eine Erkrankung vorlag, gegen die erst ein Medikament verordnet werden sollte. Sie ist – wie immer die schlimmen Krankheiten der Fürsten in weit zurückliegenden Zeiten – unbekannt in ihrer Art geblieben. Ihr Ende war der Tod – kein Gifttod durch ein narkotisches oder ein Herzgift, weil diese in 24 bis 36 Stunden getötet haben würden, und kein gastro-intestinales Gift, weil die Erscheinungen so auffällig und alarmierend nach Stunden aufgetreten wären, daß auch ein Nichtarzt sie als unnatürliche sofort beargwöhnt hätte und Zedekias als für den Verdacht Nächster verhaftet und getötet worden wäre.

Die Leiche des Kaisers sollte nach St. Denis zur Gruft der Könige geschafft werden. Sie verbreitete indessen einen so unerträglichen Gestank, daß allerlei Konservierungskünste versagten. Selbst nachdem man sie in ein verpichtes, mit Fellen überzogenes Faß gelegt hatte, war es unmöglich, sie zu tragen. So beließ man sie vorläufig in dem kleinen Kloster Nantua, wo sie erst nach sieben Jahren abgeholt wurde.

Alte Chronisten verbanden auch ursächlich den im Jahre 1349 erfolgten Tod des Kaisers Günther von Schwarzburg, eines »hochgemuthen Herrn«, mit Gift. Unwahrscheinlich ist dieser Zusammenhang nicht. Politische Gründe könnten diesen Giftmord verständlich machen. Der Gegenkaiser Karl IV., der Sohn des ehemaligen Böhmenkönigs Johann, der anfangs eigentlich nur den Papst und den König von Frankreich für sich hatte, sah sich gegenüber den von Mainz, Bayern und Brandenburg rechtmäßig gewählten Günther. Schließlich gewann er freilich sogar den Markgrafen von Brandenburg, aber Günther bereitete sich zum Kampf vor. In dem Augenblick, wo er in ihn ziehen wollte, erkrankte er leicht in Frankfurt. Es war mehr eine Indisposition als eine Krankheit. Er ließ sich von einem Arzt Freydanck (Fridank von Heringen) behandeln, einem berühmten Arzt, aber seit alten Zeiten den Grafen von Nassau gehörig. Dieser verschrieb ihm einen Trank. In ihn tat sein Diener heimlich Gift. Die Feinde Karls IV. behaupteten, er hätte den Diener durch große Geschenke bestechen lassen. Freydanck brachte dem Kaiser den Trank, von dem er sagte, er würde ihm heilsam sein. Der wollte ihn nicht eher nehmen, oder die Umstehenden wollten es nicht eher zulassen, bevor jener davon getrunken hätte. Er tat es, obwohl ungern, und bezahlte es mit seinem Leben. Am dritten Tag starb er. Der Kaiser »nöthigte sich zum Brechen und brachte dadurch viel Gifftes von sich«. Ein Chronist läßt ihn in der Zeit von drei Tagen so anschwellen, daß er sich nicht mehr rühren konnte. »Er ward dann am Leibe unkräftig und hinfüro für den Krieg ungeschickt.«

Er bekam eine Gliederlähmung, nach einem Chronisten eine Lähmung der Hände. Unterhandlungen, die er mit Karl führte, hatten das Ergebnis, daß ihm als Entgelt für seine Entsagung 22.000 Mark Silbers bewilligt wurden, wodurch er seine Gläubiger befriedigen und seine Kinder versorgen konnte. Außerdem erhielt er u. a. zwei Reichsstädte in Thüringen. Einige Tage nach dieser Abmachung und sechs Monate nach der angeblichen Vergiftung starb er.

Die Wahrscheinlichkeit ist nicht gering, daß ihm Arsenik gereicht worden ist, der ihm die Lähmung und den Tod bereitet hat. Dem Charakter Karls IV. ist auch dieses Mittel zuzutrauen, um sich freie Bahn für seine Ziele zu schaffen.

Noch um die Mitte des 15. Jahrhunderts – wie auch später – wurden die Lügen über Gifte spendende jüdische Ärzte verbreitet. Die Barfüßermönche taten sich hierin besonders hervor. Einer von ihnen, Bernardino Thomitano, unternahm einen Hassespredigerzug gegen die Juden durch Italien. Die Einwohner von Siena hatten einen jüdischen Arzt von Ruf angestellt, damit er die Stadt versorge. Thomitano predigte gegen ihn. Er riet dringend und mit Erfolg davon ab, von ihm Medikamente zu nehmen. Es sei gottlos, einen Juden als Arzt zu haben. Er wisse, daß ein jüdischer Arzt von Avignon sich auf dem Totenbett gerühmt habe, durch seine trügerischen Arzneien Tausende von Christen getötet zu haben. Es sind zu allen Zeiten nicht nur solche, sondern auch anders geartete freche Lügen gegen Juden ausgestreut worden.

Selbstverständlich sind Ärzte, die mit Vorsatz, d.h. mit Willen zu töten, Gifte angewendet haben, stets als Mörder angesehen und bestraft worden. Das Gesetzbuch Karls V. unterscheidet richtig zwischen Vorsatz und Verschuldung des Arztes. Der erstere wurde mit dem Tod bestraft, die letztere, die in Nachlässigkeit oder Unerfahrenheit ihren Grund hat, konnte nur milder, wie heute noch, als »Kunstfehler« geahndet werden.

Die Tötung eines Menschen auf sein Verlangen durch einen Arzt bestrafte die Carolina als Mord: »Hett aber eyn Artzt solche tödtung willigklich gethan, so wer er als eyn fürsetzlicher Mörde zu straffen.« Die Auffassung über die Schwere eines solchen Vergehens hat im Lauf der Zeiten – zumal wenn es sich um Befreiung von ihren unheilbaren Leiden flehende Kranke handelt – mannigfache Wandlungen erlebt.

Zweites Kapitel

Vergiftungen durch Arzneimittel in zu großer Dosis.
Narkotische Mittel. Gift in Pflastern

Medikamente, die aus Unvorsichtigkeit oder in der Absicht, dadurch mehr an Wirkung zu erzielen, in giftiger Dosis genommen wurden, haben oft krank gemacht oder getötet. Es ist dies zu allen Zeiten eine fruchtbare Quelle von Unheil gewesen und ist es auch jetzt noch.

Die Todesursache des Kaisers Otto II. ist sicher auf eine solche unbeabsichtigte giftige Dosis eines Arzneimittels zurückzuführen. Er war stark verstopft und wollte eine Abführwirkung erzwingen. Zu diesem Zweck nahm er 16 g Aloe. Diese verursachten ihm nicht nur anhaltende Durchfälle, sondern auch Darmblutungen, die nicht einen Hämorrhoidalfluß darstellten, sondern durch übermäßige Reizung der untersten Darmabschnitte bedingt waren. Wahrscheinlich hatte er auch – was so ungeheuerliche Aloedosen gewöhnlich veranlassen – Nierenblutungen gehabt. Die großen Blutverluste vereint mit den unausbleiblichen Allgemeinwirkungen der Aloe, zu denen Herzbeklemmungen, Atemnot, unfühlbarer Puls, Kollaps usw. gehören, brachten ihm, dem erst 28jährigen, nach einigen Tagen im Jahr 983 den Tod. Auch in diesem Fall wurde die wahre Todesursache von Schriftstellern nicht gekannt und ihr, wie gewöhnlich, der völlig nichtssagende des »Fiebers« substituiert. Andere meinten, er sei von einem sarazenischen Giftpfeil getroffen worden, »so das er sich mit solcher Wunden lange tragen muste und das Gifft ihm in den Leib schlug«. Daß er »Bauchflus und Durchlauff bekam, der nicht zu stillen war«, führte auch zu der Vermutung, daß ihm von den Römern, »die er hart hielt«, Gift beigebracht worden sei. Diese Symptome sind nur auf das freiwillig genommene Medikament zurückzuführen. Es hat natürlich auch hier nicht an Historikern gefehlt, die eine solche Todesart mit Stillschweigen übergingen und den Kaiser sterben lassen, weil Sorgen und Kummer ihn, der leicht erregbar war, angegriffen und seine Kraft verzehrt hätten. Welch eigenartige Vorstellung von den Ursachen des Todes!

Das Jahr 1036 sah eine Leuchte der medizinischen Wissenschaft aller Zeiten, den arabischen Arzt Avicenna, sehr wahrscheinlich durch ein Arzneimittel zugrunde gehen. In seinem Vaterland hatte er sich politisch verdächtig gemacht und war deshalb verschiedene Male ins Gefängnis geworfen worden. Schließlich entkam er nach Persien. In Isphahan überhäufte man ihn mit Ehren. Infolge zu starker Zuneigung zu Wein und Weib unterlag sein sonst robuster Körper. Er bekam eine Dysenterie. Als er in diesem Zustand von heftigen Leibschmerzen gequält wurde, ließ er sich an einem Tag acht Klistiere mit langem Pfeffer geben, wodurch der Darm zu stark verletzt wurde und Krampfzustände sich einstellten. Er nahm dann das berühmte Mittel Mithridat ein. An diesem bzw. an einer Opiumvergiftung starb er, weil sein Gehilfe ihm zu reichlich Mohnsaft in dasselbe getan hatte.

Einer zu großen Dosis eines Abführmittels scheint auch König Heinrich I. von Frankreich im Jahre 1060 unterlegen zu sein. Er forderte und erhielt von seinem Arzt Jean de Chartres einen Abführtrank »in der Hoffnung, dadurch länger und gesünder zu leben«. Das Drastikum machte heftigen Durst, »wühlte in den Eingeweiden« und erzeugte gleichzeitig Angstzustände, an die sich der Tod am nächsten Tag anschloß. Der Arzt, so erzählt der Chronist, begründete diesen Ausgang dadurch, daß der König, was er nicht gedurft hätte, wegen des Durstes und der quälenden Schmerzen im Leib, Wasser vor der erfolgten Abführwirkung getrunken habe. Es war dies ein törichter Versuch, eine Schuld von sich abzuwälzen. Ich nehme an, daß ein Koloquintenpräparat gereicht worden ist, das in zu großer Menge Darmentzündung mit tödlichem Ausgang schon oft veranlaßt hat.

Unter vielem anderen Anführbarem mag noch erwähnt werden, daß auch der Tod von Voltaire auf eine zu große Arzneidosis zurückgeführt wurde. In einem Zeitungsblatt vom Juni 1778 fand ich die folgende Mitteilung aus Paris: »Endlich ist der alte Philosoph und Dichter Herr von Voltaire am Sonnabend den 30sten Mai des Abends um 11 Uhr und zwar an den Folgen seiner Unvorsichtigkeit, weil er auf einmal zu viel Opium eingenommen, verstorben.«

Überaus groß ist der Totenzug derjenigen in Kunst, Wissenschaft, Politik usw. hervorragenden Männer, die narkotischen Genußmitteln, vor allem dem Opium und Morphin zum Opfer fielen. Die Gründe, welche Millionen von Bewohnern Afrikas und Asiens zu Opiumgenießern gemacht haben, schufen in anderen Weltteilen die gleiche Leidenschaft oder den Morphinismus. Begierde und Unerläßlichkeit des Gebrauches dieser Substanz wachsen bei jedem, der sie einige Zeit, auch für arzneiliche, schmerzstillende Zwecke benutzt. Wesentlich ist es der angenehm berauschende Zustand, der erstrebt wird. Wer jene eigentümliche, ein Nirwana erzeugende Wirkung des Opiums und Morphins kennengelernt hat, greift zu ihnen, nicht nur wenn unangenehme körperliche Zustände, nicht nur wenn Affekte das Gemüt belasten, sondern auch wenn stundenlanges, seliges Vergessen des Ichs und der Welt verlangt wird. Losgelöst von allem, was den Menschen an die Erde fesselt, selbst frei von dem Gefühl, einen Körper zu besitzen, zufrieden, ohne anderen Wunsch als den, Morphin zu haben, lebt das Individuum eine oder mehrere Stunden in einer Traumwelt, ohne daß sein Bewußtsein zu fehlen braucht. Aber immer kürzer wird die Sklavenkette, immer häufiger und höher müssen die Dosen genommen werden, um das alte Vergnügen am Genuß hervorzurufen. Auf das Stadium des beginnenden Behagens folgt das des höchsten Genusses, und nun erscheint ein Zustand, in welchem der nach dem Mittel sich sehnende Körper wohl noch darauf die alte Reaktion aufweist, in der Zwischenzeit zwischen zwei Dosen aber allerlei unangenehme Beschwerden empfinden läßt. Immer mehr von dem Mittel wird verbraucht, um die Störungen im Gefühlsleben sowie der Körperfunktionen und den Verlust der Schaffenskraft zu paralysieren. Der Erfolg besteht im Eintritt von Siechtum und Tod. Es läßt sich auch nicht einmal annähernd bestimmen, wie lange ein Mensch arbeits-, denk- und lebensfähig unter solchen Einflüssen bleibt. Die Fristung des trostlosen Lebens kann lange währen und auch manches Jahr lang der Verlust an Arbeitsfähigkeit verdeckt werden. Schon nach 3–6 Jahren ist bei vielen die Kluft zwischen Arbeitspflicht und Können schwer zu überbrücken. Viele halten sich länger aufrecht. Ihre unverkennbare Wesensänderung wird dann meist auf irgendeine andere Ursache zurückgeführt.

Nicht selten ist eine tiefe Melancholie die Folge eines solchen Gebrauches. Sie kann ihr Ende in einem Selbstmordakt finden. Eines solchen Todes starb im Jahre 1774 Robert Clive, einer der erfolgreichsten politischen Vollbringer Englands und der Welt. Er, der Indien für England eigentlich eroberte, hatte, wie angegeben wird, durch Gallensteinkoliken veranlaßt, Opium gebraucht und war dessen Sklave geworden, solange er in Indien war. Zeitweilig versuchte er wohl die Mengen dieses Mittels herabzusetzen. Aber nach dem Gesetz, daß die auf ein solches Genußmittel nun einmal eingestellten Zellen sich die Mengen, die sie zuletzt bekommen haben, nicht nur nicht dauernd entziehen lassen, sondern sogar eine Erhöhung verlangen, wenn sie mit dem bisherigen Reizwert derselben nicht auskommen, kam Clive, der gelegentlich auch Schmerzen damit bändigen wollte, vor allem aber wahrscheinlich um sich Vergessen der Gemütserregungen, die ihm seine politischen Feinde verursachten, zu verschaffen, dahin, große Mengen davon zu verwenden. Als er nach Bengalen zurückgekehrt war, schrieb er an den Chef des Opiumgewinnungsdistrikts Patna, er möchte ihm fünf oder sechs Pfund nur reinsten Opiums besorgen, die für seinen persönlichen Gebrauch bestimmt seien. Der melancholische Zustand, in den er gelangte, ging mit Trübung des Bewußtseins einher. Es wird berichtet, daß er sich schließlich durch einen Pistolenschuß entleibt habe.

Viel Unheil ist durch Menschen verübt worden, die auch anderen narkotischen Genußmitteln, vor allem dem Alkohol, ergeben waren. Trunksüchtige Fürsten und Nichtfürsten haben durch ihren Alkoholismus Missetat über Missetat begangen. Auch Frauen gehören in diesen Kreis. So starb z. B. Katharina von Kastilien, die Mutter Johanns II. von Spanien, an Alkoholismus. Sie trank leidenschaftlich und zu viel Wein.

Auch an die scheinbar so fernliegende Möglichkeit, durch ein Pflaster von einer Wundfläche aus Gift in die Säftebahnen eintreten zu lassen, hat man schon in alter Zeit gedacht. Tatsächlich ist eine Vergiftung auf diesem Weg möglich, wie häufigere Erfahrungen unserer Tage ergaben. Sowohl Metalle wie Blei, Quecksilber als auch Alkaloide, wie z.B. diejenigen aus der Belladonna, können auf diesem Weg vergiften.

Eine solche Vergiftung sollte Papst Pius III., der frühere Kardinal Francesco Piccolomini, an sich erfahren haben, und zwar auf Veranlassung von Pandolfo Petrucci, des Herrn von Siena, gegen den der Papst feindliche Gesinnungen hegte, oder durch den Anhang von Alexander VI. Denn Pius hatte als Ziel seiner Bestrebungen bezeichnet, dem Papsttum das durch seinen Vorgänger geschädigte Ansehen wiederzugeben und das, was Caesar Borgia sich angeeignet hatte, wieder dem Papst zu unterstellen. Es wurde berichtet, daß ihm ein vergiftetes Pflaster auf ein, wie es scheint, chronisches Unterschenkelgeschwür gelegt worden ist und er dadurch gestorben sei. Ich halte diese Vergiftung für unwahrscheinlich, weil die zuverlässigen historischen Berichte etwas anderes besagen. Danach hätte ihm sein Arzt, Lodovico di San Miniato, ein unerfahrener Chirurg, an dem am linken Schienbein befindlich gewesenen Geschwür, aber auch im Gesunden, Einschnitte gemacht, infolge deren er gestorben sei. Es ist anzunehmen, daß eine Wundinfektion durch die Einschnitte zustande kam, weil auch von schwerem Fieber, das der Papst bekommen habe, gemeldet wird. Giustiniani berichtet vom 28. September 1503: Dem Papst sind am Bein zwei sehr schmerzhafte Einschnitte gemacht worden. Einige Tage später, am 6. und 14. Oktober, meldet er seiner Regierung in Venedig, daß Fieber auch mit Schüttelfrost und Erbrechen eingetreten sei, und am 15. Oktober, daß der Zustand wegen des Alters des Papstes – er war 72 Jahre alt – und wegen seiner allgemein schlechten Gesundheit gefährlich sei. Am 16. Oktober änderte sich das Krankheitsbild nicht. Am 17. Oktober starb er.

Der ganze Verlauf spricht, obschon über den Zustand des Beins nichts berichtet wird, für eine Streptokokkeninfektion.

Die an sich richtige Annahme, daß man aus einem gifttragenden Pflaster das Gift in eine Wunde und von da zu lebenswichtigen Körperteilen bringen könne, fand bei Pius III., meiner Überzeugung nach, keine Verwirklichung. Es ist aber das Wissen einer solchen Resorptionsmöglichkeit an sich interessant.

Nur einige Jahre später war eine andere Art der Gifteinbringung in den Körper geplant. Im Jahre 1517 sollte der Papst Leo X. vergiftet werden. Er hatte den Kardinal Alfonso Petrucci und seinen Bruder Borghese Petrucci, den wichtigsten Mann seiner Vaterstadt, aus Siena verjagen lassen. Die Rache trieb den lebenslustigen Kardinal, der sich auch der Mittel zu einem standesgemäßen Leben beraubt sah, dazu, im Jahre 1517 einen Vergiftungsversuch durch den ihm sehr befreundeten Chirurg Baptist von Vercelli zu planen. Dieser war in seinem Fach außerordentlich geschickt, charakterlich aber minderwertig: grausam, schlau, durchtrieben, trügerisch. Es war geplant worden, ihn an die Stelle des Leibarztes des Papstes zu bringen, um die Vergiftung zu bewerkstelligen. Der Papst litt nämlich an einer Mastdarmfistel, die öfter behandelt werden mußte. Vercelli sollte und wollte nun, sobald er einmal als Arzt zugelassen wäre, in die Fistel vergiftete Scharpie bringen. Es ist ohne weiteres die Möglichkeit einer auch tödlichen Vergiftung auf diesem Weg zuzugeben, vorausgesetzt, daß ein zweckentsprechend starkes Gift eingebracht wird. Es kam nicht dazu, weil der Papst Mißtrauen hatte, sich einem fremden Arzt anzuvertrauen.

Als Petrucci merkte, daß man ihn beargwöhnte, floh er, beging aber die Unvorsichtigkeit, Briefe in Chiffren an seinen Sekretär Nino zu schreiben, die Leo auffangen ließ und aus deren einem er besonders ersah, daß man ihm an das Leben gehen wollte. Er suchte den Kardinal im Jahre 1517, auch durch das Versprechen, seinen Bruder wieder in Siena einsetzen zu wollen, nach Rom zu locken, was ihm auch, nachdem er ihm freies Geleit zugesichert hatte, gelang. Hier wurde er aus dem Zimmer des Papstes heraus verhaftet und in die Engelsburg gesetzt. Man machte ihm den Prozeß, verurteilte und erwürgte ihn. Mit ihm wurde der Kardinal Bandinello Sauli verhaftet und auch der Chirurg. Der erstere löste sich mit Geld frei, den letzteren ließ man durch vier Pferde zerreißen.

Auf die Vorwürfe des spanischen Gesandten, daß der Papst gegenüber dem Kardinal Petrucci sein Wort gebrochen, erwiderte Leo, daß der Giftmord, durch göttliche und menschliche Gesetze verflucht, ein freies Geleit nichtig mache.

Um die Mitte des 16. Jahrhunderts gab ein Arzt in Rom Hinweise auf Gifte und die Mittel, sich vor ihnen zu schützen, aus denen man einen sicheren Schluß auf die große Häufigkeit heimlicher Vergiftungen ziehen kann. Er ermahnt, nur zuverlässige männliche und weibliche Bedienung ins Haus zu nehmen und sich vor verdächtigen Gästen zu hüten. Die Vorsicht gebühre auch Ärzten gegenüber. Es gäbe solche, die absichtlich Gift als Arzneimittel verabreichten, aber auch unerfahrene oder dreiste, die anstatt heilsamen Trankes Gift nehmen ließen.

SECHSTES BUCH

Giftbeibringung auf absonderlichen Wegen

Erstes Kapitel

Die Giftaufnahme durch die Haut. Flüchtige Gifte.
Vergiftungen durch Duftstoffe, parfümierte Briefe und Blumen.
Idiosynkrasie gegen Düfte

Wunsch und Notwendigkeit, die Beibringung von Gift unauffällig vor sich gehen zu lassen, haben dazu geführt, den Eintritt desselben in den Körper möglichst unwahrnehmbar zu machen. Allerlei Verdekkungsmittel für Gift anzuwenden lag nahe. So wurden Nahrungs- und Genußmittel Träger desselben – vorzüglich die Getränke. Den Früchten, dem Fleisch und sogar dem Brot wurde es zugemischt. Dem von Cicero verteidigten Cluentius wurde vorgeworfen, er habe den Oppianicus mit vergiftetem Brot getötet. Dagegen wandte sich Cicero mit folgenden Worten: »Wie seltsam, daß Gift gerade in Brot getan sein sollte! Hat dies leichter geschehen können als in einem Becher? Oder heimlicher, wenn in einem Teil des Brotes als in Getränk? Hat es sich so geschwinder durch die Adern und die übrigen Teile des Leibes verbreiten können, als wenn es getrunken worden wäre?« Diese Einwände haben an sich nur eine Bedeutung, wenn das Brot groß gewesen ist. Wäre es ein kleines, von einer Person zu verzehrendes Brötchen gewesen, so konnte sehr wohl eine tödliche Giftmenge darin unauffällig untergebracht werden. Auch andere Einhüllungsmittel für Gifte wurden gewählt, mit Vorliebe Früchte.

Die Gifteinführungen mit Speisen oder Getränken suchte man, da sie alltäglich waren, durch klügliches Ersinnen anderer absonderlicher Aufnahmewege, die einen Verdacht nach erfolgter Vergiftung gar nicht oder nicht so leicht aufkommen ließen, zu vermeiden. So kam man in vergangenen Zeiten dazu, vor allem die Haut als Eingangspforte für Gifte zu benutzen. Gegen die Möglichkeit, das Ziel erreichen zu können, sind schon frühzeitig Zweifel oder harter Widerspruch wachgerufen worden – freilich nicht immer von solchen, die genügende Gründe für ihre Ablehnung beizubringen vermochten. Manche dieser begnügten sich damit, den Glauben an eine solche Möglichkeit als absurd und kindisch zu bezeichnen. Es lohnt, der Frage wissenschaftlich näher zu treten. Dazu wird es notwendig sein, die Verhältnisse darzulegen, unter denen sich die Haut gegenüber dem Eindringen fremder Stoffe befindet.

Vergiftung setzt eine Berührung mit Geweben voraus. Handelt es sich um erkennbar gewebsverändernde Gifte, so kann die Berührung mit der Haut mehr oder weniger schwere, schnell, gewöhnlich aber langsam sich ausbildende und verschieden lange anhaltende Leiden hervorrufen. Ich habe die Überzeugung, daß alle diese Verschiedenheiten – abgesehen von den Schwankungen individueller Gewebswiderstände und äußeren Verhältnissen (Dauer und Innigkeit der Berührung) – begründet sind in eigenartigen Reizqualitäten, die jedem oder Gruppen der betreffenden Stoffe zukommen. Dies erkennt man z. B. an den scheinbar gleichen und doch im Auftreten und im Verlauf voneinander abweichenden Wirkungen, die die verschiedenen chemischen Stoffe an der Haut erzeugen. Die bisher erkennbar gewesenen chemischen Grundlagen allein, wie z. B. die Eiweißfällung oder eine Reduktionswirkung, geben keine genügende Erklärung für die Verschiedenartigkeit der so entstehbaren Hautleiden.

So kann ein derartiges an die Haut gelangtes Gift unter günstigen Bedingungen seine Energie an dieser erschöpfen. Das erzeugte Hautleiden kann nach einer wechselnden Zeit ein Ende nehmen. Eine Aufnahme in die Blutbahn braucht nicht zustande zu kommen.

Es gibt aber Verhältnisse, die das letztere ermöglichen.

a) Stoffe, die den chemisch so zweckmäßigen Bau der Haut stören, können in sie bis zu den gefäßführenden Schichten vordringen und von da weiter in den Körper gelangen. Flüchtige Stoffe wie Alkohol, Äther, Chloroform, ätherische Öle lösen die fettartigen Schutzmittel der Haut und dringen ein, und die in solchen flüchtigen Stoffen gelösten Substanzen gehen mit ihnen mit.

b) Leidet der konstruktive Bau der Haut z. B. durch Stoffe, denen entzündungserregende oder ätzende Wirkungen zukommen, so wird ihr Widerstand gegen das Eindringen von Fremdartigem gleichfalls gebrochen.

Die Haut wird dadurch krank, weil eine Wundfläche der Schutzdecke beraubt ist. Lymphgefäße oder Blutgefäße, die mehr oder minder jetzt an ihr freiliegen, wehren dem Eintritt von Giften, durch welche sie bloßgelegt wurden, nicht mehr und gestatten auch, daß andere giftige Stoffe oder pilzliche Lebewesen eindringen und Vergiftung oder Infektion erzeugen. Allgemeine Vergiftungen durch Stoffe, welche auch die Wunden schlugen, kommen leicht zustande. So kann z. B. eine Hautverätzung durch Karbolsäure schwer vergiftende Mengen derselben in die Blutbahn eintreten lassen.

c) Durch länger dauernden hohen mechanischen Druck können auch kleinste Teilchen von Stoffen, wie z. B. Quecksilberkügelchen, aber auch Blei und andere in die Haut dringen und von hier nach einer weiteren chemischen Umwandlung in die Blutbahn gelangen. In die oberflächlichsten Hautschichten dringen durch hohen Druck und lange Berührung mit Wasser, wodurch Hautquellung entsteht, auch in Wasser gelöste Stoffe.

Nach alledem gibt es also Stoffe, die nicht nur örtlich an der Haut verändernd einwirken, sondern unter gewissen Bedingungen durch sie in die Säftebahnen gelangen können. Die Frage, ob früher solche Stoffe schon bekannt waren, kann bejaht werden. Es braucht für die flüchtigen Stoffe nur an die ätherischen Öle und für die die Haut reizenden oder entzündenden z. B. an Akonit, Veratrum, Blei- und Arsenverbindungen erinnert zu werden.

Außer den ätherischen Ölen sind in früheren Jahrhunderten – soweit feststellbar ist – keine flüchtigen Stoffe, die eine Änderung von Körperfunktionen erzeugen könnten, gekannt worden. Die Meinung, daß Blausäure aus den Samen der Kernfrüchte hergestellt und als Duftgift verwandt worden ist, kann nicht durch Tatsachen gestützt werden. Nicht als ob man nicht schon sehr früh die giftige Wirkung von bitteren Mandeln gekannt hätte. Dioskorides gibt – was bisher übersehen wurde – bereits an, daß Füchse, wenn sie davon genießen, sterben. Keinerlei Anhalt liegt darüber vor, daß vor dem Jahre 1803 das ätherische Bittermandelöl hergestellt worden ist. Sollte es aber der Fall gewesen sein, so würde durch die Parfümierung von irgendwelchen Bekleidungsstücken damit, z. B. Handschuhen, eine Vergiftung unmöglich sein. Falls, wie dies in der Natur der Hantierung liegt, wenig davon als Duftmittel auf ein Objekt gegossen wird, so ist eine Vergiftung nicht zu erzielen, selbst wenn der Blausäuregehalt des Öls hoch angesetzt wird. Falls viel genommen wird, so ist ein Erfolg gleichfalls nicht zu erwarten, wenn der damit behandelte Gegenstand lange an der Luft liegt; denn die Blausäure entweicht dann dem Benzaldehydcyanhydrin.

Allem Ermessen nach kannte man in vergangenen Zeiten flüchtige Stoffe mit vergiftenden Eigenschaften – bis auf Kohlenoxyd liefernde brennende Materialien, ferner Senkgrubengase und vielleicht noch den Schwefeldampf – nicht. Erst im 16. und 17. Jahrhundert wurden Quecksilber- und Arsendampf für allerlei Zwecke benutzt. Deswegen sind auch die Berichte, die über durch giftige Düfte vollzogene Vergiftungen gegeben wurden, als falsch anzusehen. Dies hat man schon vor 200 Jahren erkannt, als man die Behauptung zurückwies, daß ein Brief so mit einem flüchtigen Gase vergiftet werden könne, daß der Lesende sofort dadurch getötet wird. Wohl wäre es dagegen möglich, durch einen mit Infektionsmaterial vergifteten Brief zu schädigen. Papst Alexander VI. behauptete, daß Katharina Sforza, »der Samen der teuflischen Schlange«, den Versuch gemacht habe, ihn durch einen pestvergifteten Brief zu töten.

Man hat früher vielfach auch irrtümlich behauptet, daß Blumen so vergiftet werden könnten, daß dem daran Riechenden ein Schaden zu erwachsen vermöchte. Der Aberglaube einzelner ging im 17. Jahrhundert so weit anzunehmen, daß der Wächter des Serails dem sich unbefugt Nähernden einen vergifteten Blumenstrauß wie im Scherz vor die Nase gehalten habe und der daran Riechende in zwei Stunden dadurch gestorben sei.

Die nicht gar zu seltenen Berichte über unangenehme Einwirkungen von gewissen Duftstoffen auf Menschen sind nicht etwa auf ihnen beigemengte Gifte, sondern auf eine individuelle besondere Empfindlichkeit gegen sie zurückzuführen. So erklärten sich Vorkommnisse, die von Unwissenden als Fabel oder von Argwöhnischen als Vergiftungen bezeichnet wurden. Schon Hippokrates schrieb den Gerüchen neben angenehmen Eigenschaften auch die zu, den Menschen unangenehm zu beeinflussen. Der Duft von Pflanzen, z.B. der Rose, des Veilchens, der Lilie, der Aurikel, der Zwiebel, erzeugt bei manchen Menschen betäubende, narkotische oder örtlich reizende Wirkungen und nach alten Berichten sogar vereinzelt den Tod. Der Geruch faulender Äpfel machte bei Goethe, der Schiller besuchte und in dessen Abwesenheit sich an seinen Schreibtisch gesetzt hatte, in dem solche Äpfel als Delikatesse lagen, Betäubung, welche sich schnell bis zur Bewußtlosigkeit steigerte und erst wieder schwand, als man den Leidenden an die frische Luft gebracht hatte. Es gibt Menschen, die durch den Duft der Pfefferminze Kopfschmerzen, Schweiße u.a.m., und solche, die durch den Geruch des Essigs Ohnmachten bekommen.

Eine solche Idiosynkrasie könnte sich demnach verwirklichen, gleichgültig ob der betreffende Geruch einem »Duftapfel« oder Handschuhen oder einem Brusttuch entstiege, und der Schluß ist dann erlaubt, daß, wo eine Dufteinwirkung zu unangenehmen Symptomen ausnahmsweise einmal geführt hat, eine Idiosynkrasie die Ursache war.

Zweites Kapitel

Die Vergiftung durch Handschuhe, durch Kleidungsstücke und Gebrauchsgegenstände. Entzündungserregende Pflanzen. Das Nessusgewand

Ganz anders liegen die Verhältnisse bei der Aufnahme von echten Giften durch die Haut. Ihr Wirkenkönnen wird hier zum Wirkenmüssen. Wie stark das letztere in die Erscheinung treten wird, hängt von Umständen, ab, die selten nur ganz erkannt, also auch nicht bewertet werden können. Aber es ist heute noch so möglich, wie es früher geübt wurde, Vergiftungen auf diesem Weg zu bewerkstelligen. Man kann z.B. Handschuhe so mit Arsenik vergiften, daß nach längerem Tragen derselben das in die Säftebahnen gelangte Gift in irgendeinem Umfang seine Wirkung entfaltet. Das gleiche ist mit Akonitextrakt usw. erzielbar. Dabei kann ganz außer acht gelassen werden, daß – was man als besonders wichtig bezeichnet hat – die mit dem Gift in Berührung gekommene Hand solches gelegentlich an oder in den Mund bringt. Man kann aus diesen Gründen die Erzählungen solcher Vergiftungen – wenn sie nur sonst wahr sind – als möglich ansehen.

Otto III.

Auf diese Weise soll Kaiser Otto III., noch jung an Jahren, sein Ende gefunden haben. Die Historiker berichten, daß er im Jahre 1002, niedergebeugt durch die politischen Verhältnisse, krank an Fieber ins Kastell Paterno eingezogen sei, wo ihn der Hunger quälte und der Übermut der Vasallen bedrohte. Sicher ist, daß sein Tod sagenhaft wurde und daß mit diesem sehr oft Stephania, die Witwe des Crescentius, des einstigen Herrn von Rom in Verbindung gebracht wurde. Dieser war durch die Deutschen unter Führung von Eckehard, Markgrafen von Meißen, in der Engelsburg belagert worden, hatte sich ergeben und wurde in einer unmenschlichen Art getötet. Man stach ihm erst die Augen aus, hieb ihm die Glieder ab und köpfte ihn dann. Die Enthauptung fand auf der Höhe des Kaisermausoleums statt. Jahrhundertelang nannte deshalb das Volk die Burg Turm des Crescentius. Sein Weib Stephania wurde der Brutalität der deutschen Soldaten preisgegeben. Hiermit würde die Ursache der Racheerfüllung seitens der angeblich Geschändeten und ihres Gatten Beraubten gegeben sein. Entweder als Mätresse oder als Ärztin soll sie das Vertrauen Ottos zu erlangen gewußt haben, um ihn zu heilen, in Wahrheit, um ihn zu vergiften. Mehrere Varianten über die Art der Vergiftung gibt es: durch eine vergiftete Hirschhaut, in die er gehüllt worden war, durch einen Trank, durch einen vergifteten Ring oder durch vergiftete Handschuhe. »Bringt mir«, so sagte sie zu des Kaisers Umgebung, »ein frisches, noch blutiges Hirschfell, denn es ist für das Heil des Königs nötig, daß er in ein solches, mit Salben versehenes, eingehüllt wird«. Mit Einwilligung Ottos wurde es besorgt. Sie rieb es mit giftigen Salben ein, und der Kaiser wurde in die Haut gebettet. Sie hieß ihn dann sich ganz ruhig zu verhalten, nicht zu sprechen, ordnete die Diät und entfernte sich schnell.

Alte deutsche Chroniken haben besonders die Vergiftung durch Handschuhe als Todesursache angeführt:

»Ob er wol noch jung und starck und lengers lebens wol wirdig so must er doch durch boßheit der neidischen Italiener für der zeit sterben. Dann als sich die Römer besorgten er würde sich wider in Deutschland sterkken, sie überziehen und den geübten frevel und ungehorsam hertiglich an jnen rechen, da haben sie so viel bestaltung gemacht, das ihm ein Welsches Süplein unnd Trüncklein mit Giffte geschmelzet unnd gewürtzet heimlich beigebracht ist. Hierzu kam auch daß Crescentii Witwe so die schönste war unter allen Welschen Weibern unnd aus Hoffnung Kayserin zu werden weil Otto ein junger Witwer war ihn zu ihrer Liebe gereitzet hatte, das er viel mit ihr zu schaffen gehabt. Da sie sähe das er aus Welschland weg wolte in zorne wider die Römer unnd marckte er wurde sie nun nicht freyen lies sie ein überaus schön par Hentschuh machen, die auswendig wol unnd sehr lieblich rochen, inwendig aber zum sterckesten vergifftet waren / die schickte sie ihme nach ... Er zeuhet sie an die Hende und brauchet ihr täglich. Also schlug ihm auch dis Gifft in Leib / das er balde tod kranck ward / und auff der Reise plötzlich starb.«

Die direkten Folgen des Gebrauches dieser Handschuhe werden als »böse Blattern und Pestilenzflecke« bezeichnet. Solche Ausschläge könnten vom Arsen herrühren. Sie scheinen wirklich bei Otto vorhanden gewesen zu sein, da man sie sogar für einen Masernausschlag oder für einen Petechialfieberausschlag hat nehmen wollen. Eine völlig sichere Entscheidung darüber, ob eine Vergiftung vorliegt, ist trotz der Bestimmtheit mancher Berichte nicht zu treffen, aber daß sie auf dem genannten Weg erzielbar sein kann, darf wissenschaftlich als zutreffend bezeichnet werden. Da eine Gewißheit über das Vergiftungsereignis nach der positiven Seite hin nicht erzielbar ist – höchstens eine leichte Wahrscheinlichkeit liegt dafür vor –, so darf sie auch nicht nach der negativen behauptet werden. Es ist Willkür und Erfindung, von der Todesursache Ottos zu sagen: »Seine zarte Natur war den Stürmen des Lebens und dem verzehrenden inneren Drange nicht gewachsen. Er lag im Fieber und starb nicht durch Gift, welches ihm die Sage, an Crescentius' Ende anknüpfend, durch dessen Witwe reichen ließ, sondern wie 300 Jahre später Heinrich VII. als Opfer einer für Menschenkraft zu gewaltigen, mehr noch als bei Heinrich durch irrige Voraussetzungen beirrten Aufgabe.« (Reumont)

Welches Sterben müßte in der Menschheit herrschen, wenn solche Gründe für ein vorzeitiges Lebensende als maßgebend gelten sollten! Dagegen würde die Mortalitätskurve von Epidemien oder Pandemien infektiöser Krankheiten sehr niedrig ausfallen.

Wilhelm der Eroberer als Vergifter

Durch Handschuhe soll auch Conan II., der Herzog von Bretagne, im Jahre 1065 tödlich vergiftet worden sein, und zwar durch Wilhelm den Eroberer. Conan, der Wilhelm zur Eroberung von England abziehen sah, wollte die Gelegenheit benutzen, um die Unternormandie wiederzugewinnen. »Wilhelm«, so schreibt der Chronist, »war über die Androhung von Feindlichkeiten seitens Conans einen Augenblick erschreckt. Aber bald erwies ihm Gott die Gnade, ihm Hilfe zu senden, die jede Drohung seiner Feinde leer sein ließ. Ein bretonischer Herr, der sowohl Wilhelm als auch Conan den Eid der Treue geleistet hatte, Kämmerer des letzteren war und als Bote zwischen beiden gedient hatte, versah das Hüfthorn Conans, seine Handschuhe und die Zügel seines Pferdes mit Gift. Conan hatte damals Chateau-Gonthier in der Grafschaft Anjou belagert und es eingenommen. Das Gift, das an den bezeichneten Gegenständen gehaftet, war an seine Hände und durch Berühren seines Mundes mit denselben in seinen Körper gelangt. Er erkrankte und starb. Der Verräter, der ihn vergiftet hatte, floh zu Wilhelm, um ihm die Botschaft von dem Erfolg zu bringen.«

Es scheint mir – da an einer Vergiftung des Herzogs nicht zu zweifeln ist – mit Rücksicht auf die Vorliebe Wilhelms für Gifte wahrscheinlicher zu sein, daß Conan Gift innerlich beigebracht worden ist. Englands blutiger Eroberer, der Sohn Roberts II., des Teufels, schätzte jedes Vernichtungsmittel von Menschen, das Erfolg versprach. Er sah Gifte als zulässige Kampfmittel an und schreckte vor Giftmorden nicht zurück.

Die Möglichkeit, durch Handschuhe als Giftträger vergiftet zu werden, besteht, sie könnte meines Erachtens jedoch nur unter ganz besonders günstigen Bedingungen gelingen.

Leichter ist schon die Vergiftung von Hemden. Hier könnte das Gift an einer viel größeren Körperfläche seine Wirkung entfalten. Die älteste Kunde, die von einer solchen Vergiftung gegeben wurde, gehört der Mythologie an, hat aber wahrscheinlich, wie alles hierzu gehörige, einen Wirklichkeitskern. Der Zentaur Nessus war in dem Kampf des Herakles gegen die Zentauren dem Tod entgangen und war Fährmann am Flusse Euenos geworden. Als Herakles mit seiner Gattin Deianeira einst an diesen Fluß kam, selbst hindurchschwamm, aber die Deianeira von Nessus herübertragen ließ, wurde sie von dem letzteren vergewaltigt und Nessus deswegen von Herakles erschossen. Um sich an diesem zu rächen, gab er sterbend der Deianeira einen angeblichen Liebeszauber: sein durch den Pfeil des Herakles vergiftetes Blut, welches sie mit seinem ihm noch entfallenden Samen mischen und vor Licht geschützt aufbewahren sollte. Die Gelegenheit kam. Herakles hatte später, nach der Besiegung des Eurytos, die Iole weggeführt. Deianeira erhielt in Trachis davon durch einen Boten Kunde, dem sie im Auftrag des Herakles ein weißes Gewand übergeben sollte. Von Eifersucht geleitet, versah sie dieses Gewand mit dem Nessos-Gift. Herakles legte es an und wurde dadurch so von Schmerzen gepeinigt, daß er sich das Fleisch mit dem festklebenden Gewand vom Leib riß. Er bestieg aus Verzweiflung den Holzstoß, den Poias oder dessen Sohn Philoktet anzündeten und dafür die mit der giftigen Galle oder dem Gift der lernäischen Hydra versehenen Pfeile erhielten.

An dieser Mythe kann, mit dem Maßstab unseres heutigen Wissens gemessen, wahr sein, daß das Gewand mit einem Gift versehen war, das die Haut bei innigster und langer Berührung in schmerzhafte Entzündung zu versetzen geeignet war, etwa so wie Brennesseln oder Quallen es tun. Mit Blut von einem durch Pfeilgift Vergifteten, dem eventuell auch Samen hinzugefügt worden ist, kann selbstverständlich eine solche Wirkung auch nur in angedeuteter Weise nicht erzeugt werden. Überdies hätte ein weißes Opfergewand nicht damit bestrichen sein können, weil es sofort gemerkt worden wäre. Ein solches Gift müßte farblos sein. Hierin hat der Mythus einen schlimmen Defekt. Ungefärbte Stoffe aus dem Pflanzen- und Tierreich, die solche Entzündungen zu bereiten vermöchten, kenne ich nicht. Von leicht gefärbten könnte an den Saft der Hahnenfüße gedacht werden. So machen *Ranunculus acris, Ranunculus bulbosus, Ranunculus Flammula, Ranunculus sceleratus* u. a. m., auch wenn ihr Saft mit der Haut in enge Berührung gelangt, erst nach Stunden Schmerzen, Entzündung, Blasen und eventuell schmerzhafte Geschwüre, die langsam heilen. Solche Wirkungen sind nur durch frisches Material erzeugbar. Ähnlich wirken manche Arten von Mauerpfeffer, wie z. B. *Sedum acre.* Was sonst noch an pflanzlichem oder tierischem gewebsentzündendem Material vorhanden ist, wie z. B. die *Daphne Mezereum*, die *Anemone nemorosa*, die *Pulsatilla*, die *Clematis recta (Herb. Flammulae Iovis)*, die *Euphorbia*-Säfte, die Kanthariden usw., waren in alter Zeit entweder in ihren Eigenschaften nicht bekannt oder nicht unauffällig verwendbar. Bis auf Senf, der, angefeuchtet, durch das ätherische Senföl wirkt, ist überhaupt eine sofortige Reizwirkung an der Haut nicht zu erwarten.

Eine legendarische Vergiftung durch ein als Geschenk übersandtes Gewand erscheint wieder im sechsten Jahrhundert. Der arabische Fürst und Dichter Amri el Kais (Amrilkais, Imru ul-kejs), ein leichtsinniger, abenteuerlicher Mann, war von seinem Vater wegen seiner ausschweifenden Lebensart verstoßen worden. Nach dessen Ermordung lebte er der Blutrache für ihn, mußte aber vor seinen Feinden fliehen. Er wandte sich nach mancherlei von Ruhm- und Genußsucht erfüllten Irrfahrten nach Konstantinopel, wo er vom Kaiser Justinian Hilfe erbat. Der Kaiser nahm ihn wohl auf, erwies ihm viele Ehren und ließ ihn mit zahlreichen Hilfstruppen abziehen. Dann aber kam ein Mann namens Tammach, dessen Bruder von Amri el Kais getötet worden war, und teilte ihm unter anderem mit, daß der Begnadete mit der Tochter des Kaisers einen Liebeshandel unterhalten habe. Da sandte ihm der Kaiser nach der Sage einen vergifteten goldgestickten Mantel nach, vorgeblich als Ehren- und Liebeszeichen, das der Empfänger alsbald anlegen möchte. Als Amri el Kais dies getan, drang ihm das Gift in den Leib, und seine Haut löste sich von den Knochen. Davon nannte man ihn später »den Mann mit den Beulen«. Manche Stelle in seinen Gedichten ist von der Sage mit der angeblichen Vergiftung in Verbindung gebracht worden. Schon Abulfeda bezeichnet diese als ein Märchen – wir sehen darin eine schlechtere Variante des vergiftenden Nessusgewandes. Amri el Kais war wahrscheinlich schon vor seiner Reise nach Konstantinopel krank, und zwar an einem Leiden, das mit geschwürigen Hautveränderungen und, wie es scheint, auch mit lähmungsartiger Schwäche einherging.

Im 15. und 16. Jahrhundert findet man schon allerlei Vorschriften, um Wunden an der Haut zu erzeugen. Professionelle Bettler machten sich solche durch *Clematis* und vielleicht auch durch *Arum maculatum* und die Rinde von *Daphne Mezereum*, den Seidelbast, um Mitleid zu erregen. Um einen Menschen unbemerkt an der Haut zu verletzen, ihm eine sehr böse Wunde beizubringen, sollte man eine Kröte an einem feuchten Ort belassen und mit dem Saft das Linnen bestreichen, das dann, der Haut anliegend, den Erfolg zeitige.

Als man erkannt hatte, daß Lösungen von Arsenik bei längerer Berührung die Haut krankhaft verändern und überdies Allgemeinvergiftung durch Aufnahme des Giftes von den entzündeten Teilen erzeugen können, wurden zweifellos Hemden damit oder mit einer Art von Arsenseife so vergiftet, daß man ihnen nichts ansehen konnte. Dies geht auch aus Aussagen der Chambre ardente hervor. Es entstanden zumal an den Teilen, die am engsten den Körper berührten, am Ende des Rückens und seiner Umgebung Entzündung und Schmerzen. So sind Menschen, z. B. der Herzog von Savoyen, auch tödlich vergiftet worden. Da wo nach dem Erscheinen der Entzündung diese für syphilitisch gehalten wurde, erhielt das Opfer Quecksilber in krankmachenden Dosen oder andersartige vergiftende Stoffe unter dem Schein von Heilmitteln.

Man kann sich auch vorstellen, daß, falls jemand eine innen mit mineralischem oder pflanzlichem Gift versehene, eng anliegende Perücke trägt, dadurch die geschilderten Körperstörungen erzielt werden können. An dem Herzog von Holstein soll im Jahre 1723 ein solcher Vergiftungsversuch vorgenommen, aber vereitelt worden sein. Der betreffende Perückenmacher sei gezwungen worden, die Perücke zu tragen. Nach einiger Zeit, »als der Kopf erwärmt gewesen sei«, sei er zur Erde gefallen.

Nur unter Bedingungen, wie sie zuvor geschildert worden sind, ist an die Möglichkeit einer Berührungsvergiftung zu denken. Deswegen ist ein albernes Märchen, daß jemand durch vergiftete Steigbügel, wie man es von Gian Galeazzo, dem Herzog von Mailand, angab, oder durch Sporen oder durch Gift, das unter dem Sattel angebracht wurde, vergiftet werden könne. Das letztere wurde aus dem Jahre 1291 von einem Sultan berichtet. Daß vielfach an solche Möglichkeiten geglaubt und deswegen auch der entsprechende Versuch gemacht wurde, ist sicher.

Drittes Kapitel

Vergiftungen von Unterhautgewebe, Wunden, Schleimhäuten, weiblichen Genitalien, dem Mastdarm, der Nase, dem Ohr. Arsenik. Vergiftete Nadeln und Waffen

Nur selten ist die Art der Erlangung des Wissens über Gift oder von Methoden der Giftanwendung bekannt geworden. Was z.B. Dio Cassius über mysteriöse, unter Domitian und Commodus zustande gekommene Massenvergiftungen berichtet, ist hierher zu rechnen.

In der Lebensbeschreibung des Domitian sagt er: »Damals brachten auch einige die Sitte auf, Nadeln mit Gift zu bestreichen und, wen sie wollten, damit zu töten. Viele starben auf diese Art, ohne etwas zu merken. Viele der Übeltäter aber wurden verraten und bestraft.« Diese Vergiftungsmethode hatte sich nicht nur in Rom, sondern fast in allen Provinzen ausgebreitet. Noch einmal kommt er bei der Besprechung der Ereignisse unter Commodus auf diesen so merkwürdigen Vorgang zurück: »Viele Menschen verloren in Rom und im übrigen Reich ihr Leben durch boshafte Menschen, die dünne Nadeln mit gewissen tödlichem Gift bestrichen, mit denen sie, durch Geld erkauft, anderen den Tod brachten. Diese Bosheit war schon vorher einmal unter Domitian eingerissen.«

Ob diese so klug ersonnene Vergiftungsart, von der nie zuvor Kunde gegeben worden ist, hier wirklich dem Massensterben zugrunde gelegen hat, muß dahingestellt bleiben. Für die Tatsache der Gifteinbringung selbst besteht ein hoher Grad von Wahrscheinlichkeit. Ein alter Kommentator des Dio Cassius scheint das übertragene Gift für ein Seuchengift gehalten zu haben, womit er vielleicht der Wahrheit nahekommt, zumal gerade zu der gleichen Zeit, unter Commodus, eine Epidemie in Rom und anderwärts herrschte, die oft an einem Tag zweitausend Menschen hinraffte. Wichtig an sich ist schon, daß man im Altertum eine solche Giftübertragungsmöglichkeit kannte, gleichgültig, ob sie mit einem infektiösen oder einem anderen Gift betätigt wurde. Die Menge irgendeines nichtinfektiösen Giftes, die an einer Nadel haften könnte, halte ich übrigens für völlig ungeeignet, eine Vergiftung zu erzeugen.

Diese Methode, Gift in den Körper zu bringen, entspricht der Tätigkeit vergifteter Waffen: Pfeile, Speere, Schwerter u.a.m., der Methode, die viele Jahrhunderte in der Geschichte der Menschheit eine Rolle gespielt hat und sie in manchen Erdteilen, besonders in Afrika, heute noch spielt. Bei künstlich erzeugten Wunden, von denen aus das Gift im Körper sich verbreitet, verläuft die Wirkung, vorausgesetzt, daß die sonstigen Bedingungen günstig sind, etwas schneller als die Aufbringung auf bereits vorhandene Wunden, von denen aus eine Allgemeinvergiftung erzielt werden kann.

Daß Aufbringen von Gift auf Wunden zum Tod führen kann, ist selbstverständlich und gewiß recht oft eingetreten. Der Versuch ist oft unternommen worden. Noch in neuerer Zeit wurde beobachtet, daß das Aufbringen von etwas Ceratsalbe, die aus arsenhaltigen Lichten bereitet worden war, auf eine durch ein Blasenpflaster verursachte Wunde bei dem Kranken erzeugte: Schmerzen in der Wunde, trockene, rissige, rote Zunge, unerträglichen Durst, Koliken, krankhafte Zusammenziehungen der unteren Gliedmaßen und des Rückens und einen kleinen, unregelmäßigen Puls. Am Abend starb der Kranke. In einem anderen Fall, in dem gleichfalls eine solche Salbe Verwendung fand, erschienen: Durst, Brechneigung, Schmerzen im Epigastrium und Konvulsionen. Hier erfolgte, da man frühzeitig die Ursache fand, Wiederherstellung.

Der Versuch, Menschen auf dem Weg der Wundvergiftung zu beseitigen, ist in früheren Zeiten oft genug gemacht worden. Freilich mag der Erfolg nur selten einmal den Wünschen entsprochen und oft, wie in dem Fall des Abtes von Luxeuil und Bischofs von Toul, Antoine de Neufchatel, ein Betrüger seine Auftraggeber geprellt haben. In diesem Fall wurde der Barbier Etienne Baillard im Jahre 1493 vor Gericht gestellt. Die Mittel, die er verwandt hatte und zu denen auch das Besprechen mit magischen Formeln gehörte, waren erfolglos geblieben. Der hochbetagte Bischof war aus anderen Gründen gestorben.

Unter den absonderlichen Annahmen über Vergiftungsmöglichkeiten findet sich auch die, daß man in den Geschlechtsteil einer Frau Gift derart einbringen könne, daß der Mann beim Geschlechtsakt sich vergifte. Dies ist eine Fabel: 1. weil es kein Gift gibt, das, auf diese Weise angewandt, nur den Mann und nicht auch das Weib, die Trägerin des Giftes, vergiften würde und 2. weil – selbst wenn man das Unmögliche annehmen wollte, daß das Weib schadlos das Gift in sich bergen könnte – kein Gift einbringbar ist, das dem Mann eine akute tödliche Allgemeinvergiftung zu verschaffen geeignet wäre. Dies vermöchten nicht einmal infektiöse Gifte zustande zu bringen. Aus allen diesen Gründen ist es als ein Märchen anzusprechen, was von König Ladislaus von Neapel angegeben wurde: Er sei von seinem Glied aus dadurch tödlich vergiftet worden, daß absichtlich Gift in die Scheide seiner Geliebten eingebracht worden sei. Diese Geliebte sei die Tochter eines Arztes gewesen, der, von den Florentinern bestochen, seiner Tochter eine Salbe als angebliche Liebessalbe aus dem Saft von *Aconitum Napellus* übergeben habe, die sie in ihre Geschlechtsteile einbringen sollte. Dies habe sie getan und sei ebenso wie der König daran zugrunde gegangen. Es wird an anderer Stelle darzutun sein, daß der König Ladislaus wahrscheinlich nicht auf diese Weise, auch nicht durch ein vergiftetes Halstuch, das ihm das junge Mädchen um den Hals schlang, sondern auf eine andere Art den Gifttod erlitten hat.

Zu verbrecherischen Zwecken ist, wie die Geschichte der Toxikologie lehrt, öfters von dem Mann oder dem Geliebten Gift, z. B. Arsenik, in die Geschlechtsteile der Frau während oder nach dem Beischlaf mit Erfolg eingebracht worden. Die älteste derartige Nachricht stammt aus dem ersten Jahrhundert der jetzigen Zeitrechnung und bezieht sich auf Akonit. Dieses, so erzählt Plinius, bringt alle weibliche Tiere um, wenn man auch nur deren Geschlechtsteile damit berührt. Dies war das Gift, womit nach der Anklage des M. Caelius Calpurnius Bestia seine Frauen im Schlaf umgebracht hatte, und darauf deutete der sarkastische Schluß der Rede des ersteren: Sie wären an ihres Gatten Finger gestorben.

Das Mittel, das in späteren Jahrhunderten öfters zu Mordzwecken in die Scheide gebracht wurde, war stets Arsenik. Noch die neuere Zeit kennt derartige Vorkommnisse. So vergiftete z. B. ein Landwirt nacheinander seine drei Frauen mit Arsenik, die beiden letzten dadurch, daß er ihnen nach dem Beischlaf auf dem Finger ein Pulver von Mehl und Arsenik in die Scheide brachte. Beide starben rasch, vor Ablauf von 24 Stunden. Die Folgen sind schneller Eintritt von schlimmer Entzündung, mißfarbiger Ausfluß, Brand der Scheide und der Vaginalportion der Gebärmutter. Aus einem solchen Befund läßt sich rückwärts die örtliche Vergiftung durch Arsen erschließen. So wird aus dem Jahr 1520 berichtet, daß ein bösartiger, schon mit Verlust der Augen bestrafter Mann, der ein hübsches junges Weib besaß, sie aus irgendeinem Grund auf dem bezeichneten Weg vergiftet hat: »So hat er bekent, daß er weil er plind gewesen ist, ain pulfer aus der appentegk genommen hab, da hab er sein weib in die fud mit den fingern zwickt und hat ir das pulfer darein geriben, also daß ir die fud ausgefault ist und gestorben; was es für ein pulfer gewesen, das waist man nicht.« Es war Hüttenrauch, den er benutzte.

Falls ein Gift nicht zur Hand war, das geruch- und geschmacklos sowie unerkennbar durch den Mund eingeführt werden konnte, griff man deswegen zu anderen Beibringungsarten, vor allem zu den Klistieren, die, vorgeblich für Darmentleerungszwecke angewendet, als Träger von Giften dienen mußten. Die Überführung von Giften von der Mastdarmschleimhaut aus in die Säftebahnen vollzieht sich bei vielen Giften ungleich schneller und vollkommener als vom Magen aus.

Aus dem 17. Jahrhundert liegt die Nachricht über eine auf diesem Weg bewerkstelligte Vergiftung eines bekannten Mannes vor. Thomas Overbury, der hervorragende Staatsmann, schloß sich frühzeitig an den unwürdigen Günstling Jakobs I., Robert Carr, nachmaligen Herzog von Somerset, an, der sich anfangs ganz seiner Leitung überließ und seine eigene Unerfahrenheit in Geschäften durch die Geschicklichkeit und Erfahrung eines solchen Führers verbarg. Solange der Günstling dem klugen Rat Overburys folgte, genoß er, wie Hume sagt, das selten vereinigte Glück in der Gunst seines Fürsten zu stehen, ohne vom Volk gehaßt zu sein. Overbury erhielt durch ihn Stellung und Ehren. Das gute Verhältnis nahm ein Ende, als Carr die Gräfin Essex, die er während einer jahrelangen Abwesenheit ihres jugendlichen Gatten verführt hatte, auf deren Betreiben heiraten wollte. Es mußte jedoch zuvor die Scheidung ausgesprochen werden. Der um Rat gefragte Overbury riet dringend von Scheidung und Heirat ab, die trotzdem zustande kamen. Seine Abmahnungen erregten bei der Gräfin Haß und Rachegefühle, und Carr war undankbar und niederträchtig genug, ihr als Werkzeug ihrer Rache zu dienen. Zu dem Ende wurde Overbury veranlaßt, eine ihm vom König angetragene Stelle als Gesandter für Frankreich abzulehnen, dem König dies als Beweis seines Ungehorsams dargestellt und er deshalb am 21. April 1613 im Tower eingesperrt, dessen Gouverneur Carr ergeben war. Alle Bemühungen zu seiner Freilassung waren vergebens. Erst nach sechs Monaten entdeckte Overbury den Urheber seines Unglücks und schrieb an Carr, der nunmehr Herzog von Somerset geworden war, einen Drohbrief, der ihm den Tod brachte. Der Herzog glaubte alles befürchten zu müssen, wenn er seinen Feind frei ließ. Er bewog deswegen den Gouverneur des Tower, ihn auf irgendeine Weise von dem Gegenstand seiner Furcht zu befreien. Verschiedene Vergiftungsversuche mißlangen, weil entweder die in den Magen gebrachten Gifte oder ihre Dosen zu schwach waren. Es scheint, daß schließlich die Vergiftung durch ein Klistier bewerkstelligt wurde, für das ein von der Gräfin Essex gedungener Apotheker das Gift geliefert hatte. Es wurde dem Opfer von seinem Aufseher Weston unter Billigung von Elwes, dem Kommandanten des Tower, beigebracht und machte schließlich seinem Leben unter Qualen am 15. September 1613 ein Ende. Zwei Jahre nach seiner Ermordung kam das Verbrechen an den Tag. Die untergeordneten Teilnehmer wurden hingerichtet, das Paar Somerset, im Jahre 1616 zum Tod verurteilt, blieb durch die Gunst Jacobs I. unbestraft, aber von allen verachtet. Man erzählt, daß die Aufdeckung des Verbrechens durch die Gräfin Shrewsbury veranlaßt wurde. Sie habe sich dadurch für die grausame Indifferenz rächen wollen, die der Herzog an den Tag gelegt hatte, als man an sein Mitleid zugunsten ihrer Nichte Arabella Stuart interpellierte.

Es ist anzunehmen, daß diese Giftmordmethode häufiger, als bekannt geworden, auch bei hervorragenden Menschen Verwendung gefunden hat. Die neuere praktische Toxikologie kennt diese Vergiftungsart mit mancherlei Giften, z. B. mit Arsenik und Schwefelsäure.

Nur selten einmal scheint man darauf gekommen zu sein, Schlafenden Gift in das Ohr einzubringen. Mit konzentrierten Lösungen starkwirkender Alkaloide, z.B. von Akonitin, ließe sich sehr wohl auf diesem Weg eine Vergiftung bewerkstelligen. Am bekanntesten ist geworden, was in dieser Beziehung Shakespeare Hamlets Vater sagen läßt:

... Da ich im Garten schlief
Wie immer meine Sitte nachmittags,
Beschlich dein Oheim meine sichere Stunde

Mit Saft verfluchten Bilsenkrauts im Fläschchen
Und träufelt in den Eingang meines Ohrs
Das schwärende Getränk …

Ich glaube zwar nicht, daß gerade dieses Mittel geeignet ist, das hervorzurufen, was der Geist als Wirkung angibt:

Und Aussatz schuppte sich mir augenblicklich
Wie einem Lazarus mit ekler Rinde
Ganz um den glatten Leib.
So ward ich schlafend und durch Bruderhand
In meiner Sünden Blüte hingerafft.

Hierfür fehlt dem Bilsenkrautsaft, obschon er u.a. Scopolamin enthält, bei der geschilderten Art der Verwendung die Eignung.

Zuverlässiger ist es, Gifte von der Nasenschleimhaut aus in das Blut treten zu lassen. Auch dieses kam und kommt vor: jetzt bei einzelnen Kokainsüchtigen, die sich die Nasenschleimhaut mit Lösungen des salzsauren Kokains pinseln, um sich in den Zustand eines gewissen Wohlbehagens zu versetzen – andere solche reiben sich für den gleichen Zweck Kokain auch an das Zahnfleisch oder an den After. Gegen Ende des 18. Jahrhunderts gab es in Paris Giftmischer, die sich vergifteten Schnupftabaks bedienten. Sie boten dieses Produkt ihrem Opfer freundschaftlich, auch wiederholt, dar. Danach stellte sich Schlaf ein, während dessen die Beraubung vorgenommen wurde. Mitunter soll auch der Schlaf in den Tod übergegangen sein. Man nannte diese Vergifter »Endormeurs«, Einschläferer. Gegen solche wurden strenge Verordnungen vom Parlament und vom König erlassen.

Es war damals nur ein einziger Stoff bekannt, der solche einschläfernden Wirkungen zu erzeugen vermag, da Opium aus bestimmten Gründen nicht in Frage kommen konnte, nämlich die Samen des Stechapfels, *Datura Stramonium,* die als Einschläferungsmittel auch in anderer Art der Einverleibung jahrhundertelang verbrecherischerweise benutzt worden sind.

Viertes Kapitel

Besondere Arten der innerlichen Giftbeibringung. Gifte an Briefen, Büchern, Münzen, Zahnputzern, Messern

Auf noch ganz andere Weisen suchte man Vergiftungen zu erzielen. Man hat sicherlich an Briefe Gift getan in der Hoffnung, daß die berührende Hand davon aufnehmen und, wenn zufällig zum Mund geführt, das Gift in diesen bringen würde. So habe man versucht, den Prinzen Eugen zu vergiften. Dieser hätte, durch irgendeinen Umstand gewarnt, den Brief fortgeworfen. Ein Hund, den man nach vorgängigem Einführen eines Gegengifts diesen Brief habe fressen lassen, sei gestorben. Dies Experiment ist jedenfalls nicht geeignet, den Wahrheitsbeweis dafür zu liefern, daß der Brief vergiftet war.

Daß mit Infektionsstoffen zufällig oder absichtlich vergiftete Briefe das Leiden übertragen können, steht außer Zweifel. Direkte Beobachtungen aus alter Zeit, z. B. über aus Pestgebieten stammende Briefe, die die Pest weiter trugen, liegen vor. Papst Alexander VI. behauptete, daß Katharina Sforza ihm einen solchen in die Hände zu spielen versucht habe.

Man hat sicherlich auch Münzen mit Gift überzogen, um eine Vergiftung auf dem gleichen Weg herbeizuführen. Die Möglichkeit eines Erfolges läßt sich konstruieren, das Ziel könnte aber in der Wirklichkeit – vielleicht einmal bei Kindern, die mit dem Geld lange gespielt haben – sonst jedoch wohl nicht erreicht worden sein.

Dies gilt auch von einem anderen Verfahren. Man brachte Gift auf die unteren Blattecken eines Buches. Der Lesende, der die Gewohnheit hatte, jedesmal die umblätternden Finger zuvor zum Anfeuchten an den Mund zu führen, sollte auf diese Weise auch jedesmal von dem Gifte der Blattecken in den Mund bringen. So versuchte man angeblich einen französischen König zu vergiften.

Selbst wenn die Verwirklichung solcher Vergiftungsarten in bestimmten Fällen nicht stattgefunden hat, so ist es doch interessant zu verfolgen, an welche auch ganz fernliegende Möglichkeiten man gedacht hat. Ein in dieser Beziehung besonders bemerkenswertes Ereignis wird von dem Historiker Diodor berichtet. Agathokles, der Sohn eines Töpfers und selbst in seiner Jugend Töpfer, war im Jahre 317 v. Chr. durch Schlauheit, List, Grausamkeit und Treulosigkeit zur Herrschaft über Sizilien gelangt. Als seine Grausamkeiten ihren Höhepunkt erreicht hatten, beschloß Archagathos, ihn durch Gift aus dem Weg zu räumen. Er bediente sich hierfür des Kammerdieners Mainon. Agathokles hatte die Gewohnheit, nach Tisch mit einer Feder sich die Zähne zu reinigen. Als er an einem bestimmten Tag wieder die Feder von Mainon forderte, erhielt er eine, die mit einem Fäulnis verursachenden Gifte bestrichen war. Er bediente sich ihrer ohne Argwohn. Das Zahnfleisch kam natürlich oft mit ihr in Berührung. Anfangs entstanden nur Schmerzen, die von Tag zu Tag an Stärke zunahmen, bald aber griff eine unheilbare Fäulnis im Mund um sich. Er vermochte noch, das Volk gegen Archagathos aufzuhetzen. Dann aber legte Oxythemis, der Gesandte des Demetrios, den noch atmenden, aber wegen der ganz eigenen Art von Fäulnis zu sprechen unfähigen Tyrannen auf einen Scheiterhaufen und verbrannte ihn. Dies geschah im Jahre 289 v. Chr.

Sicher scheint in dieser Erzählung nur eines zu sein – daß Agathokles eine Art von septischem Leiden bekommen hat. Dafür spricht ein anderer Bericht, in dem von einer verderblichen Krankheit gesprochen wird, die den ganzen Körper, Nerven und Gelenke ergriffen habe. Wahrscheinlich gesellte sich zu dieser Erkrankung unbekannter Herkunft auch eine geschwürige Mundentzündung, für deren Entstehung dann die Vergiftung durch den Zahnstocher konstruiert worden ist.

Zum Träger von Gift scheint man vielfach das Messer benutzt zu haben. Als Alltagsgerät konnte es damit versehen werden, vorausgesetzt, daß man es sehr geschickt veranstaltete. Leicht kann dies aber mit naheliegenden Giften keineswegs geworden sein. Wählte man Pflanzenextrakte, wie von Akonit oder *Conium,* so verrieten diese sich, falls man reichlich davon aufgebracht hatte, durch ihre meist braune Farbe, und von mineralischen Giften, wie dem Arsenik, waren nur Lösungen benutzbar, die man an dem Messer hätte trocknen lassen müssen. Große Dosen ließen sich auf diese Weise nicht einbringen. Hätte man dagegen z. B. den Leibessaft der Kanthariden auf das Messer aufgebracht und trocknen gelassen, so würden damit meiner Ansicht nach unauffällige und sehr heftige, eventuell tödliche Wirkungen auf den Körper zu erzielen gewesen sein. Eine Chronik berichtet, daß Gift durch ein Messer dem Herzog Heinrich von Breslau, der schon einmal einem Vergiftungsversuch durch »venetianisches Gift« entronnen war, beigebracht wurde. Der Giftmörder vergiftete das Messer, womit man dem Fürsten Brot in Mandelmilch schnitt. Das Gift tötete ihn. Meister Günzel, der ihn das erste Mal gerettet, vermochte ihm dieses Mal nicht zu helfen.

Ottokar von Steier, der um das Jahr 1315 lebte und mancherlei Zuverlässiges von den Sitten aus der Zeit der Kaiser Rudolf und Albrecht I. geliefert, läßt auch den König Andreas III. von Ungarn, den Venetianer, durch ein nur am Heft vergiftetes Messer, mit dem ihm die Speise geschnitten wurde, vergiftet werden. Der Vergifter wußte es so einzurichten, daß nur das, was der König gegessen, gifthaltig, alles andere aber giftfrei war: »Dem König Andreas in Ungarn wird in Speisen, so mit einen vergifften Messer zerschnitten wurden, vergeben, worvon er auch gestorben.«

Historiker geben an, daß König Andreas an der Schwindsucht gestorben sei – ein Mann, der gegen den Papst, gegen den Herzog Albert von Österreich, gegen Karl Martell, den Fürsten von Sizilien im Krieg lag, über die er obsiegte und denen er unter den Mauern von Wien 1291 den Frieden diktierte. Es ist schwer anzunehmen, daß ein Schwindsüchtiger dies zustande bringen könnte. Als schließlich noch der Sohn des Fürsten von Sizilien, Karl Robert, zu den Waffen griff, soll Andreas von »einer solchen Betrübnis erfüllt worden sein, daß er im Jahre 1300 schwindsüchtig starb«. Eine solche Ursache für die Tuberkulose ist in medizinischen Werken nicht aufzufinden.

Durch ein vergiftetes Messer soll auch Frau von Thouars, die Geliebte des Herzogs von Guyenne, dem Bruder Ludwig XI., vergiftet worden sein. Der Abbé Saint-Jean d'Angély, entrüstet über das öffentliche Ärgernis, das dies Verhältnis gab, suchte und fand – so wird berichtet – eine Gelegenheit, um der Favoritin einen mit einem vergifteten Messer geschälten Pfirsich zu reichen. Sie aß denselben, ward zwei Monate dadurch krank und starb dann. Die Möglichkeit, derartiges zu bewerkstelligen, besteht, die Wahrscheinlichkeit des Gelingens ist indessen nicht groß.

Um die Unauffälligkeit dieser Beibringungsart zu vergrößern, sollen Menschen auch ersonnen haben, nur eine Seite des Messers, nämlich die dem Opfer abgewandte, zu vergiften. Dies dürfte noch schwerer zu bewerkstelligen sein. Auf diese Weise soll die Statira vergiftet worden sein. Parysatis, die auf ihre Schwiegertochter eifersüchtige Königinmutter, schnitt bei Tisch einen Vogel mit einem solchen Messer, schob der Statira die vergiftete Seite zu, während sie selbst, um jeden Verdacht zu vermeiden, die unvergiftete Hälfte aß. Statira erkrankte mit quälenden Schmerzen und offenbarte sterbend dem König den Giftverdacht. Die Helfer an dem Verbrechen wurden getötet.

An Heinrich IV. von Frankreich scheint im Jahre 1617 ein Vergiftungsversuch mittels einer Gabel vorgenommen worden zu sein. Dieselbe soll so mit einer Höhlung versehen gewesen sein, daß beim Gebrauch das in ihr enthaltene Gift in die Nahrung gelangen konnte.

Fünftes Kapitel

Die Einatmung von Giften. Kohlendampf. Rauch. Kerzenrauch. Rauch von giftigen Pflanzen. Arsen- und Quecksilberdampf. Gase. Einatmung von giftigem Staub

Ein zum Ziel führender Weg, Gift in den Körper treten zu lassen, ist sonder Zweifel die Einatmung desselben als Gas, Dampf oder in Substanz. Zufall und Erfahrung waren auch hierin Lehrmeister. Man wußte z. B., daß das auf der Welt verbreitetste Gift, das Kohlenoxyd im Kohlendampf, krank machen bzw. töten könne, daß Quecksilber- und Arsendampf das gleiche zuwege zu bringen vermögen, ja man nahm sogar – nicht ohne Berechtigung – an, daß gewisse verbrennende Pflanzen, z. B. Oleander, einen giftigen Rauch lieferten. Es kann eine solche Annahme berechtigt sein. Ist es doch sicher, daß z. B. der Rauch von Belladonna- oder Stramoniumblättern und, wie ich weiß, der Rauch gewisser anderer Pflanzen, z. B. von *Excoecaria Agallocha,* die giftigen Eigenschaften der Pflanze zu übertragen vermag.

Von Gasen kamen in früherer Zeit nur das Kohlenoxyd aus unvollständig verbrennendem kohlenstoffhaltigem Material oder der Schwefelwasserstoff aus Latrinen, Kloaken usw., in die Menschen stürzten, oder die schweflige Säure bei Verwendung brennenden Schwefels als Desinfektionsmittels in Frage. Absichtliche oder zufällige Vergiftungen mit Kohlenoxyd haben auch Männer und Frauen betroffen, die in Palästen lebten, oder sogar die zeitweilig die Geschicke von Weltreichen in ihren Händen hatten.

Nero hat allerlei erdichtete Vorwände gebraucht, um sich der Octavia zu erledigen und die Poppaea zu heiraten, die lange seine Konkubine gewesen war. Sie beschuldigte Octavia, einen Sklaven geliebt zu haben. Vergebens folterte man, um Zeugnisse dafür zu bekommen, die Dienerschaft. Trotzdem verbannte Nero sie unter Soldatenbewachung nach Kampanien. Diese Behandlung empörte das Volk so, daß Nero aus Furcht vor einem Aufstand Octavia wieder zurückbringen ließ. Die Bildsäulen der Poppaea wurden zertrümmert und die der Octavia blumengeschmückt auf das Forum getragen. Soldaten, willige, wenn auch nicht immer billige Werkzeuge von Fürsten, schritten gegen das Volk ein. Um seine Absichten gegen Octavia durchzuführen, ließ er den Mörder der Agrippina, Anicerus, vor einem aus seinen Kreaturen zusammengesetzten Gerichtshof falsche Aussagen machen. Weder dies noch die Beschuldigung, an sich eine Fruchtabtreibung vornehmen gelassen zu haben, noch andere gegen Octavia vorgebrachte Lügen ließen sich beweisen. Trotzdem brachte man sie nach der Insel Pandataria. Einige Zeit später bekam sie den Befehl, sich zu töten. Man öffnete ihre Adern. Da aber das Blut in ihrem Angstzustand nicht recht fließen wollte, ließ man sie im Dampf eines Bades, d.h. durch den Dampf glühender Kohlen, ersticken. Den Kopf schickte man nach Rom an Nero.

Die tödliche Vergiftung durch Rauch, d.h. durch Kohlenoxyd, wird schon von Cicero in einem Brief an seinen Bruder als ein Strafmittel erwähnt. Die Berichte über die Leiden der Märtyrer z.B. aus der Zeit des Domitian lassen die heilige Macra und auch den Presbyter Felix, die Diakone Fortunatus und Achilleus sowie Elphegus auf diese Weise sterben.

Ihrer bediente sich auch in einer besonderen Variante der Feldherr Avidius Cassius unter dem Kaiser Marcus Aurelius. Er errichtete einen 80–100 Fuß hohen Pfahl, an den er die Verurteilten von unten bis oben herauf anbinden ließ. Um den Pfahl wurde ein Feuerstoß gelegt. So gingen die unten angebundenen durch Verbrennung, die höher befestigten durch Rauch und Angst zugrunde.

Noch im Jahre 1353 ließ der tyrannisch herrschende Abt Ademar vom Benediktinerkloster in Subiaco eines Tages sieben aufsässige Mönche an den Beinen aufhängen und durch Rauch ersticken.

Ob nur der Rauch einer Fackel oder Gift, das ihr absichtlich zugemischt war, den Papst Clemens VII. im Jahre 1534 vergiftet hat, muß dahingestellt bleiben. Ambroise Paré behauptet das letztere. Man hätte dem Papst eine Fackel voraufgetragen, die vergiftet gewesen sei. Mit dem Rauch sei das Gift in ihn gelangt und habe ihn getötet.

So soll auch der Herzog von Guise nicht, wie angegeben wurde, durch vergiftetes Geld, sondern durch den Rauch einer vergifteten Kerze im Jahre 1574 in Avignon vergiftet worden sein.

Leopold I. von Österreich soll im Jahre 1705 durch arsenikhaltige Wachskerzen – in 19 Kilo derselben sollten sich 1 1/2 Kilo Arsen befunden haben – vergiftet worden sein. Wiederholt wurde auch in alter Zeit beobachtet, daß der Arsendampf schwer vergiften kann: Abscheidung von Blut mit dem Urin oder Gelbsucht oder Lähmungen sind schon vor Jahrhunderten danach festgestellt worden.

Neben dem Arsen ist man, wie ich Grund anzunehmen habe, im 14. und 15. Jahrhundert auf den Gedanken gekommen, Quecksilber auf glühende Kohlen zu werfen und durch den sich mehr oder minder stark sichtbar entwickelnden Dampf auf die in dem betreffenden Zimmer Anwesenden vergiftend zu wirken. Der krankmachende Erfolg kann als unausbleiblich bezeichnet werden. Welche Leidens- und welche Verlaufsart danach kommen werden, kann man freilich nicht voraussagen.

Der Weg ist gängig und aussichtsvoll, solche Vergiftungen mit Leuchtmaterial zu vollziehen, dem Arsen zugesetzt worden ist. Es brauchte z. B. dem Opfer nur eine solche brennende Kerze in das Schlafzimmer gestellt worden zu sein, um eine Erkrankung herbeiführen zu können. Solche Vergiftungen sind immer möglich, wenn Wachs- oder Stearinkerzen mit arsenhaltigen Farben gefärbt sind oder wenn deren Docht, um die Flamme leuchtender zu machen, mit Arsenlösung getränkt wird.

Der gleiche Erfolg wie durch die vorerwähnten Aggregatzustände von Giften ist durch staubförmiges Gift von den Lungen aus zu erzielen. Die Geschichte der Krankheiten, insbesondere die der gewerblichen, spricht von den tausendfältigen Menschenopfern, die dieser Art von unabsichtlicher Vergiftung erliegen. Es kann deswegen nicht wundernehmen, daß auch absichtlich Krankmachen oder Töten auf diesem Weg versucht oder bewerkstelligt wurden, und zwar mit Stoffen, die eine hohe toxische Energie besitzen, wie z. B. mit Arsen. Als Beispiel kann das Folgende angeführt werden: Ein Magier, Trois Echelles, der durch die Dreistigkeit seines Auftretens es fertiggebracht hatte, in einer Zeit, in der diese Art von Gaunern schwer verfolgt wurde, nicht nur unbehelligt zu bleiben, sondern sogar die Gunst Karls IX. von Frankreich (1570) zu genießen, erklärte einst in Gegenwart von diesem und von hohen Würdenträgern und Ärzten, wie dem Marschall von Montmorency, dem Admiral Coligny und dem an Hexen, Zauberer und ähnlichen Spuk fest glaubenden Ambroise Paré, daß er magische Wunder tun könne vermöge eines Teufels, dem er sich für drei Jahre ergeben habe. Da dies zu weit ging, verhaftete man ihn. Bei der Vernehmung, der auch Coligny beiwohnte, machte er allerlei Mitteilungen über Zauberer, ihren Umgang mit dem Teufel und gab auch an, wie diese durch bestimmte Pulver Menschen, Tiere und Früchte töten könnten. Coligny bemerkte hierzu bestätigend, daß er Ähnliches über einen des Mordes seiner Herren angeklagten Diener erfahren habe. Dieser sagte aus, er hätte gesehen, wie die beiden Edelleute ein solches Pulver unter Beschwörungsworten in die Häuser und auf Getreide warfen. Er hätte die Pulver gefunden, davon auf die Betten gestreut, in denen seine Herren schliefen, wodurch sie gestorben seien. Der Richter sprach ihn frei. Hier liegt eine raffinierte Vergiftung mit arseniger Säure vor.

Es darf nicht bezweifelt werden, daß ein solcher Erfolg mit vielen Giften zu erzielen ist. Schon frisches Insektenpulver, aus *Pyrethrum*-Arten hergestellt, kann, wenn es im Übermaß auf Betten gestreut wird, stark vergiften unter Kopfschmerzen, Ohrensausen, Blässe des Gesichts, Schmerzen in der Magengegend, Übelkeit und Kollaps. Dies alles sind resorptive Symptome, die durch Aufnahme der wirksamen Stoffe von den zugänglichen Schleimhäuten aus zustande kommen. Akonitpulver oder andere so stark wirkende Pflanzenpulver sind neben dem Arsenik durchaus geeignet, auch den Tod veranlassen zu können.

SIEBTES BUCH

Selbstmord durch Gift

Erstes Kapitel

Selbstmord aus politischem Mißgeschick und Glückswechsel. Giftabgabe für Selbstmörder durch Ärzte. Opium als Selbstbetäubungsmittel. Massenselbstmord in Capua. Selbstmord von Verschwendern

Was an Wissen über Gifte nicht durch den Zweckversuch erworben worden ist, lieferte die zufällig gemachte Erfahrung, die von den Epigonen benutzt wurde. Und diese Seite des Wissenserwerbens ist die ungemein viel fruchtbarere. Sie bringt zuwege, daß Naturvölker wirkungskräftige Gifte als Pfeilgifte oder auch heute noch gelegentlich als innerliche Vergiftungsmittel für Europäer zu gebrauchen versuchen. Wesentlich die Erfahrung lehrte auch Gifte für Mord und Selbstmord kennen. Wie überaus viele Menschen haben in alten und neuen Zeiten nicht schon allein durch das Erfahrungswissen, daß z.B. Opium angenehm töten könne, ihr freiwilliges Ende gefunden! Die Giftbesorgung wird nicht Schwierigkeiten gemacht haben, da Geld zu allen Zeiten auch des Schwierigsten und Verbotensten spottete. Der Eid der Asklepiaden enthielt freilich den Satz, »auch auf Bitten niemand ein tödliches Gift zu gewähren«. Und wie gewöhnlich müssen trotzdem Ärzte um Gift angegangen worden sein und die Bitte erfüllt haben! Der Befehl Hadrians, daß sein Arzt ihm Gift geben sollte, läßt die Giftabgabe durch Ärzte als übliches Tun erscheinen. Und wenn dieser Arzt dem nicht nachkommen wollte, so wußte er, daß es in jedem Fall um sein Leben ging. Deshalb zog er es vor, es sich selbst zu nehmen.

Eine besondere Bedeutung gewann die Giftkenntnis bzw. die Möglichkeit, sich ein starkes Gift besorgen zu können, gerade für diejenigen, die einen jähen Wechsel des Glückes nicht ertragen mochten, die des Lebens Not beenden und der Tücke des Schicksals entgehen wollten. Denn leider ist es nur eine Fabel, was etwa zu Beginn des dritten Jahrhunderts angegeben wurde, daß in Indien ein kleiner Vogel in felsigen Gebirgen lebe, dessen giftiger Kot, schon in Hirsekorngröße genommen, nicht nur Schlaf- und Schmerzlosigkeit, sondern auch dauerndes Vergessen aller menschlichen Übel erzeuge. Der indische König habe davon dem Perserkönig ein Geschenk gemacht, das köstlicher als alles andere auf Erden sei, aber nur er und seine Mutter besäßen es im ganzen Reich. Schmerz und Ungemach sind wie die Welt ewig, weil beide, wie die Welt selbst, Naturgesetz sind.

Das einzige Mittel, das so wunderbare Wirkungen erzeugen könnte, das den Willen in traumartige Schwäche versinken und Verlangensregungen nicht aufkommen läßt, das veranlaßt, daß die weite und die persönliche Welt dem ihm Verfallenen so gleichgültig wird, daß, wie Homer es ausdrückt, die Zähre sein Antlitz nicht netzt, wenn selbst Vater und Bruder durch feindliches Erz er fallen sähe, ist das Opium. Für das, was es leistet, verlangt es aber einen Lebenstribut. Wer sich ihm verschreibt, leidet durch die Folgen des häufigen Einnehmens nicht nach dem Tod, wie der mittelalterliche Glaube von der Verschreibung an den Teufel es annahm, im Fegefeuer, sondern schon während des Lebens Höllenqualen, falls die Quelle für eine Zeit versiegt. Für die akute Vergiftung hat es fraglos unzählige Male in der Welt seine vernichtende Wirkung dem Verzweifelten dargeboten. Männer des öffentlichen Lebens haben – wie die Alten es nannten, nach königlicher Sitte – Gift stets bei sich getragen, um zu rechter Zeit den freiwilligen Tod dem aufgezwungenen Unglück vorzuziehen.

Diese rechte Zeit kam für manchen, auch aus der Menschheitsmasse Hervorragenden, der schließlich, vielleicht unfreudig genug, die Anschauung der Stoiker betätigte, daß der freiwillige Tod die einzige Freiheit des Menschen sei. Und wenn gar ein Gift, vielleicht so wie Opium, Leben in Tod unmerkbar übergehen läßt, dann müßte – so schloß man schon zu Beginn der jetzigen Zeitrechnung – der Gifttod der beste von allen sein. »Und warum nicht der Tod durch Gift? Keiner ist angenehmer als er! Keine Qualen, keine Furcht! Aus Widerwärtigkeiten befreit er. Dieses Todesinstrument sagt mir zu: Es vergießt kein Blut, es gibt der Leiche kein schreckliches Aussehen, sanft und ruhig sieht man aus.« (Quintilian)

So zerstörte Gift das Leben des Demosthenes, der in die politischen Wirren seiner Vaterstadt Athen eingegriffen hatte. Er, der in dem Gift den Retter aus allen Nöten erblickte und es stets, angeblich unter der Gemme seines Ringes trug, nahm es als Proskribierter auf der Insel Kalauria im Jahr 322 v. Chr., um nicht in die Hände seines Feindes Antipater, des Königs von Mazedonien, zu fallen. Nach einer, wahrscheinlich richtigeren Version hatte er das Gift in seinem Schreibrohr. Antipater hatte den Archias mit Soldaten ausgeschickt, um Demosthenes in seine Gewalt zu bekommen. Der Häscher hatte erfahren, daß er im Tempel des Neptun, einem bekannten Asyl auf jener Insel, als Schutzsicherer sich befände. Archias, ein Komödiant, fuhr dorthin und suchte Demosthenes mit guten und bösen Worten zum Aufgeben seines Asyls zu veranlassen. Als Antwort erhielt er nur höhnische Zurückweisung. Da Demothenes sah, daß man ihm gegenüber auch vor Gewalt nicht zurückschrecken würde, ging er in das Innere des Tempels, nahm ein Blatt vor sich, als wenn er schreiben wollte, hielt das Schreibrohr an den Mund und kaute daran, wie er beim Nachdenken und Schreiben zu tun pflegte. So hielt er es eine Zeitlang, hüllte sich dann ein und neigte den Kopf auf die Seite. Die Trabanten und Archias hielten dies für Furchtäußerungen und höhnten ihn. Da Demothenes fühlte, daß das Gift schon wirke, nahm er die Hülle wieder ab, stand auf, sprach noch einige Worte, bat dann, daß man ihn halten möchte, da er schon zu zittern und zu taumeln anfing. Sobald er aus dem Tempel trat und eben an dem Altar vorbeigehen wollte, sank er nieder und gab mit einem Seufzer seinen Geist auf.

Die gleiche Zeit sah auch den Tod des großen Denkers Aristoteles. Nicht wenige Meinungen bestehen über die Ursache desselben. Nach dem im Jahre 323 v. Chr. eingetretenen Tod Alexanders verfolgten die Athener jeden, der mit ihm oder mit der mazedonischen Partei in Beziehung gestanden hatte. Aristoteles wurde, wie Sokrates, wegen Gottlosigkeit von dem Cerespriester Eurymedon angeklagt. Er floh, da seine Verurteilung sicher schien, im Jahre 322 nach Chalcis in Euböa. Der Areopag hatte ihn unterdes zum Tod verurteilt. Er überlebte seine Flucht nicht lange. Im gleichen Jahr starb er: nach den einen an einem chronischen Magenleiden, nach anderen habe er sich in den Euripus gestürzt – einen engen Kanal, der die Insel Euböa vom griechischen Festland trennt –, weil er Flut und Ebbe, die dort sichtbar wurden, sich nicht zu erklären vermochte, oder er sei aus Kummer darüber, daß er die Ursache des Phänomens nicht habe finden können, gestorben, und noch andere gaben an, daß er Selbstmord durch Akonit begangen habe, nachdem er eine Hymne auf Hermias geschrieben, die den Haß seiner Mitbürger erregt habe. Es wäre der freiwillige Gifttod auch insofern nicht ganz unwahrscheinlich, als man annehmen könnte, daß seine Leiden ihm Schmerzen und Lebensüberdruß geschaffen haben, deren er, obschon erst 63 Jahre alt, auf diesem Weg schnell ledig geworden sei. Vielleicht war es wirklich Akonit, das er genommen hat und dessen Eigenschaften er sehr wohl gekannt haben wird. In einigen aus sehr alter Zeit stammenden, die Anklage und den Tod behandelnden Strophen wird sogar in einem Wortspiel darauf noch besonders hingewiesen: »Eurymedon zeigte den Aristoteles wegen Gottlosigkeit an. Dieser trank Akonit und entging so dem Prozeß. Mühelos wurde so die falsche Anklage besiegt.« (Diogenes Laertius) Die freiwillige Beendigung des Lebens wird dadurch besonders glaubwürdig, weil unter seiner aufgefundenen Statue ein Epigramm gefunden worden ist, welches ihn preist, daß er sich dem Übermut der Gegner entzogen und einen Tod gewählt habe wie wenige der göttergleichen Alten.

Solange es Menschen gibt, haben sie über des Glückes Unsicherheit gedacht und geschrieben. Und wer hätte je mehr Glückswechsel erlebt als Hannibal, der Schrecken und Bändiger Roms, der unermüdliche Kämpfer für seines Vaterlandes Größe und Freiheit? Am Hof des Königs Prusias von Bithynien, in Lybissa, dem heutigen Ghebisseh, setzte er seinem Mißgeschick im Jahre 183 v. Chr. selbst ein Ende. Unter schurkischer Verletzung des im Altertum so hoch und heilig gehaltenen Gastrechts wollte der kleine asiatische Despot den von den Römern glühend gehaßten Feldherrn an den Gesandten Quintus Flaminius ausliefern. Als Hannibal, der an seinem Haus sieben Ausgänge hatte machen lassen, darunter einige ganz geheime, um im Notfall der Gefangenschaft entgehen zu können, sah, daß auch diese Rettungswege verraten waren, nahm er Gift, das er sich schon lange vorher hatte bereiten lassen, um, wie er sagte, das römische Volk von einer so langen Beunruhigung zu befreien, da es den natürlichen Tod eines Greises abzuwarten nicht die Geduld habe. Unter dem Stein seines Ringes soll er das erlösende Gift getragen haben. Daß er gerade durch den Inhalt eines Ringes zugrunde ging, wurde als Vergeltung dafür angesehen, daß er nach der Schlacht bei Cannae allen römischen

Rittern die Ringe abziehen ließ, die er nach Karthago schickte. Nach einem anderen Bericht, der aber ein geringeres Maß von Wahrscheinlichkeit hat, ist Hannibal nicht freiwillig durch Gift gestorben.

Den politischen Selbstmord durch Gift vollbrachten einstens in verzweifelter Lage, in das Mißgeschick Hannibals verstrickt, eine große Zahl von Männern Capuas. Nichts hatte die Römer davon abhalten können, die Belagerung von Capua im Jahre 211 aufzugeben. Hannibal war, nachdem er das Belagerungsheer vergeblich angegriffen hatte, geradewegs auf Rom vorgerückt, um auf diese Weise die Römer zum Abzug zu nötigen. Aber selbst das »Hannibal ante portas« veranlaßte nicht den Abzug des Belagerungsheeres. Capua mußte sich ergeben. Vorher aber vereinigten sich mit dem Haupt der Stadt, dem Vibius Virius, 27 Senatoren zu einem Festmahl. Sie aßen viel und tranken bis zur Trunkenheit, und nachdem sie so die Furcht und das Vorgefühl des Todes eingeschläfert hatten, nahmen sie insgesamt Gift, um nicht den Römern in die Hände zu fallen. Die einen blieben noch bei Virius, um später mit ihm zusammen verbrannt zu werden, die anderen kehrten in ihre Häuser zurück. Sie starben alle entweder noch in der Nacht oder am nächsten Tag – alle bevor den Römern das Jupitertor Capuas geöffnet wurde. Das Gift kann mithin nicht besonders schnell und stark in seiner Wirkung gewesen sein. Livius, der von dem Vorgang Be-

Auch temperamentvolle Frauen griffen freiwillig zum Giftbecher, wenn das Leben ihnen nicht mehr Macht und Glanz bot. Nachdem Demetrius Polyorketes, der König von Mazedonien, um 300 v. Chr. sein Reich an Pyrrhus verloren hatte, nahm seine Gemahlin Phila, die Tochter des Antipater, »aus Abscheu über ihr Geschick, das sich im Unglück immer beständiger zeigte als im Glück, eine tödliche Menge Gift«. So erzählt Plutarch. Vielleicht war für diesen Gifttod noch bestimmender als der Glückswechsel, daß Demetrius neben ihr noch die Eurydice aus der Familie des Miltiades heiratete.

richt gibt, macht für die Langsamkeit der Wirkung den Zustand der Trunkenheit verantwortlich, in dem die Senatoren waren. Meiner Ansicht nach wurde nicht etwa Opium, sondern Schierling genommen. Auf diesen Stoff würde besonders die Inkubation zwischen Einnehmen und Wirken des Giftes passen.

Aufgezwungene Selbstmorde durch Gift aus politischem Unglück weist das Altertum mehr noch auf. Einer der interessantesten wegen der Art des verwendeten Giftes ereignete sich im letzten Jahrhundert vor der jetzigen Zeitrechnung. Als Marius im Jahre 86 v. Chr. alle nicht geflüchteten Optimaten beseitigen ließ, verschonte er auch nicht den Lutatius Catulus, seinen früheren Amtsgenossen und Teilnehmer seines Triumphes über die Kimbern. Auf die Fürbitte für ihn erwiderte Marius kein Wort mehr als: »Er muß sterben.« Catulus schloß sich daraufhin in ein Zimmer ein und erstickte sich im Dampf glühender Kohlen. So gut war damals schon die Wirkung des Kohlenoxyds bekannt.

Es scheint gar nicht so ungewöhnlich gewesen zu sein, daß wer z. B. als Truppenführer unter Bedingungen lebte, die in sich die Möglichkeit eines jähen Schicksalswechsels trugen, für den schlimmsten Fall sich klüglich mit Gift versah und schließlich dadurch vielleicht einen besseren Tod gewann als derjenige, der heute für den gleichen Zweck sich des bereit gehaltenen Revolvers bedient. In der Gegenwehr des Mithridates gegen den ihn im Jahre 71 v. Chr. bedrängenden Lucullus hatte jener noch Lampsacus, wohin der Rest seines Heeres sich geflüchtet hatte und von Lucullus belagert wurde, Schiffe geschickt. Diese führten, was sie konnten, an Menschen fort. Schnell ließ Lucullus aus Asien Schiffe zusammenbringen und Jagd auf des Mithridates Flotte machen. Bei Lemnus fand er die drei Feldherren des Königs: Varius, Alexander und Dyonisius, und zwar an einer kleinen, einsamen Insel Chryse. Lucullus ließ Truppen auf ihr landen, so daß es ihm dadurch ermöglicht wurde, den Angriff vom Land und der See aus vorzunehmen. Man wurde der Truppen Herr, metzelte sie nieder und fand auch die drei Feldherren in einer Höhle versteckt. Der eine von ihnen, Dionysius, trank das Gift, das er bei sich hatte, und starb sofort.

Von dem Selbstmord eines Fürsten, der gleichfalls nicht römischer Untertan sein wollte, berichtet Caesar. Der König der im belgischen Gallien zwischen Lüttich und Aachen seßhaften Eburonen, Catuvolcus, nahm sich im Jahre 53 v. Chr. durch *Taxus* das Leben. Er hatte an der Erhebung des Ambiorix, der gleichfalls über Eburonen herrschte, gegen die Römer teilgenommen. Aber angesichts seiner Altersschwäche und aus Stolz vor

Caesar zu fliehen, endete er sein Leben freiwillig durch Gift. Wiederholt spielte die Eibe in alter Zeit als Gift eine Rolle. Von ihr schrieb im zweiten Jahrhundert vor unserer Zeitrechnung Nikander: »Pflücke nicht die giftige Eibe, die der Tanne ähnlich ist und auf dem Öta wächst, denn sie bringt dir einen tränenreichen Tod. Das Gift derselben schnürt den Schlund und den engen Weg durch die Kehle zu.« Die Eibe, *Taxus baccata,* wirkt in der Tat durch ihr Alkaloid Taxin Erstickung erzeugend. Blätter und Beeren haben nicht so gar selten zu Vergiftungen gedient. Außer Erbrechen, Magenschmerzen, Koliken, Pupillenstarre, Ohnmacht, Koma, Herzstörungen und Kollaps stellen sich Atemlähmung und Krämpfe ein, die schon in einer bis anderthalb Stunden oder später zum Tod führen.

Massenselbstmorde sind in den Römerkriegen seitens der Besiegten wiederholt vorgekommen. Diese wollten weder den schlimmen Tod durch die brutalen Römer, noch in deren Knechtschaft gelangen. Im Jahr 153 v. Chr. wurde der Krieg gegen Spanien begonnen. Widerstand leistete vor allem die Stadt Numantia, unweit Soria am oberen Duero. Wiederholt wurden römische Generale dort blutig abgewiesen. Schließlich gelang es Publius Cornelius Scipio Aemilianus, die Stadt, die weder Mauern noch Türme hatte, durch eine 15monatige Einschließung auszuhungern. Als die Stadt schließlich in die Hände des Siegers gefallen war, »fand man keinen einzigen numantinischen Mann mehr vor, der im Triumph hätte aufgeführt werden können. Die Anführer hatten die Numantiner mit dem Schwert, sich selbst mit Gift und ihre Vaterstadt mit Feuer vernichtet.« (Florus)

Die römische Kaiserzeit ist reich an Beispielen von Selbstmorden bekannter historischer Menschen durch Gift. So trieb der Verlust der Macht an einen verhaßten Gegner Kleopatra zum Gifttod. Die allgemeine geschichtliche Annahme über die Art, wie er zustande kam, deckt sich mit der folgenden Bemerkung: »Kleopatra setzte sich eine Aspis an und wurde durch das Gift derselben getötet.« Es besteht indes auch noch eine andere, interessantere Version neben dieser. Dio Cassius berichtet sie: »Zuverlässig läßt sich die Art ihres Todes nicht angeben. Man fand nur an ihren Armen ganz feine Stiche. Einige sagen, sie habe sich eine Natter, entweder in einer Urne oder unter Blumen verborgen, bringen lassen und an den Arm gesetzt, andere, sie habe die Schmucknadel, mit der sie ihr Haar aufzustecken pflegte, mit einer Art von Gift bestrichen, das zwar sonst dem Körper unschädlich gewesen, aber, sobald es nur im geringsten mit dem Blut in Berührung gekommen wäre, einen schnellen und schmerzlosen Tod veranlaßt hätte. Diese Nadel habe sie im Haar getragen, jetzt aber, nach einer gemachten Wunde, sich bis zum Bluten in den Arm gestochen.« Selbst diese zweite Version läßt die Annahme des Todes der Kleopatra durch Schlangengift, das nur von einer Wunde aus wirken kann, zu. Ein ziemlich großes Maß von Wahrscheinlichkeit spricht dafür, daß die Königin es auf die Nadel und sich in die durch die Nadel geschaffenen Wunden gebracht habe. Die Nadel, womit der ganze Haarbau zusammengehalten wurde, hieß in Rom Acus discriminalis, Nestnadel. Sie war zuweilen hohl und diente dann als Behältnis für Gift, die letzte Zuflucht in der Verzweiflung. Sie starb, so berichtet Dio Cassius weiter, nebst ihren beiden Kammerfrauen; der Eunuch hatte, sogleich bei seiner Gefangennahme mit der Königin, sich selbst von Schlangen stechen lassen, und war, sobald er die Wirkung eintreten fühlte, in das für ihn schon vorbereitete Grab gesprungen. Augustus, der Kleopatra gar zu gern für seinen Triumph aufbewahrt hätte, ließ durch Psyllen, die das Schlangengift auszusaugen verstanden und als gefeit dagegen angesehen wurden, Versuche machen, um aus der Königin das Gift zu entfernen. Erst als deren Arbeit erfolglos geblieben war, ließ er sie und ihren Geliebten Antonius in einem gemeinschaftlichen Begräbnis beisetzen und das Grabmal vollenden, welches sie sich zu errichten angefangen hatten.

Bekannt ist es auch, wie Nero den ihm nahestehenden Philosophen Seneca zum Selbstmord verurteilte. Man öffnete ihm zuerst eine Ader, ohne daß der Blutverlust ihn zu töten vermochte. Dann bat er den Arzt Statius Annaeus, seinen Freund, »ihm Gift zu geben, das er sich vor längerer Zeit besorgt habe, das gleiche, das man in Athen Verbrecher nehmen ließe, also Schierling. Er verschluckte es. Aber seine schon kalten Glieder konnten die Wirkung des Giftes sich nicht entwickeln lassen.« Die verzögerte Resorption unter diesen Verhältnissen ist durchaus verständlich.

Selbst ein so machtvoller, die Welt zeitweilig als unumschränkter Monarch beherrschender und seinen Willen ihr auferlegender, kluger und weitsichtiger Mann wie Diokletian, der vom Glück so überaus reich begünstigt war, sah die Zeit kommen, wo der Überdruß am Leben ihn erfaßte. Er verließ die Überfülle seiner Macht und zog sich in seine Heimat Dalmatien zurück, wo er nach achtjähriger Ruhe in Salona, seinem Geburtsort, im Jahre 313 starb. Wie? Darüber gehen die Ansichten auseinander. Eutrop endet seinen geschichtlichen Bericht über ihn nur mit den Worten, daß ihm, der als Privatmann gestorben, zuteil geworden wäre, was nie vor ihm ein Sterblicher erlangt habe, nämlich göttlich verehrt zu werden. Daß er seinem Leben durch Gift eine Grenze gesetzt habe, berichtet Sextus Aurelius Victor, der in der Mitte des vierten Jahrhunderts lebte und zeitweilig Statthalter von Pannonien unter Kaiser Julian war: »Diokletian starb, wie bekannt, eines freiwilligen Todes aus Furcht. Denn als Constantin und Licinius ihn zur Feier ihrer Vermählung eingeladen hatten, so entschuldigte er sich damit, daß ihn sein Alter verhindere, ihr beizuwohnen. Als darauf eine drohende Antwort erfolgte, worin man ihm vorwarf, daß er den Maxentius begünstigt habe und den Maximin jetzt noch begünstige, so nahm er, wie man sagt, Gift, um einem schimpflichen Tod auszuweichen.«

Mag dieser Bericht der Wahrheit entsprechen oder nicht – sicher scheint mir zu sein, daß ein Diokletian nicht aus Furcht sich das Leben genommen hat. Hat er sich vergiftet, so konnte auch nur der Überdruß am Leben und nicht eine so kleinliche Ursache der Beweggrund gewesen sein.

Eine besondere Gruppe von Selbstmördern stellen die Prasser dar, die ihr Vermögen durchgebracht und deswegen zuletzt zum Giftbecher griffen. Die alte Geschichte hat auch die Namen mancher solcher aufbewahrt. Welch langes, unübersehbares Register würde es geworden sein, wenn alle, die es taten, aufgezeichnet worden wären! Wieviel würde allein unsere Zeit dazu beigetragen haben! In Griechenland und Rom sind hauptsächlich Schierling und Akonit zur Selbsttötung verwendet worden. Es ist sicher, daß manche diesfällige Angabe über Akonit sich auf *Conium maculatutum*, seltener umgekehrt bezieht.

Von Verschwendern, die auf die bezeichnete Art endeten, gibt Aelian Kunde: »Den Perikles, den Kallias und Nikia stürzte ihre ausschweifende und wollüstige Lebensart in Armut. Da sie nun kein Geld mehr hatten, so tranken sie einander bei dem letzten Gelage den Giftbecher mit Schierling zu und gingen so vom Schmaus aus dieser Welt.«

Einen weiteren derartigen Fall teilt Seneca mit: Apicius, ein bekannter Feinschmecker aus der Zeit des Tiberius, »trat als Lehrer der Kochkunst auf und steckte mit seiner Wissenschaft die Römer an. Es lohnt der Mühe, sein Ende kennen zu lernen. Nachdem er 100 Millionen Sesterzien auf seine Küche verwendet hatte, nachdem er so viele Geschenke an hervorragende Leute und eine so ungeheure Summe, wie sie etwa das Kapitol zu seiner jährlichen Instandhaltung erforderte, für jedes einzelne Gelage verschwendet hatte, übersah er, von Schulden erdrückt, notgedrungen zum ersten Male seinen Vermögensbestand, und da er herausrechnete, daß ihm nur 10 Millionen Sesterzien übriggeblieben waren, so endete er – gleichsam um nicht Hunger zu leiden – sein Leben selbst durch Gift.«

Zweites Kapitel

Lebensflucht wegen körperlicher Leiden, Lebensüberdruß und Altersbeschwerden. Erlaubnis zur freiwilligen Lebensbegrenzung. Lieferung von Gift durch den Staat

Der Lebensüberdruß durch körperliche Leiden und das Alter hat in Giften schon in sehr alter Zeit oft seinen Helfer gefunden. Charakteristisch für die wahrscheinlich sehr große Zahl der Opfer, die zu Selbstmorden allein das Opium gefordert haben muß, ist, daß Plinius etwa um das Jahr 50 schreiben konnte: »Opium erregt nicht allein Schlaf, sondern kann, in größeren Mengen genommen, selbst den Tod nach sich ziehen. So wissen wir, um nur ein Beispiel anzuführen, daß der Vater des Konsulars Licinius Caecina zu Bavilis in Spanien aus Lebensüberdruß infolge einer bösen Krankheit sich damit das Leben genommen hat.«

Der körperliche Schmerz ist in aller Zeit Sieger über den Lebenswillen gewesen. Plinius zählt sogar die Leiden auf, die dies bewerkstelligen: »Unsere Vorfahren haben sich dahin ausgesprochen, daß die schmerzlichsten Qualen verursachen: die Harnbeschwerden beim Blasenstein, die Magenübel und die Kopfschmerzen, denn um fast keiner anderen willen sei man zum Selbstmord verleitet worden.« Wegen heftiger Magenschmerzen tötete sich, so sagt ein alter Bericht, Cajus Proculejus, der Freund des Augustus, durch Verschlucken von Gips. Wenn nicht Ätzkalk darunter verstanden sein soll, der dem Mann den Magen verbrannt und Höllenqualen verursacht haben würde, so bliebe nur die Annahme übrig, daß er ein anderes Gift unter der Bezeichnung des ganz harmlosen Gipses genommen oder daß er an einem runden Magengeschwür gelitten und durch Einbringen dieser gewiß nicht feinpulverigen Masse die Veranlassung zu einem tödlichen Durchbruch in die Bauchhöhle gegeben hat.

Nicht immer war es denen, die Gift für Körperqualen verlangten, vergönnt, die unter Umständen leichte Art des Gifttodes zu erlangen. Der Kaiser Hadrian, der um das Jahr 137 die ersten Symptome der Wassersucht bekam und sie »durch magische Künste« vertreiben zu können hoffte, wurde durch sein Leiden zu Exzessen der Grausamkeit getrieben. Unter anderem ließ er seine Frau Sabina vergiften und seinen 90jährigen Schwager Servianus sowie seinen 18jährigen Enkel Dion töten. Viele andere wurden öffentlich oder heimlich getötet, nicht ohne daß der Verdacht laut geworden wäre, sie hätten Gift von ihm bekommen. Der Augenblick aber kam, wo in Erfüllung ging, was öffentlich Servianus von den Göttern erfleht hatte, daß Hadrian sich den Tod wünschen sollte. Er verlangte nach Gift, das keiner ihm zu reichen wagte. Er verlangte es von seinem Arzt, der aber, um solches ihm nicht reichen zu müssen, sich selbst das Leben nahm. Auch der Gladiator, dem er befahl, ihm einen Dolch ins Herz zu jagen, weigerte sich und entfloh. So mußte er unter Qualen an seinem Leiden zugrunde gehen.

Was Hadrian selbst nicht gelang, schmerzlos und vor allem schnell zu enden, das ermöglichte er dem Philosophen Euphrates. Er gestattete ihm wegen seiner Altersgebrechen, den Schierlingsbecher zu leeren.

Es ist nicht klar, wie dies »Gestatten« aufzufassen ist. Der Selbstmord durch Gift war, soweit ich dies habe verfolgen können, nicht verboten und konnte auch wohl nicht verboten worden sein, weil beim Gelingen kein Strafobjekt mehr vorhanden war. Es kann sich deswegen nur um den Bezug des Giftes gehandelt haben. Wäre der Staat Lieferant desselben oder der Rohmaterialien gewesen, so nimmt es wunder, daß Näheres und Sicheres über die sich dabei aufdrängenden Fragen in alten Berichten nicht zu finden ist. War es eine Privatperson, die den Schierling offiziell suchte und verkaufte, so war damit eine Quelle geschaffen, aus der manches Verbrechen fließen konnte, die aber auch nicht zu versagen brauchte, wenn ein Lebensmüder nicht erst um die Erlaubnis der Giftdosis »einkommen« wollte. Die Frage, auf die ich bald noch einmal zurückkommen werde, ist in früheren Jahrhunderten Gegenstand der Kontroverse gewesen.

Nur einen einzigen, ausdrücklichen Hinweis auf eine obrigkeitliche Ausgabestelle von Gift kenne ich. In Massilia, dem heutigen Marseille, einer ionischen Kolonie, die nach ionischen Gesetzen lebte und im Altertum wegen ihrer guten Verwaltung hoch in Ehren stand, wurde, so heißt es in dem alten Bericht, Schierlingsgift staatlich aufbewahrt. Derjenige konnte es von den Timouchen, einem Rat von 600 der vornehmsten Männer, erhalten, der ihnen darlegte, warum der Tod ihm willkommen sei. Nach reiflicher Überlegung, die zur Grundlage hatte, einen Menschen nicht leichtfertig das Leben wegwerfen zu lassen, ihm aber, wenn er gute Gründe hatte, den Weg zum Sterben zu ebnen, versagten oder erlaubten sie den Giftbecher. Es war dies, wie schon im Altertum betont wurde, keine gallische Sitte, sondern eine von Griechenland übernommene. Zweifel, die an der Wahrheit des Berichteten laut geworden sind und die man dadurch begründen zu können glaubte, daß nur ein einziger alter Schriftsteller darüber sich vernehmen läßt, verlieren durch das Folgende ihre Berechtigung.

Auf der Insel Cea im Ägäischen Meere nämlich bestand nach den glaubwürdigsten Bekundern sehr verschiedener Zeiten, worunter sich sogar ein Augenzeuge Valerius Maximus befindet, nicht das Gesetz, sondern die Sitte, daß sehr alte Leute beiderlei Geschlechts, die, für die Tätigkeit und für das Genießen des Lebens unfähig geworden, nur seine Last empfanden, sich selbst durch Gift töteten. Nach Aelian, der im dritten Jahrhundert n. Chr. schrieb, hätten solche Alten, denen ihre Körper- und Geisteskräfte nicht mehr gestatteten, dem Gemeinwesen nützlich zu sein, sich einander, wie zu einem Gastmahl oder zu einem festlichen Opfer eingeladen und bei dieser Zusammenkunft, bekränzt, den Schierlingsbecher geleert. Der Schierling fand sich nicht nur auf dieser Insel vor, sondern war sogar mit besonders starker Wirkung versehen und dem von Kreta, Attika, Megara und Kilikien gleichzustellen.

Nach der ältesten Nachricht über diese Sitte sollen ganz besonders Frauen sich durch Gift ein vorzeitiges Ende auf jener gesundheitlich sehr gerühmten, fruchtbaren, die Menschen ein hohes Alter erreichen lassenden Insel verschafft haben. Die einen sollten dies, wie der zu Beginn des vierten Jahrhunderts vor unserer Zeitrechnung lebende Philosoph und Historiker Heraklides angibt, durch Mohn, die anderen durch Schierling erreicht haben. Die Mohngebraucher waren jedenfalls besser daran als die Schierlingstrinker.

Diese Sitte soll eingeführt worden sein, damit für die jüngeren Leute der Insel der Unterhalt ausreiche. Diese Annahme wird wohl auf einem Mißverständnis beruhen, das in einem alten Bericht seine Quelle hat. Als nämlich einst die Insulaner von den Athenern belagert wurden, beschloß man wegen der Schwierigkeit der Ernährung, alle mehr als 60jährigen durch Schierling zu töten. Als die Athener dies erfuhren, gaben sie die Belagerung auf.

Die Methode der Giftbereitung für Urteilsvollstreckung und Selbstmord scheint nicht überall und immer die gleiche gewesen zu sein. Eine Besonderheit darin sollen die Einwohner von Cea gehabt haben; denn Theophrast, der Schüler von Plato und Aristoteles, berichtet ungefähr aus dem Jahre 371 v. Chr., daß jene Inselbewohner »sich sonst des Schierlings nicht auf diese Weise bedienten, wie es jetzt geschähe. Früher hätten sie ihn gequetscht, wie es auch andere taten. Aber jetzt quetsche ihn niemand mehr, sondern, nachdem man die Schale [vom Samen] abgezogen, stießen sie ihn in einem Mörser, siebten die Masse fein durch, kneteten sie mit Wasser [?] und gäben das letztere ein, wodurch ein leichter und schneller Tod bewirkt werden soll.«

Ein Augenzeuge einer solchen, vor geladenen Gästen vorgenommenen Selbstvergiftung, Valerius Maximus, war mit Sextus Pompejus nach Julis, einer Stadt auf Cea, gekommen und hörte, daß eine sehr vornehme und betagte Frau durch Gift zu sterben wünschte, nachdem sie die Gründe hierfür öffentlich dargelegt hatte. Sie ließ den Pompejus bitten, dabei anwesend zu sein. Er willfahrte ihrer Bitte, versuchte sie aber von ihrem Vorhaben abzubringen. Als ihm dies nicht gelang, ließ er sie ihren Willen betätigen. Sie lag in einem schönen, mit Zierat versehenen Bett, dankte dem Pompejus dafür, ein Zuschauer ihres Todes sein zu wollen, besprach mit ihren Töchtern noch das Letzte, ließ sich das Gefäß mit Gift geben und leerte es. Dann bat sie die Töchter, ihr die Augen zuzudrücken, und verschied.«

Es muß dahingestellt bleiben, ob, wie an den genannten Orten so auch in Athen in späterer Zeit die Selbstvergiftung durch Schierling staatlich gebilligt werden mußte. Hierfür würden Stellen aus den Deklamationen des um das Jahr 400 gestorbenen Sophisten Libanius sprechen, die im wesentlichen alle das gleiche widerspiegeln, nämlich die gesetzmäßige Forderung, vom Senat Gift zu erhalten, falls das Leben dem Fordernden nichts mehr wert und der Tod ihm vorzuziehen sei. »Der bitteres Weh Tragende erzählte es dem Senat, dieser wird ihm das Gift bewilligen und alles Schlimme wird mit dem Tod schwinden. Nach dem Gesetz – so spricht ein Lebensüberdrüssiger – trete ich an euch, ihr Ratsherren für die Bewilligung heran.« Die verschiedensten Ursachen für den Lebensüberdruß läßt Libanius für die Forderung des Schierlingstranks hervortreten: den Neid, einen anderen vom Glück begünstigt zu sehen, die Habgier, von einem gefundenen Schatz der Stadt einen Teil abgeben zu sollen, den Widerwillen, mit einer geschwätzigen Frau zusammenleben zu müssen usw. Bald ist es eine einfache, bescheidene, auch durch Anrufen der Götter unterstützte Bitte um Gift: »Beim Zeus! helft mir, gebt mir Gift«, bald aber auch die peremptorische Forderung auf Erfüllung eines gesetzmäßigen Rechts: »Ich bitte euch nicht um Land, nicht um Geld, nicht um Getreide, auch euer Wohlwollen suche ich nicht zu erlangen: Ein Gift fordere ich, Schierling will ich haben, sterben will ich.« So fordert Demosthenes unter Berufung auf das Gesetz Gift, als nach der Schlacht von Chaironeia im Jahre 338 v. Chr. Philipp von Mazedonien ihn von den Atheniensern ausgeliefert haben wollte: »Ich wünsche, ihr Männer von Athen, von euch Schierling zu erhalten ... Noch hat Philipp nicht das Gesetz aufgehoben, daß derjenige, der nicht mehr leben will, sterben dürfe.«

Auch weithin nach dem westlichen Europa war die Sitte der freiwilligen Lebensbegrenzung durch Gift gedrungen – merkwürdigerweise gleichfalls durch eine Pflanze aus der Familie der Doldengewächse. »Iberische Sitte ist es auch, für unvorhergesehene, widrige Zufälle Gift bei sich zu haben, das aus einer petersilienartigen Pflanze bereitet wird und keine Schmerzen macht.« (Strabo) Hier kann kaum anderes gemeint sein als Schierling, der ein Doldenblütler ist und der heute am häufigsten dadurch zu Vergiftungen Anlaß gibt, daß seine Wurzeln mit denen von Petersilie oder nahestehender ungiftiger Pflanzen verwechselt werden. Man könnte freilich auch an *Oenanthe crocata*, die Rebendolde, denken, deren Giftigkeit größer ist als die vom Schierling, die aber seltener zu finden ist. Eine sichere Entscheidung läßt sich nicht treffen.

Nach der Christianisierung Europas blieben, wie nicht anders zu erwarten war, die Beweggründe für den Selbstmord durch Gift die gleichen wie vorher. Warum sollten sie sich auch geändert haben, da sie ja zum Menschenleben so gehören wie die Gründe zum Weiterleben! Giftgesetze haben nie die Erlangung von Giften gehindert und Strafandrohungen nicht vom Selbstvergiften abgehalten. Am wenigsten Eindruck machte wohl die posthume Bestrafung durch die Kirche, wie sie in einer Bestimmung aus dem achten Jahrhundert zu finden ist: »Wer sich durch Eisen oder Gift tötet, dessen wird in der Kirche nicht gedacht und ohne Psalmgesang wird er bestattet.«

Von den sehr vielen Millionen unbekannter Menschen, die sich in den weiteren anderthalb Jahrtausenden und zumal in den letzten hundert Jahren tödlich vergiftet haben, schweigt meistens die Geschichte. Aber der unübersehbare Zug des Gifttods birgt auch manchen bekannten Mann unserer Tage, dem Leiden, Wirren und Wechselfälle des Lebens Gift in die Hand gedrückt haben – den stillen Befreier von allen Nöten. Es gibt Verhältnisse, in denen eine solche Lebensflucht nicht als Feigheit, sondern als Mut aufzufassen ist. Wie oft haben z. B. Mädchen und Frauen den freiwilligen Gifttod der Entehrung vorgezogen! Lucrezia Chigi, die Tochter des berühmten Bankiers, eine verheiratete Frau, erschien dem Raffael Petrucci, den Papst Leo X. vom Kastellan der Engelsburg zum Verwalter von Siena gemacht hatte, wegen ihrer Schönheit begehrenswert. Er ließ ihren Mann, unter dem Vorwand, Umtriebe gegen die Republik genährt zu haben, einkerkern, sie selbst aber in sein Haus holen. Als die Häscher zu ihr kamen, bat sie dieselben, etwas zu verweilen, da sie sich umziehen wolle, ging in ihr Schlafzimmer und vergiftete sich. Als das Warten den Häschern zu lang wurde, öffneten sie die Tür und fanden Lucrezia mit dem Tod ringend. Sie genas aber wieder. Kein Gesetz hat diesem Tun der Erdenflucht eine Fessel anzulegen vermocht, weder die Konfiskation des Vermögens des Verstorbenen, die in Frankreich schon im Jahr 1270 ausgesprochen wurde, noch die Schändung der Leiche, noch die Intoleranz der Kirche, die durch alle Jahrhunderte hindurch der Leiche das zeremonielle Begräbnis versagte, noch schließlich die schweren Nachteile, die die Hinterbliebenen in gesellschaftlicher und vermögensrechtlicher Beziehung zu ertragen hatten. Zumal in Zeiten großer politischer, religiöser oder ökonomischer Umwälzungen wuchs stets die Zahl der Selbstmorde auffällig, wie dies auch unsere Zeit in furchtbarer Weise hervortreten läßt.

Was z. B. in Frankreich gegen das Ende des 18. Jahrhunderts vor sich ging, schuf zeitweilig aus durchaus begreifbaren Gründen ein besonders starkes Anschwellen der Selbstmordstatistik. Darunter finden sich auch Selbstvergiftungen mancher politisch und wissenschaftlich hervorgetretener Persönlichkeiten.

Auch Jean-Jacques Rousseau soll seinem so ereignisreichen, für die denkende Menschheit fruchtbringenden Leben freiwillig ein Ende bereitet habe. Behauptung und leidenschaftliche Ableugnung stehen sich hier schroff gegenüber.

Rousseau hatte endlich nach vielem Umherirren in Ermenonville als Gast des Herrn von Girardin ein sicheres Asyl gefunden. Er stand nach der Schilderung seiner Frau am 2. Juli 1778 nicht ganz wohl auf, wollte nicht frühstücken, vielleicht weil er sich tags zuvor bei einem Essen in der Familie Girardins den Magen verdorben hatte. Um einige Anordnungen zu erledigen, war die Frau aus dem Zimmer gegangen, und als sie gegen 10 Uhr wieder zu ihm zurückkehrte, hörte sie schon auf der Treppe klagendes Schreien ihres Mannes. Sie fand ihn auf dem Boden liegend. Er wollte keine fremde Hilfe. Sie brachte ihn mit Mühe auf sein Bett. Sie gab ihm ein Klistier, wonach er ohne Hilfe auf den Abtritt ging. Sie folgte ihm dorthin. In dem Augenblick, wo sie glaubte, daß er nun Erleichterung gefunden habe, fiel er mit dem Gesicht so stark auf den Boden, daß er sie mit umwarf. Aus einer Stirnwunde floß ihm so viel Blut, daß auch sie davon mit Blut bespritzt wurde. Er starb wortlos.

Dieser Darstellung ist widersprochen worden. Statt ihrer nahm man an, was alsbald sich verbreitet und die Witwe ausdrücklich in Abrede gestellt hatte, daß Rousseau in seinem Morgenkaffee giftige, selbst gesammelte Kräuter aufgegossen habe, und als die tödliche Wirkung nicht schnell genug eingetreten wäre, sich durch einen Schuß in die Stirn getötet habe. Corancèz, der mit ihm intim befreundet war, und andere vertreten diesen Hergang. Der Bildhauer Houdon, der seinen Kopf abgeformt hat, fand ein so tiefes Loch im Kopf, daß er Schwierigkeiten hatte, es auszufüllen. Man gab als Beweggrund seines Selbstmords seine unglückliche Gemütsverfassung, seine unsicheren äußerlichen Lebensverhältnisse an, dazu vielleicht auch die Überzeugung, daß seine Frau ihn mit einem Diener hintergangen habe.

Die Ärzte, denen die Todesursache festzustellen oblag, erklärten in ihrem Protokoll, daß Rousseau durch eine »seröse Apoplexie« gestorben sei. Diese jeder medizinischen Begründung entbehrende Diagnose verträgt sich in keiner Weise mit der Darstellung, die seine Witwe von seiner Todesart gibt – mag man auch sonst über den Hergang irgendeine Vorstellung sich gebildet haben. Es braucht nicht betont zu werden, daß überdies der Ausschluß einer eventuell stattgefundenen Vergiftung mehr erfordert als eine Leichenbesichtigung, die an sich gar keine Aufklärung liefert.

Lag jedoch keine Apoplexie vor, hatte sich Rousseau, was Frau von Stael als von unterrichtetster Seite ihr zugekommen angibt, am Morgen seines Todestags gesund von seinem Lager erhoben und für mehrere Stunden das Haus verlassen, nachdem er das selbstbereitete Kaffeegetränk zu sich genommen hatte, und waren erst nach seiner Rückkehr schlimme Schmerzen erschienen, gegen die Hilfe zu holen er ablehnte, so würde doch, zumal nach der Schilderung des Ereignisses durch seine Frau, an die Möglichkeit einer primären Vergiftung zu denken sein, obschon eine solche als eine Erfindung seiner Feinde, deren er reichlich besaß, bezeichnet worden ist.

Selbstvergiftungen aus der Revolutionszeit

Reichliche Belege für Selbstvergiftungsabsicht und Vergiftungstat liefert die eigentliche Zeit der französischen Revolution. Manche, die im Besitz von Gift waren, um sich im geeigneten Augenblick zu töten, nahmen schließlich aus dem Gefühl des Trotzes gegenüber den mörderischen Machthabern heraus davon Abstand. Dahin gehört z.B. der Girondist Vergniaud, der als Präsident den Urteilsspruch gegen Ludwig XVI. verkündet hatte. Lange war er im Besitz von Gift, von dem er trotzdem nicht Gebrauch machte, um seine beiden treuen Freunde Ducos und Fonfrède am 30. Juni 1793 auf das Schaffot begleiten zu können.

Auch Madame Roland hatte die feste Absicht, sich das Leben zu nehmen, und wählte hierfür das Opium. Sie unterließ es jedoch, weil ein nahestehender Freund ihr darlegte, um wie viel würdiger es wäre, den ihr bestimmten Tod zu erwarten, als ihn sich selbst zu geben.

Viele der Eingekerkerten hatten sich in den Besitz von Gift gesetzt, und mancher von ihnen, verfolgt und verzweifelnd an Glück und Hoffnung, nahm es. Meistens war es wohl Opium, das zweckmäßigerweise gewählt wurde.

Unerwartet starb Mirabeau in der Vollkraft seiner 42 Jahre. Am 27. März 1791 hatte er noch in der Nationalversammlung gesprochen, am nächsten Tag legte er sich krank hin und starb nach fünf Tagen. Während die einen ihn durch eine Orgie zugrunde gehen ließen, behauptete Marat in seinem »Ami du peuple«, daß er im Auftrag des Hofes vergiftet worden sei. Sein Sekretär Combs sollte gestanden haben, daß er gegen Bezahlung die Vergiftung ausgeführt habe. Dieser Behauptung gab der Selbstmordversuch des Sekretärs eine gewisse Wahrscheinlichkeitsgrundlage. Mirabeau hatte nach ihm geschickt, damit er seine letztwilligen Verfügungen aufschriebe. Man fand die Tür verschlossen und wollte den Sekretär die Worte »Verbrechen und Gift« haben rufen hören. Nach Aufsprengen der Tür fand man ihn blutüberströmt daliegen. Als Grund seines Selbstmords gab er die Trauer über den voraussichtlichen Tod von Mirabeau an. Der von Marat des Giftmordes an dem letzteren beschuldigte Hof gab die Beschuldigung an die revolutionäre Partei zurück.

Condorcet, einer der berühmtesten Mathematiker Frankreichs des 18. Jahrhunderts, genoß zur Zeit der französischen Revolution ein außerordentliches Ansehen auf seinem speziellen und auch auf politisch-literarischem Gebiet, wurde 1791 in die legislative Versammlung und 1792 für den Konvent als Mitglied gewählt. Hier war er, auch durch seine für ihn verfaßten publizistischen Werke, der einflußreichste Mann. Er war es, der, bevor Ludwig XVI. abgeurteilt werden sollte, die Abschaffung der Todesstrafe beantragte. Er wurde in die Verfolgung der Girondisten mit hineingezogen und für außerhalb des Gesetzes stehend erklärt. Er fand bei der Frau Vernet für acht Monate ein Asyl. Als sein Aufenthalt verraten erschien, verließ er das Haus seiner Beschützerin und floh aufs Land. Hier fand er kein Unterkommen. Nachdem er eine Nacht in einem Steinbruch zugebracht hatte, weil einer seiner akademischen Kollegen ihm nicht hatte Obdach geben wollen, forderte er des Morgens, von Hunger gepeinigt, in einer Wirtschaft viel Nahrung. Dies und sein vornehmes Aussehen erregten Verdacht. Man verhaftete ihn und setzte ihn in Bourg-la-Reine ins Gefängnis. Am nächsten Morgen fand man ihn hier tot. Er hatte sich mit einem Gift getötet, das ihm sein berühmter Schwager, der Arzt und Philosoph Cabanis, gegeben hatte und das er in seinem Ring verborgen trug – demselben, zu dem, wie Arago sagte, später Napoleon vor dem Unterschreiben seiner Abdankung in Fontainebleau seine Zuflucht hat nehmen wollen. Wahrscheinlich war es Arsenik.

Kaiser Napoleon

Mit Gedanken, sich durch Gift das Leben zu nehmen, trug sich kein Geringerer als Napoleon. Auf St. Helena diktierte er das Folgende dem Grafen von Montholon, dem für alle Zeit vorbildlichen Mann der Treue: »Seit dem Rückzug aus Rußland trug ich, um den Hals gehängt, Gift in einem seidenen Beutelchen. Ivan hatte es auf meinen Befehl präpariert, in der Furcht, ich könnte von den Kosaken gefangen werden. Warum sollte ich so viel leiden, sagte ich mir, und warum sollte nach meinem Tod die Krone nicht auf meinen Sohn übergehen? Frankreich wäre gerettet worden … Ich zögerte nicht, sprang aus meinem Bett und löste das Gift in wenig Wasser auf. Ich trank es mit einer Art von Glücksempfindung. Die Zeit hatte ihm aber seinen Wert geraubt. Schreckliche Schmerzen preßten mir Stöhnen aus. Man hörte es und brachte Hilfe. Gott wollte nicht, daß ich schon stürbe. St. Helena lag auf meines Geschickes Bahn.« In den Memoiren von Fain, dem Sekretär Napoleons, wird angegeben, daß der Leibarzt Ivan, der ihn seit dem italienischen Feldzug stets begleitet hatte, von ihm mit Ehren überhäuft worden war, ihn aber 1814 in Fontainebleau verließ, das Gift zubereitet hätte. Masson berichtet, daß der Kaiser seit 1808 über seiner Flanellweste, an einem schwarzen Band aufgehängt, eine herzförmige, etwa nußgroße Hülle aus schwarzem Atlas trug, das ein Lederbeutelchen mit Gift barg. Dieses war nach einer Formel von Cabanis bereitet worden. Im Jahre 1812 ersetzte er es durch ein anderes, das ihn 1814 im Stich ließ. Leider erfährt man nichts über den Vergiftungsverlauf und über die Art der Behandlung, woraus man einen Schluß auf die Art des Giftes hätte ziehen können. An Opium ist nicht zu denken, da es keine Schmerzen macht und sich nicht zersetzt, und an das ebenfalls stabile Sublimat nicht, weil auch einem Laien bekannt genug gewesen ist, daß es ein schweres Leiden erzeugt. Eine gewisse Wahrscheinlichkeit spricht für Arsenik, das in zu kleiner Menge genommen worden war. Auffällig bliebe aber, daß nur von Schmerzen berichtet wird.

Es gibt auch manche Beispiele, daß der Selbstmord, aus Furcht vor den Konsequenzen einer schlechten oder verbrecherischen Tat, nicht nur für den Verüber, sondern auch für Unbeteiligte schlimme Folgen gehabt hat. Im Jahre 1847 hatte der Herzog von Choiseul-Praslin seine Gattin tödlich vergiftet. Er wurde deswegen verhaftet und erkrankte unmittelbar danach. Seine Krankheit, die mit choleraartigen Symptomen einherging, wurde zuerst falsch aufgefaßt. Schließlich kam man dahinter, daß er selbst viel Arsenik genommen haben mußte. Die Krankheitserscheinungen hörten nach etwa drei Tagen weitgehend auf, setzten aber dann erneut mit größerer Heftigkeit ein und führten am sechsten Tag zum Tod. Es handelte sich hier um die bekannte remittierende Form der Arsenikvergiftung. Allgemein wurde jedoch angenommen, daß dem Herzog im Gefängnis, nach der erstmalig erfolgten Besserung, absichtlich Gelegenheit zu erneuter Giftaufnahme gegeben worden sei, um ihn, der eine hohe Stellung einnahm, nicht zum Tod verurteilen lassen zu müssen. Diese Beschuldigung, die sich gegen die Regierung König Louis Philipps richtete, hat, obschon die Gutachten den Fall klarlegten, zum Ausbruch der Februar-Revolution mit beigetragen.

Drittes Kapitel

Das Trinken von Stierblut zu angeblichen Selbstvergiftungen und zu Gottesgerichten. Richtigstellung der Blutwirkungen

Genug sonderbare Nachrichten hat uns das Altertum über ein Selbstmordmittel hervorragender Männer geliefert, das völlig frei von Giftwirkungen ist, daher auch niemand töten kann und nie getötet hat, nämlich das Stierblut. Die Anschauung wurzelte tief und unzerstörbar, daß Menschen, die es tränken, alsbald stürben, und es gibt zur Begründung hiervon eine ganze Reihe von Mitteilungen, sogar noch bis in das 17. Jahrhundert hinein, über dadurch angeblich bedingte Todesfälle. Woher dieser Aberglaube stammt, ist nicht feststellbar. Mit ihm im engen Zusammenhang steht jedenfalls der uralte Gebrauch des Blutes als Werterhöhung eines Eidschwures, wenn dieser dazu dienen sollte, zwei Menschen oder Parteien für ein volles Einstehen für einander im Frieden sowie in Not und Gefahr zu verpflichten.

Zwischen diesem Zweck und dem Trinken des Bluts zur Tötung stand sein Gebrauch als Unschuldsprobe, also gewissermaßen als Mittel für ein Gottesurteil. Als Beispiel hierfür kann ein Bericht des Pausanias angeführt werden: »Die Priesterin des Tempels der Gea muß ehelos leben und auch früher nur mit einem Mann Gemeinschaft gehabt haben. Sie wurde geprüft, indem sie Ochsenblut trinken mußte. Sollte eine vielleicht nicht die Wahrheit sagen, so muß sie auf der Stelle dafür büßen.«

Der dritte Verwendungszweck war der freiwillige Tod. Er sollte durch die Besonderheit des Mittels eine besondere Weihe und den Charakter der Sühnung erhalten. Für die Entsühnung wurde schon im Tempeldienst Blut des Opfertiers zeremoniell an die Hörner des Altars getan oder auch an den Hohenpriester. So heißt es in der Bibel: »Und schlachte den Widder und nimm von seinem Blut und tue es an den rechten Ohrknorpel Aharons und an den rechten Ohrknorpel seiner Söhne und an den Daumen ihrer rechten Hand und an die große Zehe ihres rechten Fußes. Und nimm von dem Blut, das auf dem Altar und sprenge es auf Aharon und seine Kleider und auf seine Söhne mit ihm, so ist er heilig und seine Söhne.«

Das Bluttrinken, durch jüdisches Religionsgesetz streng verboten, nicht etwa unter der stillschweigenden Annahme, daß so Gift aufgenommen werde, sondern weil mit dem Blut die Vorstellung des Seelischen, Belebten verbunden wurde, geschah bei Griechen auch unter der materiellen Voraussetzung, daß dadurch der Tod herbeigeführt werden könne. Diese Annahme fand in römischer Zeit ihren prägnanten Ausdruck. Denn Plinius schrieb: »Das frische Stierblut ist unter die Gifte zu rechnen.« Hierfür läßt er freilich eine Ausnahme zu: »In Ägira ist es nicht giftig; denn dort trinkt die weissagende Priesterin der Erde, bevor sie in die Grotte hinabsteigt, Ochsenblut. Solche Macht hat die Sympathie, daß sie sich zuweilen der Religion und dem Ort anpaßt.« Man sieht, daß er, befangen in der überlieferten Meinung von der Giftigkeit des Blutes und außerstande, sich das folgenlose Bluttrinken auf natürlichem Weg durch seine Harmlosigkeit zu erklären, zum Transzendentalismus seine Zuflucht nehmen mußte. Schon im zweiten Jahrhundert v. Chr. hatte Nikander, dessen Anschauungen über Blut Plinius sehr gut kannte, weil er sie teilweise exzerpierte, die angebliche Giftigkeit des frischen Stierbluts geschildert: »Trinkt es jemand unbedacht, so fällt er, nach Luft ringend und von Qualen überwältigt, dumpf zu Boden ... Der Kranke wird von Krämpfen angegriffen und wälzt sich lange auf dem Boden herum, wobei sein Gesicht mit Schaum bedeckt ist.«

Es lagen zu seiner Zeit schon allerlei Nachrichten vor, daß Menschen, die solches Blut getrunken, unter schlimmen Symptomen gestorben seien, so z.B. der König von Phrygien, Midas, der bei dem Einbruch der Kimmerer in sein und die benachbarten Gebiete an ihrer Besiegung verzweifelte. Daß Aufgeklärte nicht recht an diesen Todesgrund glaubten, ersieht man aus Strabo, der ihn nur als Gerücht verzeichnet.

Das berühmteste Opfer einer solchen angeblichen Todesart soll Themistokles gewesen sein. Er war durch den Neid seiner Mitbürger im Jahr 470 v. Chr. des Landes verwiesen worden. Er ging zuerst nach Argos, mußte von dort fliehen und gelangte schließlich nach Susa zum Perserkönig Artaxerxes, dem er seine Dienste anbot. Dieser hatte, wie Diodor berichtet, von neuem Lust, einen Kriegszug gegen Griechenland zu unternehmen, und von Themistokles verlangt, den Oberbefehl zu übernehmen. Er erhielt die Zusage gegen die eidliche Versicherung, ohne den griechischen Feldherrn nichts zu unternehmen. Da ein Stier zum Opfer als Bestätigung dieses Vertrages geschlachtet und der Eid dabei abgelegt worden sei, habe Themistokles aus Reue, oder um seinem Vaterland einen Dienst zu erweisen, einen Becher mit Opferblut getrunken und sei sogleich dadurch gestorben.

Kritischer und einen Einblick in den wirklichen Vorgang gestattend ist das, was Plutarch darüber mitteilt: »Er brachte den Göttern ein Opfer, nahm von seinen dazu eingeladenen Freunden Abschied und trank, wie die meisten sagen, Stierblut, nach einigen aber ein schnell wirkendes Gift in der Stadt Magnesia.« Das, was hier als »schnell wirkendes Gift« übersetzt wurde, kann auch noch eine andere Bedeutung, nämlich »alltägliches oder gewöhnliches Gift« haben. Damit wird sofort der Blick auf den Schierling gelenkt, der ja als ein solches Gift den Griechen wohlbekannt war.

Frisches Blut von gesunden Rindern ist ungiftig und auch das von gesunden Menschen. Es sind die Fälle, die aus späteren Zeiten das Gegenteil beweisen wollen, auf falsche Auffassung des kausalen Zusammenhangs zurückzuführen. So soll ein Student einem anderen 60 g Aderlaßblut eines rothaarigen Menschen, mit Zucker gesüßt, beigebracht haben. Erst nach drei Tagen seien Delirien gekommen, und daran habe sich eine Demenz angeschlossen. Auch jene Frau, die von einer anderen frisch gekochtes und gesalzenes Stierblut aus Rachsucht zum Frühstück gereicht erhielt und nach drei Tagen unter Hervortreten eines stinkenden Uterinflusses starb, ist aus anderer Ursache, wahrscheinlich an einem zerfallenen Krebs zugrunde gegangen. Die Geberin wurde freilich auf das Rad geflochten.

Direkte Versuche mit noch warmem Ochsenblut wurden zum Überfluß an Menschen und Tier angestellt. Ein junger Mann trank davon 1/4 Liter und blieb gesund, ebenso wie ein Hund, dem man davon 60 g beibrachte.

Ob die ekelerregenden Liebestränke aus Menstrualblut, die, wie es scheint, nicht nur früher den Männern von Frauen gegeben wurden, Gesundheitsstörungen nach sich ziehen können, ist dann nicht ganz von der Hand zu weisen, wenn ihnen allerlei anderes an zersetzten albuminoiden Stoffen aus nicht ganz normalen Geschlechtsteilen zugemischt ist. Maimonides berichtete sogar vom Hörensagen, daß »Frauen ihren Männern, um sie zu vergiften, Menstruationsblut in einem Gericht geben. Danach sterben sie in einem oder zwei Tagen, oder sie bekommen einen eitrigen Aussatz mit Abfallen der Glieder.« Im Prinzip ist der vor mehreren Jahrhunderten ausgesprochene Satz wahr: »Bei der gesunden Frau unterscheidet sich das Menstrualblut nicht von einem anderen Blut.«

Das Märchen der giftigen Wirkung von Stierblut wird dadurch beseitigt, wenn man als sehr wahrscheinlich annimmt, es sei ihm, falls es zum Töten getrunken worden ist, ein wirkliches Gift zugemischt worden. Das Blut als Giftträger hat dann jene mystische, führende Rolle nebenbei spielen können. Auf diese Weise brauchte man wirklich vorgekommene Todesfälle nach dem Trinken von mit Gift versehenem Stierblut nicht in Abrede zu stellen und würde verstehen, daß die Uneingeweihten es als ein Gottesurteil ansahen, wenn nach dem Einnehmen des Blutes allein keine Giftwirkung eintrat. Uneingeweiht war stets die große Masse des Volkes in allen Dingen, die sich auf Gifte bezogen.

Die Wissenden töteten andere oder sich selbst in jenen Tagen mit wirklichen, sehr starken Giften, deren Griechen, Römer und Asiaten reichlich kannten. Trotzdem ist es sehr wohl möglich, daß der Aberglaube, der sich selbst bei Männern findet, die für ihre Zeit als aufgeklärt gelten, an dieser Stelle der Vernunft den Platz räumte. So schrieb Maimonides im zwölften Jahrhundert: »Stierblut ist eines der Gifte, die sich sehr leicht verwenden lassen, wenn man es in die Speisen oder in ein Fleischragout tut. Es kann tödlich wirken.«

Zurückzuweisen ist die hier und da geäußerte, gänzlich haltlose Meinung, daß unter der Bezeichnung Stierblut ein aus demselben bereitetes Präparat zu verstehen sei, das Blausäure oder einen Blausäure liefernden Stoff enthalten habe. Eine, wie mir scheint, willkürliche Vermutung ist es auch, daß dem Stierblut, um es giftig zu machen, ein Kantharidenpräparat beigemischt worden oder daß »Stierblut« nur eine Umnennung, ein Geheimname gerade für dieses Gift gewesen sei. Dagegen spricht – abgesehen von der Beweislosigkeit – schon die Langsamkeit der Wirkung dieses Giftes bis zum Tod, der nach dem Bluttrinken schnell eingetreten sein soll. Außerdem braucht man nur einen Blick schon in Dioskorides' Schrift über die Gifte und Gegengifte zu tun, um zu finden, daß er die völlig richtig gezeichnete Vergiftung durch Kanthariden von der angeblich durch Stierblut erzeugten trennt. Die Symptome, die er dem letzteren zuschreibt: »Atemnot und Erstickung durch krampfhaften Verschluß der Weg bei den Mandeln und am Schlund«, sind denkbar weit von denen der Kanthariden verschieden und lassen ohne weiteres erkennen, daß es sich hier um ein starkes zerebrales Gift, vielleicht aus der Familie der Solanaceen gehandelt hat, das man dem Stierblut zumischte.

ACHTES BUCH

Alter und Bedeutung der Arsenverbindungen als Gifte

Erstes Kapitel

Die Kenntnis der Arsenwirkungen bis zum 14. Jahrhundert

Über den zeitweilig bekannten Kreis von landläufigen Giften hinaus erstreckte sich zu allen Zeiten bei gewissen Menschen das Wissen noch auf ein oder das andere ungewöhnliche, abseits liegende. Man braucht nur einen Blick auf das toxische Material zu werfen, das im zweiten Jahrhundert vor der jetzigen Zeitrechnung dem Nikander bekannt war, um zu erkennen, daß dies schon sehr viel beträchtlicher war, als es etwa der allgemeinen Vorstellung hierüber entsprechen würde. Wurden doch von ihm schon Wirkungen von Bleioxyd und Bleiweiß beschrieben! Im Beginn des ersten Jahrhunderts n. Chr. ist die Zahl der der allgemeinen Wissensmöglichkeit zugänglich gemachten Gifte schon um ein Vielfaches der bis dahin beschrieben gewesenen gewachsen. Als fester Bestand erscheinen unter ihnen die bereits mehrere Jahrhunderte zuvor als Gifte gekannten Arsenverbindungen. Ich glaube nicht, daß die erste Kenntnis ihrer Giftwirkung abendländischen Ursprungs ist. Ich halte es im Gegenteil sogar für wahrscheinlich, daß sie aus den Kriegszügen der Griechen im Orient heimgebracht wurde und dann auch nach Rom gelangte.

In der Auffassung der Herkunft der Arsenkenntnis werde ich dadurch bestärkt, daß Aristoteles, der Übermittler auf den Heereszügen Alexanders erlangten Naturwissens, die Giftwirkung des Sandaraks, des orangeroten Arsendisulfids, erwähnt: »Sandarak tötet sowohl Pferde als überhaupt jede Art von Zugvieh. Man tut es in Wasser und seiht es durch.«

Vielleicht deutet dieser letzte Satz sogar auf eine arzneiliche Verwendung bei Tieren hin. Dann würde die tödliche Wirkung, die der erste Satz ausspricht, als Erfahrungsergebnis dieses arzneilichen Gebrauches zwanglos aufgefaßt werden können. Eine solche Annahme wird noch dadurch gestützt, daß eine Handschrift den Tod durch diese Arsenverbindung an eine zu große Dosis knüpft. Jedenfalls geht aus der aristotelischen Bemerkung hervor, daß etwa um das Jahr 340 v. Chr. man den toxischen Charakter des Arsens verhältnismäßig gut kannte. Aber nicht nur das Arsendisulfid, sondern auch das Trisulfid, das Auripigment, unterschied man schon als selbständigen, dem Sandarak nahestehenden Stoff. Denn Theophrast, der Schüler von Aristoteles, führt folgendes an: »In den Erzgruben werden von der Art Fossilien [Erden] noch mehrere und merkwürdige gefunden … manche sind aschenartig, wie Sandarak, Arrenikon und andere dergleichen Dinge.« Was hier Arrenikon genannt wird, ist Auripigment, Arsentrisulfid.

Dioskorides nennt es im ersten Jahrhundert n. Chr. Arsenikon. Von ihm gibt er aber bereits – wie vor ihm schon Plinius – als Reinigungsverfahren an, daß man es in einer neuen irdenen Schale auf glühenden Kohlen glühen soll. Hierbei entstehen Arsentrioxyd, also Arsenik, und Schwefelsäureanhydrid. Von diesem Arsenik weiß er unter anderem richtig, daß es ätzende Eigenschaften habe und die Haare entfernen könne. Er wußte ferner bereits, daß es Schmerzen im Leib mit heftigem Reißen erzeuge. Auch Celsus (20 n. Chr.) stellt die Arsensulfide schon unter die Stoffe »quae rodant« und »quae adurant«, also unter die beizenden und ätzenden, sowie unter die Durchfall erzeugenden. Das Auripigment kannte man auch sonst gut. War es doch der Stoff, der, wie Plinius beschreibt, als Mineral in Syrien gewonnen, goldfarbig aussähe und deswegen die Hoffnung in dem nach Gold äußerst gierigen Kaiser Caligula erweckt habe, daraus Gold herstellen lassen zu können. Er habe davon eine große Menge ausschmelzen lassen und wirklich Gold erhalten, aber nur so wenig, daß er seine Habsucht schwer gebüßt hätte. Wie viele Menschen mögen bei dieser Arbeit schwere und tödliche Arsenvergiftungen davongetragen haben!

Die angeführten giftigen Eigenschaften des »gereinigten Arseniks« waren wahrscheinlich schon einem größeren Kreis von Menschen bekannt und mögen auch schon damals zu verbrecherischen Zwecken benutzt worden sein. Und dies wird mit der fortschreitenden Konsolidierung des Wissens über die Arsengiftwirkungen in späterer Zeit, in der Machtsphäre der Römer, in viel umfangreicherer Weise der Fall gewesen sein, als man ahnt, vor allem in Gallien. Die Vergiftungsgreuel im späteren Frankreich haben in Fortsetzung davon, meiner Überzeugung nach, vielfach als materielle Grundlage das Arsen gehabt. Die Schwefelverbindungen dieses Elementes, schon an sich giftig, da die lebendigen Kräfte des Körpers sie in die Säftebahnen zu führen und zu zersetzen vermögen, sind es unter allen Umständen in natürlichem Zustand, da sie bis 80 Prozent und mehr an arseniger Säure enthalten können. Aus der Laboratoriumsklause des Arabers Geber, des Orakels aller Alchimisten, ging dann im achten Jahrhundert der weiße Arsenik, die arsenige Säure, hervor. Er gewann ihn, den sublimierten Arsenik, durch Erhitzen des Auripigments. Er sammelte, »was in die Höhe stieg, weiß, dicht, klar und durchsichtig«. Von dieser Zeit an hat der Arsenik seine besondere Rolle in der Welt gespielt. Arabische Ärzte des 9. bis 13. Jahrhunderts vertieften das toxikologische Wissen über ihn. In ihren Mitteilungen erkennt man auch die Forschungsergebnisse Gebers wieder. Rhazes stellt um das Jahr 900 seine Giftwirkungen denen des »tödlichen Quecksilbers« gleich, »nur ist der Arsenik sehr tödlich und von seinen nachteiligen Wirkungen kann man nicht gerettet werden«. Avicenna, der größte arabische Arzt, dessen belehrender Einfluß besonders Spanien, Frankreich und Italien erfüllte und von dessen auch toxikologischen Mitteilungen es viele Abschriften gab, nach denen man handelte, unterscheidet richtig weißes, gelbes und rotes Arsen. Dem aus dem Auripigment durch Sublimation gewonnenen Produkt schreibt er tödliche Wirkungen zu. Man fürchtete trotzdem nicht seine arzneiliche Verwendung in Lösung und in anderer Form: zur Enthaarung, zur Bekämpfung der Alopecie (mit Fichtenharz), zum Reinigen von Wunden (mit Fett), gegen die Krätze, gegen Läuse (mit Myrrhe), in Pillen gegen Asthma usw. Wir können heute verstehen, daß man deshalb damals die unangenehmen Nebenwirkungen bzw. Giftwirkungen dieser Substanz reichlich genug zu sehen Gelegenheit haben mußte, zumal man, entsprechend der Auffassung der Zeit, nicht so kleine Dosen verabfolgt haben wird, wie wir es heute arzneilich tun. Die Menschen bekamen schwere Darmerscheinungen, auch Störungen im Kehlkopf u.a.m. Wahrscheinlich starben sie zahlreich genug an dieser Therapie, ohne daß man den Zusammenhang ahnte. Viel weiter in der Erkenntnis der Giftwirkungen der Arsenikalien war man im 13. Jahrhundert nicht. Ebn Baithar, der ihnen ein besonderes Kapitel widmet, gibt als arabischen Namen für Arsenik: Schakk. Als charakteristisch bezeichnet er seine Eigenschaft, Mäuse zu töten. Deshalb hieße er bei den Völkern von Irak: Samm elfâr, Mäusepulver. Auch bei den Völkern des westlichen Afrikas und den Andalusiern hieß der weiße Arsenik so.

Zweites Kapitel

Vergiftungen durch Arsen seit dem 14. Jahrhundert.
Arsen in Apothekerordnungen

Im 14. Jahrhundert hatte man auch über Einzelheiten der Giftwirkungen des Arseniks schon manches richtige Wissen. In einem Prozeß sagten die ärztlichen Sachverständigen damals aus, daß er geeignet sei, um bei Tieren und Menschen totes und faules Fleisch zu entfernen. Es ist dies die bekannte Eigenschaft dieses Stoffes, bei längerer Berührung krankes und gesundes Gewebe durch einen eigenartigen Entzündungsprozeß zum Zerfall zu bringen. Die allgemeinen Giftwirkungen charakterisierten sie so: Wer davon soviel als erbsengroß oder auch weniger nähme, müsse sterben – ein Heilmittel dagegen gäbe es nicht. Ein Stoff, der so, fast mit der Kennzeichnung eines absoluten Gifts im Abend- und Morgenland in das Wissen von Menschen gelangte und gegen gute Bezahlung auch erhältlich war, konnte zu leicht die Begierde zu seiner heimlichen Verwendung erregen. Absolut Sicheres über Giftmorde, die mit ihm in jenen frühen Zeiten vollführt worden sind, liegt nur in geringem Umfang vor. Mancherlei kann aber toxikologisch aus Berichten erschlossen werden, die zwar über die Art des verwendeten Giftes nichts melden, wohl aber Giftwirkungen erwähnen, die mit einer gewissen Wahrscheinlichkeit auf Arsen als Verursacher hinweisen.

Als Beleg hierfür führe ich an, was der Kaiser Johannes Cantacuzenus in seinem Geschichtswerk, das den Leser in die Verfallzeit des byzantinischen Reiches einführt, erzählt. Aus dieser Mitteilung vermag man auch zu ersehen, wie man um die Mitte des 14. Jahrhunderts im Orient zu Gift als Tötungsmittel seine Zuflucht nahm, wenn dem Opfer sonst nicht beizukommen war. Cantacuzenus, der sich im Jahr 1347 Konstantinopels bemächtigt hatte, war, selbst nachdem er Johann Palaeologus mit seiner Tochter verheiratet und diesen zum Mitkaiser gemacht hatte, in seiner Herrschaft nicht gefestigt. Nachstellungen der Byzantiner fehlten nicht und darunter auch nicht solche mit Gift. Er selbst berichtet, daß man einen Mann zu ihm gesandt habe, der ihm offenbaren sollte, daß er dazu geworben sei, ihn zu vergiften, der aber dann, wenn er das Vertrauen des Kaisers erworben haben würde, ihn vergiften sollte. Er übergab dem Kaiser ein Glas mit Gift, das für ihn bestimmt gewesen sei, ließ aber für eine passende Gelegenheit eine andere Menge Gift außerhalb der Stadt durch einen Eingeweihten, den Potamiata, vergraben. Als dieser, zurückgekehrt, mit ungewaschenen Händen aß, bekam er, da trotz des mehrmaligen Eingewickeltseins etwas von dem Gift an seine Hände gekommen war: häufige Durchfälle, starke Magenschmerzen, Pusteln am Mund, und die Zähne wurden, da das Zahnfleisch zu schwinden begann, locker. Gaumen und Zunge wurden gefühllos, so daß Speise und Trank ohne Geschmack waren. Er war lange krank. Der gewarnte Kaiser entfernte die Vergifter. Es ist kein Zweifel, daß hier Arsen in den Mann hineingelangt war. Diese Ulzerationen am Mund und die entzündlichen Zustände an den Weichteilen des Mundinnern hat man im letzten Jahrhundert wiederholt da gesehen, wo Arsen öfter in irgendeinem Aggregatzustande, z. B. auch als Hüttenrauch, von Menschen aufgenommen wurde. Eine Bestätigung der Nachstellungen, denen Cantacuzenus ausgesetzt war und die ihr letztes Ziel in der Wirkung von Gift hatten, gibt außer dem Kaiser Cantacuzenus selbst noch sein früherer Freund und spätere scharfe Gegner Nicephorus Gregoras. Heimlich wurden oft und zahlreich Gifte durch Emissäre zum Kaiser gesandt, so daß es – um mit den Alten zu reden – der Künste eines Mithridates bedurft hätte, um halbwegs Schutz gegen ihre Verderblichkeit zu besitzen.

Das gleiche Jahrhundert offenbart uns die kaum glaubliche Verbreitung der arsenigen Säure und ihre ganze Tragweite als Gift. Schon damals war der Arsenik in größeren Städten käuflich und wurde zu unlauteren Zwecken, als werktätiges Mittel zur Menschentötung, verwendet. Es ist deswegen irrig anzunehmen, daß erst in der Renaissancezeit von Italien aus die Arsenikflut sich über Frankreich und weiter ergossen habe. Der Gebrauch als Arzneimittel allein konnte das Vorhandensein des Arseniks in den Apotheken nicht rechtfertigen. Und selbst wenn man seine Verwendung zur Vernichtung von Mäusen und Ratten mit in Rechnung stellen wollte, so würde immer noch die Annahme berechtigt sein, daß für den, der dieses Gift für Giftmord verwenden wollte, nicht nur gerade damals, sondern schon in den Zeiten vorher es leicht erlangbar war. In manchen der nicht gerade von Sachverständigen bezweifelten oder als unwahrscheinlich bezeichneten Vergiftungen im Mittelalter ist es Arsenik gewesen, der krankhafte Symptome oder den Tod veranlaßt hat. Seine Wirkungsäußerungen sind so vielgestaltig, ähneln oft so sehr Krankheiten aus inneren Gründen und treten so sicher ein, seine vergiftenden Dosen sind so klein, seine Beibringung so leicht zu bewerkstelligen, daß er allen damals und später bekannten pflanzlichen Giftzubereitungen, die sich fast immer den Sinnen kundgeben – aus dem gleichen Grund auch den Bleiverbindungen – als Vergiftungsmittel unendlich überlegen ist. Gerade alle diese Eigenschaften haben ihn ja bis in die neueste Zeit hinein an der Spitze aller zu verbrecherischen Zwecken benutzten Gifte stehen lassen. Was heute eine gewisse Hemmung in seinem Gebrauch veranlaßt, ist die Möglichkeit, ihn so außerordentlich lange in dem Opfer nachweisen zu können. Aber fast zwei Jahrtausende hindurch war dies unmöglich, und damit fehlte auch dem Erkennen einer Vergiftung durch Arsen das beste Hilfsmittel.

Man hat schon in früheren Jahrhunderten in Deutschland und Italien in richtiger Erkenntnis der Gefahren, die durch die Beziehbarkeit dieses Giftes aus Apotheken entstehen könnten, den unberechtigten Verkauf mit Strafe belegt. In Frankreich scheint man im 15. Jahrhundert in gewissen Handlungen an Privatpersonen Arsenik verkauft zu haben. Aber es genügte bisweilen schon das Bekanntwerden eines Arsenkaufes, um den Käufer vor den Richter zu bringen. Wir besitzen aus der Regierungszeit Philipps des Guten von Burgund, vom Jahr 1459, eine Urkunde, die dies beweist. Eine junge, 16jährige, etwas einfältige Frau kaufte Arsenik bei einem Händler in der Stadt Aire im Arrondissement Saint-Omer, um damit Ratten und anderes Ungeziefer im Haus ihres Vaters zu vernichten. Durch Zufall erfuhr dies die Stadtbehörde und lud die Frau vor. Sie wiederholte die Zweckbestimmung des gekauften Giftes. Man fand das

Gift noch so, wie sie es gekauft hatte, in ihrer Börse und legte es dem Gerichtshof vor. Weil sie es aber gekauft hatte, wurde sie festgesetzt, und als man ihr mit der Tortur drohte, wenn sie nicht die ganze Wahrheit sagen würde, gab sie in ihrer Angst an, daß sie ihren Mann damit habe vergiften wollen. Sie wurde infolge dieses Geständnisses für immer aus der Stadt verbannt und zuvor bei Wasser und Brot 14 Tage lang im Gefängnis gehalten. Die letztere Strafe verbüßte sie. Auf Bitten ihres Mannes wurde sie dann von Philipp begnadigt.

In Deutschland war es vornehmlich Nürnberg, das die Arsenabgabe seitens der Apotheker mit Vorsichtsmaßregeln umgab und vor allem dafür einen behördlichen Erlaubnisschein voraussetzte. Ein Nürnberger Ratserlaß vom Jahr 1496 lautet: »Den apotheckern ist erteilt, in iren eid zu pringen, so hinfürr jemant ein hüttrauch oder annder gifft zu kauffen oder aus der appotecken geben, ob auch solches mit wissen eines bürgermeisters beschieht. Sollen sie demnacht eigentlich in ire register anschreiben, wem, wieviel unnd wann solich gifft geben haben.«

Im Jahre 1430 wurde in Basel die Apotheker-Ordnung erneuert. Der Meister Dieter wurde vom Rat – wohl angesichts des bevorstehenden Konzils – mit der Einführung der Neuerungen beauftragt. Bezüglich der Einführung von Stoffen aus Italien wurde Vorsicht empfohlen. Was nämlich die Welschen »böses« haben, »das verkaufen sie heraus an den, der sich davor nicht zu hüten weiß«. Besonders wird die Abgabe von Giften – »realgar, arsenick« usw. – und von Mitteln für Fruchtabtreibung und künstliche Sterilität, letztere insonderheit gegenüber Klöstern, mit Sicherungen umgeben.

Auch in Straßburg ist schon im 15. Jahrhundert in den Statuten befohlen worden, nur an Personen von gutem Ruf und an niemand Gifte zu verkaufen, um Mäuse zu töten. Dieses Verbot wurde im Jahre 1558 erneuert. Im Jahre 1694 bestimmte man: Es darf Gift im Kleinen nur an Apotheker verkauft werden. Im Jahre 1769 erschien eine erneute Verordnung, wonach allen und jedem, ja selbst den Apothekern, der Verkauf von Giften und besonders des Arseniks untersagt wird. Wer dagegen handelte, hatte Geld- oder Leibesstrafen zu gewärtigen. Nur zwei Materialisten wurde der Giftverkauf unter gewissen Bedingungen gestattet.

Die schon erwähnten zahlreichen Vergiftungen mit Arsenik unter der Regierung Ludwigs XIV. veranlaßten ein Edikt, in dem die folgenden zwei Paragraphen den Vergiftungen prophylaktisch Einhalt zu tun bestimmt waren:

Art. 6. Wir verbieten einem jeden bei Todesstrafe, selbst den Ärzten, Apothekern und Wundärzten bei Leibesstrafe, Gifte zu führen oder zu verwahren.

Art. 7. In Rücksicht auf Arsenik, Hüttenrauch, Operment, Sublimat wollen Wir, daß es nur Kaufleuten, die in Städten wohnen, erlaubt sei, dergleichen zu verkaufen und nur an Ärzte, Apotheker, Wundärzte, Goldschmiede, Färber und andere öffentliche Personen zu überlassen, die ihres Berufs wegen solche Stoffe zu gebrauchen genötigt sind. Doch sollen sie beim Beziehen in ein zu diesem Behuf von gedachten Kaufleuten hierzu besonders gehaltenes Verzeichnis ihren Namen, Stand und Wohnung, auch die Mengen, die sie von den genannten Mineralien bezogen haben, einschreiben.

Alle angeführten Vorbeugungsmaßregeln lassen auf einen nicht seltenen verbrecherischen Gebrauch der Arsenikalien schließen. Amatus Lusitanus, der aus dem 16. Jahrhundert einen Giftmordversuch mit Arseniksublimat berichtet, fügt die allgemeine Bemerkung hinzu, daß wer durch dieses oder ein anderes Arsenpräparat vergiftet zu werden fürchtet, auf den eigentümlichen Geschmack des ihm Dargereichten achten solle. Wahrscheinlich hatten zu seiner Zeit diese Stoffe wegen Unreinheit einen Geschmack. Viele Jahrhunderte hindurch bis in unsere Zeit ist Arsenik eine Verbrecherwaffe gewesen, die oft selbst Massenvergiftungen bewerkstelligte. Aus dem Jahre 1680 wurde mitgeteilt, daß eine Frau vier Ehemänner, vier Stiefkinder und fünf andere Menschen mit »Mäusegift vergeben« habe. Sie wurde lebendig verbrannt. Was an verschiedenen Stellen dieses Werkes an Morden hervorragender Menschen durch Arsenik berichtet wird, ist in Wirklichkeit nur ein sehr kleiner Teil der wirklich in der Welt vorgekommenen Arsengiftmorde, zumal wenn man berücksichtigt, daß in Zeiten von Epidemien, die u.a. mit Erbrechen und Durchfällen einhergehen, also den Choleratypus tragen, gerade die Vergiftung mit Arsen wegen der Ähnlichkeit ihrer Symptome sich unauffällig bewerkstelligen läßt. Und nicht nur choleraähnliche, sondern auch manche andere, natürlichen Krankheitsbildern ähnelnde liefert besonders die öfter wiederholte Beibringung kleiner Mengen von Arsenik, darunter langsames körperliches Siechtum, Lähmungen und anderes, was der Kundige zu erschließen vermag.

Die in der Weltgeschichte bekannt gewordenen systematischen Vergiftungen kleinen und großen Stils sind fast immer mit Arsenverbindungen, vor allem dem Hüttenrauch, dem Arsenik bewerkstelligt worden. Dahin gehören z.B.: die Gifte am byzantinischen Hof, das Gift der Borgia, die Aqua Toffana, das Gift der Marquise von Brinvilliers, das als »Eau mirable« bezeichnet wurde, sowie das Arsen und Blei enthaltende »Poudre de succession«. Die 1831 hingerichtete Giftmischerin Gottfried tötete mit Arsenik 15 Menschen und machte damit 15 Mordversuche, und die von der Linden tötete in 14 Jahren, von 1869 bis 1883, 23 Menschen und machte überdies 50 Mordversuche mit Arsenik. Unendlich viel Qualen und Leiden haben diejenigen ertragen müssen, die Arsenik aus dieser Welt herausgezwungen hat!

NEUNTES BUCH

Hervorragende geschichtliche Menschen als Verüber oder Erdulder von Vergiftungen

ERSTER ABSCHNITT

Griechenland. Rom

Erstes Kapitel

Einleitung. Vergiftungen in Griechenland und Rom vor der jetzigen Zeitrechnung

Es besteht in Raum und Zeit eine Kontinuität in der Übung der Giftkünste. Orient und Okzident sahen solche in allen Epochen. Immer waren sie in Dunkel gehüllt, fast nie absolut beweisbar und doch betätigt – stets aus den gleichen Arten moralisch verwerflicher Beweggründe: aus Herrschsucht, Gewinnsucht, Rachsucht. So handelten ein Nero oder Caligula wie ein Konstantin I., eine Zoe wie Fredegunde und Brunhilde, ein Wilhelm der Eroberer wie die Republik Venedig, wie Catharina von Medici oder Alexander VI. und Caesar Borgia. Was in diesem Werk in solcher Beziehung verzeichnet ist, spiegelt nur ein Stück derartigen geheimen, verbrecherischen Tuns wieder – ausgeführt von Fürsten und Fürstinnen jeglicher Rangstufe, von selbstherrlich handelnden Staatsmännern und Feldherren und gerichtet gegen Hoch- und Niedrigstehende, die ihnen zuviel in der Welt waren, oder geplant und vollendet von solchen, die nicht auf des Lebens Höhen wandelten und nur Gift als sichere Waffe gegen Übermut, Bedrohung und Unterdrückung verwendeten oder als Werkzeuge anderer, deren Beweggründe ihnen nicht einmal immer bekannt waren, in Wirkung treten ließen. Der Zwang der Notwendigkeit – wie etwa die unabweisbare Notwehr – bestand nur selten in solchem Tun. Oft dagegen die Lust am Töten – ein Attribut des Cäsarenwahnsinns, dem man in allen Zeiten begegnet. Seine Betätigung hat in der Ausführungsart gewechselt. Diese hat sich an die Lebens- und »Zivilisations«-Formen der verschiedenen Zeitepochen angepaßt. Dem Wesen nach sind sie jedoch immer die gleichen geblieben: Vernichtung fremder Leben um jeden Preis, als Erfüllungszweck irgendeiner Leidenschaft. Nicht selten bauen sich Nichtachtung menschlicher Leben, Zerstörungswut und ähnliches auf Alkoholismus, speziell einer Alkoholpsychose auf. Cleomenes I., der 16. Spartanerkönig aus der Familie der Ägiden, ist ein frühes Beispiel einer solchen. Er war ein Säufer, der im Alkoholwahnsinn sich selbst um 490 v. Chr. tötete, nachdem er Tausende von Menschen durch Schwert und Feuer hatte umkommen lassen. Die Giftwaffe tritt innerhalb dieses Vernichtungskreises in ihrer ganzen folgenreichen Macht zutage. Giftgesetze aller Zeiten haben, wie ich schon darlegte, sie weder stumpf gemacht noch beseitigt. Im Gegenteil! Ich habe die Überzeugung, daß, da von ihr neue, ungeahnt vielfältigere, auch zugängige Formen geschaffen wurden und werden, da die Scheu, sie zu gebrauchen, nicht kleiner geworden ist und die Kenntnis derselben auch in sonst ihr fremden Kreisen wächst, sie in Zukunft in noch ganz anderem Umfang ihre gegen das Leben gerichtete Energie verwenden wird.

Um zu vergiften, ohne daß ein Verdacht rege werden könnte, hat der menschliche Verstand, wie schon an Beispielen dargelegt wurde, zu allen Zeiten noch besondere Wege der Beibringung ersonnen. Die Ermordung hervorragender Personen mit ihren vielfachen inneren Beweggründen hat in dieser Beziehung die Erfindungskraft der Verbrecher am stärksten in Anspruch genommen. Das Einnehmen von Gift kann durch die Sinne sich verraten. Auge und Geschmack, eventuell auch Geruch kontrollieren die Dinge, die in den Magen gebracht werden. Freilich stellte man auch Gifte dar, die eine solche Kontrolle angeblich hinfällig machen könnten, oder man gab sie derart in Nahrungsmittel oder in Wein, daß ihre sinnfälligen Eigenschaften verdeckt wurden. Die Kunst zu vergiften verstanden die Griechen schon in sehr früher Zeit. Der Orient, mit dem sie fortdauernd so innige Berührungen gehabt hatten, war darin ihr Lehrmeister gewesen. Mit ihnen verbreitete sich das Giftwissen auch in ihre Kolonien, vorzüglich nach Süditalien. Einzelne Vorkommnisse zeigen, daß dort, wie so oft, auch die Höchstgestellten Gifte anzuwenden verstanden. Von dem grausamen und mißtrauischen Dionysos I. (406–367), dem Tyrannen von Syrakus, dessen Willkür Hekatomben von Menschen zum Opfer fielen, wird berichtet, daß er seine eigene Mutter durch Gift ums Leben gebracht habe.

Des Giftes als Machtmittel bediente sich auch ein anderer Grieche, Klearchos, der Tyrann von Heraklea am Schwarzen Meer. Wie es scheint, bewerkstelligte er Massenvergiftungen. Durch Gewalt war er zur Herrschaft gelangt, und durch Grausamkeit hielt er sich bis zu seinem, im Jahre 353 v. Chr. erfolgten, gewaltsamen Tod. Von ihm wird erzählt, daß er viele Menschen offen durch das Schwert, aber sehr viele durch heimliche Beibringung von Schierling oder, nach einer richtigeren Lesart, von Akonit habe töten lassen.

Der Tod Alexanders

Die Meinungen über die Todesursache Alexanders des Großen gingen schon vor Jahrtausenden weit auseinander. Viel ist über sie in einem so langen Zeitraum, bis in unsere Tage hinein, von Historikern geschrieben worden. Ärzte haben sich kritisch niemals dazu geäußert, und deshalb spiegeln die verschiedenen Ansichten nur die Laienauffassungen wieder, die der eine und der andere sich aus dem alten literarhistorischen Material gebildet hat. Die Meinungsverschiedenheiten haben schon bald nach dem Tod des Königs begonnen und zu Beginn des ersten Jahrhunderts, zu Zeiten des Augustus, standen sie sich bei Diodor, Seneca, Vitruv und Plutarch so schroff gegenüber wie in den vielen späteren Jahrhunderten. Es gab allem Anschein nach damals bereits keine andere Quelle als das von Eumenes, der schon bei Philipp mehrere Jahre Freund und Sekretär und später das gleiche bei Alexander war, sowie von Diodotos verfaßte Tagebuch über Alexander, also Hofberichte. Was darin über die Krankheit erzählt war, wiederholte Plutarch mit der Bemerkung: »So steht es *größtenteils* Wort für Wort in dem Tagebuch.« Dies ist mithin nur ein Auszug, der auffälligerweise nicht einmal mit der Darstellung des Arrian nach der gleichen Quelle übereinstimmt. Ob schon das Original die bei dem Tod wirkenden Umstände wahrheitsgetreu berichtet hat, ist zu bezweifeln, weil selbstverständlich nichts darin aufgenommen werden durfte, was irgendwie hätte geeignet erscheinen können, den König charakterlich oder moralisch direkt oder indirekt zu belasten. Hofjournalisten und Hofhistoriker würden damals und wie immer später durch Nichtbeachtung dieses Gesichtspunktes wohl nicht lange weiter die Berichte haben schreiben dürfen. An ihren Mitteilungen muß besonders scharf Kritik geübt werden, weil sie für strenge Brotgeber arbeiteten, denen zeitlicher und Nachruhm das Wichtigste ihres Lebens war und die deswegen nicht dulden mochten, daß dieser geschmälert würde. Außer den genannten Ephemeriden gab es von Ephippus, einem Historiker, der etwa um 320 v. Chr. lebte, Memoiren über Alexander, die von Athenaeus erwähnt werden und von denen kleine Bruchstücke vorhanden sind. Diodor kannte sie und soll von ihnen nur wenig abweichen. Nächstdem hat der um die gleiche Zeit lebende Aristoboulos, ein General Alexanders, dessen Geschichte beschrieben, von der Plutarch ein weniges erwähnt. Außer diesem dürftigen Material lebte als Quelle die Tradition, die gerade in bezug auf diesen Mann besonders reich an Angaben war. Sie ist von den meisten späteren Historikern benutzt worden. Entkleidet man sie vorerst des Phantastischen und Abergläubischen, das sie enthält, so bleibt ein Rest, der an sich die Berechtigung besitzt, nach sorgfältiger Prüfung verwertet zu werden.

Drei Möglichkeiten ergeben sich aus dem gesamten vorhandenen Material als Todesursache:

1. eine Krankheit aus innerlichen Ursachen,
2. eine Vergiftung durch ein absichtlich beigebrachtes Gift oder
3. Erkrankung und Tod durch übermäßiges Trinken von Wein.

Ist Malaria die Todesursache Alexanders gewesen?

Nur wenige Symptome werden von der Krankheit des Königs angegeben. Die Tagebücher lassen ihr ganzes Bild beherrscht sein von Fieber. Die Zeitpunkte ihres kalendarischen Beginns und Verlaufs gibt Plutarch, aber nicht Arrian an. Die Wiedergaben beider weisen, wie schon bemerkt wurde, auch sonst wesentliche Verschiedenheiten auf. Arrian läßt die Tagebücher sagen, der König habe bei Medios geschmaust und getrunken, sei darauf aufgestanden und, nachdem er gebadet, schlafen gegangen. Darauf habe er wiederum bei Medios zu Abend gegessen und bis in die späte Nacht getrunken. »Nachdem er zu trinken aufgehört, badete er, aß ein wenig, schlief auch daselbst, weil er schon fieberte. Darauf wurde er auf seinem Bett zum Opfer getragen ... Alsdann legte er sich in dem abgesonderten Wohnzimmer der Männer bis zum Abend nieder. Inzwischen gab er für den beabsichtigten Marsch und die Schiffahrt die Befehle an die Führer aus ... Darauf ließ er sich auf seinem Lager an den Fluß bringen, stieg in ein Schiff und fuhr über den Fluß in einen Garten. Daselbst badete er wiederum und ruhte dann. Am folgenden Morgen badete er abermals, brachte die üblichen Opfer, ging dann in sein Schlafzimmer, unterhielt sich, auf seinem Lager liegend, mit Medios und bestellte die Heerführer für den nächsten Morgen zu sich. Darauf aß er ein wenig zu Abend, ließ sich wieder in sein Schlafzimmer führen und hatte die ganze Nacht beständig Fieber. Am nächsten Morgen badete er, opferte und kündete dem Nearchos und den übrigen Anführern die Abfahrt für den kommenden dritten Tag an. Am folgenden Tag badete er wiederum, opferte und hatte weiter Fieber. Trotzdem ließ er die Anführer zu sich kommen und befahl ihnen, alles zur Abfahrt bereitzuhalten. Gegen Abend nach dem Bad befand er sich schon schlecht. Am folgenden Morgen brachte man ihn in ein Haus neben dem Bad, wo er das übliche Opfer darbrachte, und obgleich es ihm schlecht ging, gab er den Anführern nochmals wegen der Abfahrt Befehle. Den Tag darauf konnte man ihn kaum so weit tragen, daß er opferte. Nichtsdestoweniger wiederholte er seine Aufbruchsbefehle. Am nächsten Tag fühlte er sich schlecht, opferte dennoch und befahl, daß die Führer bei Hof bleiben sollten ... Als es nun sehr schlimm mit ihm wurde, trug man ihn aus dem Garten in den Palast. Als die Anführer hereintraten, kannte er sie zwar, sagte aber nichts, weil er ohne Sprache dalag. Diese Nacht fieberte er schlimm und ebenso am nächsten Tag und in der folgenden Nacht und am folgenden Tag. So ist es verzeichnet in dem königlichen Tagebuch. Die Soldaten wollten vor ihn gelassen werden ... Allein er hatte bereits die Sprache verloren, als das Heer hereinkam. Doch richtete er mit größter Mühe den Kopf in die Höhe, reichte einem jeden die rechte Hand und winkte mit den Augen.« Den Todestag gibt Arrian nicht an. Plutarch legt ihn auf den 28., Aristoboulus auf den 30. des Monats Daisios.

Bestimmter ist der Tagebuchbericht des Plutarch. Danach begann das Fieber am 18. Daisios. Deswegen schlief der König in der Badstube. Am 19. spielte er den Tag über mit Medios Würfel, aß abends mit gutem Appetit, worauf er nachts wieder Fieber bekam. Am 20. badete und opferte er, legte sich in das Badezimmer und unterhielt sich mit Nearchos. Am 21. tat er das gleiche, hatte aber weit mehr Hitze. In der Nacht fühlte er sich sehr übel, und am 22. war das Fieber stark. Er ließ sich daher wegtragen und nahm seine Lagerstätte am großen Teich, wo er sich mit seinen Anführern über erledigte Offizierstellen besprach. Am 24. litt er wieder sehr vom Fieber und ließ sich zum Opfern tragen. Am 25. kam zu dem Fieber Sprachlosigkeit. Dieser Zustand hielt am 26. an. Am 27. schickte man nach dem Serapistempel, um zu fragen, ob man den König dorthin bringen sollte. Der Gott antwortete, er solle dort bleiben. So starb er am 28. Daisios gegen Abend.

Kennte man nichts anderes über diese Vorgänge als das, was sich zwischen dem 18. und 28. Daisios zugetragen hat, so müßte man zu dem Ergebnis kommen, daß hier eine fieberhafte Krankheit vorliege, die in zehn Tagen tödlich geendet habe. Eine solche Deutung machen sich die angeführten und einige andere alte und neuere Historiker zu eigen. Welcher Art diese gewesen sei, läßt sich aus keiner der Schilderungen entnehmen. Neuerdings glaubte man, dieselbe als eine Malaria ansprechen zu müssen. Weder eine Sicherheit noch eine Wahrscheinlichkeit gibt es hierfür. Der schwerwiegendste Einwurf gegen eine solche Annahme liegt darin, daß die Tagebücher, so oft sie auch von Fieber sprechen, nicht seine Art bezeichnen und daß, wie Diodor mitteilt, die während der Krankheit zusammenberufenen Ärzte Hilfe nicht leisten konnten. Nun war aber die Kenntnis der Malaria damals gewiß nicht nur unter Ärzten verbreitet. Mindestens – so darf man annehmen – werden sogar Laien die Bezeichnungen für ein drei- oder viertägiges Fieber gekannt haben. Schon anderthalb Jahrhunderte vorher hatte Hippokrates diese Bezeichnungen, die, wie vieles andere in der Medizin volkstümliche waren, auch medizinisch beschrieben. Man ist genötigt anzunehmen, daß ein so gebildeter Grieche wie Eumenes, der Verfasser der Tagebücher, die Krankheit ein Wechselfieber genannt haben würde, wenn es ein solches gewesen wäre. Den in den Tagebüchern vorkommenden Ausdruck »fiebern« gebrauchten die Griechen und Römer so, wie wir es heute für jede aus einer Krankheit resultierende Erhöhung der Körperwärme tun, während die Malaria als dreitägiges oder viertägiges Fieber bezeichnet wurde. Um ein Fieber durch die gewöhnlichen Blutparasiten der drei- oder viertägigen Malaria kann es sich ebensowenig gehandelt haben wie um das sogenannte doppelte dreitägige Fieber, das den Eindruck einer Quotidiana, d.h. eines täglichen Fiebers macht. Denn diese Formen lassen eine absolut günstige Prognose zu. An ihnen würde Alexander nicht gestorben sein. Es käme eventuell nur ein Fieber durch halbmondbildende Parasiten in Frage, eine sogenannte

Perniciosa, die auch subkontinuierlich verlaufen kann. Diese Form der Malaria kann nach den vorhandenen Schilderungen auch nicht wohl vorgelegen haben, weil sie gewöhnlich mit Symptomen einhergeht, die anders sind als die berichteten. Sie sind so auffallend, daß mindestens eines oder das andere von ihnen, z. B. das anhaltende Erbrechen, die gelbliche Gesichtsverfärbung und vor allem das Benommensein bzw. die Bewußtseinstrübung hätten auffallen und vermerkt werden müssen. Daß gerade von der letzteren nichts vorhanden war, geht deutlich genug aus der Krankheitsschilderung hervor. Die freie, klare Dispositionsfähigkeit über die weiteren militärischen Maßnahmen behielt Alexander bis etwa zwei Tage vor seinem Tod. Selbst als er um diese Zeit sprachlos geworden war, hatte er Bewußtsein. Auch der geschilderte Fieberverlauf will sich schlecht in die bekannten Formen der Malaria einfügen lassen, selbst wenn man berücksichtigt, daß diese Krankheit neben typischen Anfällen auch nicht wenige irreguläre Gestalten annehmen kann. Weder zu Beginn des Leidens noch später zeigte das Fieber den Anfallscharakter. Vom 18. Daisios an hat es offensichtlich von Tag zu Tag an Schwere zugenommen und nur in den ersten sieben Tagen des Morgens Remissionen aufgewiesen, die es gestatteten, den Kranken, der sonst an das Bett gefesselt war, zum Baden und zum Opfern zu tragen. Die Perniciosa, mit Anfällen von 36–48 Stunden, die den Eindruck der Continua macht, würde derartiges wohl kaum gestattet haben, auch nicht, daß Alexander jedem der Soldaten, die sich in sein Sterbezimmer gedrängt hatten, wie die Tagebücher berichten, die rechte Hand reichte und ihnen mit den Augen zuwinkte. Aus allen diesen Gründen glaube ich nicht, daß er an Malaria zugrunde gegangen ist.

Starb Alexander durch Gift?

Der Gifttod Alexanders würde einen Racheakt voraussetzen. Die Summe von Haß, die dieser Mann durch seine in Nüchternheit und Betrunkensein vollführten Grausamkeiten gegen sich erregt hatte, könnte einen solchen verständlich machen. Gab es doch keine schwerere Anklage bei ihm, als wenn man einem nachsagte, er habe keine Lust, seinen verstorbenen Liebling Hephaistion, den er selbst, »des höchsten Gottes Sohn«, zu einem Gott ernannt hatte, anzubeten und vor seinem Bild zu knien! Er wußte sich nicht wenig damit, wie Lucian bemerkt, selbst Götter schaffen zu können und fand es deswegen auch sehr gerechtfertigt, daß ekelhafte Schmeichler – und diese fehlten Königen zu keiner Zeit – diesem neuen Gott Tempel bauten, ihm heilige Bezirke weihten, Altäre errichteten und beim Hephaistion schworen. Wer ihn selbst, der besonders nach der Schlacht bei Arbela persische Gewohnheiten angenommen hatte, nicht seinen Wünschen entsprechend ehrte, wurde so gemartert, wie nur ein orientalischer Despot in seinem Herrscherwahnsinn es zu ersinnen vermochte. So erging es dem Philosophen Kallisthenes, dem Großneffen und Lieblingsschüler von Aristoteles, der sich geweigert hatte, Alexander auf persische Art zu grüßen. Er mußte deswegen erdulden, daß man ihm Ohren, Nase und Lippen abschnitt und ihn mit einem Hund in einen Käfig sperrte. Aus Mitleid mit dem Unglück dieses Dulders und um seine Qualen zu beenden, soll ihn Lysimachos, der sein Schüler gewesen war, vergiftet haben. Er wurde dafür auf Befehl Alexanders einem grimmigen Löwen vorgeworfen. Er fand aber nicht den Tod, da seine Stärke den Löwen überwand. Parmenion und Philotas fanden einen Ermordungstod, weil sie ihre Meinung über Alexanders Verhalten laut werden ließen, ebenso Kleitos, der von ihm selbst niedergestochen wurde. Antipater sah seine liebsten Freunde und seinen Schwiegersohn getötet und mochte auch persönlich Unangenehmes von Alexander befürchten. So konnten wohl persönliche Rachegefühle eines oder mehrerer, von den krankhaften leidenschaftlichen Ausbrüchen des despotischen Herrschers Heimgesuchter einen Weg zu seinem gewaltsamen Ende als einer Vergeltungstat gefunden haben. Es liegt auch nahe anzunehmen, daß das, was Diodor und andere angeben: Die Gottheit habe seinen Tod durch mehrere Vorhersagungen und außerordentliche Zeichen angekündigt, weniger ein Schachzug der Satrapen und Priester gewesen sei, ihn von Babylon fernzuhalten, als eine an ihn indirekt gerichtete Warnung. Mit Absicht muß derartiges damals erdacht und im Heer und weiter, besonders unter den Persern, verkündet worden sein. Denn selbst wenn der Aberglaube auch noch so leicht sich Zugang zu dem Empfinden der Menschen bahnt – so jäh, wie damals das Gerücht von Alexanders bevorstehendem Ende sich verbreitete, konnte man es nur von über dem Aberglauben stehenden Menschen in besonderer Absicht und in der Voraussicht der Erfüllung unter das Volk geworfen haben.

Der König stand in seinem 33. Jahre und war gesund, als er, etwa im Mai des Jahres 323 einen Teil der Mauern von Babylon abtragen ließ, um für seinen Liebling Hephaistion einen Scheiterhaufen zu errichten, der zehntausend Talente gekostet hatte. Wenigstens wird nicht berichtet, daß er vorher leidend gewesen ist. Er scheint sich selbst nicht sicher gefühlt zu haben. Er wurde seelisch verändert und irrte in der Umgebung von Babylon umher, von abergläubischer innerer Angst über die sich immer wiederholenden Prophezeiungen über sein Schicksal getrieben.

Im Altertum wie bis in das 17. Jahrhundert hinein glaubte man, daß Antipater, auch wegen Zurücksetzungen, die er von Alexander erfahren zu haben vermeinte, oder weil dieser den Krateros zu seiner Beseitigung gesandt habe, Arges gegen ihn geplant und schließlich es auch habe ausführen lassen. Er habe seinem Sohn Kassander, der mit seinen Brüdern Philipp und Jollas dem König aufwartete, Gift gegeben und ihn insgeheim darüber unterrichtet. Philipp und Jollas pflegten das Getränk des Königs zu kosten und mit Wasser zu vermischen. In das kalte Wasser taten sie das Gift, das sie in den schon vorgekosteten Wein gossen. Gerade nachdem der König einen großen Humpen Weins geleert, so erzählt Diodor, der kurz vor oder bald nach dem Beginn unserer Zeitrechnung sein Geschichtswerk schrieb, hätte er, wie von einem heftigen Schlag getroffen, aufgeschrien, sei zusammengebrochen und von seinen Dienern in das Bett gelegt worden. Ähnliches berichtet Justinus: »Mitten im Trinken stöhnte der König, als wäre er von einem Pfeil durchbohrt worden, und mußte von Schmerzen gepeinigt fortgetragen werden. So stark waren sie, daß er das Schwert als Hilfsmittel verlangte.«

Wie eine alte Nachricht meldet, wäre das Gift ein mazedonisches Gewächs gewesen und von Aristoteles für den Zweck empfohlen worden. Was über seine Art berichtet wird, zeigt, welche abergläubische Scheu vor solchen Stoffen gehegt wurde: So stark sei seine Wirkung gewesen, daß es in keinem ehernen, in keinem eisernen, in keinem irdenen Gefäß, sondern nur in einem Pferde- oder Mauleselshuf hätte aufbewahrt werden können. Nach jüdischen Berichten konnte man es nur in Blei aufbewahren. Nach einer anderen, unverständlichen Version sollte das Gift ein Wasser gewesen sein, das, kälter als Eis, aus einem Felsen im Territorium von Nonakris in Arkadien floß. Es wurde nach dem dortigen Fluß Styx als stygisches Wasser bezeichnet. Wegen seiner Giftstärke sollte es nur so, wie oben berichtet wurde, aufbewahrt werden können. Zu dieser Angabe fügt Vitruv, der im ersten Jahrhundert unserer Zeitrechnung lebte, hinzu, daß es das Gift gewesen sei, mit dem Alexander auf Antipaters Betreiben durch Jollas vergiftet worden sei. In dem Glauben an das Vorliegen einer Vergiftung umgab, wie immer, der Aberglaube das

Gift, mit dem ein Alexander getötet worden sein sollte, mit besonderen Eigenschaften.

Der Zeitpunkt der angeblich vollzogenen Vergiftung wird in mehreren Berichten auf den Abend verlegt, an dem Medios den König noch spät zu einem Gelage eingeladen hatte. In einer griechischen romanhaften Darstellung des Lebens Alexanders, im Pseudo-Callisthenes, die in allen Zeiten in der ganzen Welt, auch als eines der ersten Druckwerke in mehrfachen Varianten verbreitet war und dessen Urtext der Zeit der Ptolomäer und zwar mit Wahrscheinlichkeit dem zweiten Jahrhundert v. Chr. zugewiesen werden muß, wird in einer der Varianten der Vorgang wie üblich erzählt: wonach Jollas, der einige Tage zuvor vom König durch Stabschläge gegen den Kopf verwundet worden war, sich aus Rache zu der Vergiftung des Königs mit Medios vereint habe, die bei einem von letzterem gegebenen Mahl mit vielen Teilnehmern, von denen die meisten von der auszuführenden Tat wußten, erfolgen sollte. Jollas habe zuerst das gewöhnliche Getränk, dann aber das Gift gereicht, worauf Alexander aufgeschrien habe, als wäre ihm die Leber mit einem Geschoß durchbohrt worden. Ein anderer Text des Pseudo-Callisthenes läßt nun weiter Alexander sich vom Mahl zurückziehen und nach seiner Gewohnheit eine Feder verlangen, um sich zu erbrechen. Jollas habe ihm eine mit Gift bestrichene gereicht, wodurch das Gift noch stärker gewirkt und der König die Nacht schlaflos zugebracht habe. Am Morgen wäre seine Zunge erstarrt und die Sprache fast ganz geschwunden gewesen.

Nach den verschiedenen Texten des Pseudo-Callisthenes erzählen die arabischen und jüdischen Schriftsteller des 9. bis 13. Jahrhunderts und die abendländischen Biographen des 15. und 16. Jahrhunderts dieses Ereignis aber immer nur als Vergiftung. Man ignorierte die etwas tendenziös klingende Erzählung Plutarchs, der in seiner Lebensbeschreibung Alexanders die während des Gelages auftretenden plötzlichen Schmerzen sowie die Möglichkeit einer Vergiftung überhaupt leugnet. Ganz konsequent ist er freilich nicht, da er an einer Stelle seiner moralischen Abhandlungen sagt, Alexander sei durch die Nachstellungen seiner Feinde umgekommen. Ganz ebenso drückt sich Tacitus aus, derselbe, der sonst wohl der Meinung war, daß das Gerücht den Tod der Herrscher immer absonderlich schlimm gestaltet sein läßt. Ob es wahr ist, was Plutarch behauptet, daß »kein Mensch anfänglich auf den Verdacht einer Vergiftung geriet und daß man erst sechs Jahre später diese Angabe vorbrachte«, mag dahingestellt bleiben. Jedenfalls scheint es richtig zu sein, daß Alexanders Mutter,

Olympias, die geschworene Feindin Antipaters, wegen der Teilnahme an der angeblichen Vergiftungstat viele Menschen – hundert solche werden als Genossen Kassanders, des zweiten Sohnes des Antipater, angegeben – töten, das Grab des Jollas öffnen und seine Asche in den Wind streuen ließ. Es ist möglich, daß es eine irregeführte Rachsucht war, die ein solches Tun veranlaßte, immerhin spricht es dafür, daß die Vergiftung, die irgendein unbekannt gebliebener Geschichtschreiber ersonnen hat, damals geglaubt wurde, wie sie im Beginn unserer Zeitrechnung von Tacitus und anderen geglaubt wurde. Diesen traditionellen Glauben findet man auch in den folgenden Jahrhunderten mehrfach, und so bestimmt als möglich ausgedrückt. So lebendig war er, daß, wie Dio Cassius angibt, Caracalla die aristotelischen Philosophen verjagt habe, weil Aristoteles an der Vergiftung Alexanders beteiligt gewesen sei.

Trotz alledem ist es unwahrscheinlich, daß an Alexander ein Giftmord verübt worden ist. So sehr auch die Voraussetzungen für die Auslösung einer Rachetat vorhanden sind, so sprechen doch die Symptome und der Verlauf der Krankheit – freilich unter der Voraussetzung, daß sie und die Umstände, unter denen sie entstanden ist, wahr geschildert worden sind – gegen eine Vergiftung durch fremde Hand. Denn wäre ihm das Gift am ersten Gelage bei Medios beigebracht worden, so hätte er auch nicht einen kleinen Teil dessen verrichten können, was ihn die Tagebücher – so wie Plutarch aus ihnen mitteilt – noch ca. zehn Tage ausführen lassen: tägliche Bäder, Opferungen, die Ausfahrt zu Schiffe, die Anordnungen über den Abmarsch der Truppen u. a. m. Vor allem würde er nicht, wie Arrian berichtet, an zwei aufeinander folgenden Abenden bei Medios einem Trinkgelage haben beiwohnen können. Mineralische Gifte müßten von vornherein ausgeschlossen werden. Von pflanzlichen hätten, als damals bekannteste, Akonit oder Schierling benutzt werden können. Nach dem Krankheitsbild und dem Verlauf kommen sie jedoch sicher nicht in Frage.

Der Alkoholismus Alexanders

In die Untersuchung der Krankheits- und Todesursache Alexanders drängt sich zwingend die Tatsache ein, daß er dem Weingenuß leidenschaftlich und unmäßig frönte. Die Trunksuchtsanlage hatte er, wie dies so häufig sich ereignet, von seinem Vater ererbt.

Schon die ältesten Berichte über Alexander lassen sich über sein starkes Trinken aus und bringen sogar mit dieser Leidenschaft seine Unlust zu geschlechtlicher Betätigung in Verbindung. Er hatte auch, wie es scheint, daran Vergnügen, andere viel trinken zu sehen. Chares, ein Begleiter Alexanders, berichtet, daß dieser bei der Leichenfeier für Kalamos einen Trinkwettstreit mit Preisen – für den stärksten Trinker ein ganzes Talent – angeordnet habe. Von den Teilnehmern starben »an dauernder Kälte« 35, außerdem noch sechs in ihren Zelten, und der Sieger, der vier Chus getrunken hatte, überlebte seinen Sieg nur vier Tage. Er selbst trank so viel, daß er bisweilen in dem trunkenen Zustand zwei Tage und zwei Nächte durchschlief. Es kann deswegen nicht wundernehmen, daß, als sich an ein solches Ereignis seine letzte Krankheit anschloß, man beides in einen ursächlichen Zusammenhang brachte. So erzählt Ephippos aus Olynth, der ungefähr um das Jahr 320 v. Chr. lebte, in einem bruchstückweise erhaltenen Buch, daß Alexander aus einem Humpen mit zwei Chus dem Mazedonier Proteas zugetrunken habe. Proteas trank ihn unter Lobreden auf den König bis zur Neige aus, ließ ihn sich nochmals füllen, trank und reichte ihn wieder dem König. Dieser trank viel davon, vertrug dies nicht, lehnte sich auf das Lager zurück und ließ das Trinkgefäß fallen. Dies war die Veranlassung zu seiner Krankheit, an der er starb. Dieses Gelage ist wohl das gleiche, dem er auf Wunsch des Medios nach Beendigung des dem Nearchos dargebotenen Gastmahls beiwohnte. Durch Nikoboule wird bestätigt, daß er jedem der 20 Gäste zugetrunken habe. Plutarch gibt an, daß er dort die Nacht und den ganzen folgenden Tag hindurch getrunken, und Diodor, daß er sich mit vielem ungemischten Wein überladen und zuletzt noch des Herakles großen Humpen geleert habe. Dadurch sei er plötzlich wie von einem heftigen Schlag getroffen worden, hätte laut geseufzt und geschrien und sei dann in sein Bett gebracht worden. Die herbeigerufenen Ärzte hätten dem am Leben Verzweifelnden nicht helfen können. Diese Erkrankungszeichen, von denen noch Schmerzen im Rücken erwähnt werden, will Plutarch nicht wahrhaben. Darin stimmen jedenfalls alle überein, daß Alexander an diesem Abend sehr viel, mehr als er zu vertragen imstande war, getrunken habe. Ob sich ein solcher Exzeß noch einmal in der darauf folgenden Nacht, wie die Tagebücher melden, wiederholt hat, ist für die Beurteilung der Folgen zwar nicht gleichgültig, aber auch nicht entscheidend. Tatsächlich trat Alexanders tödliche Krankheit nach einem Gelage bei Medios ein. Nach Aelian soll er schon am 5. Daisios bei Medios pokuliert, am 6. den Rausch ausgeschlafen, am 7. bei Perdikkas so viel getrunken haben, daß er am 8. wieder geschlafen, am 15. wieder einem Gelage beigewohnt haben usw. Alle diese Berichte laufen darauf hinaus, eine im Monat Daisios vorgekommene, besonders auffällige und starke akute Betätigung der Trunkleidenschaft bei Alexander darzutun. Daher kommt es auch, daß die meisten Schriftsteller des Altertums seinen Tod daraus entstehen ließen. »Der Allsieger wurde durch Wein und Jähzorn besiegt. So starb er durch die Krankheit des übermäßigen Weintrinkens mit weniger Glück, als ihm sonst im Leben zuteil ward.« (Solinus) Alexander endete, meinem Urteil nach, in der Tat auf diese Weise. Sein frühzeitiger Tod war bedingt durch die Völlerei im Trinken. Er war dadurch verbraucht, und es bedurfte nur eines besonders schweren akuten Alkoholexzesses, um die bereits vorhandenen chronisch entstandenen Körperstörungen eine akute schlimme Fortentwicklung nehmen zu lassen. Die Umdeutungen, die Aristoboulos auch anderem in Alexanders Tun zuteil werden läßt, treten auch bei dem von ihm berichteten Symptom des Deliriums zutage. Der König, so sagt er, sei in ein heftiges Fieber verfallen und habe, weil er großen Durst litt, Wein getrunken, dadurch sei er völlig wahnsinnig geworden. Hierunter sollen wohl Delirien zu verstehen sein. Man faßte sie als Fieber- bzw. Malariadelirien auf. Dagegen spricht das ganze psychische Verhalten Alexanders, soweit es in den Tagebüchern oder in anderen Quellen verzeichnet wird. Falls die Angabe richtig sein sollte – woran ich nicht zweifle –, so würde das Delirium eher als ein interkurrentes Delirium tremens aufzufassen sein, das aufzutreten pflegt, wenn ein Trinker genötigt wird, den Alkohol zu entbehren. So war es hier.

Der Sprachverlust ist wohl auf eine Blutung im Gebiete der Dura mater zurückzuführen. Im Verlauf eines schweren Rausches kommen solche Blutungen vor. Die fieberhafte Krankheit dagegen war, meiner Meinung nach, ein durch den Alkoholismus bedingtes, akut entzündliches Leberleiden, das nicht nur in den Tropen, sondern auch anderwärts vorkommt, und zwar besonders nach stärkeren Exzessen der Trinker. Diese Kranken bieten neben der akuten Leberschwellung eine eigenartige Störung, die an beginnendes Delirium tremens denken läßt.

Der während des letzten Trinkexzesses plötzlich aufgetretene »Schmerz« zwischen den Schultern, den Plutarch erwähnt, fügt sich in diese Auffassung ein. Man nahm früher sogar an, daß ein rechts- oder linksseitiger Schmerz in der Schulter charakteristisch und konstant für Lebererkrankung und Leberentzündung im besonderen sei. Es ist eigentümlich, daß in einem Text des Pseudo-Callisthenes bei der Schilderung der Vergiftung des Königs durch Jollas die Giftwirkung so dargestellt wird, wie die alten Historiker die Wirkung seines übermäßigen Weintrinkens angeben: »Nachdem Alexander getrunken, schrie er auf, als wäre die Leber durch ein Geschoß durchbohrt worden.«

Das Fieber ist bei akutem Verlauf der Leberentzündung gewöhnlich hoch. Unregelmäßig oder typisch eintretende Frostanfälle begleiten es. Sie stellen sich als leichtes Frösteln oder meistens als wahre Schüttelfröste dar, auf welche, wie bei der Malaria, ein Hitzestadium und Schweiß folgt. Sind die Anfälle typisch, so können sie leicht den Eindruck der Malaria machen. So sah Bamberger bei einem Kranken die Anfälle zehn Tage lang den Quotidiantypus und die Stunde genau einhalten. Auch dem Typhus oder der akuten bzw. subakuten Pyämie mit kontinuierlichem oder remittierendem Fieber kann das Krankheitsbild in hohem Grad gleichen. Gelbsucht kann ganz fehlen. In diesen Verlaufsformen der Leberentzündung findet sich das wieder, was Alexander an Symptomen aufwies.

Am meisten und am frühesten von allen Körperorganen erkrankt die Leber bei Trinkern. Die Entzündung ihres Parenchyms, der Leberabszeß, ist nur eine der auf zu reichen Genuß alkoholischer Getränke zurückgeführten Erkrankungsformen, die viel seltener darauf fußt als die atrophische Leberzirrhose, deren Hauptursache, wie allgemein anerkannt wird, die alkoholischen Getränke sind. Man sah sogar eine akute gelbe Leberatrophie nach einem außerordentlich starken Exzeß im Trinken erscheinen.

Mit einer Wahrscheinlichkeit, die beträchtlich größer ist als alle anderen bisherigen Annahmen, kann für Alexanders Leiden und Tod eine durch Alkohol veranlaßte und durch einen oder mehrere aufeinanderfolgende akute Alkoholexzesse dem Ende schnell zugetriebene Leberentzündung angesprochen werden. Mit dieser Annahme ist sein ganzes Verhalten während seiner letzten Tage vereinbar.

Unsäglich viele gekrönte und ungekrönte Menschen, Männer und Weiber, haben, nach Alexander, dem Alkohol Gesundheits- und Lebenstribut gezahlt.

Etwa 150 Jahre später war ein mazedonischer König der Giftmischer. Den Römern, die schon lange Griechenland und besonders Mazedonien in römische Provinzen umwandeln wollten, kam es gelegen, daß der König Eumenes von Pergamon Klage über die Machtgelüste von Perseus, dem Sohne Philipps V. von Mazedonien erhob, und es machte ferner in Rom den gewünschten Eindruck, daß L. Rammius aus Brindisi kurz vor dem dritten mazedonischen Krieg (171 v.Chr.) aussagte, daß der letztere ihm große Versprechungen gemacht habe, falls er die römischen Führer und Gesandten, die bei ihm zu wohnen pflegten, vergiften wollte. Die heimliche Giftbesorgung sei zwar schwierig und erfordere Mitwisser, er wolle ihm deswegen ein Gift übersenden, das sich als solches durch nichts verrate, weder bei dem Einnehmen noch nachher.

Dieser Perseus, eine Verbrechernatur, war kein Neuling in Giften. Er, der, wie das Gerücht ging, seine Frau mit eigener Hand getötet hatte, ließ ehedem seinen Bruder Demetrius, den er wiederholt bei seinem Vater Philipp angeschwärzt hatte, durch Apelles, eine seiner Kreaturen, zu Tode vergiften und tötete dann den Vergifter, dem er große Versprechungen gemacht hatte, im geheimen. Demetrius war zu einem von Dida veranstalteten Opferfest eingeladen worden. Dabei erhielt er den Giftbecher. Es stellten sich alsbald Schmerzen ein, die ihn auf das Lager zwangen. Er beklagte sich über die an ihm verübte Grausamkeit, wurde aber gleich darauf von zwei eindringenden Männern überfallen, die ihn auf grobe Weise ersticken ließen.

Das vorkaiserliche Rom

Schon zu den Zeiten der ersten Könige waren verbrecherische Vergiftungen in Rom bekannt. Plutarch berichtet, daß Romulus unter anderen Gesetzen auch eines gab, das jedem Weib verbot, ihren Mann zu verlassen, dagegen dem Mann erlaubte, sein Weib zu verstoßen wegen Vergiftung der Kinder oder des Gebrauchs von falschen Schlüsseln oder tatsächlichen Ehebruchs. Dieser kurze Bericht läßt erkennen, wie weit – schon 600 Jahre vor der jetzigen Zeitrechnung – Giftkenntnis und Vergiftungsübung sich entwickelt haben mußten, um eine derartige gesetzliche Bestimmung zu rechtfertigen. Die Folgezeit lehrte in dieser Beziehung noch viel mehr kennen.

Eine denkwürdige politische Massenvergiftung bewerkstelligten später die Kampaner, welche es mit den Karthagern gegen die Römer hielten. Die Schlacht bei Cannae im Jahr 216, in der der beste und größte Teil des römischen Heeres vernichtet worden war, hatte viele unteritalische Städte zum Abfall von Rom gebracht. Eine Folge davon war auch, daß, wie Livius berichtet, die Befehlshaber der Bundesgenossen und andere römische Bürger, welche teils durch Kriegsdienst in Anspruch genommen, teils in persönlichen Angelegenheiten in Capua beschäftigt waren, plötzlich insgesamt vom Volk ergriffen und gleichsam zur Bewachung in den öffentlichen Bädern eingeschlossen wurden, wo sie durch Kohlendampf erstickten. Es handelte sich hier um eine bewußte Vergiftung durch Kohlenoxyd, da, nach alten Mitteilungen, die glimmenden Kohlen in die Badestuben gebracht wurden.

Schon früher hatte ein Römer Gift für den politischen Mord zu benutzen zurückgewiesen. Zu der Zeit, als der König Pyrrhus von Epirus zwei große Siege in Italien erfochten und die Römer dadurch im Jahr 279 in große Bedrängnis gebracht hatte, kam, wie die einen sagen, des Königs Arzt, nach anderen sein Günstling oder Freund Timochares heimlich zum Konsul C. Fabricius und erbot sich gegen hohen Lohn, den König zu vergiften. Dies würde, da seine Kinder Mundschenke desselben seien, sich leicht bewerkstelligen lassen. Nicht nur ging Fabricius nicht darauf ein, sondern schickte – im Verein mit seinem Mitkonsul Q. Aemilius – Gesandte an Pyrrhus, um ihm von dem geplanten Attentat Kunde zu geben. In dem Begleitbrief sprachen sie aus, daß sie ihm stets als Feind kriegerisch entgegentreten würden, daß sie jedoch nicht gewillt seien, durch einen bezahlten Verräter sein Leben vernichten zu lassen. Sie hätten das Anerbieten seines Freundes Nicias, der ihn gegen hohen Lohn habe vergiften wollen, zurückgewiesen. Er solle sich vorsehen, sonst stürbe er.

Die Römer haben die Tat des Fabricius bewundert und gerühmt. »Das war jener Fabricius, der schwerer von dem ehrbaren Handeln als die Sonne von ihrem Lauf wich!« (Livius) Auch die späteren Jahrhunderte haben mit der Anerkennung dieser vornehmen Gesinnung um so weniger gegeizt, als man in ihnen das gegenteilige Handeln nicht gar so selten vom Gesichtspunkt der sogenannten Staatsräson aus beobachten konnte.

In Rom selbst verstand man, auch in jenen frühen Zeiten seiner Machtentwicklung, den Wert der Gifte als heimliches und deswegen doppelt wertvolles Tötungsmittel einzuschätzen, und man scheint, nach den Berichten von Livius, zeitweilig einen ausgedehnten Gebrauch hiervon gemacht zu haben. Die folgenden Angaben sind wahrscheinlich etwas übertrieben. Immerhin deuten sie ohne Zweifel auf Vergiftungstatsachen hin. Im Jahre 186 v. Chr. fanden sich Vergifter in Rom, die ihre Arbeit, wie es

Ja, man nahm sogar etwa 1.700 Jahre später das römische Beispiel zum Vorbild, um die heimliche Vergiftung eines Feindes gegen Lohn abzulehnen. Gegen Georg Podiebrad war von einem Verräter ein Vergiftungsattentat geplant. Als er im Jahre 1467 im Krieg gegen Mathias Corvinus stand, kam zu diesem ein Mann aus der Umgebung Podiebrads, der gegen hohe Belohnung versprach, ihn zu töten. König Mathias gab ihm das eigenhändige schriftliche Versprechen, im Fall des Gelingens das Versprochene zu zahlen. Nach einigen Tagen meldete der Unternehmer jedoch, daß es nicht möglich sei, den Tod durch das Schwert herbeizuführen, daß es aber leicht mit Gift gelingen würde. Dies lehnte der König unter Hinweis auf die Römer ab: Diese seien gewohnt gewesen, mit Eisen, aber nicht mit Gift zu kämpfen – eine merkwürdige Antwort für einen Meuchelmörder, der im offenen Kampf den bewaffneten Podiebrad anzugreifen nie gewagt haben würde. Es wird berichtet, daß, auch nach römischer Art, Podiebrad von Mathias gewarnt worden sei, ohne Vorkoster keine Nahrung zu sich zu nehmen.

scheint, im Großen betrieben haben. Damals, so schreibt Livius, richtete sich die Sorge der Konsuln vom Heer und Kriegen ab auf die Bestrafung einer inneren Verschwörung. Von einem Griechen, »einem Priester geheimer und nächtlicher Gottesverehrung« ging, zuerst in Etrurien und dann nach Rom übergreifend, eine eigentümliche Bewegung aus. Es wurden anfangs nur wenige »Weihen« von ihm erteilt, bald aber scharten sich viele Männer und Weiber um ihn. Zu dem Gottesdienst kamen, um möglichst viele anzulocken, die Freuden des Mahles und des Weins hinzu. Die nächtlichen Gelage arteten zu unsittlichen Orgien aus. »Nicht nur eine Art von Verderbnis, Unzucht mit Frauen, Mädchen und jungen Leuten bestand – aus derselben Werkstatt gingen falsche Zeugen, falsche Unterschriften und Angebereien hervor. Ebendaher auch Giftmischerei und Mordtaten im Schoß der Familien, so daß bisweilen nicht einmal die Leichname zur Bestattung vorhanden waren.« Beteiligte verrieten alles. Man verhaftete viele, auch solche, die geflohen waren. Manche gaben sich den freiwilligen Tod. Zum Tod verurteilt wurden, die erweislich Mordtaten begangen, gefälscht hatten usw. Die Frauen übergab man den Verwandten zur Bestrafung in der Stille. Falls Verwandte als Vollstrecker nicht vorhanden waren, wurde die Strafe öffentlich vollzogen.

Schon nach zwei weiteren Jahren, zu Beginn des Jahres 184 v. Chr., wurde wiederum der Prätor Q. Naevius mit der Untersuchung über damals vorgekommene Giftmischereien betraut. Nachdem die Zensorwahlen vollzogen waren, gingen die Konsuln und Prätoren an ihre Bestimmungsorte, er aber mußte noch zurückbleiben; denn die gerichtlichen Untersuchungen hielten ihn volle vier Monate in der Stadt fest. Will man dem Valerius von Antium glauben, so verurteilte er in dieser Zeit an zweitausend Menschen.

Nur kurze Zeit danach, im Jahr 180 v. Chr., starben in Rom viele angesehene Männer, z. B. der Prätor Tiberius Minucius und der Konsul Caj. Calpurnius. Man ordnete, da der göttliche Zorn als Ursache angesehen wurde, Andachten mit Gebeten an, dem Apollo, dem Äskulap und der Salus weihte man goldene Standbilder u. a. m. Nebenher aber dachte man auch an Vergiftungen und beauftragte den Prätor Caj. Claudius mit der Untersuchung der Fälle, die in Rom selbst bis zum zehnten Meilenstein, und den Caj. Maenius mit denjenigen, die weiter darüber hinaus vorgekommen waren. Besonders der Tod des Konsuls war verdächtig. Das Gerücht wurde laut, seine Frau Hostilia Quarta habe ihn veranlaßt. Sie wurde verurteilt.

Caj. Maenius schrieb nach einiger Zeit an den Senat, er habe schon dreitausend Menschen wegen Giftmischerei verurteilt, und durch die Aussagen werde die Untersuchung immer weitläufiger.

Die letzte bekannt gewordene Vergiftung vor der Lex Cornelia ist die durch den Volkstribunen Quintus Varius vollführte. Er ist dadurch bekannt geworden, daß er im Jahr 93 v. Chr. eine Lex majestatis durchsetzte, infolge deren Untersuchungen gegen die Urheber des Bundesgenossenkriegs begannen und viele angesehene Männer verurteilt wurden. Nach zwei Jahren verurteilte man ihn selbst nach seinem Gesetz. Von ihm sagt Cicero in seiner Abhandlung über die Natur der Götter und in Betrachtungen über die Vergeltung: »Q. Varius, ein sehr unruhiger Mensch, erlitt in Folterqualen den Tod. Wenn es geschah, weil er den Drusus mit dem Schwert und den Metellus mit Gift getötet hatte, so wäre es doch besser gewesen, jene wären am Leben geblieben, als daß Varius für seine Verbrechen bestraft wurde.«

Eine Ahnung von der Häufigkeit der Vergiftungen im alten Rom gewinnt man aus einigen uns überlieferten Kriminalprozessen aus der Zeit kurz vor der Kaiserepoche. Wie reich an Behauptungen über stattgehabte Vergiftungen ist nicht allein das Strafverfahren gegen Cluentius Avitus, dem Cicero als Verteidiger zur Seite stand! Die Mutter dieses Mannes, ein schändliches und wollüstiges Weib, war dreimal verheiratet gewesen: zuerst mit dem Vater des Cluentius, dann mit ihrem Schwiegersohn Melinus, welchen sie genötigt hatte, sich von ihrer Tochter scheiden zu lassen, und zuletzt mit Oppianicus, welcher den Melinus ermordet hatte. Oppianicus veranlaßte eine Anklage gegen Cluentius, ihn selbst haben vergiften lassen zu wollen. Ebenso wurde behauptet, daß Cluentius seinen Onkel Vibius Capax durch Gift umgebracht habe. Der Kläger Oppianicus hatte aber früher den Cluentius durch Gift aus dem Weg zu räumen gesucht, damit dessen Erbgut an dessen Mutter, seine eigene Frau, fiele. Cluentius hatte deshalb eine Anklage gegen Oppianicus erhoben, nachdem er zuvor die Verurteilung der Gehilfen desselben, Scamander und Fabricius erwirkt hatte. Bei dem ersteren hatte man Gift gefunden. Auch Oppianicus war von den Geschworenen verurteilt worden,

Dem Oppianicus wurde vor der Gerichtsstelle weiter noch vorgeworfen, seinen leiblichen Bruder, Quintus Oppianicus, und zuvor dessen Weib Auria, die schwanger war und ihrer Niederkunft nahestand, ebenfalls durch einen Gifttrank umgebracht zu haben. Der vergiftete Bruder wollte, als er merkte, daß er, wie sein Weib, sterben müsse, sein Testament machen, vermochte es aber nicht mehr. So erbte Oppianicus alles.

Dieser hatte, wie Cicero hervorhob, auch seiner Gemahlin Cluentia einen Giftbecher gereicht. »Kaum hatte sie ihn ahnungslos geleert, als sie ausrief, sie müsse sterben, solche Schmerzen empfände sie ... und sie hat auch nicht länger gelebt, als sie diese Worte gesprochen. Denn während ihrer Reden und Ausrufungen ist sie gestorben. Dieser so schnelle Tod, diese Klage der Sterbenden wurden noch bestätigt durch alle Merkmale einer Vergiftung, die sich an dem Leichnam zeigten.«

Auf die Art der Vornahme solcher Vergiftungen und der dabei tätigen Helfer werfen weitere Bemerkungen Ciceros Licht, der sogar den Vater des Oppianicus beschuldigte, des Cluentius Großmutter Dinea umgebracht zu haben. »Er hatte seinen Arzt, der wegen seiner schon oft glücklich gespielten Streiche bekannt war, zu dieser Frau gebracht. Diese wollte aber keineswegs von ihm kuriert sein, da seine Geschicklichkeit schon ohnehin alle Ihrigen aus dem Weg geräumt habe. Danach wandte sich der

Vater sogleich an einen gewissen L. Clodius von Ancona, einen Quacksalber, der gerade nach Larinum gekommen war, und wurde mit ihm um 400 Sesterzen, wie es damals sein Tagebuch ergab, einig. Clodius, der eben keine Zeit zu verlieren hatte, weil er noch an mehreren Stellen sein Spiel treiben mußte, war kaum ins Haus getreten, so war die Absicht schon erreicht – die Frau durch ein einziges Tränkchen schon beseitigt ... und im ersten Augenblick danach hatte er schon Larinum verlassen.«

Die Kunde von der unheimlichen Gewalt der Gifte, die jeden, auch einen sonst nicht besiegbaren Feind bannt, hat schon frühzeitig auch zu Völkern ihren Weg gefunden, die Gifte nicht kannten oder nicht zu verwenden verstanden. Dies gilt z. B. von den Germanen. Bezeichnend hierfür ist, daß Adgandester, das Haupt der Katten und der Feind des Arminius, an den Senat in Rom Briefe schickte, in denen er den Tod des Arminius herbeizuführen versprach, wenn man ihm Gift schicken würde. Tiberius ließ ihm antworten, daß die Römer nicht in Heimlichkeit und durch Perfidie sich rächten, sondern offen mit Waffen in der Hand – eine im Munde eines Tiberius etwas merkwürdig klingende Prahlerei.

Zweites Kapitel

Vergiftungen in Rom unter den Cäsaren

Selbst Caesar blieb nicht frei von dem Verdacht, politischen Giftmord veranlaßt zu haben. Er hatte den Vettius angestiftet, öffentlich und fälschlich zu behaupten, die Gegenpartei habe ihn veranlassen wollen, den Pompejus umzubringen. Die von ihm genannten Personen waren aber völlig unschuldig, so daß Caesar, als er merkte, daß die Erdichtungen an den Tag kommen würden, den Vettius vergiften ließ. Ob und was hieran wahr ist, muß sich nach Lage der Dinge der Feststellung entziehen. Jedenfalls war Caesar politisch skrupellos genug, um die Tat begangen haben zu können.

Von ihm an haben bis zum Ende des römischen Reiches die Gifte in der Geschichte der Kaiser ihre perfide Rolle, vor allem zu Verwandtenmorden, gespielt. Schon der Tod des 76 Jahre alten Kaisers Augustus wurde als Vergiftung durch seine damals 60 Jahre alte Gattin Livia angesehen. Freilich war die angebliche Art ihrer Ausführung nicht gerade wahrscheinlich. Dio Cassius berichtet: »So starb Augustus, zwar nach einer vorhergegangenen Krankheit, aber doch nicht ohne Verdacht auf Livia, seinen Tod deswegen beschleunigt zu haben, weil er den Agrippa auf seiner Insel heimlich besucht hatte und sich völlig mit demselben aussöhnen zu wollen schien. Aus Furcht, er möchte ihn, den bisher Verbannten, sogar in die Rechte eines künftigen Monarchen einsetzen, soll sie, wie man sagt, einige Feigen an dem Baum, von dem Augustus mit eigener Hand die Frucht zu brechen pflegte, mit Gift bestrichen haben. Sie selbst nahm einige für sich, aber die unbestrichenen, und pries ihm die vergifteten an.«

Der grenzenlos herrschsüchtigen und verschlagenen Livia konnte man wohl zutrauen, daß sie ein Verbrechen beging, um endlich zur alleinigen Macht zu kommen oder auch um nur durch ihren Sohn Tiberius, den sie überaus liebte und der es ihr in der Zukunft doch so schlecht lohnte, zu herrschen. Falls sie das Verbrechen ausgeführt haben sollte, so wird sie, da ihr in Rom unterrichtete Helfer reichlich zur Verfügung standen, sicherlich den unauffälligsten und erfolgversprechendsten benutzt haben und keinesfalls einen so ungewissen wie den von Dio Cassius berichteten. Besaß sie, woran nicht zu zweifeln ist, den ihr von den alten Geschichtsschreibern zuerteilten Charakter, war sie auch, was Caligula von ihr in der Leichenrede sagte, ein Ulysses in Weiberkleidern, so war für die Verübung der Tat an dem zu langlebigen Augustus der rechte Zeitpunkt gerade gekommen. Denn kurz vorher war er ganz im geheimen, nur von Fabius begleitet, nach der Insel Planasia gereist, um dort seinen Enkel Agrippa zu sehen. Die Art, wie er sich diesem gegenüber benahm, ließ es wahrscheinlich sein, daß er bald wieder im kaiserlichen Palast in Rom seinen Platz finden würde. Durch die geschwätzige Frau des Fabius erfuhr Livia die Einzelheiten über diesen Besuch. Der Ehrgeiz ihres Lebens, ihren Sohn Tiberius Kaiser werden zu sehen, konnte mithin vereitelt werden. Hierin würde die Triebfeder für eine verbrecherische Handlung liegen. Daß sie eine solche vollzogen hat – vielleicht sogar an Augustus nicht zum ersten Mal –, dafür liegt ein gewisser Grad von Wahrscheinlichkeit vor. Tacitus drückt sich hierüber vorsichtig aus: »Während man alles dies hin und her erwog [nämlich die Verhältnisse in der kaiserlichen Familie, besonders in bezug auf Tiberius], verschlimmerte sich das Leiden des Kaisers, und einige nahmen als Ursache hierfür ein Verbrechen seiner Gattin an.« Daß sie auf diesen Tod sich zeitlich richtig vorbereitet hatte, geht daraus hervor, daß sie Tiberius so eilig wie möglich aus Illyrien berief. Ob er seinen Stiefvater noch lebend antraf, weiß man nicht; denn, wie Tacitus meldet, hatte

Livia den Palast von Truppen derart umgeben lassen, daß jeder Zugang zu demselben sorgfältig abgeschlossen war. Erst als Tiberius in ihm war, wurde der Tod des Kaisers und der Beginn der Herrschaft des Tiberius dem Volk verkündet. Die erste Tat dieser neuen Herrschaft war die gemeine Ermordung von Agrippa Posthumus, des Enkels von Augustus und Erbberechtigten auf den Thron, durch einen beauftragten zenturionischen Mörder. Diese Tat mußte programmäßig folgen, nachdem Augustus die Augen geschlossen hatte, und er mußte sie schließen, damit dieser Enkel aufhörte zu sein.

Es ist sehr bequem zu sagen, daß Augustus an einer epidemischen Saisondiarrhöe zugrunde gegangen sei. Auf diese Art kann – wie es nach meinen Erfahrungen auch heute noch seitens Nichtwollender oder Nichtkönnender geschieht – jede Vergiftung umgedeutet werden, weil es eben keine Symptomengruppe einer Vergiftung gibt, die sich nicht in ein idiopathisches Krankheitsbild einfügen ließe. Hier scheint mir mit größerer Wahrscheinlichkeit ein Vergiftungsleiden vorzuliegen, das sich längere Zeit hinzog und von Diarrhöen eingeleitet und begleitet war. Dies ist das einzige, aber bezeichnendste Symptom seines Krankseins. Die von Sueton berichteten letzten psychischen Erregungsäußerungen – plötzliches Auffahren, Irrereden, Visionen – könnten wohl mit der Vergiftung in Beziehung stehen.

Der Tod des Augustus gab nicht den ersten Anlaß, an ein Verbrechen der Livia zu glauben. Ihren Plänen hatte schon vorher Marcellus, der Sohn der Octavia, der Schwester Augusts, im Weg gestanden. Im Alter von 21 Jahren starb Marcellus plötzlich und unerwartet. Man nahm an, daß Gift dies veranlaßt habe und daß die von Livia geführte Hand des Arztes Musa es gespendet habe.

Es mußte sich, angesichts des ganzen Charakters der Livia, weiterhin bei den Menschen ihrer Zeit der Verdacht erheben, daß sie auch der Beseitigung der übrigen ihrem Streben sich entgegenstellenden Hindernisse, nämlich dem Tod von Lucius und Cajus, der Kinder der Julia und somit Enkel des Kaisers, nicht ferngestanden habe. Der erstere starb in Marseille, noch nicht 21 Jahre alt, nach einem Kranksein von nur wenigen Tagen an einem unerklärlichen Leiden und sein Bruder Cajus 18 Monate später an einer anfangs für bedeutungslos gehaltenen Wunde, die ihm auf der Reise nach Rom, wohin ihn sein Großvater gerufen, beigebracht worden war. Hier findet sich wieder eine Häufung von Umständen, die man nicht mit einigen billigen medizinischen Schlagworten fortdeuten kann, sondern die in ihrer Gesamtheit organisch aufgefaßt werden müssen. Absolut sicher kann die Wahrheit nicht an den Tag kommen, aber eine Wahrscheinlichkeit liegt vor, daß diese absonderliche Häufung von Todesfällen einer gewollten Ursache entstammte.

Am kaiserlichen Hof wie auch sonst in Rom war Gift in mancher Wirkungsart erhältlich. Es spielte wahrscheinlich in viel weiterem Umfang, als man es heute, trotz aller bekannt gewordenen Vergiftungsvorkommnisse, ahnt, eine verhängnisvolle Rolle. Man denke z. B. nur an den im Jahre 23 erfolgten Tod des Drusus, des Sohnes des Tiberius, durch seine Frau Livia (Livilla) und deren Geliebten Sejanus. Der Verlust der Ehre ließ diese Frau, die Nichte des Augustus, leicht zum Verbrechen fortschreiten, für das ihr der Kaiserthron in Aussicht gestellt wurde. Das Gift lieferte Eudemus, der Freund und Arzt der Livia, und der Eunuch Lygdus reichte es. Nicht akut, sondern nach einiger Zeit des Krankseins erfolgte der Tod, wie wenn er ein natürlicher gewesen wäre. Erst nach acht Jahren enthüllten die Frau des Sejanus, Apicata, sowie die gefolterten Eudemus und Lygdus die Einzelheiten des Verbrechens, für das Sejanus und seine ganze Familie in entsetzlicher Weise gestraft wurden. Dio Cassius teilt das damals verbreitete Gerücht mit, Tiberius hätte von dem geplanten Verbrechen Kenntnis gehabt. Die Gleichgültigkeit, die er während des Leidens seines Sohnes und auch nach dessen Tod zeigte, gaben hierfür den Anlaß – eine Annahme, die Tacitus als unglaublich zurückweist.

Einen Vergiftungstod erlitt mit großer Wahrscheinlichkeit auch der Neffe des Tiberius, Germanicus. Die berufsmäßigen Reiniger moralischer Flecken an historischen Menschen, die in der Neuzeit so besonders geschäftig sind und die es fertig brächten, eine Julia oder Messalina als unberührte Jungfrauen ins Grab steigen zu lassen, haben auch hier Reinigungsversuche vornehmen wollen. Ein Erfolg muß diesen versagt bleiben.

Von dem zweiten der römischen Kaiser, Tiberius, wird unter anderen Todesarten auch die durch Gift angegeben. Er war krank geworden, und »aus Besorgnis, er möchte doch vielleicht wieder aufkommen, ließ ihm Caligula nicht einmal die Speisen reichen, um die er bat, weil sie ihm, wie er sagte, nicht zuträglich seien. Desto mehr dichte Decken warf er aber auf ihn, um ihn recht warm zu halten. Auf diese Art erstickte er ihn. Dabei war Macro sein Helfer.« (Dio Cassius) Andere Berichte lassen den Kaiser durch Caligula vergiftet worden sein. Die Wahrscheinlichkeit hierfür ist nicht gering, wenn man berücksichtigt, daß Caligula einer der ersten Kaiser war, der Gift in den Dienst seiner persönlichen Interessen sehr umfänglich gestellt hat.

Außer Zweifel steht dagegen der Gifttod des Kaisers Claudius. So berichtet Sueton, daß über dessen Vergiftungsart verschiedene Angaben bestünden, daß aber nach einer das Gift durch ein Klistier auf Betreiben der Agrippina beigebracht worden sei. Es geschah dies, als er merken ließ, daß ihn die Adoption des Nero, ihres Sohnes aus früherer Ehe, zum Schaden seines eigenen Sohnes Britannicus, gereute.

Anders als Sueton stellt Tacitus den Vorgang der Vergiftung des Kaisers Claudius durch die Agrippina dar. Danach hätte Agrippina nur Zweifel über die Art des zu verwendenden Giftes gehabt. Sie fürchtete ein heftig und schnell wirkendes wegen der Entdeckungsgefahr und ein zu langsam wirkendes, weil, wenn es zu Verfall führte, es die Möglichkeit gab, daß zuletzt Claudius die Augen öffnen und einen Akt der Zärtlichkeit für seinen Sohn vollführen könnte. Sie wünschte ein ganz besonderes Gift, das die Vernunft schnell aufhob, ohne den Tod überstürzt eintreten zu lassen. Man wählte die kürzlich wegen Giftmischerei bereits bestrafte, aber als passendes Instrument für Tyrannen noch erhaltene Locusta. Sie bereitete das gewünschte Gift, das von dem Eunuchen und Vorkoster Halotus dem betrunkenen Kaiser in einem Pilzgericht gereicht wurde, das er liebte. Es stellte sich aber Erbrechen ein, wodurch er gerettet worden wäre, wenn nicht in dieser höchsten Gefahr der vorher unterrichtete und sich bereithaltende Arzt Xenophon, scheinbar um das Erbrechen zu fördern, in Wahrheit aber, wie man glaubte, eine mit einem sehr schnell wirkenden Gift bestrichene Feder ihm in den Rachen gebracht hätte.

Nach einer dritten Version hätte Agrippina, um die Sinnesänderung des Claudius nicht zur Tat werden zu lassen, mit Hilfe der Giftmischerin Locusta, die eine gifterfahrene Person gewesen sein muß, ein starkes Gift hergestellt und dieses auf einen Pilz *[boletus]* gebracht. Während sie selbst bei dem Mahl unvergiftete Pilze gegessen hätte, habe sie ihm den vergifteten, großen und schön aussehenden dargeboten. Er wurde darauf, wie wenn er betrunken wäre – was übrigens oft der Fall war – herausgetragen, verlor in der Nacht Sprache und Gehör und starb. Späterhin nannte deswegen Nero die Pilze eine »Götterspeise«, woraus geschlossen wurde, daß er um den Giftmord des göttlichen Claudius gewußt habe.

Man könnte hier an eine Apoplexie denken, die unter Lähmung und Verlust von Bewußtsein und Sprache einen schnellen Ablauf genommen habe. Da es sich aber, wie als völlig sicher anzunehmen ist, um eine akute Vergiftung gehandelt hat, so wäre als dasjenige Gift, das in seinen akuten Wirkungen großer Dosen sich mit den beschriebenen deckt, das Opium anzusprechen, das ja als Selbstmordmittel in Rom sehr gut bekannt war. Dafür spräche auch die Angabe, daß er anfänglich eingeschlummert sei.

Nicht erklärt würde dadurch, was, nach Sueton, viele damals angaben, daß nämlich der Kaiser nach dem Genuß des Giftes nicht nur die Sprache verloren, sondern auch die Nacht in größten Schmerzen verbracht habe. Dieses letztere Symptom sowie das bereits erwähnte Erbrechen legen die Annahme nahe, daß noch ein anderweitiger Bestandteil in dem Gift enthalten war, vielleicht Akonit. Dies wurde ja in Rom genugsam zu Vergiftungen gebraucht. Akonit, sagt Juvenal in einer seiner Sittenschilderungen des alten Rom, habe der Arme nicht zu fürchten, sondern nur der Reiche.

Die Beziehungen, die Caligula zu Giften hatte, treten aus einigen Bemerkungen des Dio Cassius hervor: »Um sich Geld zu verschaffen, verkaufte er in öffentlichen Versteigerungsterminen Gladiatoren und bot mit, um den Preis in die Höhe zu treiben. Nachdem reiche Leute für viel Geld solche Gladiatoren erstanden hatten, ließ er die besten und berühmtesten der letzteren mit Gift hinrichten.« Ebenso vergiftete er die besten Pferde und Wettfahrer der von ihm nicht begünstigten Partei.

In manchen Fällen scheinen die römischen Giftmischer Gifte auch wirklich zusammengemischt zu haben. Einer der in dieser Hinsicht interessantesten Hinweise wurde gelegentlich des Berichtes über den im Jahre 55 erfolgten Vergiftungstod des jugendlichen Britannicus, des Stiefbruders des Nero, gegeben. Agrippina drohte öfters und in immer heftigerer Weise ihrem Sohn Nero, den Britannicus an seiner Stelle zum Kaiser ausrufen lassen zu wollen. Er kam ihr zuvor, indem er zuerst diesen vergiften und später sie selbst roh ermorden ließ, nachdem ein dreimaliger Giftmordversuch fehlgeschlagen hatte. Durch Vermittelung des Pollio Julius, des Tribunen einer prätorianischen Kohorte, dem die Bewachung der bereits wegen Giftmischerei verurteilten Locusta oblag, ließ er von dieser ein Gift bereiten. Die erste Giftdosis erhielt Britannicus von seinen Erziehern selbst. Sie wirkte nicht, weil Erbrechen eintrat. Das Gift war absichtlich nur schwach gewählt worden. Der über die Verzögerung aufgebrachte Nero bedrohte den Tribun und befahl die Todesstrafe der Locusta zu vollziehen. Darauf versprachen ihm beide, schneller zum Ziel zu kommen. Nero ließ in seinem Gemach das furchtbare Gift kochen und jeden Bestandteil vorher auf seine Wirkung prüfen.

Man reichte dem Britannicus, der mit Nero am gleichen Tisch nach kaiserlicher Gewohnheit aß, anfangs ein unvergiftetes, aber sehr heißes vorgekostetes Getränk, das er zurückgab. Dann goß man das Gift unauffällig in einen ihm dargebotenen Becher kalten Wassers. Bald nachdem er dieses getrunken, drang es so in alle seine Glieder, daß er Sprache und Leben schnell verlor.

Sueton erzählt den Vorgang toxikologisch interessanter. Aus Eifersucht über die angenehmere Stimme des Britannicus und aus Furcht vor dessen wachsender Beliebtheit beim Volk ließ Nero sich von der Locusta Gift geben, das aber wegen der Kleinheit der Dosis nur Durchfall erzeugte. Er schlug sie deswegen mit eigener Hand und zwang sie in seinem Zimmer, vor seinen Augen das stärkste und am schnellsten wirkende Gift zu verfertigen. Dies versuchte er an einem Bock, der danach aber noch fünf Stunden lebte. Er ließ es nunmehr verstärken durch weiteres Einkochen und gab es einem jungen Schwein, welches sogleich daran starb. Bei der Tafel ließ er dieses Gift dem Britannicus beibringen, der, nachdem er es kaum gekostet, zusammenfiel, was Nero den Gästen gegenüber als eine Äußerung der bei Britannicus bisweilen auftretenden Epilepsie ausgab.

Am nächsten Tag ließ er ihn eiligst bei dem stärksten Regenwetter beerdigen. In jenen Zeiten und noch viel später war man der haltlosen Meinung, daß eine Vergiftung sich schon durch eigentümliche Farbe der Haut verriete. Deswegen soll, nach Dio Cassius, Nero für die Verdeckung derselben dadurch gesorgt haben, daß er dem Britannicus das Gesicht mit Gips oder einer ähnlichen Masse überziehen ließ. Der starke Regen an dem Beerdigungstag habe aber die Hülle weggewaschen, so daß das Verbrechen an den Tag gekommen sei.

Die Versuche an Tieren, die hier geschildert werden, trifft man im Altertum nicht häufig an. Sie lehren zuvörderst die Tierarten kennen, die sicherlich nicht zufällig und nicht nur dieses eine Mal, sondern mit Bedacht so gewählt worden sind. Sodann liefern sie, im Verein mit den Erkrankungssymptomen des Britannicus, Hinweise auf das verwendete Gift. Es war, meiner Ansicht nach, darin ein Opiat, vielleicht in Gestalt einer Mohnkopfabkochung, aber außerdem noch *Conium maculatum*. Die hohe Toleranz, die Ziegen gegen Opium haben, deutet darauf hin, daß der von Nero benutzte Bock im ersten Präparat der Hauptmenge nach Opium bekam, das ihn, unter Benommensein, noch stundenlang leben ließ, ihn aber auch dann nicht getötet haben würde, wenn nicht in allmählicher Entwicklung dazu ein weiterer Giftfaktor in Tätigkeit getreten wäre, nämlich der an Energie dem Opium weit überlegene Schierling. So erklären sich auch bei Britannicus aus dem Zusammenwirken von Opium und Schierling vor allem die rapide Wirkung und das »Zusammenfallen«, das Nero als eine Äußerung von Epilepsie ausgab. Die sonst nach Schierling, besonders gegen das Ende der Vergiftung hin, auftretenden Krämpfe blieben hier aus oder waren vielleicht nur angedeutet, weil das Opium sie verhinderte. Ebenso war das Bewußtsein, das sonst fast bis zum Tod erhalten bleibt – es beweisen dies außer den beim Sokrates beobachteten Vergiftungssymptomen noch zahlreiche andere Fälle –, hier durch das Opiat ausgeschaltet.

Gegen die Anwesenheit von Akonit in dem Gift sprechen gewichtige toxikologische Gründe. Die Angabe, daß Nero den Meerhasen als Gift habe gebrauchen lassen, ist bedeutungslos, da dieses Tier harmlos ist.

Obgleich im Volk überall von der Ermordung seiner Mutter oder der Agrippina öffentlich geredet wurde, setzte sich Nero über alles dies leicht hinweg, ja, er nahm nicht einmal Klagen an, die sich auf solche Äußerungen bezogen, damit seine Schande ihm nicht ins Gesicht gesagt werden könnte.

So wenig kehrte er sich daran, daß er auch seines Vaters Schwester Domitia, die er immer als Mutter zu ehren vorgegeben hatte, durch Gift umbringen ließ. Er betrieb ihren Tod so angelegentlich und so eilig wegen der Grundstücke, die sie in Bajae und in der Gegend von Ravenna besaß, auf denen er prächtige Trophäen errichten ließ.

In dem gleichen Jahr, in dem Octavia dem Wahnsinn des Nero zum Opfer fiel, ließ er, wie man annahm, die besten seiner Freigelassenen durch Gift töten: den Doryphorus, weil er ein Gegner der Verheiratung mit der Poppaea war, und den Pallas, weil er durch sein langes Leben zu lange seine außerordentlich großen Schätze bewahrte.

Domitian stand schon im Altertum im Verdacht, den Tod seines Bruders Titus veranlaßt zu haben. Auffällig genug ist es, daß dieser, aus der Gesundheit heraus, im besten Mannesalter von nur 41 Jahren starb, nicht lange nach dem über Monate sich erstreckenden Festesjubel der Einweihung des im wesentlichen durch Zwangsarbeit gefangener Juden erbauten Amphitheaters. Die Angaben über die Todesursache weichen sehr voneinander ab – Übereinstimmung herrscht fast ganz darüber, daß Domitian an ihr beteiligt sei. Die Juden nahmen an, daß ihm eine Fliege in das Gehirn gekrochen sei und dies zerstört habe. Eine Fabel braucht dies nicht zu sein, da man auch in unserer Zeit beobachtet hat, daß besonders Östrusarten, *Calliphora, Lucilia hominivora,* ihre Eier in den menschlichen Körper, z. B. in den Gehörgang, in die Augenwinkel, in die Nase usw. legen. Die Eier bilden sich zu Larven um, die bei dem Wirt bleiben, bis sie sich zu Nymphen entwickeln. Leicht durchbohren die Larven das Trommelfell und gelangen auch bis zum Labyrinth. Von der Nase aus können sie in das Gehirn einwandern und hier greuliche Zerstörungen anrichten.

Als er krank dalag, aber noch mit der Aussicht, gerettet werden zu können, ließ ihn, wie Dio Cassius berichtet, Domitian in einen mit Schnee gefüllten Kasten legen – angeblich um die Fieberhitze abzukühlen –, in Wahrheit, um seinen Tod zu beschleunigen. Ohne diesen abzuwarten, setzte sich der lieblose Bruder aufs Pferd, jagte nach Rom ins Lager und ließ sich von der Leibwache zum Kaiser ausrufen.

Das Gift, das Titus krank gemacht bzw. getötet hat, soll nach einigen der Meerhase gewesen sein. Ich habe schon an anderer Stelle darauf hingewiesen, daß die in alter Zeit immer angenommene, bisweilen sogar als höchste bezeichnete Giftigkeit dieses Tieres eine Fabel sei. Wie dies in alter Zeit häufiger geschah, benutzte man wahrscheinlich auch hier den Volksglauben, gab aber ein wirkliches starkes Gift. Es gibt alte Nachrichten, die nichts anderes besagen, als daß er nach den Festen durch Gift umgekommen sei. Ich halte den Gifttod, nicht zuletzt mit Rücksicht auf die Rolle, die Gifte in der römischen Kaiserzeit, zumal in den Händen der Mächtigsten spielten, für wahrscheinlicher als die anderen diesbezüglichen Nachrichten. Wenn Sueton ihn am Fieber zugrunde gehen läßt, so besagt diese Bezeichnung an sich nichts, da auch Gifte Fieber erzeugen können. Nur Domitian konnte als Veranlasser einer Vergiftung in Frage kommen, da er überdies mit Giften umzugehen wohl wußte. Wird doch von ihm das Folgende berichtet: »Weil er seinen Aufwand nicht aus eigenen Mitteln bestreiten konnte, so ließ er viele Männer persönlich beim Senat als Verbre-

Die Verdeckung des Giftgeschmackes in einem Genußmittel erfordert, wenigstens für gewisse Gifte, eine Geschicklichkeit. Dies gelang der der Frau des Kaisers Commodus, des Sohnes von Marc Aurel. Dieser in jeder Beziehung entartete Mensch wollte in einer Fechterschule schlafen. Marcia flehte ihn erfolglos an, die Kaiserwürde nicht dadurch zu beschimpfen und sich bei so verworfenen Menschen wie den Fechtern nicht in Gefahr zu begeben. Er ließ darauf den Präfekten Laetus und den Aufseher über sein Schlafzimmer Electus holen, damit sie die nötigen Vorbereitungen für seine Übersiedelung träfen. Auch diese suchten ihn davon abzuhalten. Da schrieb er, ergrimmt, in ein Baumrindenbüchelchen die Namen aller drei, die ihm den Entschluß auszureden versucht hatten, mit dem Bemerken, daß sie hingerichtet werden sollten. Diese Niederschrift bekam Marcia durch einen glücklichen Zufall zu Gesicht. Sie ließ schnell den Electus holen, zeigte sie ihm, und man beschloß, den Kaiser mit Gift zu töten. Das Gift wurde schnell bereitet. Als Commodus aus dem Bad zurückkam, machte sie den vergifteten Wein, den zu mischen und ihm zu reichen sie gewohnt war, wohlriechend. Er war durch das Bad und die vorangegangene Jagd durstig geworden und trank, ohne das Gift zu schmecken. Es überfiel ihn bald eine Trägheit. Er sank in Schlaf und legte sich nieder. Nachdem er einige Zeit so zugebracht hatte, »gelangte das Gift in den Magen und Unterleib: Es erfaßte ihn ein Schwindel, und er erbrach sich. Die Verschworenen fürchteten nun, daß, da viel mit dem Erbrochenen fortging, er alles Gift verlieren würde. Sie ließen ihn deswegen erwürgen.« (Herodian)

Hier ist das Gift in der Wirkung erkennbar. Es war Opium. Treffend ist der Übergang der körperlichen Trägheit – des ersten Opiumsymptoms – in das zweite, den Schlaf, gekennzeichnet. Das Erbrechen stellt jene Nebenwirkung dar, die bei manchen Menschen sich jedesmal nach der Aufnahme von Opium oder auch von Morphin einstellt. Die Befürchtung der Verschworenen, daß ihr ganzes Tun durch den Eintritt dieser Nebenwirkung vereitelt werden könnte, war durchaus gerechtfertigt.

cher aufstellen, oder auch tückisch durch schleichendes Gift töten.« (Dio Cassius)

Eine Spezialität in Giftmordversuchen scheint der Kaiser Septimius Severus und seine Familie gehabt zu haben. Die illyrischen Legionen hatten ihn, der Statthalter von Pannonien gewesen war, im Jahre 193 zum Kaiser ausgerufen. Als Prätendenten waren aber Pescennius Niger im Orient und Clodius Ailbinus in Britannien und Gallien vorhanden. Während er den letzten durch Ehren vorläufig noch stillzuhalten versuchte, marschierte er gegen Niger und besiegte ihn bei Issos und Nicäa. Ihn hatte er gar nicht mehr zu fürchten. Die Soldaten hatten ihn bei Cyzicus getötet. Unterdessen hatte sich Albin von seinen Legionen zum Kaiser ausrufen lassen. Auf heimlichen Wegen suchte Septimius ihn zuerst unschädlich zu machen. Er schickte unter anderem Briefboten an ihn ab, die ihn beim Übergeben der Briefe ermorden sollten. Für den Fall, daß ihnen dies nicht gelang, hatten sie von ihm noch ein starkes Gift erhalten, welches sie durch einen Koch oder den Mundschenk heimlich beibringen lassen sollten. Albin war aber gewarnt worden. Als Septimius so nicht zum Ziel kam, ließ er es auf einen Kampf ankommen. Er besiegte Albin bei Lyon, ließ dessen ganze Familie und alle Freunde desselben töten und zerstörte Lyon, das ihm widerstanden hatte.

Nachdem Septimius, den Macchiavell für einen großen Fürsten erklärte, weil er den Blutdurst oder die Wildheit des Löwen mit der Schlauheit des Fuchses verbunden habe, in York gestorben war, reisten seine beiden Söhne Antoninus und Geta eiligst nach Rom, um einander zuvorzukommen. Sie nahmen nie einerlei Quartier und aßen auch nicht zusammen, aus Furcht, es könnte der Bruder dem Bruder selbst oder durch bezahlte Diener im Essen oder in Getränken Gift beibringen. Die Nachstellungen nahmen auch kein Ende, nachdem sie beide Regenten geworden waren. Sie suchten die Weinschenke und Köche dazu zu überreden, den anderen zu vergiften. Es wollte aber keinem der Brudermord auf diese Weise gelingen, weil sie sehr behutsam und besorgt beim Essen waren. Zuletzt konnte es Antoninus, der spätere Caracalla, nicht länger aushalten. Durch die Begierde, Alleinherrscher zu werden, getrieben, verwundete er seinen Bruder, der in den Armen seiner Mutter verblutete. Damit nicht genug, beseitigte dieser Mörder auch alle Freunde seines Bruders.

Der Wahnsinn, der unter den römischen Cäsaren endemisch geworden war, trieb bei Caracalla ganz besondere Blüten. Er hielt eine Rede, in der er von seinem Bruder sagte, er habe ihm durch Gift nachgestellt. Einige Zeit, nachdem er ihn und seinen Anhang getötet hatte, reiste er nach Pergamon, kam an das Grab des Achilleus, schmückte dasselbe mit Kränzen und Blumen und spielte hier zum zweitenmal die Rolle des Achilleus. Er hatte unter seinen Freigelassenen einen besonderen Liebling namens Festus, welcher Vorsteher des kaiserlichen Archivs war. Dieser starb während seines Aufenthalts zu Ilion – nach einigen an Gift, das ihm der Kaiser beibrachte, um ihn als Patroklos bestatten zu können, nach anderen erlag er einer Krankheit.

Dem Laetus schickte er Gift und zwang ihn zu sterben. Wie dieser unter allen der erste gewesen war, zu Getas, seines Bruders, Ermordung zu raten, so war er auch der erste, der getötet wurde.

ZWEITER ABSCHNITT

Die Assassinen. Die Zeit der Kreuzzüge

Erstes Kapitel

Giftverwendung durch den Orden der Assassinen.
Der indische Hanf. Fränkische und italienische Karolinger

Wie in allen Religionen der Welt, so bildeten sich auch im Islam allmählich Sekten heraus, die das geschriebene oder überlieferte Wort anders auffaßten und Gebote und Verbote anders deuteten und anders lebten als ihre Glaubensgenossen. Um das Jahr 830 gab es schon deren im Orient, die freilich neben religiösen auch politische Motive mit ihrem Tun verbanden. Der Führer einer solchen Gesellschaft der »Aufgeklärten«, Babek, wütete mit Schändung, Mord und Zerstörung über 20 Jahre lang im Kalifenreich, bis er endlich gefangengenommen und unter Martern hingerichtet wurde. Er soll in der langen Zeit eine Million Menschen geopfert haben. Er opferte sie als Apostel »einer neuen Freiheits- und Gleichheitslehre wider die Verteidiger des Kalifenstuhles und der Kanzel des Islams« (Hammer). Der

Kampf ging somit, wie man sich heute ausdrücken würde, gegen Thron und Altar. Ein solcher Sektierer war auch Abdallah, der Sohn Maimuns, ein sehr gebildeter und mehr noch kluger Mann, der erkannt hatte, daß ein roher Kampf gegen solche mächtigen Bollwerke der menschlichen Gesellschaft, wenn überhaupt, so nur für kurze Zeit Erfolg verspreche. Das Arbeiten im geheimen, das Bearbeiten der leicht folgsamen, mit bestehenden Einrichtungen unzufriedenen Masse, die stets geneigt ist, das seltene, geheim ins Ohr geflüsterte Wort mehr zu beachten als das gewöhnliche laute Geschrei der Gasse, erkannte er als erfolgversprechender als den offenen Angriff auf die bestehende Ordnung. So entstanden Geheimgesellschaften, die durch Sendboten arbeiteten. Solche hat es schon vorher in den Religionen gegeben, und in den folgenden Jahrhunderten wurde das Prinzip immer wieder befolgt. Stets wurde auch ein die Masse besonders ansprechendes Schlagwort benutzt. Bei jenen geheimen orientalischen Gesellschaften bezog es sich auf die Unrechtmäßigkeit des Besitzes des Kalifats durch die Familie der Abbassiden, die seit dem Jahr 750 in Bagdad ihre glänzende Residenz hatten. Die Herrschaft des Hauses Abbas sollte ein Ende nehmen, weil die Thronfolge den Nachkommen von Ali gebühre. Vom Urenkel Alis, Dschafar, wäre die Würde des Imam auf Ismael übergegangen. Einer der ersten Anhänger dieses Geheimbundes war Karmath, der durch Blut und Brand die vorgenannten Ziele erreichen wollte. Die Karmatiten wirkten nicht nur geheim, sondern bekämpften hundert Jahre lang das Kalifat auch offen und entfernten sogar aus Mekka den berühmten schwarzen Stein, nachdem 30.000 Muslime in der Verteidigung der Kaaba gefallen waren.

Einem der Ihrigen, Obeidollah Mehdi, gelang es, in Afrika eine Herrschaft zu gründen – dies ist der Stifter der Dynastie der ägyptischen Kalifen, welche ihre Abstammung auf Ismail, einen direkten Nachkommen der Fatima, der Tochter des Propheten, zurückführten. Sie sind als Fatimiden oder östliche Ismaeliten bekannt geworden. Sie bedrohten das Kalifat von Bagdad, das die Abstammung Obeidollahs bestritt und den Nachweis erbrachte, daß er der Sohn einer Jüdin sei. In diesen fatimidischen Herrschaftskreisen gab es Geheimgesellschaften mit verschiedenen Graden der Adepten, die das Muster späterer abendländischer, mit ihren Machtgelüsten und ihrer Firlefanzumkleidung geworden sind.

Die Loge zu Kairo schickte Sendboten zur Verbreitung ihrer Geheimlehre aus. Ein solcher war Hassan, welcher sich für den Sohn des Mohammed ben Sabbah Himjari, eines heiligen und auch als Wundertäter berühmten Mannes, ausgab, in Wirklichkeit aber von Ali, einem der Ketzerei verdächtigen Schiiten abstammte. Schon in jungen Jahren bezeigte er in Schriften philosophischen und mathematischen Inhalts seine gute geistige Veranlagung. Mit zweien seiner Mitschüler traf er eines Tages das Abkommen, daß sie sich, wo auch immer im Leben zu Stellungen gelangt, gegenseitig forthelfen wollten. Nachdem einer von ihnen, Nizam al-Mulk, Großwesir bei Alp-Arslan, dem Sultan der Seldschuken, geworden war, zog Hassan zu ihm, um ihn an die Abmachung zu erinnern.

Der Großwesir ließ ihn zum Kammerherrn des Sultans ernennen. Bald trat Hassans Bestreben zutage, seinen Freund zu verdrängen und sich an seine Stelle zu setzen. Dies wurde vereitelt, und daher entstand Haß auf beiden Seiten. Hassan floh vor der Rache des Großwesirs nach Syrien, wo er auf die Emissäre der fatimidischen Kalifen traf. Er trat in diese Sekte ein und zog nach Ägypten, wohin, wie es scheint, sein Ruf schon gedrungen war, denn, wie Mirkhond erzählt, hätte der Imam Monstanser vornehme Herren zu seinem Empfang abgesandt, und nachdem er das für ihn bereit gehaltene Haus bezogen, wären Hofleute zu seiner Begrüßung eingetroffen. Eine Zeitlang nahm er am Hof, auch als Prinzenerzieher, eine Vertrauensstellung ein, wurde aber durch Mißgunst gezwungen, das Land zu verlassen. Als Wandermissionar für die ismaelitische Lehre zog er weit umher und gewann in langem Zeitraume viele Anhänger. Nun erwachte in ihm die Sucht nach irdischer Macht. Er fing an, mit seinem Anhang feste Punkte in seinen Besitz zu bringen. So setzte er sich schließlich im sicheren Alamut fest, das in den Bergen des alten Parthien, nicht weit von Kaswin lag. In diesem unbezwingbaren »Geiernest«, das er durch List und Gewalt im Jahre 1101 gewann, führte ihm, der sich anfangs nur als Glaubensgesandten der ägyptischen Kalifen ausgegeben hatte, die Geheimlehre der Ismaeliten viele Anhänger zu. Als er auf seiner Veste wiederholt angegriffen wurde, schaffte er sich durch Mord Ruhe. Sein und des Ordens der Ismaeliten Feind, der Großwesir Nizam al-Mulk fiel unter den Dolchstichen der Fedavi oder Geweihten, und den Sultan Melekschah, dessen Macht sich von Antiochien bis nach Kaschgar erstreckte, ließ er durch Gift beseitigen. Ganz Asien hallte von diesen beiden Morden wieder. Diesen ersten Opfern ließ Hassan unübersehbar viele andere durch seine ihm unbedingt blindlings gehorchenden Anhänger folgen. Die Sekte Hassans bedrohte alle Throne und alle anderen, die den Ismaeliten feindlich waren. Die höheren Grade kannten die Ziele des Ordens und waren weit entfernt, nach den Vorschriften Mohammeds zu leben, während die niederen Grade, die ausführenden Hände, die sich Aufopfernden, strengste Muslime waren. Die Ismaeliten Hassans bemächtigten sich vieler fester Schlösser in Kuhistan, Irak und Syrien gerade in dem Jahr nach der Eroberung Jerusalems durch die Kreuzfahrer. In Palästina hatten sie ihren Einbruch zugleich mit den letzteren vollzogen. Viele der Mordgesellen, die man um diese Zeit als Assassinen zu bezeichnen anfing, wurden bei ihrem Vorhaben getötet. Weder Hoch noch Niedrig war vor ihren Dolchen und vor ihrem Gift in irgendeinem Land sicher. Alle politisch im Wege Stehenden und alle dem Orden übel Gesinnten wurden dadurch beseitigt. Sogar die eigenen Söhne Hassans fielen auf Befehl ihres Vaters den Assassinen zum Opfer, weil der eine Wein getrunken, der andere einen hohen Oberen hatte töten helfen.

Die Vernichtungswerkzeuge, die Profanen, wurden von den Oberen gelenkt. Sieben Ränge des Ordens gab es, von dem Scheikh, dem Großmeister, bis zu den Dailkebir, den Großprioren, den Statthaltern in Hassans drei Provinzen, bis zu den Laien und Profanen. Die Höchsten allein waren in die letzten Ordensziele eingeweiht – alle durch Eid zum unverbrüchlichsten Stillschweigen und blindesten Gehorsam gebunden.

Man nannte Hassan Scheikh-al-djebel, d.h. den Fürsten der Berge, oder – da das Wort Scheikh auch die weitere Bedeutung des Alten besitzt – den »Alten vom Berge«. Unter diesem Namen haben ihn die Kreuzfahrer und vor allem Marco Polo eingeführt. Nur für wenige war er zugänglich. Der Glaube an die Heiligkeit seiner Person bestand und wurde streng aufrecht erhalten. In Alamut residierte er, in Massyat im Antilibanon war der syrische Hauptsitz.

Schon vor Marco Polo, im zwölften Jahrhundert, hat der Abt Arnold von Lübeck von einem Trank berichtet, den die »Heissessin« von ihrem unter Sarazenen und Christen gefürchteten Herrn einbekämen. Er versetze sie in Ekstase oder Sinnlosigkeit und berausche. Dann kämen Magier des Herrn und zeigten den im Schlafe Liegenden phantastische Dinge, Freuden und Ergötzungen. Ihnen würde dann die ewige Dauer solcher Freuden versprochen, wenn sie mit dem ihnen übergebenen Dolche die ihnen gewordenen Befehle ausführten. Dieses Mittel ist bekannt. Durch die Forschungen von Silvestre de Sacy ist es klar geworden, daß es

Was Marco Polo über den »Alten vom Berge« geschrieben, wurde lange für ein Märchen gehalten. Manches ist jetzt durch Forschungen in anderen Originalberichten den Hauptsachen nach bestätigt worden. Über die Art, Adepten zu gewinnen, berichtete er das Folgende:

In einem anmutigen, von hohen Bergen umschlossenen Tal war ein herrlicher Garten. Nur eine Pforte besaß er für den Ein- und Ausgang, und zu ihr gelangte man nur durch ein festes Schloß, das von treuen Wächtern bewacht wurde. Sie ließen nur die vom Scheikh gesandten dort eintreten oder zurückkehren. Die lieblichsten Blumen, duftigsten Kräuter wuchsen in diesem Zaubergarten, und die köstlichsten Früchte luden zu ihrem Genuß ein. Schattige Gänge, grüne Auen, von Wasserläufen durchzogen, erfreuten den Blick. Blütenlauben und Rebengelände führten zu Gartenpalästen, die mit Teppichen, griechischen Stoffen, herrlichen Kunstwerken, Trinkgefäßen aus Gold, Silber und Kristall, mit allem, was asiatischer Luxus an Herrlichstem zusammenbringen konnte, geschmückt waren. In ihnen weilten die schönsten Mädchen, verführerisch wie die Huris des Paradieses. Sie waren berauschend wie der Wein, den sie darboten, Gesang begleitete ihr Saitenspiel und ihren Tanz, und Sinnestaumel erfaßte die plötzlich unter sie versetzten Jünglinge. Deren ließ der Herr dieses Besitzes von Zeit zu Zeit zehn oder zwölf, die er sich zu blinden Werkzeugen seines Willens machen wollte, in die Zimmer der Gartenpaläste bringen, nachdem sie zuvor durch einen berauschenden Trank in tiefen Schlaf versenkt worden waren. Beim Erwachen sahen sie sich von allen Sinnesreizen umgeben, jedes körperliche Begehren wurde ihnen erfüllt. Sie wähnten im Paradies zu sein und nun die den Gläubigen von Mohammed verheißenen Seligkeiten zu genießen – alles durch die Macht des Scheikhs, der, ihnen gegenüber, gleich Mohammed, sich als Erschließer dieses Wunderlebens ausgab. Jede Regung der Vernunft wurde bei diesen Jünglingen übertönt durch die körperlichen Genüsse, die sie durchlebten und die nicht anders waren, als die so häufig von ihnen gehörten Schilderungen des paradiesischen Seins. Hatten sie einige Tage in diesen sinnlichen Lüsten geschwelgt, so versenkte sie das gleiche Betäubungsmittel wieder in einen tiefen Schlaf. Sie erwachten dann in der kahlen Nüchternheit des gewöhnlichen Lebens bei ihrem Oberen. Man benutzte die Zeit ihres Wiedererwachens, um sie vor anderen erzählen zu lassen, was sie erlebt hatten. Der Scheikh versprach ihnen dann, kraft seiner Macht, den dauernden Genuß solcher Seligkeit, wenn sie treu seinen Befehlen nachkommen würden. So weihten sich ihm viele bis zum Tod. Sie verachteten das Leben, da sie durch Erfüllung ihres Gelübdes paradiesischer Freuden teilhaftig zu werden sicher waren.

Wie viel oder wie wenig von dieser Erzählung, die sich auch in mehreren anderen Berichten findet, wahr sein mag, der Kern ist sicher wahr: Die Assassinen besaßen ein Mittel, das imstande war, durch Gefangennahme der Sinne eine gefährliche Tat leichter ausführen zu lassen, als es ohne einen solchen Einfluß möglich gewesen wäre.

sich um den indischen Hanf, die *Cannabis indica*, handelt, deren Wirkungen zur Zeit der Gewaltherrschaft der Ismaeliten in den islamischen Ländern eben nur sehr wenigen Menschen bekannt geworden waren. Die Ismaeliten wahrten diese Kenntnis als tiefes Geheimnis, weil sie es für ihre politischen Zwecke bequem ausnutzen konnten. Die *Cannabis indica*, arabisch: Haschisch, gab den Ismaeliten den Namen Haschischinen, woraus die Abendländer Assassinen machten. In Erinnerung an die von diesen verübten Morde ist das Wort »assassin« im Französischen die Bezeichnung eines Mörders geworden.

Der wahre Sinn des Wortes Assassine, womit zu den Zeiten der Kreuzzüge sowohl Christen als Sarazenen die Ismaeliten bezeichneten, war schon damals unbekannt; denn Wilhelm von Tyrus, der Erzbischof und Kanzler des Königreiches Jerusalem, schrieb damals, daß er die Bedeutung des Namens nicht habe erfahren können.

Die Zubereitungen des indischen Hanfes können Wirkungen hervorrufen, wie die Assassinen sie wünschten. Ich nehme jetzt an, daß das

Kraut, das, nach Herodot, die Skythen anbauten, um betäubend wirkende Samen zu gewinnen, sich auf den Hanf bezieht. Sie verbrannten das Material, um den berauschenden Rauch einzuatmen, wie dies z. B. in Südafrika noch jetzt geschieht. Galen erwähnt des Hanfes ausdrücklich als eines Genußmittels, das in größeren Mengen Betäubung erzeuge. Die indischen »Fröhlichkeitspillen« bestanden aus einem Hanfpräparat.

Des mehr von der Pflanze Genießenden bemächtigt sich ein unbeschreiblich wonniges Gefühl, welches alle Tätigkeit des Geistes begleitet. Es ist, als ob die Sonne jeden Gedanken beschiene, welcher das Hirn durchzieht, und jede Bewegung des Körpers ist eine Quelle von Lust. Der Haschischesser ist glücklich wie jemand, der erfreuliche Nachrichten hört, wie der Geizige, welcher seine Schätze zählt, wie der Spieler, wenn ihn das Glück begünstigt, oder wie der Ehrgeizige, den der Erfolg berauscht. Der Betreffende wird zum Spielball eines jeden Eindrucks. Die Sinne werden feiner und schärfer. So stehen z.B. die Schallempfindungen in keinem Verhältnis zu den Schalleindrücken. Das Ohr vernimmt Harmonien, und der vom Auge aufgefangene Lichtstrahl wird zu Sonnen, die ein Paradies höchster Sinnengenüsse bescheint. Das Gefühl der Körperlosigkeit herrscht in diesem Zustand, der für den Berauschten das Vorhandensein von Zeit und Raum ausschließt.

Unter dem Einfluß solcher Giftwirkungen und erzogen in dem Fanatismus des Ordensgehorsams, der ja in der Welt in verschiedener Gestalt – nicht nur als religiöser – immer bestanden hat und bestehen wird, konnte dem in irgendeiner Verkleidung ausziehenden Assassinen die Ausführung einer befohlenen Meucheltat wie z. B. die an Raimund, dem jungen Grafen von Tripoli, oder im dritten Kreuzzug an Konrad von Montferrat (Konrad von Eisenberg), dem Markgrafen von Tyrus und König von Jerusalem, verübten nicht schwer fallen. Als Anstifter wurden übrigens allgemein Richard Löwenherz und einige Templer angenommen. Auch nach Italien wurde zur Ermordung von Friedrich Barbarossa im Jahre 1158 angeblich ein Assassine geschickt: »Vom Keyser Friderich dem ersten lieset man da er Meyland belagerte sey ein Zauberer auß der Statt ins Lager geschickt worden, daß er ihn mit Gifft tödtete. Als der Gefangen dem Keyser drawete wo er in nicht loß liesse wölle er in zu todt zaubern keerte sich der Keyser nicht daran, ließ ihn hinrichten.« (Augustin Lerchheimer)

Barbarossas Enkel wurde von Papst Innozenz IV. auf öffentlicher Kirchenversammlung in Lyon beschuldigt, den Herzog von Bayern durch Assassinen, die sich somit in den Dienst fremder Rachsucht gestellt hätten, haben ermorden zu lassen, während dieser in einem Brief an den König von Böhmen den Herzog von Österreich anklagte, ihm selbst auf diese Weise nach dem Leben getrachtet zu haben.

Hassan starb in sehr hohem Alter im Jahre 1124 nach einer 35jährigen Regierung. Aber seine Nachfolger machten sich unverändert weiter furchtbar, und von der Bergfeste Alamut aus gingen Befehle für Vernichtung Hochgestellter bis weit nach Kleinasien und ins Abendland hinein. Hassans Nachfolger, sein erster Feldherr Kia Büsürgomid (Kia Buzurc-umid), gründete eine Dynastie, in der, wie nach außen, Dolch und Giftbecher wüteten. Sein Urenkel, Mohammed II., ein bluttriefender Herrscher in Alamut, ging durch Gift, das ihm, wie mehrere Geschichtschreiber mitteilen, sein Sohn reichen ließ, zugrunde, und das gleiche Schicksal erreichte diesen, Dschelal-eddin Hassan III., der auf Veranlassung seines Sohnes Alaeddin Mohammed III. vergiftet wurde. Dieser tat so, als stände er diesem Ereignis fern, da er eine große Zahl ihm Nahestehender wegen des Verdachts, die Vergiftung bewerkstelligt zu haben, töten ließ. Unter der Herrschaft dieses jungen Menschen, der oft betrunken war und in der Trunkenheit durch einen Pfeilschuß ermordet wurde, wüteten die Assassinen in gewohnter Weise. Erst mit dem Nachfolger Ala-eddins, Rokn-eddin Khorschah, dem letzten Großmeister der Assassinen, sank zugleich mit ihren Schlössern in Persien ihre Macht in Trümmer. Hulagu, der mongolische Feldherr und Bruder des dritten Nachfolgers von Dschingis Khan, Mangu, brachte dies zustande, er, der auch dem Kalifat von Bagdad ein Ende bereitet, das herrliche Bagdad bis zum Grund zerstört, seine sowie Alamuts Bibliotheken verbrannt und den Kalifen Mostassem getötet hat. Die letzten Burgen, die in Syrien noch im Besitz der Assassinen waren, eroberte der Sultan Bibar von Ägypten. Kleine Reste der Assassinen hielten sich als bedeutungslose Namensträger noch länger. Ihre Macht hat etwa 170 Jahre gedauert, und während dieser Zeit waren die narkotischen giftigen Inhaltsstoffe des Hanfs und noch stärker wirkende tötende Gifte in ihren Händen bedeutungsvolle Mittel zum Zweck.

Es ließe sich ohne Zwang vorstellen, daß eine gewisse Dosis eines Hanfpräparates ihnen zu ihrem Tun den augenblicklichen Willen gegeben habe, wie der Alkohol dies unzählige Mal getan und wie es auf anderer biologischer Grundlage das Opium bei orientalischen Völkern, sogar beim Beginn einer Schlacht, geleistet haben soll. Nach einer sonst wahrheitsgetreuen Schilderung türkischer Sitten und Gebräuche soll um die Mitte des 16. Jahrhunderts der Opiumverbrauch ganz besonders groß gewesen sein: »Der Grund, weshalb sie es essen, ist ihre Überzeugung, daß sie dadurch tapferer werden und die Kriegsgefahren nicht mehr fürchten. Beim Beginn eines Krieges steigt deswegen der Verbrauch so, daß alles erhältliche Opium aus dem Land gezogen wird.« (Bélon)

Gleichzeitige Vergiftungen im Abendland

Im Abendland hatte die Betätigung der Kunst, Menschen zu vergiften, in den Zeiten vom sechsten bis zum elften Jahrhundert nicht brach gelegen. Im italienischen Langobardenreich und im Frankenreich der Merowinger spielten sich damals genug solcher Taten ab, und auch unter den fränkischen und italienischen Karolingern bestand, wie ich an anderen Stellen berichte, diese Übung.

In die Zeit Karls des Kahlen fällt das Auftreten von Boso I., dem späteren König der Provence. Karl hatte wenige Tage nach dem Tod seiner Frau Irmentrude die Schwester dieses Boso, Richildis, als Beischläferin genommen und nach einigen Monaten geheiratet. Im Jahre 876 hatte er, nach der Rückkehr von seiner Krönung zum Kaiser, auf der Tagung der Lombarden in Pavia seinen Schwager zum Herzog der Lombardei ernannt. Sehr bald dachte dieser nur an sein eigenes Interesse, an Machtzuwachs. Er vergiftete seine Frau, um Irmengarde zu heiraten, die Tochter des Kaisers Ludwig II., die bei ihm verweilte – wie es scheint, in nicht ganz einwandfreier Weise –, und ließ seinen Schwager, der ihn auch noch zum Herrn der Provence gemacht hatte, in seinem drohenden Kampf gegen Karlmann im Stich. Er handelte somit »politisch klug«.

Berengar II., der friaulische Markgraf fränkischer Abstammung, der Nachkomme Ludwigs des Frommen und spätere König der Lombardei, bediente sich des Gifts, um den jungen König Lothar, den Sohn Hugos von Provence, zu töten. Lothar war seit dem Jahre 932 Mitregent seines Vaters Hugo geworden, der, von aufsässigen Großen und besonders von Berengar, Grafen von Ivrea, beunruhigt, beschloß, diesen festnehmen und blenden zu lassen. Lothar ließ dies Berengar wissen, der über die Alpen entkommen konnte. Die Unterstützung des Kaisers Otto I. gegen den König von Italien zu gewinnen gelang ihm nicht. Wohl aber vermochte er, mit der Hilfe vieler bisher Hugo Ergebener allmählich in Norditalien festen Fuß zu fassen. Hugo dankte zugunsten seines Sohnes ab. Dieser übernahm im Jahre 947 die alleinige Herrschaft Italiens. In Wahrheit lag die Regierung in den Händen Berengars, der sich für die ihm zuteil gewordene Hilfe Lothars so wenig erkenntlich zeigte, daß er ihn im Jahre 950 vergiften ließ. So berichtet es ein zeitgenössischer Chronist. Was ein anderer Chronist mitteilt, nämlich daß Lothar plötzlich in Wahnsinn verfallen und gestorben sei, schließt nicht die Möglichkeit aus, daß das Geschehnis die zuerst angegebene Ursache gehabt hat. Falls ihm Belladonna oder ein dieser nahestehendes Gift, z. B. Mandragora, verabfolgt worden war, so konnte er unter den Symptomen stärkster Gehirnerregung akut zugrunde gehen.

Um die Mitte des neunten Jahrhunderts ließ der polnische König Poppel II. (Popielus II.) alle seine Vettern, deren zwanzig waren, durch Gift töten. »Dann er stellet sich, als wäre er krank, beruft seine Vettern alle zu sich, da bracht sein Gemahl ein vergifteten Trank und begehrt, sie sollen auf des Fürsten Gesundheit einen Reihetrunk tun.« Dies taten sie. In der folgenden Nacht starben alle.

Zweites Kapitel

Mitteilungen über Vergiftungen aus den Zeiten der Kreuzzüge

In die Zeit des ersten Kreuzzuges und die damit verbundenen Abenteuer führt die Erinnerung an Raymond IV. Grafen von Toulouse, einen durch Erbschaft und Heirat besonders reich begüterten und einflußreichen Mann. Im Jahre 1096 zog er als einer der ersten mit der dritten Kreuzfahrerarmee nach Palästina. Die ihm angetragene Würde eines Königs von Jerusalem wurde auf seinen Wunsch Gottfried von Bouillon zuerteilt. Nach mannigfaltigen kriegerischen Erlebnissen war er im Jahre 1100 von Konstantinopel abermals mit großen Scharen nach Palästina aufgebrochen, die aber in den Ebenen von Kappadozien von den Sarazenen vernichtet wurden. Neue Kriegszüge führten ihn vor Tripolis, das er belagerte und das er, da er sein Leben im Morgenland beschließen wollte, sich zum Fürstensitz auserkoren hatte. Während eines Waffenstillstandes wurde er im Jahre 1105 mit einem vergifteten Dolch getötet. Es ist anzunehmen, daß das Gift hier, wenn überhaupt, so doch nur eine sehr untergeordnete Rolle gespielt haben wird.

Von Gottfried von Bouillon berichtet der zeitgenössische Guibert von Nogent, daß ihm von einem vornehmen, ihm angeblich freundlich gesinnten Mann vergiftete Gastgeschenke übersandt worden seien, die er unvorsichtig verzehrt habe. Sie hätten ihn plötzlich krank gemacht und ihn bald darauf zum Tod geführt. Es sollen vergiftete Früchte gewesen sein, durch die der Emir von Cäsarea den erst 42 Jahre alten Mann getötet habe. Auch noch anderes wurde berichtet: daß die Einwohner von Joppe ihm Gift beigebracht hätten. Dem widerspricht die Mitteilung, daß er schon so schwer krank nach Joppe gekommen sei, daß er nicht auf dem Pferd sitzen konnte. Mithin sei er eines natürlichen Todes gestorben. Von einer Vergiftung sprechen auch nicht die alten Berichterstatter über die ersten Kreuzzüge. Dadurch wird eine Vergiftung mehr als zweifelhaft. Berücksichtigt man freilich die Umstände, so wäre der Wunsch der Muslime, diesen ihnen sehr lästigen Mann, dem sie auf andere Weise nichts anhaben konnten, durch Gift zu beseitigen, nicht so ganz unwahrscheinlich.

Der gleiche geschätzte Historiker, der den Gifttod Gottfrieds berichtete, meldet auch, daß Boemund durch Gift gestorben sei. Er, der Sohn Robert Guiscards und Fürst von Antiochia, war in einem Kampf gefangen worden. Nachdem er sich durch große Summen aus seiner Gefangenschaft losgelöst und seinem Vetter Tancred die Verwaltung seiner Herrschaft übergeben hatte, war er nach Apulien und von dort nach Frankreich und Spanien gezogen, hatte die Tochter Philipps von Frankreich geheiratet, die ihm zwei Söhne gebar, und soll dann im Jahr 1111 durch Gift umgekommen sein, wofür aber keine sicheren Anhaltspunkte vorliegen. Guillaume de Tyr, der als teilweiser Miterleber sehr interessant und wahr über die Ereignisse schrieb, die sich im Heiligen Lande von 1095 bis 1184 zugetragen haben, läßt ihn, als er mitten in den Vorbereitungen für einen neuen Feldzug begriffen war, von einer schweren Krankheit befallen werden und sterben.

Im Leben Kaiser Konrads III., des Staufen, hat der allgemeinen Annahme nach Gift zweimal eine Rolle gespielt. Er hatte in Deutschland wenig Sympathien erweckt. Die Kölner Königschronik, die etwa um das Jahr 1176 verfaßt worden ist, sagt von ihm, daß er sich auf schlaue Art in den Besitz der Reichskleinodien gesetzt habe, die Heinrich der Stolze, Herzog von Bayern und Sachsen, der Schwiegersohn des 1137 gestorbenen Kaisers Lothar II., in seiner Verwahrung hatte, und daß er diesem das Herzogtum Sachsen habe nehmen wollen. Infolgedessen sei Mord, Raub und Brand in ganz Sachsen entstanden. Konrad zog gegen diesen Herzog. Da sich dieser aber ihm bei Kreuzberg an der Werra mutig entgegenstellte, so kehrte Konrad wieder um. »Nicht lange darauf beschloß der Herzog, wie es heißt, infolge von Gift, sein Leben.« Zwischen den Zeilen tönt die Annahme oder die Vermutung hervor, daß Konrad an dieser Vergiftung eines durch ihn in die Reichsacht versetzten, beraubten, ihm aber doch überlegenen Gegners nicht unbeteiligt sei. Seinem eigentlich sanften Charakter war derartiges nicht zuzutrauen.

Er selbst soll jedoch das Schicksal eines Gifttodes erlitten haben. Neue Historiker freilich stellen, wie immer, ein solches Ende in Abrede. Sie lassen ihn schon vorher durch den so schmählich beendeten Kreuzzug kränklich geworden sein. Davon wissen die alten Berichte aber nichts zu sagen. Konrad war mit den traurigen Resten seiner Ritterschaft auf einigen griechischen Schiffen nach Antiochia und von da nach Jerusalem gelangt. Dort vereinigte er sich mit den ebenso kärglichen Resten der Heeresmacht Ludwigs VII. von Frankreich. Nachdem sie Damaskus vergeblich belagert hatten, zogen beide Herrscher, gedemütigt durch die Orientalen, wieder nach Europa.

So wenig krank war Konrad, daß er, kaum zurückgekehrt, schon einen Reichstag zusammenberief und sich überdies zu einem Zug nach Italien rüstete, um die dortigen Wirren zu beseitigen. Arnold von Brescia stand im Kampf mit dem Papst. Der Papst war vertrieben und Rom zu einer Republik erklärt worden. Vor allem wollte Konrad Roger von Sizilien demütigen. Dieser so überaus erfolgreiche, in religiösen Dingen tolerante Fürst hatte Kaiser Lothar getrotzt, Papst Innozenz, der ihn gebannt hatte, gefangengenommen, Kaiser Manuel Niederlage auf Niederlage beigebracht, war bis vor Konstantinopel gerückt und mit überaus reicher Beute heimgekehrt, hatte Tripolis erobert und für Handel und Gewerbe, z. B. durch

Verpflanzung des Seidenbaus nach Sizilien, Außerordentliches geleistet. Gegen diesen wollte Konrad ziehen, sich aber auch in Rom zum Kaiser krönen lassen. Dem soll Roger, wie zwei Chronisten: Otto von Freising und Aeneas Silvius Piccolomini, der spätere Papst Pius II., berichten, dadurch zuvorgekommen sein, daß er den Kaiser durch italienische Ärzte, die ihn behandelten, im Jahre 1125 vergiften ließ. Er starb in Bamberg.

Besteht für den Gifttod Konrads durch die Umstände ein gewisser Grad von Wahrscheinlichkeit, so ist die Vermutung, daß Richard Löwenherz einem vergifteten Pfeil zum Opfer gefallen sei, abzuweisen. Er griff im Jahr 1199 rebellische Barone in Poitou an. Bei der Belagerung des Kastells Chaluz in Limousin wurde er am 26. März durch einen Pfeil verwundet. Er achtete der Wunde nicht. Innerhalb der nächsten zwölf Tage eroberte er das Kastell. Die schlecht geschützte Wundstelle war unterdes schwarz geworden, angeschwollen, und auch ihre Umgebung war erkrankt. Der König hielt schlimme Schmerzen aus und starb unter solchen. Das Leiden war eine Sepsis durch Wundinfektion, entweder weil die Wunde vernachlässigt worden war oder der Pfeil zufällig Infektionskeime enthalten hatte.

Ob das Leiden und der Tod Alberts des Prächtigen, des Markgrafen zu Meißen, durch Gift oder durch eine andere Krankheitsursache veranlaßt wurde, läßt sich wissenschaftlich nicht genügend sicher ausmachen. Unerträglich genug hatte er sich durch seine maßlose Habgier aller Welt, besonders seinem Vater und seinem Bruder gemacht, um in der großen Notlage, in der sich seine Opfer ihm gegenüber befanden, als Ultima ratio vergiftet zu werden. Zweitausend Pfund Silber, die sein Vater der Kirche hinterlassen hatte, riß er an sich. Als die Mönche von ihm wegen der Herausgabe dieses Geldes bedroht wurden, legten sie es auf den Kirchenaltar nieder. Von dort nahm er es fort. Seinen Bruder Dietrich beraubte er seines Besitzes. Keiner der Fürsten wollte mit dem unbändigen Menschen in Händel geraten. Ja, Albert rüstete sogar gegen den Kaiser, mußte aber seine Pläne aufgeben, da er unheilbar erkrankte. Sein Diener Hugoldo soll ihm Gift beigebracht haben, das eine ganz besondere Einwirkung entfaltete. Er bekam die heftigsten Schmerzen in allen Gliedern und Gelenken, so daß er weder auf einem Pferd sitzen noch in einem Wagen gefahren werden noch Berührung vertragen konnte. Alsdann entstand an seinem Körper so fauliger Zerfall, daß es kaum einer in seiner Nähe aushalten konnte. Er starb im Jahre 1195 auf dem Weg von Freiberg nach Meißen, wohin er sich – wegen der unerträglichen Schmerzen – in einem Bett tragen lassen wollte, in einer Bauernhütte.

Die berichteten Symptome: Schmerzen und darauf folgende Lähmung, lassen an ein ganz besonderes, abgerundetes Gruppenbild der Arsenikeinwirkung denken, nämlich an die Arsenneuritis. Sie kann ähnlich verlaufen. Ihr Entstehen ist nach jeder Verlaufsart der Arsenvergiftung möglich. Nach einer akuten Vergiftung sah man sie schon am dritten, gewöhnlich um den zehnten Tag herum oder selten etwa bis zum 40. Tag entstehen. Unerträgliche Schmerzen, die bei jeder Bewegung oder bei Druck sich noch steigern, Hyperästhesie u. a. m. an den Gliedmaßen, gehen der Lähmung voran, die die meisten der so Vergifteten wochen- oder monatelang zu jedem Muskelbetrieb unfähig machen. Es kann sich hierzu unwillkürliche Harn- und Kotentleerung gesellen. Das, was der Chronist über den, wie er meint, durch Fäulnis entstandenen Gestank vermeldet, kann bei dem Markgrafen diese Ursache gehabt haben. Es ist verständlich, daß bei einem dauernd durch seine Auswurfsstoffe verunreinigten Mann niemand länger verweilen mag. Es handelt sich bei derartigen Arsensymptomen um Folgen entzündlicher Rückenmarksveränderungen.

Nähme man Arsen nicht als Ursache des Leidens des Markgrafen an, so bliebe nur übrig, an ein Leiden auf infektiöser Basis – vielleicht eine Rükkenmarksaffektion – zu denken, das sich mit Dekubitus, also einem Druckbrand vergesellschaftet hätte. Bis auf diesen Zerfallsvorgang an den Geweben würden beide Ursachen geeignet sein, das Erkrankungsbild zu deuten.

In Spanien spielte sich um die Mitte des elften Jahrhunderts eine Massenvergiftung ab, die nicht nur als solche ein historisches Interesse hat, sondern die auch lehrt, wie gewisse toxikologische Erfahrungen nicht untergehen, vielmehr zu irgendeiner Zeit und an irgendeinem Ort wieder verwirklicht werden, nachdem sie eine Zeitlang, wie es scheint, ganz vergessen worden waren. Das

Wissen ist in einem solchen Fall nur latent geblieben. Gelangt es in den Besitz des Geeigneten, so verwendet er es, wenn die Gelegenheit hierfür sich darbietet.

Abbâd, der Sohn des Kadi von Sevilla, in der Geschichte als Motahid bekannt, war seinem Vater als Hâdjib, d.h. als erster Minister und Majordomus Hichams II., gefolgt. Er wird als ein gebildeter, aber grausamer, blutdürstiger Trunkenbold geschildert. Er versuchte die Berber, besonders die von Carmona, seine Nachbarn, durch Waffengewalt zu unterdrücken. Dies gelang ihm ebenso wie die Erweiterung des Fürstentums Sevilla nach Westen hin. Im Süden, wo mächtige Berberfürsten herrschten, vermochte er nichts zu erreichen. Deshalb beschloß er, diese zu töten. Er besuchte sie als Freund und beschenkte sie fürstlich. Obschon sie seinen Charakter kannten und wußten, wessen sie sich von ihm zu versehen hatten, nahmen die Fürsten von Ronda und Moron und der Berberfürst Ibn-Khazrun, der Herr von Arcos und Xeres, eine Einladung zu einem großen Fest nach Sevilla an. Sie wurden hier glänzend empfangen. Nach orientalischer Sitte wurde ihnen das gemeinsame Bad bereitet. Sie genossen mit Vergnügen die Annehmlichkeit desselben. Wohl hatten sie während des Badens leichte, immer wiederkehrende Geräusche gehört, etwa wie wenn Maurer an der Arbeit wären, schenkten denselben aber keine nähere Beachtung. Als sie merkten, daß nach einiger Zeit die Hitze des Raumes zunahm und die Luft erstickend wurde, wollten sie die Tür öffnen. Aber vergeblich! Die Tür war vermauert und sämtliche Ventilationslöcher verstopft. Sie erstickten durch Kohlendunst, der in dem Raum zur Entwicklung kam – so wie zu Hannibals Zeiten die Kampaner alle Römer, deren sie habhaft werden konnten, im Bad auf diese Weise umkommen ließen oder wie Konstantin seine Gemahlin Fausta oder Nero die Octavia schließlich tötete.

Im Kohlendunst wirkt wesentlich das Kohlenoxyd. Es tötet auch im Rauch, im Leuchtgas und in manchen anderen Gasgemischen. Seit Feuer auf der Welt ist, haben Menschen durch Mord, Selbstmord oder Unvorsichtigkeit dieses Gas einatmen müssen und dadurch ihr Ende gefunden. Es ist das Blut, das primär verändert und für die Atmung sowie für die Ernährung der Gewebe zu einem großen Teil untauglich gemacht wird. Das Kohlenoxyd ist ein Blutgift. Die damit Vergifteten ersticken, weil das schlecht gewordene Blut die Gewebe nicht mehr mit der genügenden Menge von Sauerstoff versehen kann. Darunter leidet ganz besonders jene Stelle im verlängerten Mark, das Atmungszentrum, von da aus die Regulation der Atmung sich vollzieht. Es ist die gleiche Stelle, die der Schierling oder der Sturmhut direkt, das Kohlenoxyd indirekt lähmt. Übersteht ein Mensch eine solche Vergiftung, so drohen ihm die verschiedensten Nachkrankheiten, darunter eventuell auch schwere Nerven- und Gehirnleiden. Recht oft mag dies in der Welt, auch zu verbrecherischen Zwecken verwirklicht worden sein.

DRITTER ABSCHNITT

Beziehungen deutscher Fürsten des 13. bis 15. Jahrhunderts zu Gift

Erstes Kapitel

Die Familie der Hohenstaufen

Die politische Seite des Werdens und Vergehens der Hohenstaufen birgt kaum noch Dunkelheiten für den Betrachter. »Sie endeten kläglich in demselben Lande, welches sie 70 Jahre früher mit nicht minderer Grausamkeit, als an ihnen verübt wurde, erworben und welches sie gegen den Rat der Päpste und das eigene Gelübde mit der Kaiserkrone vereinigt hatten.« (Böhmer)

Die Schuld, die Kaiser Heinrich VI., Manfreds Großvater, der meineidige Vertilger des Normannenhauses, einer der grausamsten, blutdürstigsten, schmutzig habsüchtigsten Männer, die je über die Geschicke anderer zu bestimmen hatten, auf sich geladen, rächte sich an Kindern und Kindeskindern. Im Schloß von Caltabellota, wohin sie sich geflüchtet, wurde Sibylla, die Gemahlin Tancreds, des letzten Normannenkönigs, mit ihren vier Kindern grausam in Ketten gelegt. Wie mußte es nachwirken, als dieser rachsüchtige Kaiser die Leiche Tancreds aus ihrer Gruft ziehen und ihr vom Henker den Kopf abschlagen, den Sohn Tancreds geblendet auf der Burg Ems in Vorarlberg elend verkommen und die Anhänger dieses Königs unter den entsetzlichsten Martern sterben ließ. Hatte er doch den Grafen Jordan auf einen rotglühend gemachten Stuhl befestigen und sterben lassen! Nach seinem Einzug in Palermo und nachdem schon Wilhelm III. abgedankt hatte, beging er Handlungen so empörender und ruchloser Grausamkeit, daß er dadurch für immer als einer der abscheulichsten und blutdürstigsten Tyrannen aller Zeiten dasteht. So ließ er z. B. die Anführer des sizilischen Heeres, das sich ihm bei Catania entgegenstellte, grausam hinrichten und einigen bei lebendigem Leib die Haut abziehen.

Die Vergeltung für seine unerhörten Verbrechen kam. Der Untergang des Geschlechts von Manfred, das ergreifende Drama im Schloß von Trani und alles, was sich daran schloß, nimmt sich wie eine von der Nemesis gefertigte Kopie dessen aus, was sich zuvor auf demselben Boden abgespielt hatte.

Obschon jeder, auch der kleinste historische Winkel der Hohenstaufengeschichte durchforscht worden ist, so bleiben dennoch einige der breiten Öffentlichkeit nicht zugänglich gemachte Vorgänge übrig, die von den Historikern nur gestreift werden, auf die aber an dieser Stelle näher einzugehen Pflicht wird. Von Friedrich II. an bis zu Konradin hat, wenn man den Berichten Glauben schenken darf, in dieser Familie Gift eine Rolle gespielt: Verbrecherische Hände haben es von außen in sie getragen, und in ihr soll es der Sohn dem Vater, der Bruder dem Bruder gereicht haben – kein Familienglied, das nicht mit Recht oder Unrecht mit Gift in Beziehung gebracht wurde. Die Weltgeschichte hat kaum ein zweites Mal derartiges aufzuweisen. Sucht man auch noch so eifrig aus den vorhandenen Berichten das, was erkennbar der böseste Parteihaß ersonnen und verbreitet hat, kritisch zu entfernen, so bleibt doch noch genug übrig, was im Tun ebenso wahr als unerfreulich und abstoßend erscheint.

Mit dem Leben und Sterben dieses unglücklichen Mannes und mit dem seiner Familie haben Zeitgenossen und die Nachwelt vielfach Gift in Verbindung gebracht. Schon sein dauerndes Verbleiben in Italiens Süden, seine Vorliebe für orientalische Äußerlichkeiten, seine orientalische Umgebung u.a.m., das von dem Gehaben anderer Fürsten damaliger Zeit weit abwich, hatte, als Kunde davon auf dem weiten Weg nach Deutschland gelangte, zu allerlei Entstellungen und Fabelbildungen geführt. Man war nicht gewohnt zu hören, daß ein deutscher Kaiser Beschützer von Sarazenen sei, und mehr: daß er gar eine sarazenische Stadt anlegte. Dies geschah im Jahre 1239. In Lucera in Apulien vereinigte er alle Araber aus Sizilien mit ihrer hochentwickelten Industrie und schützte sie, trotz aller Anfeindungen, in ihrem Glauben. Sie bauten ihm dort auch seine Burg, in der arabische Pracht den Freund der Araber umgab – nicht anders als vordem Normannenkönige in Sizilien in ihren Palästen wie orientalische Fürsten gelebt hatten. Soll doch der Kaiser in Lucera sogar einen Harem gehalten haben. Daran knüpft sich wohl auch die folgende, an Tausendundeine-Nacht-Märchen erinnernde Erzählung: »Dieser Kaiser«, so erzählt die Chronik, »war ein schrecklicher Mann. Schöne Mädchen ließ er täglich und dauernd Gift nehmen. Ärzte hatte er zur Überwachung derselben angestellt, um, falls einmal eine sich vergiftet hätte, sie zu behandeln. Die Überlebenden hätten sich schließlich an die Gifte so gewöhnt, als gehörten sie zu ihrer Nahrung. Falls nun irgendein Fürst oder ein vornehmer Mann, der dem Kaiser zu nahe getreten war und den er aus bestimmten Gründen auf andere Weise nicht hatte töten mögen, sich wieder mit ihm versöhnte, so gab er ihm eine der giftgewöhnten Jungfrauen als Gattin. Alsbald nach deren Umarmung wurde der Betreffende unheilbar vergiftet und starb. So rächte sich der Kaiser an seinen Feinden.«

Ernsthafter als solche Märchen wurde über Gift am Kaiserhof berichtet. Nicht nur war er selbst mehrfach der Gefahr der Vergiftung ausgesetzt, sondern es wurde ihm auch ein freilich vergeblicher Vergiftungsversuch an seinem Verwandten Gualterottus, dem Grafen von Brena, dem Sohn des Grafen Walter I., von dem Chronisten Salimbene von Parma nachgesagt, was offensichtlich nichts als Leutegerede oder Hofklatsch war. Dabei erfährt man allerlei anderes, was damals über den Kaiser im Umlauf war: »Jesi ist die Stadt, in der Kaiser Friedrich geboren wurde. Dort ging das

Gerücht von ihm, daß er der Sohn eines Fleischers aus Jesi sei, weil die Kaiserin Constanze schon hochbetagt gewesen, als sie Kaiser Heinrich heiratete. Er sei ein untergeschobenes Kind. König Johann von Jerusalem, der Schwiegervater des Kaisers, habe einst im Zorn den Kaiser den Sohn eines Fleischers genannt, weil er seinen Verwandten Gualterottus töten wollte. Der Kaiser fürchtete nämlich, daß durch irgendeinen Umstand das Reich Jerusalem an diesen fallen könnte. Da aber die Tötung mit Gift mißlungen wäre, sollte es mit einer Waffe bewerkstelligt werden, wenn Gualterottus mit dem Kaiser Schach spielen würde. Dies erfuhr der König Johann. Als er ihn beim Schachspiel mit dem Kaiser sah, zog er ihn vom Spieltisch fort, indem er dem Kaiser zurief: ›Pfui, du Sohn eines Fleischers.‹ Der Kaiser wagte nicht, dem König entgegenzutreten, weil dieser ein überaus starker Mann, etwa wie Karl, der Sohn Pippins, war.«

Die Zwistigkeiten, die zwischen dem Kaiser und seinem Sohn Heinrich, dem 1221 gekrönten König von Deutschland, durch die Empörung des letzteren entstanden, führten Friedrich kriegerisch nach Deutschland. »Bei der Belagerung einer seiner Burgen warf sich Heinrich ihm zu Füßen und bat um Nachsicht. Er ließ ihn aber unbarmherzig in Fesseln schlagen und führte ihn nach Worms. Nachdem ihm die Fesseln aus Ehrfurcht vor seiner königlichen Würde etwas gelockert waren, soll der Sohn für den Vater Gift besorgt haben. Deswegen angeklagt, wurde er wieder in Bande gelegt und im Jahre 1235 einem Herzog [Otto von Bayern] zur Bewachung übergeben.« Es ist bekannt, daß er ihn gefesselt in strengstem Gewahrsam auf dem Felsen Sankt Felix südlich von Melfi gehalten hat, wo er starb. Auch hier sprechen die Umstände gegen den nur einmal als Gerücht überlieferten angeblichen Vergiftungsversuch Heinrichs gegen seinen Vater. Friedrich selbst, der ja mit Briefen und Bekanntmachungen über sein Handeln nicht kargte, würde andernfalls es nicht unterlassen haben, sich breit darüber auszulassen, um seinem mindestens mitleidlosen Handeln eine so schwerwiegende Grundlage zu geben.

Ganz andere, gesicherte Stützen hat ein Vergiftungsversuch, der gegen den Kaiser gerichtet war und über den er selbst und andere sich mehrfach ausgelassen haben. Der beste Chronist des 13. Jahrhunderts, der englische Mönch Matthäus Paris, hat eingehend darüber berichtet:

»Im selben Jahre kehrte Friedrich, allenthalben von schweren Sorgen bedrängt, nachdem er über die Berge gezogen war, um den Herrn Papst anzugreifen, nach Apulien zurück, wie man sagt, vergiftet. Da er schwer erkrankt war, wurde ihm von seinen Ärzten geraten, ein Abführmittel und ein eigens dazu bereitetes Bad zu nehmen. Es hatte aber Magister Peter de Vinea, der Friedrichs vertrautester Rat und besonderer Hüter seiner Seele gewesen war, einen Arzt bei sich, welcher auf Befehl Friedrichs, wie auch Peters, alles zu dem erwähnten Abführmittel Notwendige zurecht machen sollte; zu diesem ging Peter arglistigerweise, und auf seinen Rat mischte derselbe sowohl dem Trank als dem Bad ein stark wirkendes Gift bei, um ihn zu töten. Die Feinde der Kirche sagten aber, der Papst hätte Peter durch Bestechung und sehr große Verheißungen zu diesem Verbrechen verleitet. Indessen wurde Friedrich in derselben Stunde, wo er den Gifttrank hätte nehmen sollen, durch einen Freund gewarnt. Er sprach daher zu dem Arzt, welcher den Trank darreichte, und zu Peter: ›Freunde, meine Seele vertraut auf euch, ich bitte, sorget, daß ihr mir, der euch vertraut, nicht Gift statt eines Heilmittels darreicht.‹ Darauf Peter: ›O Herr, oft hat Euch dieser mein Arzt einen heilsamen Trank gereicht, warum fürchtet Ihr Euch jetzt?‹ Friedrich aber sprach zu dem den Trank darbietenden Arzt, jedoch finsteren Blickes – auch war, damit die Verräter nicht entfliehen konnten, in ihrem Rücken eine Wache aufgestellt: ›Trinke mir zu und teile den Trank mit mir!‹ Der Arzt also, heftig erschrocken und seines Frevels sich wohl bewußt, stellte sich, als stieße er mit dem Fuß an, fiel zu Boden und vergoß den größeren Teil des Giftes. Den übriggebliebenen kleinen Teil aber ließ der Kaiser zum Tode Verurteilten reichen, welche aus dem Kerker herbeigeholt wurden, und augenblicklich hauchten sie ihre armen Seelen aus. Nachdem er sich also von dem verräterischen Mordanschlag, den man gegen ihn gemacht, überzeugt hatte, ließ er den Arzt hängen, Peter aber, verdientermaßen der Augen beraubt, durch viele Städte Italiens und Apuliens führen, damit er vor allen öffentlich das beabsichtigte Verbrechen bekannte. Endlich befahl derselbe Friedrich, sollte er den Pisanern, die ihn tödlich haßten, zur Hinrichtung übergeben werden. Als Peter dies hörte, rannte er mit dem Kopf mit aller Gewalt gegen die Säule, an welcher er angefesselt war, und entleibte so sich selbst.«

Dieser Bericht des zeitgenössischen Matthias, dessen Werk von Baronius als ein goldenes Buch bezeichnet wird, ist, wie so vieles andere, lange als Erfindung behandelt worden oder doch als das Echo eines lügenhaften Gerüchts. Er liefert in Wirklichkeit die wahre Erklärung des Dramas, wenn man alles jetzt vorhandene sichere Material und besonders die bestätigenden Briefe Friedrichs daraufhin ansieht. Der politische und religiöse Standpunkt der Chronisten muß hier ausscheiden. Es haben auch streng Papistische die Erzählung des Matthias, die vielleicht etwas novellistisch aufgeputzt sein mag, übernommen.

Historisch absolut sicher ist, daß der Kanzler Petrus de Vinea im Monat Januar oder Februar 1249 in Cremona gefangengesetzt worden ist, zu gleicher Zeit wie der Arzt, angeblich vom päpstlichen Legaten in Parma bestochen worden ist, den Kaiser zu vergiften. Der innere Zusammenhang beider Ereignisse ist, wie immer, von Historikern in Frage gestellt worden. Es ist nicht meine Aufgabe, darüber in eine Untersuchung einzutreten, die, falls sie zu einem entgegengesetzten Ergebnis gelangen würde, mindestens die gleiche Berechtigung wie die Negation hätte. Hier handelt es sich um den Vergiftungsversuch am Kaiser, der gemacht worden ist. Man darf nicht annehmen, daß Friedrich öffentlich absichtlich in seinen Verkündigungen die Unwahrheit gesagt hat. Zwei solcher Dokumente von ihm liegen vor. Das eine ist an den »Kapitän des Königsreichs« gerichtet. Er wird aufgefordert, einen Verräter zu strafen, der nur mit der Chiffre C bezeichnet wird, aber sehr wahrscheinlich kein anderer als Petrus ist. Dieser solle nach dem vom Kaiser und seinem Rat gefaßten Beschluß unter fortwährenden Martern im ganzen Königreich herumgeführt werden. Weder an Sonntagen noch Festtagen solle er ruhen dürfen. Nachdem dies geschehen, müsse er hingerichtet werden, ohne Rücksicht darauf, daß sein Hochverratsverbrechen beim Versuch geblieben ist, denn er habe planmäßig dem den Todestrank reichen lassen wollen, von dem so vieler Menschen Heil und Wohlfahrt abhinge. Da dieser Verbrecher nicht der Arzt sein kann, so bleibt nur Petrus übrig als die einzige Person, die von der Geschichte sonst noch mit dem Ereignis des Giftmordversuchs in Verbindung gebracht worden ist.

Wurde laut kaiserlichem Befehl in ihm der unmittelbare Veranlasser des Verbrechens gekennzeichnet und gestraft, so läßt sich der Kaiser in einem zweiten Schriftstück über den mittelbaren Schuldigen und den Arzt als Giftmörder aus. In diesem offenen Brief meldet er allen Völkern: »Dieser Pontifex, dieser friedliche Führer des christlichen Glaubens hat uns seinen Arzt geschickt, der bisher in Parma Gefangener war und den er frei gemacht hatte, nachdem er mit ihm verabredet hatte, daß er mich Gift trinken lassen würde unter der Form eines Medikaments. Aber im Augenblick, wo er ausführen wollte, was er versprochen und beschworen hatte, indem er mir eine tödliche Medizin reichte, hat Gott den Kelch von mir abgewandt. Die Tatsache ist bewiesen vor uns und unseren Großen sowohl durch das Geständnis des Verräters, der auf der Tat ertappt sein Verbrechen nicht leugnete, als auch durch aufgefangene Briefe.«

Dies alles ereignete sich im Jahre 1249. Im Jahr darauf starb der Kaiser. Woran? Es gibt Chronisten, die mitteilen, daß er dem Schicksal, durch Gift zu sterben, nicht entgangen und daß sein Sohn Manfred an der Herbeiführung desselben beteiligt gewesen sei. Ja, etliche Historienschreiber melden, weil Manfred Sorge gehabt, »er möchte doch durch der Ertzte hülff, das eingenommene Gifft überwinden«, soll er ihm ein Kissen auf den Mund gehalten und ihn damit erstickt haben. Diese Schilderung, die bereits von Ptolemaeus Lucensis, der im 13. Jahrhundert lebte, gemacht wurde, macht den Eindruck des Romanhaften. Sicher scheint nur zu sein, daß er kurz vor dem sehr schnell erfolgten Tod an schwerer Dysenterie oder, wie es auch anders noch ausgedrückt wird, »an einer Art von Bauchfluß« litt.

Toxikologisch gibt eine solche Angabe freilich zu denken. An den Durchfällen wäre er nicht gestorben. Selbst wenn es sich um eine Dysenterie, also um eine echte Ruhr, gehandelt hätte, so würde sie so schnell wie angegeben nicht haben tödlich wirken können. Überdies töten die sporadischen Ruhrerkrankungen fast nie, während bei den epidemischen die Mortalität bis 25 Prozent gehen kann. Um eine epidemische wird es sich nicht gehandelt haben, weil sonst davon sicherlich Nachricht gegeben worden wäre. Der Verdacht ist nicht von der Hand zu weisen, daß Gift der wirkliche Verursacher des Leidens gewesen sei. Dann käme als solches nur Arsenik in Frage. Und gerade dort und damals bestand die Fähigkeit, mit Arsenik umzugehen. Verlaufsart und Symptome decken sich, soweit die leider so spärlichen Nachrichten dies zu sagen erlauben, mit einer Vergiftung durch diesen Stoff. Alles andere, was als Begleiter der Durchfälle angegeben wird, ist als phantastische Beigabe anzusehen, erfunden und ausgesprochen, um des Kaisers Ende gewissermaßen als eine Strafe Gottes darzustellen: »So sah Gott von seiner himmlischen Höhe herab das Schifflein Petri von den Wellen hin und her geworfen und geschüttelt durch den Tyrannen Friedrich, den Räuber und Verderber, und nahm ihm das Leben. Er bekam Durchfälle, knirschte mit den Zähnen, Schaum stand ihm vor dem Munde, er brüllte und starb elendiglich.« Dies ist ein einzelner Strich aus dem Bild, das die Vertreter der Kirche von ihm und seinem Ende entwerfen.

Der Sohn Friedrichs II. ist wiederholt mit Vergiftungen in Beziehung gebracht worden. Schon zu seinen Lebzeiten waren darüber Erzählungen im Umlauf und nach seinem Tod in noch erhöhtem Maß.

Den direkten Grund zu solchen Gerüchten bildeten in erster Reihe die freilich sehr auffälligen frühzeitigen Tode zweier junger Männer, die ein gewisses Anrecht auf das Erbe Friedrichs II. hatten: Heinrich, der legitime Sohn Friedrichs II. von Isabella von England, also Konrads Bruder, und Friedrich, der Neffe Konrads, der Sohn König Heinrichs VII., der wegen seiner Empörung gegen seinen Vater Friedrich II. elend als Gefangener 1242 gestorben war.

Zeitgenössische und spätere Chronisten sprechen davon, daß er seinen Bruder Heinrich, »die Hoffnung und der Stolz der Angeln, einen Jüngling von wunderbarer Schönheit«, im Jahr 1254 habe töten lassen. »Er starb, wie die Feinde Konrads, des Königs von Sizilien, behaupten, auf dessen Betreiben. Dies ist jedoch nicht glaublich. In Wirklichkeit hat ihn ein gewisser Johannes Maurus, ein schändlicher Mensch, vergiftet und, als er im Sterben lag, ihn mit einem Tuch erdrosselt.«

Die Jahrbücher von Genua berichten, daß »Konrad seinen Bruder Heinrich von der Insel Sizilien habe kommen lassen, und da dieser aus Furcht vor Gift ohne vorheriges Vorkosten weder essen noch trinken wollte, habe ihn Johannes Morus auf des Königs Befehl erdrosselt«.

Den Gifttod soll nach derselben Quelle Friedrich, der Neffe Konrads und Enkel Friedrichs II., erlitten haben. Es findet sich bei mehreren Historikern verzeichnet, daß auch wieder Maurus den Herzog Friedrich nach Melfi (Amalfi) kommen ließ, um ihm angeblich dort die 10.000 Unzen Goldes, die ihm Kaiser Friedrich außer Österreich vermacht hatte, zu zahlen, ihn aber dort mit einem Fischgericht tödlich vergiftet habe, nicht auf Veranlassung von Konrad, sondern von Manfred und des Markgrafen Berchtold, die später hingerichtet wurden.

Eine mindestens zweideutige Rolle scheint dieser Johannes Maurus, ein Mohr, »ein grausamer, blutdürstiger Verbrecher, der den Leuten schmeichelte und sie unter dem Schein der Freundschaft vergiftete« (Matthäus Paris), lange gespielt zu haben. Friedrich II. hatte ihn zum Kammerwächter gewählt, Manfred aber, als er Statthalter seines Bruders Konrad war, ernannte ihn zum Kammermeister und machte ihn zum Herrn der Stadt Luceria. Hierfür mußten die geleisteten Dienste ganz besonders groß gewesen sein, und da man nicht annehmen kann, daß es im Staatsinteresse geleistete gewesen sein werden, so gewinnt die sehr alte Ansicht, daß dieser Maurus das Tageslicht scheuende Machenschaften auf Befehl verrichtete und dafür belohnt wurde, einen gewissen Wahrscheinlichkeitsreflex. In einem offenen Brief an den Papst wies Konrad das von diesem vielleicht mit verbreitete Gerücht zurück, daß er seinen Neffen habe vergiften lassen.

Haben die Zeitgenossen schon während seines Lebens allerlei Verdächtiges über den König Konrad IV. gemeint und gesagt, so haben sie auch seinen Tod als einen unnatürlichen, durch Gift herbeigeführten angesehen. Spätere Historiker haben diese Ansicht geteilt, einige freilich – zumal aus der Neuzeit –, die alles erdenkliche Sonstige an Überlieferung übernehmen und glauben, haben, geleitet von einem *horror veneni*, auch hier eine Vergiftung als »wohl nicht denkbar« abgelehnt. Die Begründung eines solchen Mißglaubens ist ungeschickt laienhaft. So findet man z. B. den Ausspruch: »Es starben noch mehr mit Konrad gekommene Deutsche, was bei Strapazen in einem ungewohnten gefährlichen und verführerischen Klima doch ganz natürlich ist.« Bald ist das norditalienische, bald das römische, bald das süditalienische Klima die Zuflucht in der Not, etwas erklären zu wollen, was sich damit nicht erklären läßt, weil es eben eine Vergiftung ist. Die Erkenntnis der Erkrankungsformen an Malaria und der Ausgänge dieses Leidens dürften auch einen Laien davon zurückhalten, Menschen im Handumdrehen daran sterben zu lassen. Dazu ist der Charakter der gewöhnlichen Malaria gar nicht angetan.

Man führte in alter Zeit den schnellen Tod Konrads auf göttliche Vergeltung zurück und zögerte nicht, seinen Bruder Manfred gewissermaßen als Vollstrecker des göttlichen Willens anzusprechen. Schon vorher einmal scheint an ihm ein Vergiftungsversuch vorgenommen worden zu sein: »In jenen Tagen wurde Konrad – wollte Gott, es wäre nicht durch einen Trank des römischen Hofes – vergiftet und mit Mühe und Not durch das emsigste Bemühen der Ärzte von den Pforten des Todes gerettet.« (Matthäus Paris)

Er scheint noch eine Zeitlang darunter gelitten zu haben. Daran soll der Plan des Papstes, eine Nichte mit Konrad zu verheiraten, gescheitert sein. Als er aber wieder gesund war, sagte er, die Päpstlichen hätten ihm diese

Gefahr bereitet, und hielt dem Papst üble Nachrede, indem er versicherte, durch diesen sei ihm tödliches Gift, wie einst seinem Vater, gereicht worden.

Daß der Papst ihm nicht wohlwollte, lag an der politischen Konstellation, und daß, wie Matthäus Paris, der in dieser Zeit lebte, angab, die glücklichen Fortschritte, die Konrad in Apulien machte, dem Papst unangenehm waren, ist verständlich. Es ist auch begreiflich, daß Innozenz IV. die gegen ihn ausgestreuten Gerüchte, als habe er seine Hände bei dem Vergiftungsversuch gegen Konrad im Spiel gehabt, veranlaßten, über die Handlungen dieses, vor allem über die Tötung seines Bruders Heinrich öffentlich zu sprechen. »Konrad wurde dadurch überaus traurig und verzehrte sich in dem drückenden Schmerz. Da nun noch, wie gesagt wurde, ihm erneut Gift beigebracht worden war, so sank er auf das Sterbebett.« (Matthäus Paris)

Das Gerücht war nicht unbegründet. Mögen immerhin politische oder selbstsüchtige Gründe die Triebfedern für die Tötung Konrads gewesen sein, so wird man – insofern die alten Berichte über sein allgemein menschliches Verhalten zutreffen – nicht umhin können, auch diesem einen Teil an der Herbeiführung seines so schnellen Endes zuzuschreiben. »Konrad war ein inhumaner und grausamer, hinter seinem Vater an Klugheit und anderen Tugenden weit zurückstehender Mann.« (Pandulphus Collenutius) Er wird als ein »Quäler der Völker« (Volaterranus) bezeichnet und »seinem Stiefbruder Manfred nicht zum besten gewogen«. Ein Zeitgenosse, beeindruckt von der allgemeinen ungünstigen oder feindlichen Stimmung gegen ihn, gab an, daß, als seine Leiche auf dem Weg nach Palermo durch Messina gekommen sei, die Einwohner, in Erinnerung an die Unbill, die sie von seinem Vater und ihm erlitten hatten, »seine Gebeine ins Meer geworfen hätten«. Selbst wenn dies, wie man jetzt annimmt, eine Legende ist, so bleibt doch immerhin der ungünstige Eindruck bestehen, den die Persönlichkeit in ihrer Zeit gemacht hat. Und Salimbene von Parma, der Verfasser der Mitteilung, war ein Historiker, der »ein lebensfrisches Spiegelbild des 13. Jahrhunderts« geliefert hat.

Er gibt weiter an, daß, nachdem Konrad Neapel eingenommen und seine Mauern von Grund aus zerstört hatte, er im folgenden Jahr seiner Herrschaft in Apulien zu kränkeln begann. Über die Art der Krankheit wird nichts berichtet. Es heißt nur, daß er im Lager bei Lavello im 26. Lebensjahr von einer Krankheit dahingerafft worden sei. Als ihm zu Heilzwecken ein Klistier verordnet worden war, hätte man Gift in dasselbe getan und dadurch seinen Tod im Jahr 1254 herbeigeführt. Über den Urheber dieser Vergiftung wird in dieser Mitteilung nichts gesagt. Aber nur wenig später berichtet der Bischof Ptolemaeus Lucensis, daß »einige Mitteilungen besagen, daß Konrad von seinem Bruder Manfred erstens mit Wein auf einer Jagd vergiftet worden sei, zweitens, daß er Gift in einem Klistier aufgenommen habe. Dieses Klistier sollte Schmerzen, die das erste Gift verursacht hatte, beseitigen, führte aber den Tod herbei.«

Eine andere und, wie anzunehmen ist, richtigere Version des Vorganges lautet, daß Konrad an Fieber erkrankt und auf dem Weg der Besserung gewesen sei, als er einen Rückfall bekommen habe. Von allem, was ihm zum Essen oder Trinken gereicht wurde, bekamen zuerst die dazu bestellten Vorkoster zum Prüfen, so daß nicht etwa schlimmes Akonit in ein Nahrungs- oder Genußmittel sich einschleichen konnte. Als die Krankheit sich länger hinzog, lagen die Barone um Manfred ihm in den Ohren, indem sie immer wieder von dem wünschenswerten Tod Konrads sprachen. Manfred habe zuletzt in Aussicht auf seine eigene Nachfolgerschaft des Bruders Tod selbst erstrebt und sich dazu des salernitanischen Arztes bedient, der Konrad behandelte. Dieser sei dazu gebracht worden, einen Weg für die Vergiftung ausfindig zu machen. Er habe gepulverten Diamant mit Diagrydium gemischt in das Klistier getan und dadurch seien die Eingeweide zerrissen worden.

Ob Manfred der Veranlasser war, kann nur vermutet werden. Die äußeren Umstände sprechen dafür. Abt Johann von Victring, der »mit Über-

Diamant mit Diagrydium, d.h. Scammonium, gemischt ist ganz ungeeignet, eine sonderliche körperliche Schädigung herbeizuführen. Es ist begreiflich, daß ein Laie über die Mittel der Vergiftung nicht unterrichtet sein konnte. Wohl aber spricht die Erwähnung des Scammoniums, eines stark abführend wirkenden Milchsaftes, für die Art der Vergiftungswirkung: Es waren wahrscheinlich unangenehme Durchfälle eingetreten, die an sich den Tod zu verursachen ungeeignet sind. Scammonium vermag, eingenommen, wässerige Darmausleerungen hervorzurufen. Selbst 16 g davon wirken bei Tieren nicht anders, und erst 24 g veranlaßten bei einem Schaf nach 20 Tagen den Tod. Dieses oder ein anderes Drastikum haben Konrad nicht getötet. Der gepulverte Diamant, der angeblich mit eingeführt wurde, ist ein ganz harmloser Stoff. Somit drängt sich die Annahme auf, daß die Durchfälle nur Begleitsymptome eines Allgemeinleidens gewesen sind. Hingen sie mit seinem vorgängigen Kranksein zusammen? Falls er, wie man glauben könnte, an einfacher Malaria gelitten hat, so würden dazugetretene Durchfälle keine Verschlimmerung derselben veranlaßt haben können, da man in alter Zeit gerade durch eine Einwirkung auf Magen und Darm die Malaria gut beeinflussen zu können gemeint hat. Nur wenn man eine perniziöse Malaria als vorhanden gewesen annehmen wollte, dann vermochte eine solche nicht an sich, sondern durch die hinzugetretenen Komplikationen – entweder in Form eines Kollapses oder einer Lungenentzündung oder schwerer Gehirnsymptome – zu töten. In seltenen Fällen kann eine solche bösartige Intermittens sogar auch von den Symptomen einer Cholera oder Dysenterie begleitet sein. Aller Wahrscheinlichkeit nach hat aber Konrad an dieser Form nicht gelitten, weil er, abgesehen von allem anderen, dann nicht an Eroberungen hätte denken können. Überdies gibt Malaspina ausdrücklich an, daß die herbstlichen Fieber in der dortigen Gegend einen langwierigen Verlauf zu haben pflegten. Dies kann sich mithin nicht auf die perniziösen beziehen, die fast immer schnell verlaufen und wenn auch nicht nach dem ersten Anfall, wohl aber nach dem dritten oder vierten töten können. Nach alledem kann mit der Tradition angenommen werden, daß Konrad nicht aus Kummer über die gegen ihn gerichteten Verleumdungen noch durch ein genuines Leiden gestorben, sondern einem Gift zum Opfer gefallen ist, das ihm trügerischerweise mit irgendeiner Arznei gemischt als Klistier eingespritzt wurde. Um Akonit kann es sich nicht gehandelt haben, weil es Darmwirkungen wie die geschilderten nicht verursacht und schneller tötet als, dem Anschein nach, Konrad gestorben ist. Der Salernitaner kannte aber Arsenwirkungen und wählte wahrscheinlich eine Arsenverbindung, die sowohl Allgemeinvergiftung als auch schwere Störungen im Darm erzeugen konnte. So verbarg sich die Giftenergie unter dem Bild einer arzneilichen starken Abführwirkung.

legung und Einsicht« sein Geschichtswerk um die Wende des 13. zum 14. Jahrhundert verfaßte, berichtet nur, daß Konrad heftig erkrankte und dem Gift erlag, das ihm verräterischerweise als Klistier eingespritzt worden war. Diese Annahme ist jahrhundertelang von Geschichtschreibern als wahr angenommen worden. Aeneas Silvius Piccolomini bezeichnet dagegen Manfred als den Urheber des Giftmordes: »Er wurde dem Leben entrissen, nicht ohne Unehre Manfreds, dem man nachsagte, Ärzte mit Gold bestochen zu haben, damit sie seinem Bruder Gift zu trinken gäben.« Johannes von Procida, »mächtig und groß am Hofe Manfreds«, soll die Ausführung der Vergiftung auf Drängen seines Herrn übernommen haben.

Manfred. Brief des Papstes Urban IV. Konradin

Die Zeitgenossen, und nicht nur die Guelfen, trauten Manfred verbrecherische Handlungen zu. Nach dem Tod Konrads ließ er sich in Cerepano in der Regentschaft durch Innozenz IV. bestätigen. Zerwürfnisse traten bald ein. Manfred zog sich nach Luceria, der Sarazenenstadt, zurück, die, schon seinem Vater unverbrüchlich anhänglich, ihm Schutz und Truppen lieferte. Mit diesen, den Deutschen und den Resten der Ghibellinen verwüstete er den Kirchenstaat und eroberte Kalabrien und Sizilien. Alexander IV. hatte nach Innozenz IV. den päpstlichen Stuhl bestiegen und vergebens den Machtgelüsten Manfreds Widerstand zu leisten versucht. Auch die Exkommunikationen blieben erfolglos. Als der Nachfolger Alexanders IV., Urban IV., sich nicht mehr zu helfen wußte, rief er Karl von Anjou, den Bruder Ludwigs IX., des Heiligen, zur Hilfe herbei. An ihn richtete dieser Papst einen Brief, der ein bezeichnendes Licht auf die ganze Auffassung der Zeit über Vergiftungen wirft.

> Urban, Bischof, der Knecht Gottes, sendet seinem geliebten Sohn Karl Gruß und apostolischen Segen.
>
> Mein Sohn, es ist uns durch nähere Freunde Manfreds, des einstigen Fürsten von Tarent, bekannt geworden, daß dieser einen Abtrünnigen des St. Jakobsordens namens Cavalcantus mit zwei Mördern und fünfzig Arten von Giften unter Geleit des Herzogs

von Burgund nach Frankreich gesandt habe, um Deinem Leben nachzustellen. Aus diesem Grund hielten wir es für wichtig, Deine ganze Umsicht und Vorsicht auf solche Nachstellungen zu lenken. Unser Leben selbst wurde aus nächster Nähe mehrfach von Manfred durch die gleiche Art von Tötungsmitteln bedroht. Aber der Allmächtige hat unsere Person bis heute vor allen solchen bösartigen Machenschaften geschützt.

Es ist nicht unwahrscheinlich, daß dieser Warnung eine Wirklichkeit zugrunde lag. Die Machtgier Manfreds, für deren Stillung er alle erdenklichen Wege beschritt, scheint unbegrenzt gewesen zu sein. Dabei besaß er als Herrscher, wie es scheint, nicht geringe Tugenden: Sanftmut, Gerechtigkeit, Milde, Nachsicht und persönliche Tapferkeit. Solche Charaktereigenschaften schließen die Leidenschaft des großen Begehrens nicht aus.

Dieses Streben nach Landbesitz und die Benutzung auch unlauterer Mittel für seine Erfüllung – ein auf so vielen Blättern der Weltgeschichte auffindbares, in Herrschern wohnendes, schweres Leiden – trat bei Manfred auch hervor, als er nach dem Tod Konrads im August 1258 sich zum König von Sizilien machte. Er ließ zuvor das Gerücht verbreiten, daß sein Neffe Konradin, der Sohn Konrads IV., in Deutschland gestorben sei. Elisabeth, die Mutter Konradins, erhob hiergegen Einspruch. Manfred beruhigte die an ihn geschickten Gesandten, indem er erstens sein Recht auf den Thron durch seine kriegerische Erwerbung begründete, sodann aber hinzufügte, daß er ihn nur so lange behalten wolle, bis Konradin in der Lage wäre, ihn selbst nicht nur einzunehmen, sondern auch zu verteidigen.

Bei alten Historikern findet sich noch die Angabe, daß Manfred an Konradin einen Vergiftungsversuch durch Gesandte habe vornehmen lassen und daß er gerade durch die falschen Berichte dieser dazu veranlaßt worden sei, die Todesnachricht von Konradin überall zu verbreiten. Thomas Tuscus, ein Minoritenmönch, der um jene Zeit lebte, erzählt, daß er selbst einen vertrauenswürdigen Mann gekannt habe, dem der Antrag gemacht worden war, nach Bayern zu gehen, um den jungen Herzog zu vergiften oder zu entführen. Um dies nicht tun zu brauchen, sei er entflohen, dafür aber seien zwei Soldaten gedungen worden, um das gleiche zu vollbringen. Einer derselben hätte aber der Mutter den Auftrag verraten, der darin bestanden habe, dem Knaben ein goldenes, mit Edelsteinen besetztes Riechgefäß zu überreichen. Das Riechen daran würde ihm den Tod gebracht haben.

Spätere erzählen etwas anders: Elisabeth hätte aus Furcht vor Gift, das von Manfred kommen könne, den Gesandten ein fremdes Kind als Konradin vorgestellt. Als diese dem angeblichen Herzog unter anderen Geschenken auch allerlei vergiftete Leckereien, mit Zucker überzogene Früchte usw. übergeben hätten, wäre er, nachdem er von den wohlschmeckenden Dingen genossen hätte, tödlich vergiftet worden. Daher sei das falsche Gerücht entstanden, Konradin sei gestorben.

Diese Erzählungen klingen wenig glaubwürdig – am wenigsten die des Thomas Tuscus.

Zweites Kapitel

Könige von Böhmen. Kaiser aus den Häusern Habsburg, Bayern und Luxemburg. Dänemark

Vergiftungsgerüchte woben sich reichlich in Deutschland vom 13. bis 15. Jahrhundert um böhmische und deutsche Herrscher. Sie erhielten sich mit solcher Zähigkeit, daß sie, freilich in mannigfaltigen Fassungsformen, von den Chronisten aus den verschiedensten politischen und religiösen Lagern der Nachwelt überliefert werden mußten. Dies ist mindestens ein untrügliches Zeichen für die damalige Vulgarisierung der Vorstellung, daß Gifte als Tötungsmittel reichlich Verwendung gefunden haben. Daß in manchen Fällen das Gerücht auch Unterlagen hatte, dürfte aus den folgenden Auseinandersetzungen hervorgehen.

Die Liebe zu einem anderen Weib brachte König Ottokar von Böhmen (Primislav III.) in den Verdacht, einen Giftmord begangen zu haben. Er hatte wiederholt in Rom das Verlangen gestellt, von seiner Gemahlin Margarete wegen ihrer Unfruchtbarkeit geschieden zu werden, erlangte aber, da man das Ersuchen unbillig fand, nie Gehör. So verstieß er sie eigenmächtig im Jahre 1261, verbannte sie nach Krems und ließ sie dort, wie man erzählt, durch Gift umbringen. Er führte Kunigunde, die Tochter Ratislavs von Halitsch (Rotrußland), heim.

Wenzeslaus IV.

Ottokar, der in der Schlacht bei Dürnkrut gegen Rudolf von Habsburg bis zur Erschöpfung gekämpft hatte – es war noch die Zeit, in der die Fürsten in Schlachten auch ihre eigene Haut zu Markt trugen – und dann gefangen worden war, wurde in heimtückischer Weise von dem erbärmlichen Truchseß Berthold von Emerberg im Jahre 1278 ermordet. Er hinterließ einen Sohn, Wenzeslaus. Otto der Lange von Brandenburg, der die Vormundschaft hatte, ein habsüchtiger, brutaler Mensch, beutete seine Stellung in schändlicher Weise aus. Die verwitwete Königin Kunigunde ließ er mitten in der Nacht mit ihren Kindern aus dem Prager Schloß nach einem Schloß Bösig bringen, beraubte sie ihrer Einkünfte und ließ sie schlimme Zeiten durchleben. Ihren Sohn Wenzeslaus schleppte er nach Brandenburg und sandte plündernde, Gewalttaten verübende Banden nach Böhmen. Als nach langer Zeit Wenzeslaus endlich zu seinem Recht gekommen war, wurde er auf Befehl Rudolfs mit Mönchen und Deutschen als Ratgebern umgeben. Trotz allem und trotz des Verrats seiner Frau verstand er es, sich Geltung zu verschaffen. Die Polen und die Ungarn boten ihm ihre Königskronen an. Darob neidisch, suchte der habgierige Habsburger Albrecht I. – der ja schließlich auch wegen Vorenthaltung des Erbes von seinem Neffen Johann ermordet wurde – Wenzeslaus durch Krieg niederzuringen und Böhmen »für seine Hausmacht« zu gewinnen. Dies bekam ihm schlecht. Er fiel in Böhmen ein und belagerte Kuttenberg vergebens. Albrecht mußte mit seinen Truppen sehr schnell nach Österreich zurückgehen. Als im nächsten Jahr, 1305, der Krieg erneuert werden sollte, starb Wenzeslaus im 34. Lebensjahre. Zeitgenossen haben den Tod auf Gift bezogen. Der »wahrheitsliebende« Fürstenfelder Mönch gibt in seiner Chronik an: »Bald danach brachte man dem Böhmenkönig Wenzeslaus, dem Sohn König Othakers – schon in seiner Jugend von seiner Mutter vergiftet, aber damals gerettet – aufs neue Gift bei, welches ihn aufs Lager warf und tötete.« Er hinterließ einen Sohn, der noch jung durch das Schwert umkam. Der gewaltsame Tod von Vater und Sohn rief bei vielen den schlimmen Verdacht hervor, daß König Albrecht beide habe umbringen lassen. Nahrung erhielt dieser Verdacht dadurch, daß Albrecht seinen Sohn Rudolf zum König von Böhmen machte und sich mit der Witwe König Wenzeslaus' (Elisabeth von Polen) verheiratete. »Doch nur kurze Zeit lebte der neue König mit ihr, dann starb er an Gift nach Art der übrigen böhmischen Könige, von denen selten einer eines natürlichen Todes stirbt.« Für das letztere hat die spätere Zeit auch noch Belege geliefert.

Während hier Gifte in umfangreicher Weise als Todesursache herangezogen werden, finden sich in zwei anderen Berichten Angaben, nach denen der Tod von Wenzeslaus auf natürliche Ursachen zurückzuführen sei. Er sei, so sagt eine Chronik, durch geschlechtliche Unenthaltsamkeit gestorben, die andere, daß Schwindsucht seinem Leben ein Ende gesetzt habe. Das »phthisische« Leiden habe lange in ihm geschlummert und sich durch alle Symptome kundgegeben und die Körperkräfte des Königs nicht plötzlich, sondern langsam und sicher untergraben. Mehr als sechs Monate lang sei er mit starken Schmerzen hingeschwunden. Die Glieder seien abgemagert und das Gesicht bläulich gefärbt gewesen. Obschon aus dem ersten Teil dieser Mitteilung, wo von der langsamen und nicht jähen Wirkung der »Ptysis« die Rede ist, deutlich die Tendenz hervorblickt, eine Vergiftung, von deren Annahme der Chronist gewiß Kunde hatte, von vornherein auszuschließen, und obschon es Gifte gibt, die, mehrfach verabfolgt, ähnliche Symptome erzeugen können, so muß trotzdem die Frage nach der Todesursache des Königs ganz offenbleiben. Sollte eine Vergiftung bewerkstelligt worden sein, so kann sie nur durch Bleiverbindungen zustande gekommen sein. Dafür würden u. a. neben der langen Dauer des Krankseins die Schmerzen, die Abmagerung und das fahle Aussehen sprechen.

Was an Berichten über Vergiftungen von Adolf von Nassau, Albrecht I. von Österreich und Heinrich VII. von Luxemburg uns überkommen ist, habe ich an anderen Stellen dieses Werkes kritisch untersucht. Die drei nachfolgenden Kaiser sind gleichfalls nicht davon frei geblieben, mit Gift in Beziehung gebracht worden zu sein.

Friedrich der Schöne

Von Friedrich III. von Österreich, dem Sohn Kaiser Albrechts I. und späteren Mitkaiser Ludwigs von Bayern (1314), berichtet eine Chronik, daß, als er erkrankt war, die einen es auf einen Schlaganfall, die anderen es auf die Ruhr und noch andere auf Gift zurückgeführt hätten. Er habe eine von einer gewissen Edelfrau verfertigte Speise genossen, an der er sterben sollte. Die Speise habe einen pustelartigen Ausschlag herbeigeführt und den Todeskeim in ihn gepflanzt. Der Mann jener Edelfrau sei grausam getötet worden, während die Frau am Leben gelassen wurde, da sie schwanger war. Ein weiterer, etwa zu gleicher Zeit wie der vorige, also um das Jahr 1347 verfaßter Bericht lautet kurz: »Er starb an Gift, da unzählige Würmer aus seiner Haut hervorbrachen«, und einer der besten Historiker über die bayerische Geschichte läßt ihn wegen seiner Tücke gottgestraft »von Läusen verätzt« sterben. Sein Leiden muß auf die, die es sahen, einen eigentümlichen Eindruck gemacht haben: »Do geschah darnach in kurzer Zeit, daz dem Edlen Fürsten Chunig Friedrichen ward mit wunderlicher Gift vergeben, und Er alzo daz gefert alles fleisches volfüret.« Alles das ist die Bestätigung dafür, daß Friedrich einen unangenehmen Hautausschlag bekommen hatte. Falls die Speise bei dem Kaiser wirklich einen Hautausschlag gemacht haben sollte – solche alimentären, vorübergehenden Hautveränderungen sind ja nicht so gar selten –, so würde dies auf einen Laien vielleicht einen Eindruck haben machen können, ist aber als eine harmlose Äußerung einer Idiosynkrasie anzusehen.

Friedrich III. war vom Kaiser Ludwig nicht gerade gut behandelt worden. Schon vom Jahre 1326 an hatte ihm dieser jeden Einfluß als Regenten genommen. Bald war Familienzwist dazu gekommen. Sein Bruder Otto wollte die Teilung der österreichischen Länder, um standesgemäß leben zu können, und auf die Weigerung begann er einen Krieg mit seinen Brüdern, der durch Einfälle der Könige von Ungarn und Böhmen bedrohlich wurde. Den Frieden, der schließlich zustande kam, überlebte Friedrich nicht lange. In schlechtem Gesundheitszustand soll er sich auf sein Schloß Gutenstein im Wiener Wald zurückgezogen haben, wo er starb. Eine Vergiftung ist als Ursache unwahrscheinlich, aber nicht auszuschließen – das letztere deswegen, weil auch von Lähmung und Dysenterie berichtet wird.

Freilich ist es auffällig, daß gerade im Jahre 1330 im habsburgischen Haus in kurzer Aufeinanderfolge mehrere Todesfälle vorkamen. Denn alsbald nach dem Tod Friedrichs starb die Herzogin Elisabeth, die Gemahlin des Herzogs Otto, und zwar, wie erzählt wird, an den Folgen eines Mahls, bei welchem sie mit Herzog Albrecht II., dem Sohn Kaiser Albrechts I., und einigen Jungfrauen zusammen eine »vergiftete todbringende Speise vorgesetzt erhalten hatte«. Sie starb davon, während er an Händen und Füßen, oder nur den letzteren, gelähmt wurde, so daß er sich auf einem Tragstuhl umhertragen lassen mußte. Stiborius, der Vorsteher der herzoglichen Küche, wurde der Giftmischerei verdächtigt und mehrere Monate eingekerkert. Derjenige, der die als falsch erwiesene Anschuldigung ausgesprochen, büßte sein Verbrechen im Kerker. Diese zeitliche Koinzidenz der Erkrankungen ist verdächtig. Wenn eine Vergiftung vorliegen sollte, so könnte es auch eine solche durch verdorbene Nahrungsmittel, z. B. Fleisch sein, die sowohl ziemlich akut töten als auch Lähmungen erzeugen kann. Es kämen von analog wirkenden Giften sonst nur Arsen und eventuell Blei in Frage.

Friedrichs Mitregent Ludwig, ein habgieriger Mann, hatte seine traurige Rolle als Italiens Befreier ausgespielt. Seine Mißgriffe hatten ihm »so viel Schmach und Schande zugezogen, daß er vor dem ergrimmten Volke nur durch die Flucht entkommen konnte. Er hatte Städte und Dörfer ausgeplündert und, wie z.B. Pisa, ausgesogen. Er war nur nach Italien gezogen, um sich auf fremde Kosten zu bereichern. Seine deutsche Armee wurde zuletzt nur eine Bande von Räubern.« Acht Jahre weiterer Bereicherungssucht folgten. Da erkrankte und starb er plötzlich.

Ein altes Geschichtsbuch gibt davon den folgenden märchenhaften Bericht: »Als Ludwig bei dem Burggrafen zu Nürnberg zu Gaste war und sich gar fröhlich und lustig bei ihm machte, da kam dahin den Kaiser zu besuchen Anna, eine Herzogin aus Österreich, die ihres ungestalten Angesicht halber Maultasche genannt ward; die hielt etliche Male mit dem Kaiser Mahlzeit, stellte sich freundlich und fröhlich und trank ihm zu aus ihrer Flasche: Endlich ließ sie eine zwiefache Flasche bringen zum frühen stücke, da an einem Teil guten Wein am andern ein vergiffter Trank inne war, das reichte sie ihm zum Trinken. Balde nach dem Trunk befand der Kaiser sich übel, klagte, es steche ihn sehr ums Herz, stand auf wollte sich würgen und das böse also von sich bringen, wie er denn oftmals empfangenes Gifft mit Würgen von sich gebracht hatte. Aber damals wollte kein Vomitus erfolgen. Darum zog er mit dem Burggrafen auf die Bärenjagd. Einem großen Beeren jagte er nach, war aber vom Gifte so matt, daß er stürzte, bewußtlos liegen blieb und bald nachher starb.«

Margarete Maultasch, die Erbin von Tirol und Kärnten, war die Schwiegertochter Ludwigs. Weshalb gerade sie, die freilich vor ihrer zweiten Verheiratung mancherlei Schlimmes von ihm und anderen ländergierigen

Herren zu ertragen hatte, ihn vergiftet haben sollte, ist unerfindlich. Das Ganze ist als frei ersonnen anzusprechen. Es liegt hier keine Vergiftung vor. Der Tod ist durch Apoplexie erfolgt, wie zeitgenössische gute Chronisten mit Recht angeben. Ludwig war, als er am Morgen zu Pferde stieg, froh und heiter, und erst beim Jagen in einem Wald bei München ereilte ihn sein Schicksal.

Er hatte von Margarete Maultasch einen Enkel Meinhard V. Dieser starb im Jahr 1363, nachdem er, von der Jagd heimkehrend, einen Trunk kalten Wassers aus der Hand seiner Mutter genommen, plötzlich. Es verbreitete sich das falsche Gerücht, daß diese ihn vergiftet habe.

Ludwig war auch dem Verdacht ausgesetzt, Heinrich II. von Bayern, den Herzog von Niederbayern, im Jahre 1341 haben vergiften zu lassen. Eine Chronik aus der Zeit nennt die Verbreiter eines solchen Gerüchts »Großsprecher«. Der Kaiser war rechtzeitig gestorben. Er wäre sonst in harte und unangenehme Kämpfe mit seinem Gegenkaiser aus dem Haus Luxemburg verwickelt worden.

Kaiser Karl IV.

Dieser Sohn des bei Crécy für Frankreich gefallenen Johann von Böhmen und Enkel Heinrichs VII. aus dem Haus Luxemburg wird gemeinhin als staatsklug bezeichnet, hat aber durch seine Staatshandlungen und sein Verhalten gegen die Päpste Clemens VI., Innozenz VI., Urban V., Gregor XI. sowohl in Deutschland als auch in Italien alles andere mehr als die Achtung der Einsichtigen erworben. Guelfen und Ghibellinen, Deutsche aller Parteien und Stellungen verachteten diesen Mann, der Deutschland durch sein Tun erschütterte, der Adelsbriefe verkaufte, Juden schutzlos der Verfolgung des Pöbels überließ und Bestechung übte, um für sich und seine Nachkommenschaft Vorteile zu erlangen. Man schätzte die Habsucht dieses deutschen Mannes in Italien so richtig ein, daß, als er mit 50.000 Mann dort erschienen war, um die Tyrannei der Visconti zu brechen, ihn Barnabo Visconti schon durch große Geschenke so bestach, daß er, ohne das geringste ausgerichtet zu haben und unberührt durch den Hohn der ganzen Welt, in die Toskana zu neuen Gelderpressungen zog. Dabei war er in einem besonders hervorragenden Maß feige.

Er hat mehrfach besondere Beziehungen zu Giften gehabt. Ihm sagten seine Feinde nach, daß er seinen Nebenbuhler, den von der bayerischen

Partei 1349 gewählten Grafen Adolf von Nassau, habe vergiften lassen. In seiner von ihm selbst verfaßten Lebensbeschreibung erzählt er eingehend einen Vergiftungsversuch, der sich gegen ihn gerichtet hatte: »Am Ostertag, dem dritten nach meiner Ankunft in Pavia, wurde mein Gefolge vergiftet, und ich selbst entkam durch die mich schützende Gnade Gottes, weil ich an diesem Tag das Abendmahl genommen und vor der Messe nichts essen gewollt hatte. Als ich zum Frühstück ging, wurde mir gesagt, daß mein Gefolge plötzlich erkrankt sei, besonders diejenigen, welche vor dem Frühstück gegessen hatten. Als ich an der Tafel saß, wollte ich nicht essen, wir alle waren bestürzt. Und so hinblickend sah ich einen hübschen beweglichen Menschen, den ich nicht kannte, der an der Tafel hin und her ging und sich stumm stellte. Er kam mir verdächtig vor, und deswegen ließ ich ihn festnehmen. Nach vielem Foltern redete er am dritten Tag und gestand, auf Befehl und Veranstalten von Azzo Visconti von Mailand in der Küche in die Speisen Gift getan zu haben. An diesem Gift aber waren gestorben: Johann von Berge, mein Haushofmeister, Johann von Honkirin, Simon von Keyla, der meine Tafel bediente, und noch andere.«

Zuvörderst wäre hier natürlich an eine Vergiftung durch schlecht gewordene Nahrungsmittel zu denken. Dagegen spricht ein sehr gewichtiger toxikologischer Umstand: Diese Art von Vergiftung hat, gleichgültig ob sie mit verdorbenem tierischem oder pflanzlichem Eiweiß zustande kommt, eine viel längere Inkubation, als hier zeitlich möglich war. Der jähe Eintritt der Krankheit bei einer größeren Zahl von bis dahin gesunden Menschen, die unter den gleichen Bedingungen lebten und zu gleicher Zeit Nahrung aus der gleichen Quelle aufnahmen, läßt die Deutung zu, daß ein schnell wirkendes Gift die Ursache gewesen sei.

Noch ein drittes Mal wurde der Kaiser in Verbindung mit Gift gebracht. Im Jahre 1350 verfiel er, wie der zeitgenössische Chronist erzählt, in eine schwere Krankheit. Er bekam einen Lähmungszustand, wie es scheint mit Kontrakturen an Händen und Füßen. Das Leiden dauerte ein Jahr, dann erfolgte Genesung. Das Gerücht ging, daß sein Bruder, der um die Grafschaft Tirol durch ihn gekommen war, ihn vergiftet habe. Außer diesem Beweggrund wird noch ein zweiter von einem anderen Chronisten aus der Zeit Karls IV. angegeben. Man hätte das Leiden einer Vergiftung zugeschrieben, die böhmische Herren bei ihm bewerkstelligt hätten. Er hatte ihnen feste Plätze und Besitztümer, die sein Vater Johann von Böhmen ihnen verpfändet, fortgenommen, mit der Begründung, sie hätten daraus mehr als die geliehene Summe verdient. Es ist möglich, daß nach alledem hier eine Vergiftung vorgelegen hat. Das Gift könnte dann in Arsenik bestanden haben, das nach Schmerzen als Vorläufern Lähmung und eventuell Kontrakturen in den Gliedmaßen zu erzeugen vermag. Wahrscheinlich ist es nicht.

Albert IV.

Der Herzog Albert (Albrecht) IV. hatte bei Sigismund, dem König von Ungarn, den Verdacht erregt, als hätte er an der Flucht des Königs Wenzel aus seiner Gefangenschaft in Wien irgendeinen Anteil gehabt. Um sich davon zu befreien, versprach er dem Sigismund Beistand in seinen geplanten Unternehmungen gegen seine im Streit liegenden Oheime Jobst, dem späteren kurzlebigen deutschen Kaiser, und Procop, dem Markgrafen von Mähren, und gegen Wenzel, der die empfindlichste Seite von Sigismund getroffen, indem er ihm sein Einkommen gekürzt hatte.

Im Jahre 1404 zogen Truppen Alberts nach Mähren, wo sie Znaim belagerten, das von zwei »Räubern«, Dürnteufel und Sokol, tapfer verteidigt wurde. Der Erfolg gegen sie war sehr gering und wurde auch nicht viel besser, als Sigismund mit seinen Ungarn ankam. Mitten in der Belagerungstätigkeit zog der letztere ab, um irgendwo Geld zu ergattern. Ein Rätsel, wo dieser Mann damals und später, als er ganze Länder gegen nie zurückerstattete Pfandgelder versetzte und verschacherte, die großen Summen gelassen hat! Er zog vor Kuttenberg, um sich dort mit Geld zu versehen, mußte aber mit seinem leeren Beutel wieder abziehen, weil die Truppen, die Jobst dort hineingelegt hatte, das Höchstmaß seines Muts von vornherein lähmten, so daß er ihn gar nicht erst betätigte. Aus Verdruß zog er wieder nach Znaim. Dort wurden er und Herzog Albert plötzlich krank, wie anzunehmen ist durch Gift, das ihnen in Nahrungsmitteln gegeben worden ist. Sie bekamen Dysenterie: »Herzog Albert bekame nach genommener Arzney einen starken Bauchfluß, ließ sich in einer Sänfte nach Neuburg tragen und starb daselbst am 25. August im 27. Jahr seines Alters.« (Fugger) Sigismund wurde nach Conradstein in Ungarn gebracht. Dorthin sandte der Herzog Wilhelm einen Arzt, der ihn für 24 Stunden an den Füßen aufhängen ließ, damit das Gift durch den Mund abfließen könne: »Also kam ein Arzt von Wyenne den sante Im der Herzog Wilhelm von Osterrich, und der was ein grober swop, Er war aber ein guter arzt … derselbe hing den Konig auf mit den fusen, das dem Konig die brüst auff einem kusse auf die erden rurte, das werte wol vir und zwenzig stund .... Do sprach der arzt: sollte die gift unten ausgangen sein, die natur kunt es nit erliden haben.«

Die Fürstenfamilien, von denen man so viele und oft auch eingehende Aufzeichnungen über ihr Leben besitzt, bieten dem Biologen geeignete Objekte dar, um Vererbungsproblemen an ihnen nachzugehen. Mehr noch an Erfolg verspricht ein solches Studium auf dem Gebiet der Vererbung geistiger als körperlicher Eigenschaften und Fähigkeiten. Schon eine oberflächliche Einsichtnahme in die vorhandenen Tatsachen dürfte lehren, daß in den genannten Kreisen ganz besonders häufig die Habsucht ganze Geschlechter befallen und sich in ihnen erhalten hat. Immer wieder kehrt in der Nachkommenschaft die Leidenschaft des unbegrenzten Habenwollens von Schätzen, vor allem aber von Ländern. Diese Gier nach Landbesitz ist die fruchtbarste und furchtbarste Quelle von »ruhmreichen« Kriegen mit allem Jammer, der sich an sie schließt, gewesen. In der Familie Kaiser Ludwigs V. waren Sehnen und Streben nach Landmacht hereditär geworden. Was er selbst, zu weitgehend, darin geleistet hatte, brachte ihm den Verlust des Kaiserthrones. Streit und Kampf um Landbesitz herrschten unter seinen Söhnen und noch mehr unter seinen Enkeln, den Söhnen Stephans von Bayern. Unter diesen war der geistig Überlegenste der Herzog Friedrich von Landshut, der, stark besitzfreudig, Gelegenheiten zum Mächtigwerden nicht vorübergehen ließ. Sein bayerisches Land bedrückte er, da er stets Geld brauchte. Er trieb Aufwand, ohne die Mittel für ihn zu besitzen. Die Bürger mußten ihm diese liefern. Dafür haßte er das Bürgertum und stemmte sich jedem Streben desselben nach größerer Selbständigkeit entgegen. Ehrgeiz und Habsucht hatten ihn sich schon früh gegen seinen Vater auflehnen lassen, und sie waren die Triebfedern seiner brutalen, tückischen Tat gegen Piligrim, den Erzbischof von Salzburg, von dem er Land haben wollte. Der Erzbischof war, von Herzog Stephan, dem Bruder Friedrichs, zu Friedensbesprechungen nach dem Kloster Raitenhaslach eingeladen, mit Gefolge dort erschienen. Friedrich überfiel das Kloster, schleppte den Erzbischof in die Gefangenschaft und mit ihm mehrere Burggrafen. Diese zwang er, in seine Dienste zu treten. Dem Erzbischof preßte er große Summen und Landabtretungen ab, die das Salzburger Domkapitel später nicht anerkannte. Er wurde vom Kapitel in den Bann getan, der Kaiser kündigte gegen ihn den Reichskrieg an, der Papst war durch diese Brutalität aufgebracht. Viel nützte dem Mann seine Tat nicht. Er starb nach einem Besuch bei König Wenzel in Budweis, wie Chronisten berichten, durch Gift: »In der jarzal unsers Heren in dem 1393 jar do starb herzog Fridrich von Pairn umb sanct Niclaus tag, dem ward vergeben datz Praug.« Man kann als wahrscheinlich annehmen, daß die zahlreichen Feinde dieses Mannes den bequemen Weg der Vergiftung zu seiner Beseitigung gern gewählt haben.

Ladislaus Posthumus

In das 15. Jahrhundert (1457) fiel die angebliche Vergiftung eines Königs, die den Umständen nach ein besonderes Interesse wachrufen muß, weil derjenige, der wohl am eingehendsten darüber berichtet hat, Aeneas Silvius Piccolomini ist. Der 18 Jahre alte, in der Blüte seiner Jugendjahre stehende Ladislaus Posthumus war unter der Vormundschaft Kaiser Friedrichs III. Er war der Sohn jenes Kaisers Albrecht II. aus dem Hause Habsburg, des monomanischen Judenverfolgers, der zwölfhundert von ihnen verbrennen ließ und ihren Besitz – natürlich für sich – eingezogen hatte. Das reiche Erbe Ladislaus' stach manchem der damals Hohen in die Augen. Schon Friedrich III. hatte ihm ein Teil desselben genommen und behandelte die Herausgabe dilatorisch. Er ließ ihn nie aus den Augen und nahm ihn deswegen auch nach Italien mit, wo er in unwürdiger Weise, um Geld herauszuschlagen, Adelstitel und was sonst jemand bezahlen wollte, verkaufte. Die Aufgabe, die sich die Anwärter auf den Besitz von Ladislaus gestellt hatten, den jungen Mann zu beseitigen, gelang. Man hatte schon vorher von Vergiftung gesprochen, als einem damals üblichen Hilfsmittel für seine Beseitigung. Man hatte ihn gebeten, nach seinem Land Ungarn zu kommen, das damals Johann Hunyady fast ganz in seiner Gewalt hatte. Der Graf von Cilli riet ihm dringend von dem Zug ab: Falls er nach Ungarn reisen würde, so werde sich Hunyady seiner bemächtigen und ihn entweder auf gewaltsame Weise oder durch Gift ums Leben bringen. Aber auch ohne diese gefahrdrohende Reise wurde, wie man annahm, der Weg gefunden, um vor allem Georg Podiebrad, der schon 1452 zum Reichsverweser ernannt worden war, zu seinem von ihm ersehnten Königtum zu verhelfen.

Auffälligerweise war unmittelbar nach des Königs Tod bereits mehr als das Gerücht, die feste Annahme vielfach verbreitet, daß hier eine Vergiftung vorläge. Der Sekretär Georgs von Podiebrad, Jobst von Einsiedel, hat in einer Rede, die er an die österreichischen Stände hielt, schon öffentlich darauf hingewiesen, daß »ein red sey auferstanndn und die das aufbringn und sagen ... sy habn dem kunig vergeben«. Und in der Antwort der Stände wird dies wiederholt und hinzugefügt, daß sie glaubten, »daß der kunig von gottzgewallt gestorben sey«.

Was sonst an Nachrichten vorliegt, die durch besondere Beteuerungen der Gewährsmänner eine Vergiftung ausschließen sollen, ist nicht viel und nicht belangreich. Besonderes Gewicht wurde dabei auf Simon von Schlan gelegt, der u. a. auch einen Panegyrikus auf Georg Podiebrad, den an der Vergiftung Beteiligten, geschrieben, also nicht für ganz unparteiisch gehalten werden darf. Zahlreich sind dagegen die anderweitigen zeitgenössischen Angaben über das Vorliegen einer Vergiftung. Vielleicht das wichtigste Zeugnis ist das von Roth, dem Sekretär des Königs, der in einem nach Rom gerichteten Brief zum Ausdruck bringt, daß es mancherlei Gerede über die Todesart des Königs gebe. Er nimmt für sich in Anspruch, mehr von dem König, auch in der Krankheit, gesehen zu haben als ein anderer, und müsse doch lieber schweigen über das, was ihm täglich klarer werde, angesichts der Tatsache, daß ein überaus kräftiger Jüngling eines so jähen Todes gestorben sei. Noch deutlicher wird der Stadtschreiber Peter Eschenloer aus Breslau, der den König noch am 21. November gesund als »frischen, schönen, gesunden Menschen« gesehen hat. Er lehnt die Wahrheit des Gerüchts ab, daß der Tod an der Pest erfolgt sei. Der König hat an »äußerlicher Noth müssen sterben. Alle seine Kämmerer und Aerzte sagten einträchtig, daß ihm wäre vergeben mit Gift.«

Es gibt eine Darstellung der Vorgänge von Erkrankung und Tod des jungen Königs, die von Aeneas Silvius Piccolomini stammt und trotz einzelner Variationen doch als Grundton die Vergiftung als Ursache hervortreten läßt. So erzählt er: »Nach der Beendigung einer Sitzung speiste der König mit Hofleuten zur Nacht. Als er zu Bett gebracht wurde, ließ er sich Rübchen und Bier bringen, genoß es mit Appetit und unterhielt sich mit seinen Kammerdienern. Er sprach sein Abendgebet. Dann klagte er über starke Magenschmerzen. Geh nur zu Bett, sagte ihm einer der Diener, ein Böhme, dann wird der Schmerz nachlassen. Nachdem er eine Stunde geschlafen hatte, fühlte er die Schmerzen bis zur Unerträglichkeit wachsen. Bis zum Morgen quälte er sich. Dann kamen Ärzte, die sofort den Zustand als hoffnungslos erkannten. Auch Georg Podiebrad kam zum König und wollte aus ihm herausbringen, was wohl die Veranlassung für seine Schmerzen sei und wie die Krankheit benannt werde. Veranlasser des Todes sollten einem umlaufenden Gerüchte nach Georg Podiebrad, der nun König von Böhmen geworden war, sowie dessen Gemahlin, Johanna von Rozmital, und Johann Rocyzana, der Erzbischof von Prag, gewesen sein.« Den letzteren bezeichnet Silvius direkt als Giftmischer.

Es gibt weitere Berichte aus dem 15. Jahrhundert, in denen nur Podiebrad und seine Frau der Tat geziehen werden. So äußerte sich auch in seinen für seine Kinder geschriebenen Erinnerungen der Burggraf von Steyer, Andreas von Lapiz, der beim König »Diener gewest zu der Zeit da Im bösslich und verräterlich vergeben ward zu Prag durch den Girschickha von Podebra, der nach Im Khunig ward in Beheim. Der pöss Mordt geschah an Khunig Lassla durch Gift an S. Clementen Tag, da man zalt 1457 Jar.« Solche mehr oder minder bestimmte Angaben über das Vorliegen eines Giftmordes gibt es in Chroniken aus dem 15. Jahrhundert allein noch über fünfzehn weitere, aus denen freilich besondere Einzelheiten des Geschehnisses nicht zu ersehen sind.

Die deutschen Ärzte, denen hauptsächlich die Sorge für das körperliche Befinden des Königs oblag, verbreiteten, als sie nach Wien zurückgekehrt waren, sie seien, sobald der König zu kränkeln begonnen hätte, gerufen worden, hätten den Harn untersucht und darin deutliche Spuren eines tödlichen Giftes gefunden. Sie hätten es dem König offenbart. Dieser hätte geantwortet, er wisse recht wohl, daß ihm Gift eingegeben worden sei, doch hätte er sie zu schweigen verpflichtet, um nicht selbst umzukommen. Der Rat von Wien verbot den Ärzten, solche Nachrichten weiterzuverbreiten. Ein solches Verbot ließ sich den Zeitverhältnissen nach wohl verstehen. Wenn Aeneas Silvius die Äußerungen der Ärzte zuverlässig berichtet hat, so haben diese mehr behauptet, als sie wissen konnten: Der Harn vermochte ihnen am allerwenigsten zu verraten, ob eine Vergiftung vorlag oder nicht. Sie vermochten höchstens an ihm zu erkennen, daß hohes Fieber vorhanden war. Darüber hätte jedoch der Puls, den sie gefühlt, besser Auskunft geben können: Wie so oft schloß der eine Arzt aus ihm Gutes, der andere Schlechtes – aber keiner ein Fieber! Und keiner sagte, daß Bubonenpest vorläge oder daß eine Vergiftung auszuschließen sei. Die in einem Kodex sehr posthum gefundene beiläufige Bemerkung, daß im Jahre 1483 ein alter Doktor in Nürnberg bekannt habe, daß er Arzt bei dem König gewesen und daß dieser nicht an Vergiftung oder Gewalttat gestorben sei, sondern daß er Aposteme – d.h. Abszesse – gehabt habe, ist naiverweise als ein Hauptbeweis für das Vorliegen der Bubonenpest angesprochen worden. Sie ist medizinisch absolut belanglos. Der Versuch, die Krankheit des Königs auch auf Grund medizinischer Überlegung zu einer Pesterkrankung zu stempeln, muß als medizinisch unmöglich bezeichnet werden. Schon die Wiener Stadtbücher enthalten diese falsche Diagnose: »Anno domini MCCCCLVII ist unser genedigster Herr, Künig Lasslaw sein Alters im Achtczehendem Jar zu Prag an der Pestilencz gestorben.«

Auf keine Weise ist der Nachweis zu erbringen, daß in den Erkrankungstagen des Königs die Bubonenpest in Prag geherrscht hat. Man ist sogar genötigt anzunehmen, daß dies bestimmt nicht der Fall gewesen ist, weil dies ausdrücklich in den alten Nachrichten ausgesprochen wird. Es ist epidemiologisch wohl noch nie in der Welt vorgekommen, daß eine der verderblichsten ansteckenden Krankheiten plötzlich nur in einem Königsschloß erschienen sein und sich nur den Besitzer als einziges Opfer ausgesucht und dahingerafft haben soll. Denn keiner aus der nächsten Umgebung des Herrschers und kein anderer in Prag starb damals an der Pest.

Es ist schwer feststellbar, wie das Gerücht der Pest und noch dazu der Beulenpest entstanden sein mag. Da sie aus medizinischen Gründen keinesfalls in Frage kommen kann, so gibt es nur eine Erklärung für ihre Annahme und ihre Verbreitung: Der König hatte zufällig geschwollene Leistendrüsen, Bubonen, aus irgendeinem der Gründe, die für Entstehen in Frage kommen – Urethritis, venerisches Geschwür, Syphilis –, als das Leiden akut entstand, das ihm in etwa zwei Tagen den Tod brachte. Daraus erklärt sich die Schamhaftigkeit, die er angeblich zeigte, sich den Ärzten zu eröffnen. Sie sahen die geschwollenen Leistendrüsen, nicht weil er sie ihnen zeigte, sondern weil er durch die akute Erkrankung bettlägerig geworden war und sie dadurch gesehen werden mußten.

Um die Diagnose »Pest« zu retten, ist von einem Mediziner den elementaren Erfahrungstatsachen über diese Krankheit Gewalt angetan worden. In jeder Zeile seiner Auseinandersetzung fühlt man die innere Not, etwas beweisen zu wollen, was unbeweisbar ist und doch für den auftraggebenden Historiker so bewiesen werden soll, daß es in dessen Auffassung von der Sachlage paßt. Man hat zuvörderst den Beginn der Krankheit möglichst weit zurückgelegt: auf Sonntag, den 20. November, obschon Ladislaus noch am Montag, den 21. zu Gericht saß. Er ist tatsächlich am 21. November abends spät erkrankt und am Mittwoch den 23. nachmittags 4 Uhr gestorben. Um wahrscheinlich sein zu lassen, daß man, wie es vom König unbestritten ist, am Montag bis in die Nacht hinein gesund aussehen, wie ein Gesunder arbeiten, sich gebärden, Hunger haben und doch schon krank sein kann, wird ernsthaft ausgesprochen, daß er die Drüsenpest schon eine Zeitlang gehabt hat, ohne es zu wissen. Und zwar hätte diese Krankheit »schon Fortschritte gemacht, als er Sonntagabend Kopfschmerzen bekam. Als das Übel in der folgenden Nacht ihn übermannte, trank er noch Bier und aß Rüben oder Rettige. Dies Verhalten war ganz geeignet, okkulte und unterdrückte Leiden bis zur Bettlägerigkeit zu steigern.« Hier werden Rüben und Bier gewissermaßen als »agents provocateurs « angesehen. In Wirklichkeit sind der Beulenpest Rüben und Bier so gleichgültig wie dem Mond Hundegekläff. Es ist eine der allerschlimmsten Infektionskrankheiten, die, falls sie irgendwo Fuß gefaßt, schnell sich entwickelt und weder Gerichtssitzungen noch lange, vergnügliche Unterhaltungen, noch Bier und Rüben duldet. In den meisten Fällen hat sie keine Verlaufssymptome. Plötzlich steigt die Körperwärme, oft von Frostschauer begleitet, und bleibt auf 39–40 einen bis drei oder vier Tage bestehen. Fast gleichzeitig mit dem Fieber fängt eine Drüsengruppe zu schwellen an. In ein bis zwei Tagen können z. B. die Inguinaldrüsen eigroß sein. Die erkrankten Drüsen schmerzen so, daß die Kranken dies jammernd kundgeben. Dazu gesellen sich schnell allerlei schwere Nervensymptome, die Anlaß gegeben haben, eine konvulsivische, komatöse, apathische und delirante Form der Beulenpest zu unterscheiden. Nur selten bleibt das Gehirn frei. Das Herz leidet fast immer. Ein Vergleich dieses Verlaufs mit den beim König beobachteten Symptomen läßt wohl kaum Anklänge von Übereinstimmung erkennen. Aus allen angeführten Gründen ist die ärztliche Behauptung, daß hier »ohne Zweifel« eine Beulenpest vorgelegen habe, ohne Zweifel einer Unkenntnis dieser Krankheit entsprungen, und wenn man die berichteten Tatsachen kritisch scharf dem Urteil zugrunde legt, in sich eine Unmöglichkeit.

Lag hier eine Vergiftung vor? Dafür besteht ein großes Maß von Wahrscheinlichkeit. Die einzige Krankheit, die in Frage käme, wäre das perforierende Magengeschwür. Sehr gewichtige Gründe sprechen gegen eine solche Annahme. Wie absonderlich auch immer ein Magengeschwür verlaufen mag: Zu irgendeiner Zeit und in irgendeinem Umfang wird sich dasselbe bemerkbar gemacht haben, entweder durch subjektive, vom Magen ausgehende Empfindungsstörungen oder objektiv durch allgemeine Ernährungsstörungen, durch schlechtes Aussehen, durch Erbrechen, Blutbrechen usw. Von alledem wird nichts gemeldet. Der König war bis dahin ein gesunder Mensch gewesen. Er war überaus gesund, frisch, schön und heiter. Falls die Schmerzen von dem beginnenden Durchbruch eines Geschwürs hergerührt hätten, so hätte, zumal der Magen des Königs durch sein Abendessen gefüllt war, unter allen Umständen Erbrechen eintreten müssen. Es erfolgte auch nicht der körperliche Zusammenbruch. Stundenlang hielten nur die Schmerzen an, ohne daß weiteres erfolgte. Erst nach 36 Stunden trat der Tod ein. Wäre ein Magengeschwür in die Bauchhöhle durchgebrochen, so würde schon in der Erkrankungsnacht unter den auffälligsten, schweren Symptomen der Tod eingetreten sein. Der König würde sich nicht noch am anderen Tag haben unterhalten können. Dies alles bestimmt mich, hier eine Vergiftung als wahrscheinlich anzunehmen, die freilich nicht mit einem »Halbgiftmesser«, das sein Gift in einem Apfel abwischte, zustande gekommen ist, aber auf andere Weise, vielleicht mit Arsenik bewerkstelligt wurde, dem Mittel, das als Tötungsmittel in jenen Zeiten dauernd im Ansehen stieg und sich die Verbrecher der damaligen Welt erobert hatte. Es ist zum Ausdruck gebracht worden, daß eine Vergiftung auszuschließen sei, weil der König bis zum letzten Augenblick sein ungetrübtes Bewußtsein gehabt habe, »was nach dem Urteil kompetenter ärztlicher Autoritäten bei tödlich verlaufenden akuten Vergiftungen eine reine Unmöglichkeit sei« (Palacky). Insbesondere wird eine Vergiftung durch Arsenik ausgeschlossen, weil keine Verlaufsart einer solchen eine Übereinstimmung mit dem vorliegenden Fall aufweist. Die erstere Behauptung ist toxikologisch völlig unzutreffend, die zweite diskutierbar. Man kann nicht erwarten, daß eine Vergiftung mit irgendeinem Stoff stets in der gleichen Weise verläuft. Die Variationen gehen oft so weit auseinander, daß man sie kaum noch einem bestimmten Typus zuzuweisen geneigt sein kann. So gibt es Arsenikvergiftungen ohne Erbrechen und nur mit Leibschmerzen, Durchfall und Konvulsionen, eine andere Form, bei der erst viele Stunden nach dem Einnehmen nur Schwindel und Zuckungen eintreten, auch eine solche, die nur zu Unruhe Magenschmerzen, Durst und Zusammenschnürung des Schlunds führt oder die in den Tod übergeht bei bis zuletzt erhaltenem Bewußtsein des Vergifteten usw.

Ich halte das Vorliegen einer Vergiftung für wahrscheinlich. Die Wahrscheinlichkeit hätte besonders groß werden können, wenn Nachrichten über das Verhalten des Königs am Tag nach dem Genuß des Rübengerichts vorhanden wären. Auffälligerweise verlautet hierüber absolut nichts, trotz der vielen, die über das Ereignis auch als Nahestehende geschrieben haben. Man kann sich des Eindrucks nicht erwehren, als wenn der neue Machthaber verhindert habe, aus dem Krankenzimmer Eindrücke herauszutragen, so wie er die Tore Prags sofort beim Erkranken des Königs besetzen ließ, um sich der Einwohner zu versichern.

Die Notwendigkeit liegt vor, daß viel mehr Symptome an den beiden letzten Krankheitstagen vorhanden gewesen sein müssen und daß man sie absichtlich geheimgehalten hat, weil sie sonst geschildert und als einer Vergiftung zugehörig erkannt worden wären. Trotz der Geheimhaltung ist der Gesamteindruck bekannt und ein Giftmord angenommen worden. So fest wurzelte dies schon bei der Feier, die in der Kirche der Beisetzung voranging, daß man es wagte, obwohl Georg von Podiebrad anwesend war, den besonders beschuldigten Erzbischof, den Aeneas Silvius den »Giftsäer« genannt hat, öffentlich zu beleidigen: »Rokiczan stund unf und wolde do selbst predigen, oder der frome Herre Wenzel Decanus stieße ihn mit Gewald aus der Kirche … Mit Schande wart also Rokiczan ausgetrieben.«

Auch in die nordischen Reiche war schon im 14. Jahrhundert das unselige Hilfsmittel von Verbrechern, das Gift, eingezogen. Als der dänische König Waldemar III. seine Tochter Margareta mit dem norwegischen König Haquin VI., einem Sohn des schwedischen Königs Magnus Smeek, vermählte (1362), mischte er Gift mit dem Wein. Die Mutter des Bräutigams, die Königin Blanka, starb daran bald, sein Vater wurde ebenfalls vergiftet, aber durch ärztliche Kunst gerettet. Zufälligerweise hatte auch Waldemars eigener Sohn, der Prinz Christoph, von dem vergifteten Wein getrunken und wurde ein Opfer des väterlichen, durch Ländergier veranlaßten Verbrechens.

VIERTER ABSCHNITT

Vergiftungsvorkommnisse in Frankreich, Burgund und den Niederlanden, in England, Spanien, Portugal und Rußland im 13. bis 15. Jahrhundert

Erstes Kapitel

Ludwig VIII. Philipp IV. Robert III. de Bethune

Ludwig VIII.

Man darf nicht erwarten, daß eine so vernichtend wirkende Waffe wie Gift von den Grenzen eines Landes oder den Türen derjenigen, die heimliche Hilfe für schlimmes Tun benötigten, weggewiesen würde. Sie fand immer bereiten Eingang auch da, wo Moral nur gepredigt und Religion nur geübt wurde, aber nicht das seelische Triebrad des Lebens ausmachten. So sieht man sie auch in den angegebenen Jahrhunderten im Westen Europas an der Arbeit. Ludwig VIII. von Frankreich, der Sohn von Philipp August, ließ sich von Papst Honorius III. im Jahre 1226 bereden, einen »Kreuzzug« gegen die Albigenser zu unternehmen. Er wurde dadurch von weiteren Kriegen gegen Heinrich III. von England abgelenkt, den er aus der von ihm beanspruchten Normandie verjagt und der sich in seiner Bedrängnis an den Papst mit Worten und Geld gewandt hatte. Der Feldzug gegen die Albigenser und ihren bisherigen Beschützer, den Grafen Raymond VII. von Toulouse, hatte als weiteren Zweck die Eroberung der Provence für die Krone Frankreichs. Der König führte das Heer auf dem linken Ufer der Rhone nach Avignon, das, da es zu Raymond hielt, belagert wurde. Die Belagerer wurden jedoch durch Krankheiten und Hunger dezimiert. Und selbst nachdem Avignon die Tore geöffnet und die Franzosen darin schrecklich an Totem und Lebendem gewütet und nachdem andere Städte, um dem gleichen bösen Schicksal zu entgehen, sich unterworfen hatten, begab sich der König, der die Besten des Heeres und ihm Nahestehende wie den Erzbischof von Reims, der ihn 1223 gekrönt hatte, Philipp von Namur und andere verloren hatte, nach Paris. Hierzu nötigte ihn auch der Abzug mehrerer, ihm Heeresfolge leistender Grafen, vor allem von Thibaud IV., des Grafen von Champagne, die vielleicht in dem raschen Zuwachs an Macht dieses Königs eine Gefahr für sich selbst erblickten. Trotz des Zornes des Königs und der Drohung, falls er wegzöge, sein Land zu vernichten, verließ Thibaud allein, heimlich um Mitternacht das Heer, nachdem er die 40 Tage seines Pflichtdienstes hatte verstreichen lassen. Ohne Aufenthalt jagte er nordwärts. Ludwig konnte seine Drohung nicht wahr machen, denn er starb bald darauf auf dem Rückzug.

Der Verdruß gegen Thibaud war in den Kreisen des verstorbenen Königs so groß, daß man verbreitete, er sei in die Königin Blanche von Kastilien fleischlich verliebt und habe den König als Nebenbuhler mit Gift beseitigt. Ein tödlicher Trank sollte denselben und mit ihm einige Ritter hinweggerafft haben.

Dies Gerücht erhielt sich so hartnäckig, daß ein Chronist jener Zeit mitteilen konnte, daß die Feinde Thibauds später verlangten, er solle zu einem Gottesurteil-Zweikampf verurteilt werden, was die Königin Blanche verhindert habe. Der Haß seiner Feinde wuchs noch dadurch, daß er getreu zu der Königin bzw. ihrem Sohn hielt gegen die Ansprüche von Philippe Hurepel, dem Oheim des jungen Königs und dessen Anhang. Da ein Zweikampf durch gerichtliche Anordnung nicht erreichbar war, forderte man ihn, um die Anklage auch der Welt kundwerden zu lassen und ihn dadurch vielleicht beseitigen zu können, öffentlich zum Zweikampf heraus, weil er den König vergiftet habe. Eine Zeitlang war er später Gegner der Königin, die er, wie seine Gedichte beweisen, geliebt hat. Als Friede zwischen ihnen gemacht werden sollte und Thibaud deswegen nach Paris gekommen war, wurde er bei seinem Eintritt von den Leuten des Grafen von Artois, des Bruders des Königs, mit weichem Käse oder, wie andere sagen, mit Eiern und Lumpen beworfen. Wohl wurden die Übeltäter verhaftet, aber vom Grafen von Artois, der verkündete, daß sie es auf seinen Befehl getan hätten, wieder freigelassen.

Nicht nur des Giftmords an König Ludwig VIII. wurde Thibaud geziehen, sondern auch an dem des Grafen Philippe de Boulogne. Dieser starb während der Verhandlungen, die er als Ratgeber von Alix von Champagne, der früheren Königin von Zypern, mit Thibaud führte, wegen der Ablösung der angeblichen Rechte dieser Witwe auf die Champagne.

Über die letztere angebliche Vergiftung liegen so wenige Anhaltspunkte vor, daß sie übergangen werden kann. Anders der Tod des Königs. Er wird von vielen als ein natürlicher angesprochen. Ein alter Chronist schrieb darüber: »Als der König Louis von diesem Zug heimkehrte, überfiel ihn eine große Krankheit. Man trug ihn nach Montpensier in der Auvergne, wo er verschied, gemäß der Prophezeiung Merlins, daß der König von Frankreich in Montpensier sterben werde.« Es ist unbezweifelbar, daß die bei der Belagerung von Avignon ausgebrochene Epidemie, deren Charakter historisch-medizinisch nicht gekannt ist, vielen Menschen aus dem Heer, darunter auch Führern, das Leben gekostet, und es ist ebenso sicher, daß in den Augen mancher dieses Sterben von »Klerikern und Laien « irrtümlich als von Gift herrührend angesehen wurde. Der König würde auch nicht so schnell, ohne die Freuden des Siegers über so widerstandsfähige Feinde genossen zu haben, den Heimweg gegangen sein, wenn die Seuche nicht besonders schlimm gewesen wäre und er auch für sich gefürchtet hätte. »Jener verderblichen Belagerung entgingen nur wenige oder niemand ganz heil, und durch ganz Frankreich zog sich ein allgemeines Sterben alter und noch mehr junger Leute« – so schrieb der damals lebende französische Dominikanermönch Vincent de Beauvais. Der König eilte, so schnell er konnte, aus der verseuchten Gegend fort. Er wurde trotzdem krank, und man brachte seine Erkrankung und seinen Tod in einen ursächlichen Zusammenhang mit der Seuche. Über die Erkrankungsart erfährt man nichts oder nur Kümmerliches. Nach einer Angabe sei er unter den Symptomen einer Dysenterie gestorben. In einem anderen Zeitbericht wird nur angegeben, daß er, in Montpensier angekommen, aus dem Bett gefallen und gestorben sei, und ein dritter läßt ihn am Donnerstag vor dem Fest Allerheiligen tödlich erkranken und am Dienstag darauf bei Montpensier in ein Delirium verfallen. Dies letztere vereinigt sich wohl mit der Diagnose »Dysenterie«, weil bei dieser dem Tod in manchen Fällen Delirien vorangehen.

Gegenüber den Meinungen über den Tod durch Erkrankung aus inneren Ursachen steht die andere, die ihn von Vergiftung ableitet. Ihr wird entgegengehalten, daß sie von Thibaud schon deswegen nicht veranlaßt worden sein konnte, weil dieser etwa am 25. Juli 1226 das Lager verlassen, der König aber erst am 8. November gestorben sei. Kritisch ist zu bemerken, daß, falls es sich bei dem König um Dysenterie gehandelt haben sollte, der Tod auffällig spät eingetreten ist. Denn nach der einen Angabe endete die Belagerung von Avignon am 15. August, nach der anderen am 10. September. Nähme man an, daß dieser letztere Tag schon in die Inkubation des Leidens des Königs gefallen sei, so würden bis zu seinem Tod etwa acht Wochen verflossen sein – ein Zeitraum, über den sich nicht oder nur ganz ausnahmsweise die Dysenterie bis zu einem tödlichen Ausgang hinzieht. Die Annahme, daß der König schon lange vorher krank gewesen und sein Leiden heimlich getragen habe, ist insofern medizinisch ganz unhaltbar, als man eine Dysenterie nicht verheimlichen kann. Es kann wahr sein, daß, als er am 29. Oktober bettlägerig geworden war, sein Zustand die Umgebung zu beunruhigen anfing und daß sich am 3. November das Leiden bis zum Aufgegebensein verschlimmert hat. Dann darf aber der Beginn der Erkrankung nicht viel vor den 29. Oktober gelegt werden, wo der König bereits längst aus dem Epidemiengebiet sich entfernt hatte. Trotzdem ist es immerhin möglich, daß er später von einer Infektionskrankheit befallen worden ist als andere aus seiner Umgebung, und die Wahrscheinlichkeit hierfür ist etwas größer als die, daß er durch Gift umgekommen ist. Aber das letztere ist nicht auszuschließen. Denn die Vergiftung kann auch von einem Beauftragten Thibauds nach dessen Flucht aus dem Lager bewerkstelligt worden sein. Dies scheint auch der gelehrte Benediktiner Lobineau anzunehmen. Er hält eine Vergiftung des Königs für völlig sicher – ungewiß sei nur, in wessen Auftrag sie vollzogen worden wäre. Dem Grafen Thibaud drohte Schlimmes, falls der König, wie er verkündet hatte, mit seinem ganzen Heer in die Champagne eingefallen wäre. Es ist ferner das völlige Schweigen dieses Grafen und späteren Königs von Navarra gegenüber allen schwer beleidigenden, die angebliche Vergiftung als Grundlage nehmenden öffentlichen Kundgebungen nicht als unwichtig zu nehmen. Während er überall als Giftmörder verrufen war, fuhr er fort, die Königin Blanche zu besingen. Man kennt kein Wort der Abweisung und Rechtfertigung von ihm trotz aller Insultierungen.

Philipp IV.

Politische Motive sollen Philipp IV. den Schönen veranlaßt haben, Gift zur Tötung eines Weibes zu gebrauchen. Seine Habsucht hielt in ihrem dauernden Anwachsen Schritt mit der Zunahme der königlichen Macht, die sich, wie stets in der Weltgeschichte, auf eine große Beamtenschar stützte und bis tief in das bürgerliche Leben hinein ihr Wirken erkennen ließ. Da er alles und jeden in seinem Staat als sein Eigentum ansah, so nahm er mit Hilfe serviler, meistens juristischer, in allen Listen und Ränken gesottener Handlanger, unbekümmert um das Schicksal der Beraubten, was ihm gut dünkte. So ließ er im Jahr 1291 auf einmal alle italienischen Kaufleute in

Frankreich festnehmen und in Kerker werfen und gab sie nur gegen schweres Lösegeld frei, nachdem sie mit der Tortur bedroht worden waren. Im Jahr zuvor hatte er schon, auf deutsche Impulse hin, die Juden in Frankreich ausgeplündert. Er eignete sich ferner die Schätze des Templerordens an, nachdem Clemens V. seine Zustimmung zu dieser Beraubung gegeben hatte.

Er trug schon zu seinen Lebzeiten den Namen eines Falschmünzers, weil er fein ersonnene Betrügereien beim Umschmelzen alter und Neuschmelzen frischer Münzen verwendete. Er nötigte wiederholt diejenigen, die silbernes und goldenes Geschirr besaßen, ein Drittel oder die Hälfte desselben zum Metallwert in die Münze zu liefern, bezahlte mit schlechtem Geld und münzte aus dem guten Metall schlechtes Geld. Ja, später verordnete er, daß das von ihm ausgegebene Geld überhaupt nur für den dritten Teil des Nennwertes angenommen werden sollte, da ein besseres soeben geprägt worden sei. Die Fruchtbarkeit in der Erfindung weiterer fiskalischer Betrügereien und autokratischer Erpressung war so ungeheuerlich groß, daß schwerlich Schlimmeres an »gesetzlicher« Ausbeutung von Besitz und Erwerb in der Geschichte vorgekommen ist.

Einem so habsüchtigen Mann ist es zuzutrauen, daß er große Reichtümer mit einer Erbin nicht außer Landes gehen lassen wollte. König Eduard I. von England, mit dem Philipp in Zwistigkeiten geraten war, hatte den Bischof von Lincoln und den Grafen von Warren beauftragt, bei dem überaus reichen Grafen Guy de Dampierre von Flandern um die Hand seiner Tochter Philippa, des Patenkinds Philipps IV., für den Thronfolger anzuhalten. Der Vertrag, in dem auch eine reiche Mitgift festgesetzt wurde, kam 1294 in Lüttich zustande. Kaum hatte Philipp dies erfahren, als er den Grafen wissen ließ, daß er es als Beleidigung auffassen würde, wenn sein Patenkind vor ihrer Reise nach England ihn nicht besuchte. Sie kam mit ihrem Vater nach Paris, und beide wurden im Louvre eingesperrt. Der König nahm für sich das alleinige Recht in Anspruch, über die Heiraten der Töchter seiner Vasallen zu verfügen. Der Graf von Flandern würde sich des Treubruchs schuldig machen, wollte er dem Gegner Frankreichs so große Mittel zukommen lassen, deren dieser so sehr bedürfe. Der Graf von Flandern entkam oder wurde nach einiger Zeit aus seinem Gewahrsam entlassen, mußte aber die Tochter in demselben als Geisel belassen. Man brachte sie in das Schloß zu den königlichen Kindern, mit denen zusammen sie ernährt und unterrichtet wurde. Sie starb plötzlich, angeblich durch Gift. Öffentlich klagte später der Graf den

König an, seine Tochter vergiftet zu haben. Es gibt auch Berichte, in denen wohl alle anderen Einzelheiten des Ereignisses, aber nicht die Vergiftung erwähnt wird. Sie würde wahrscheinlich sein, wenn Philipp Erbe des Grafen hätte werden können.

Robert III. von Bethune

Graf Robert III. von Bethune ließ im Jahre 1320 seinen Sohn, den Grafen Ludwig von Nevers, im Schloß von Bornehem festsetzen, weil ihm angeblich glaubhaft gemacht worden war, daß er ihn habe vergiften wollen. Es wurde ihm ein Diener zugeführt, der weinend angab, er sei beauftragt worden, ihm, dem Grafen, Gift zu reichen. Sein Sohn Ludwig habe ihm befohlen, in allem, was ihm in dieser Beziehung aufgetragen würde, dem Bruder Gauthier zu gehorchen, der vielleicht des Grafen Beichtvater war. Man ergriff den Sohn und folterte den Mönch. Der letztere sagte nichts Belastendes aus. Der junge Graf wurde, nachdem er einen Eid hatte leisten müssen, keine Rache an denen zu üben, die ihn angeklagt hätten, und nicht mehr, solange sein Vater lebte, nach Flandern zurückzukehren, freigelassen. Er ging nach Paris, wo er auch bald danach, im Jahr 1322, starb. Die Anklage scheint von seinem Bruder Robert ausgegangen zu sein. Diesem zweiten Sohn, den er liebte, wollte der Graf sein Land zukommen lassen und nicht dem Verbannten. Dadurch kam es zu inneren Zwistigkeiten, Kämpfen und Morden, in Gent, Brügge und anderen Städten. Die einen nahmen für den älteren, die anderen für den jüngeren Sohn Partei. Die Beschuldigung der Vergiftung scheint nur aufgebracht worden zu sein, um auch im Land gegen den Grafen Ludwig Stimmung zu machen.

Möglicherweise hat der Vater wirklich geglaubt, vergiftet worden oder der Vergiftungsgefahr ausgesetzt gewesen zu sein. Schon früher, im Jahr 1280, hatte er seine zweite Frau, Jolanda von Burgund, die Mutter dieses Sohnes, erdrosseln lassen, weil er sie im Verdacht hatte, einen Sohn aus erster Ehe vergiftet zu haben.

Zweites Kapitel

Karl V. Karl der Böse von Navarra. Karl VI. und seine Söhne

In Frankreich herrschte am Ende des 14. Jahrhunderts Karl V. (1364–1380), dem Schmeichler – und wann hätten derartige Gesellen für Könige gefehlt – den Beinamen »der Weise« gegeben haben: ein grausamer und falscher Mann, der als Regent minderwertiges Geld schlagen ließ, mit Geld bestach, wenn er anders nicht zum Ziel kommen konnte, und das Volk, das er fürchtete, durch Zwang niederhielt. Er war es, der die Bastille gegen die Pariser baute. Als er noch Dauphin und Herzog der Normandie war, sollte, wie ein zeitgenössischer Chronist schrieb, Karl II., der König von Navarra, ihn haben vergiften lassen. Die Vergiftung sei durch vergiftetes Fleisch erfolgt. Einer der aufwartenden Edelleute hätte sie, nachdem er bestochen worden sei, vollbracht. Infolgedessen seien ihm alle Kopfhaare ausgefallen, er hätte die Nägel an Händen und Füßen verloren und sei so mager wie ein Stock oder Skelett geworden. Nichts habe ihn zu heilen vermocht, bis ihm sein Onkel, der Kaiser Karl IV., einen geschickten deutschen Arzt sandte, der ihm das ganze Gift oder einen Teil desselben beseitigte, so daß Haare, Nägel und Gesundheit wiedergekommen seien. Durch eine am Arm künstlich und dauernd offen gehaltene Wunde sei das Gift davongegangen. Der Arzt habe richtig vorausgesagt, daß, wenn die Fistel zu fließen aufhören würde, er sterben müsse. So sei es nach 23 Jahren geschehen!

Sieht man von der fabulösen Einkleidung der Erzählung ab, so bleibt als Kern übrig: eine Erkrankung, die mit sehr auffälligen Symptomen einherging und die mit Karl dem Bösen von Navarra als Verursacher in Beziehung gebracht worden ist. Dieser König hatte in Verbindung mit den Generalstaaten nicht nur Karl V., sondern auch schon dessen Vater Johann II. allerlei zu schaffen gemacht. Er betrachtete sich, da er Enkel von dem 1318 gestorbenen Ludwig dem Zänker war, als Anwärter auf die Krone von Frankreich. Man kann vermuten, daß er versucht hat, den damaligen Dauphin Karl zu beseitigen, um seine Wünsche in Frankreich erfüllt zu sehen. Die geschilderten Symptome sind auch dem Arsenik zugehörig. Wiederholte Aufnahme kleiner Mengen desselben kann sie hervorrufen. Nimmt man an, daß das Ausfallen der Hautanhänge und die Kachexie wirklich bestanden haben, so würde toxikologisch und den Umständen nach die Annahme einer Vergiftung, die Karl überstanden hat, keinerlei Bedenken erregen. Dieses überstandene Leiden ist aber als zusammenhanglos mit seinem, so viele Jahre später erfolgten Tod anzusprechen.

Zehn Jahre hindurch, unter drei französischen Königen: Johann II., Karl V. und Karl VI., hat der Navarrese Frankreich nicht zur Ruhe kommen lassen. Bald allein, bald mit den herbeigerufenen Engländern verwüstete und plünderte er ganze Gaue und Städte. Er forderte die Champagne, Brie und Burgund. Überall wußte er sich Helfer für die Ausführung seiner dunklen Pläne auf heimlichen Wegen zu gewinnen. Mancher von diesen hat sein Tun oder den Versuch einer ihm aufgetragenen schlechten Tat mit Körperverstümmelungen und Tod bezahlt. Grausam in einem Grad, der selbst seine Zeitgenossen erschreckte, war ihm jedes Mittel recht, das ihm Aussicht auf Macht, Landerwerb und Geld gab. Mit dieser Charakterisierung lebt er seit über fünf Jahrhunderten im Gedenken der Menschen. Der Versuch einer Ehrenrettung, der ihm zuteil geworden, mußte scheitern, weil die Tatsachen, die von der Verderbtheit dieses Mannes künden, zu gut verbürgt sind. Seine Rolle als Friedensstörer würde ein frühes Ende genommen haben, wenn nicht Johann II. die Schlacht bei Maupertuis unweit Poitiers gegen den Schwarzen Prinzen, den Sohn Eduards III. von England, verloren hätte und für lange in Gefangenschaft geraten wäre. Denn vorher hatte er ihn, der sein Schwiegersohn war, mitten aus einem Mahl heraus, zu dem er in Rouen bei dem Dauphin Karl eingeladen worden war, mit den Worten verhaftet: »Ah, wohlan du Verräter, du bist nicht wert an der Tafel meines Sohnes zu speisen. Nicht essen noch trinken will ich, solange du lebst!« Man sperrte ihn in Paris ein. Von dort entkam er, nachdem Johann nach England als Gefangener abgeführt worden war, und begann nun mit erneutem Eifer seine Pläne zu verwirklichen. Daß er sich auch des Giftes hierfür bediente, ist sicher, wenn auch vielleicht einer oder der andere der berichteten Vergiftungsversuche ihm nur zugeschrieben, aber nicht erwiesen ist.

Im Jahre 1377 gelang es Karl V., zwei der Vertrautesten des Navarresen, Jacques de Rue und Pierre du Tertre, gefangennehmen zu lassen, die ohne Folterung mancherlei über die heimlichen Taten und Pläne ihres Herrn aussagten, wie schon vorher Friquet, der gefangene Minister desselben, Belastendes in seinem Verhör bekannt hatte. De Rue offenbarte zuerst einen dem Jahr 1371 angehörenden Vergiftungsversuch an Karl V. Der König von Navarra hatte bei sich einen Physikus (Arzt) mit Namen Augel, einen jungen, schönen und klugen Mann. Nachdem er ihm allerlei Gutes erwiesen, schlug er ihm unter großen Versprechungen vor, den König von Frankreich zu vergiften, den Mann, den er, wie er sagte, am meisten auf der Welt haßte. Nach vielem Drängen sagte Augel es zu, die Vergiftung in einem Nahrungs- oder Genußmittel zu bewerkstelligen, sobald er einmal am Hof Zutritt erhalten haben würde. Er reiste ab, aber man hat nie wieder etwas von ihm gehört. Den Versuch hat er nicht unternommen. Dieser ist 1377 wiederholt worden, und zwar durch den nach Frankreich gesandten de Rue (Durue) bzw. dessen Helfer. Der König von Frankreich war, wie die Chroniken von St. Denis mitteilen, von hohen Herren schriftlich vor de Rue gewarnt worden. In einem der Koffer des Verhafteten fanden sich allerlei Aufzeichnungen über Vergiftungen und andere Schädigungsversuche. Vor dem sofort eingesetzten Gerichtshof teilte de Rue Einzelheiten mit: Der älteste Sohn des Königs von Navarra sei an den französischen Hof abgereist gewesen, als ihm sein Herr Eröffnungen über die Notwendigkeit der Vergiftung seines Feindes und über die Art der Bewerkstelligung gemacht habe. Das Gift wäre von einer navarresischen Jüdin zubereitet worden. Dem König sollte es durch Vermittelung seines Kammerdieners Drouet beigebracht werden. Der Vorsteher der Küche war dessen Vetter. Dieser sollte durch Bestechung dahin gebracht werden, das Gift in eine Speise des Königs zu mischen. Wäre der Plan zur Ausführung gekommen, so hätte Frankreich, da der Dauphin noch ein Kind war, den vereinten Angriffen der Engländer und der Navarresen nicht widerstehen können. Die Aussagen von de Rue wurden vor dem Parlament verlesen. Die Richter verurteilten ihn zur Vierteilung.

Die Königin von Navarra war die Schwester des französischen Königs. Man beschuldigte Karl den Bösen, er habe seine Frau vergiften lassen. Der Mitverhaftete du Tertre sagte aus, daß er in der Normandie war, als die Königin starb. Er glaube nicht, daß sie vergiftet worden sei. In Evreux, ihrer Residenz, hätte man gesagt, sie sei infolge mangelhafter Abwartung im Bad gestorben. Simon, der Lombarde, der Apotheker von Evreux, habe die Leichenöffnung gemacht. Man habe auch im Schloß von Evreux alle Hofdamen und Kammerfrauen der Verstorbenen versammelt, sie schwören lassen, die Wahrheit zu sagen, daß Margot von Germonville ihnen die Todesart auseinandergesetzt habe und daß dann alle Anwesenden darüber übereingekommen wären, daß der Tod durch Herzschwäche zustande gekommen sei. Dies alles klingt nicht sehr natürlich, zumal nicht, wenn ein Gatte wie der ihrige in Frage kommt.

Es häuften sich damals die Vergiftungsverdachte gegen den intriganten Mann. Die Königin von Frankreich starb am 6. Februar 1377 und ihre Tochter wenige Tage nachher. Es scheint, daß man du Tertre bei dem Verhör u. a. auch gefragt hat, ob der König von Navarra nicht auch an diesen beiden auffälligen Toden durch Vergiftenlassen beteiligt sei? Er antwortete, daß er darüber nichts gehört habe, er sich aber von ihm trennen und ihm nie wieder gehorchen würde, falls es Wahrheit wäre. Wohl wisse er, daß sein Herr die Königin gehaßt habe, weil sie seinen Plänen entgegen gewesen sei, und daß er sich über ihren Tod gefreut, aber nur weil er gehofft habe, jetzt seine Wünsche durch Vermittlung seines an den Hof gesandten Sohnes sicherer erfüllt sehen zu können. Viel weiter gingen noch die Fragen an den Gefangenen, unter anderem, ob er über das Gift etwas wisse, das dem ältesten Sohn des Königs von Navarra und dem Herrn Seguin de Badefol gereicht worden sei. Er wollte nur davon heimlich haben reden hören, daß Guillemin le Petit, ein Kammerdiener des Königs, an Badefol Gift gereicht habe. Und so wird es wohl gewesen sein!

Karl V. starb im Jahre 1380. Der König von Navarra lebte weiter, und mit ihm wurden die Anschläge gegen den neuen König von Frankreich, Karl VI., wieder lebendig. Besser als irgendein anderer ist derjenige dokumentarisch festgelegt, der zum Ziel hatte, die ganze königliche Familie zu vergiften.

Der Zufall führte dem rachsüchtigen, unruhigen Mann einen englischen Abenteurer Robert de Wourdreton zu, den Diener eines Menestrels, d.h. eines Spielmanns, mit Namen Watier. Sie beide und die Frau des Menestrels hatten auf ihren Zügen durch Frankreich an den Höfen der großen Herren, der Herzöge von Berry, Burgund usw. und am französischen Königshof und in Spanien großen Erfolg gehabt und waren für ihre Leistungen reich belohnt worden. Sie suchten auch Navarra auf. Dort kam die Verbindung mit dem König zustande, vor dem sie ihre Kunst gezeigt hatten. Er zog Wourdreton in sein Vertrauen. Da dieser in Paris schon bekannt war und vor dem König gespielt hatte, so mochte der Navarrese gerade ihn, als einen scheinbar harmlosen

Spielmann, für den Geeignetsten gehalten haben, die Vergiftung seiner Feinde zu bewerkstelligen, zumal wenn ihm durch seinen Sohn Pierre, der in Paris weilte, die Wege zur Vollbringung des Verbrechens geebnet würden. Der ganze Handel und sein Verlauf bis zum Ende ist dokumentarisch bis in die kleinsten Einzelheiten festgelegt worden und das Dokument heute noch vorhanden. Es ist das am 20. März 1384 vor einem großen Gerichtshof in Paris abgelegte Bekenntnis von Wourdreton, der in Paris mit seinem Meister Watier »le Herpeur, Menestrel et Joueur de la Harpe« verhaftet worden war, ehe er zur Ausführung seines Verbrechens kommen konnte. Er gestand folgendes: Der König hätte ihn in sein Schloß kommen lassen und ihn gefragt, wohin er jetzt mit seinem Meister ziehen wolle. Als er hörte, daß Paris das Ziel sei, wollte er wissen, ob, als sie das erstemal dort gewesen seien, sie in den Küchen, den Anrichteräumen und den Weinkellern der großen Herren sich ohne Aufsehen zu erregen hätten bewegen können. Als Wourdreton dies bejaht hatte, ließ ihn der König schwören, das, war er ihm nun sagen wolle, an niemand zu verraten. Er hätte in Frankreich wenige Freunde und viele Feinde, die auch Feinde der Engländer seien. »Ich will dich reich belohnen, wenn du folgendes ausführen willst. Es gibt einen Stoff, der sich Arseniksublimat nennt. Ißt ein Mensch davon soviel als erbsengroß, nimmer lebt er dann weiter. Du findest es in Pampeluna, Bordeaux, Bayonne und in Apotheken anderer Städte, durch die du kommen wirst. Kaufe und pulverisiere es, und sobald du im Palast des Königs, in dem seines Bruders, des Grafen von Valois und der Herzöge von Berry und Burgund sein wirst, in die man dir Zutritt gestattet, dann sieh zu, daß du in die Räume für die Speiseversorgung kommst, und schütte das Pulver in Suppen, Fleisch oder Wein. Tue es aber so, daß auf dich kein Verdacht fällt.« Sie zogen nach Paris. In Bayonne blieben sie zwei Tage. Wourdreton ging in ein Geschäft von Apotheker- und Spezereiwaren und fragte nach Arsenik. Der Apotheker fragte, ob er roten oder weißen haben und was er damit beginnen wolle? Er erwiderte, daß er es für eine Wunde seines Pferdes benötige und daß es Arseniksublimat sein sollte. Darauf erhielt er davon eine viertel Unze (ca. 7 g), in Papier eingewickelt. Er legte es zuerst in seine Börse, nähte es aber dann in sein Wams ein. In Paris angekommen, ließ sein Meister fragen, ob sie vor dem Konnetabel Olivier de Clisson spielen dürften. Sie erfuhren, daß er gerade in einer Beratung sei und daß die Zeit für Aufführungen ungeeignet sei, da der Hof wegen des Todes des Königs von Neapel in Trauer wäre. Sie entschlossen sich deswegen wieder zur Abreise. Als sie am nächsten Tag ihre Pferde beschlagen ließen, wurden sie verhaftet. Bei Wourdreton fand man das Präparat. Bei der ersten Verhandlung erkannte er es als das seinige an. Am nächsten Tage wurde er dem Gericht vorgeführt. Ärzte und Apotheker waren auch zugegen. Sie erklärten nach geleistetem Eid, daß das vorgezeigte Präparat roter Arsenik und nicht Arseniksublimat sei; denn dieser sei weiß und sei viel ätzender als der rote. Die Apotheker gaben an, daß sie, ohne behördliche Erlaubnis von diesem Stoff niemals etwas verkaufen würden, und die Ärzte, daß von dem zehnten Teil des gezeigten Stücks ein Mensch sterben müsse. Wourdreton wurde geköpft und dann gevierteilt.

Das angeführte Dokument war weder dem Mönch von St. Denis noch dem Juvenal des Ursins bekannt. Deshalb teilen sie das Ereignis des Vergiftungsversuchs in anderer Form mit. Das, was uns so an Tatsachen über Vergiftungsversuche und Vergiftungen durch Karl den Bösen überkommen ist, wird wahrscheinlich nur einen Teil des wirklich Ausgeführten darstellen. Schon aus dem Bescheidwissen über Arsenik und aus seinem Charakter läßt sich dies erschließen. Für ihn, der gegenüber Frankreich der Schwächere war und der, selbst mit Hilfe der Engländer, nicht zu seinen Zielen gelangen konnte, war dieses Gift ein gar nicht schwacher Bundesgenosse, das ihn nur mangels geeigneter Ausführungshände einige Male im Stich ließ. Außer dem König von Navarra gab es in jenen Zeiten noch andere Vergifter.

Als Karl VI. von Frankreich, zumal auf Betreiben seines Bruders, des Gemahls der Valentina Visconti, den Entschluß gefaßt hatte, selbst zu regieren und sich ganz von dem Einfluß seiner Oheime, und besonders des ehrgeizigen Herzogs von Burgund frei zu machen, berief er einen Kronrat nach Reims. Alle Prinzen sowie die hohen kirchlichen Würdenträger waren im erzbischöflichen Palast versammelt. Der König setzte seine Absicht auseinander und forderte zuerst den Kardinal von Laon, Pierre Aicelin de Montaigu, auf, seine Meinung zu äußern. Dieser kam zu dem Schluß, daß es an der Zeit sei, daß der König selbständig sein könne und für die Regierungsgeschäfte keines anderen mehr bedürfe, wobei er deutlich, ohne Namen zu nennen, auf den Herzog von Burgund und die Onkel des Königs hinwies. Dies geschah im Jahr 1388. Die Bezeichneten kehrten in ihre Länder zurück. Der König war von ihnen befreit. Nicht viel später erkrankte der Kardinal von Laon plötzlich und starb schnell. Er hatte die Überzeugung, daß er vergiftet worden sei, und bat dringend darum, keine Nachforschungen über die Ursache seines Todes anzustellen. Die Leiche wurde trotzdem geöffnet, und die Ärzte wollten klar das Vorliegen einer Vergiftung erkannt haben.

Solche Racheakte sind nicht gar zu selten vorgekommen. Als solche sind auch die als Vergiftungsfolgen angenommenen Todesfälle in der Familie von Karl VI. anzusehen. In Paris verbreitete sich im Jahre 1415 das Gerücht, daß der älteste Sohn dieses Königs, der Dauphin Ludwig, der Herzog von Aquitanien, sein vorzeitiges Ende durch Gift gefunden habe. Er war akut krank geworden und in wenigen Tagen gestorben – von niemand betrauert. Es war jene schlimme Zeit, in der die Schlacht bei Azincourt Heinrich V. von England fast zum Herrn von Frankreich gemacht hatte. Der Graf von Armagnac mit seinen Gascognern schaltete in Paris und ihm wurde die Vergiftung des Thronfolgers zugeschrieben. Sie wurden später von der Volkswut zermalmt.

Nicht besser erging es seinem Bruder Johann, der die schöne und reiche Jacobaea, noch jung an Jahren, geheiratet hatte. Sein Schwiegervater, Wilhelm von Straubing-Holland, ließ ihn, trotz aller Vorstellungen, nicht nach Frankreich gehen. Nur einmal, als er selbst zur Friedensstiftung nach Paris ritt, nahm er, im Januar 1417, den jetzt Thronfolger gewordenen

Schwiegersohn und seine Tochter nach Compiègne mit. In Paris plante der Graf von Armagnac aber in einem gegebenen Augenblick seine Verhaftung, um ihn zu zwingen, den Dauphin in Frankreich zu belassen. Dem entging er durch eine List. Er jagte nach Compiègne, wo er Johann schwer krank daniederliegen fand. Beulen bedeckten ihn, Zunge und Gaumen waren dick geschwollen, und die Augen drangen ihm aus dem Kopf. Nach einigen Tagen schloß er die Augen. Nach einer anderen Nachricht hatte der Prinz einen Abszeß am Ohr. Der Eiter ergoß sich nach innen – nach der einen Lesart »in den Körper«, nach der anderen in den Hals – und brachte Erstickung hervor. Überall kündete man diesen Tod als einen Giftmord. Und nicht nur die nächste Umgebung und das Volk tat es, auch der Herzog von Burgund, der später auf der Brücke von Montereau ermordete Johann Ohnefurcht, der Oheim des Verstorbenen, verbreitete es. Als Grund wurde angegeben, daß der Thronfolger zu sehr Burgunder geworden sei.

Lag hier eine Vergiftung vor? Zieht man von der überkommenen Schilderung der Symptome das augenfällig Übertriebene ab, so bleibt übrig, daß der Dauphin einen Hautausschlag und entzündliche Schwellungen im Mund und Rachen und an den Augen gehabt hat. Der Abszeß, der sich nach innen ergossen haben soll, konnte sich mit den von dem ersten Erzähler berichteten Schwellungen im Mund decken oder würde als Drüsenvereiterung aufzufassen sein. Eine akute Vergiftung darf hier ausgeschlossen werden. Wohl kommt es vor, daß ätzende Quecksilberverbindungen, z. B. Sublimat, in etwa 48 Stunden Veränderungen der berichteten Art hervorrufen, dann sind sie jedoch stets von schlimmen, viel auffälligeren Entzündungssymptomen seitens des Magens und Darms sowie der Nieren begleitet. Nicht ätzende Quecksilberverbindungen wie Kalomel können gelegentlich einmal auch nur Mundentzündungen und Hautveränderungen veranlassen, sie kommen aber hier nicht in Frage, weil sie – bis auf die Zubereitung aus metallischem Quecksilber, der grauen Salbe – zu Beginn des 15. Jahrhunderts nicht erhältlich waren. Auch Arsenik kann im akuten Vergiftungsansturm die geschilderten Symptome nicht hervorrufen. Wenn es sie als Nachleiden bewirkt – und dies ist möglich –, dann muß das vergiftete Individuum durch das Krankgewordensein anderer Körperorgane schon vorher so überaus stark gelitten haben, daß die Schwellungen oder Eiterungen in der Mundhöhle an sich gegenüber dem Allgemeinleiden belanglos sind. Die gleichen Gründe sprechen gegen eine Vergiftung durch Bleiglätte, abgesehen davon, daß der Geschmack dieses Stoffes – wie auch der des Sublimats – sich nicht verdecken läßt, also das Opfer sofort warnen würde. Nach alledem würde man höchstens an eine wiederholte Vergiftung denken können. Aber auch eine solche ist nicht wahrscheinlich. Es hat sich hier allem Ermessen nach entweder um eine Diphtheritis, vielleicht um die septikämische Form derselben oder eher noch um eine, wie so oft bösartige und sehr akut verlaufende Streptokokkenangina mit Schwellungen von Hals, Gesicht usw. und mit Allgemeininfektion gehandelt. Damit würden alle beobachteten Symptome ihre zureichende Erklärung finden.

Karl VI. selbst soll einmal der Vergiftungsgefahr ausgesetzt gewesen sein. Im Jahre 1390 teilte ein angeblicher Eremit dem Pierre du Moulin gesprächsweise mit, daß er nach Paris gekommen sei, um den König und seinen Bruder Ludwig, den Herzog von Touraine, zu vergiften, und daß ein im Louvre eingesperrter Ritter den gleichen Zweck verfolgt habe. Alsbald wurde er weiter ausgefragt und körperlich untersucht. Man fand in seinem Sack eine Schachtel mit Kräutern, die er als Heilkräuter bezeichnete. Vor dem Stadtvogt nannte er sich Jean le Porchier. Seine Äußerungen über den Vergiftungsplan sollten mißverstanden sein und sich auf den bezeichneten Ritter bezogen haben. Es stellte sich heraus, daß dieser falsche Eremit ein verbrecherischer Landstreicher war, der gleich zwei anderen ebenso beleumundeten Kumpanen etwas von Giften wußte und wohl geeignet war, Gift im Auftrag zu verwenden. Ein Auftraggeber konnte nicht ermittelt werden. Eines der bei ihm gefundenen Kräuter bezeichnete er als »jacia nigra« und giftig. *Jacea nigra* war aber der Name für *Centaurea jacea* L., die Flockenblume, die harmlos ist. Man hängte den Vagabunden auf, der an Vergiftung des Königs sehr wahrscheinlich gar nicht gedacht hatte.

Drittes Kapitel

Holland. Burgund. England. Portugal. Kastilien. Rußland

Jacobaea von Straubing-Holland

Jacobaea, die Gräfin von Hennegau, Holland und Seeland, die jugendliche Witwe des französischen Thronanwärters, hatte ein Stück der blutigsten Kämpfe und inneren Zwistigkeiten, unter denen Frankreich zu der Zeit von Karl VI. zu verbluten schien, passiv miterlebt. Ihr war beschieden, auch aktiv noch bewegtere Zeiten zu durchleben.

Bald nach dem Tod ihres ersten Gatten, des Dauphin Johann, starb auch ihr Vater Wilhelm VI. Ihr Oheim, der Bischof von Lüttich, der nie die Weihen bekommen hatte, war einer der habgierigsten und tierisch grausamsten Männer, die je Macht besessen haben. Er strafte mit Brand, Mord, Augenblendung und anderen Martern so mitleidslos, daß man ihn, im Gegensatz zu seinem Schwager Johann Ohnefurcht, Johann ohne Mitleid nannte. Er warf ein Auge auf den Besitz Jacobaeas und erreichte es durch Kampf und Schlauheit, Herr desselben zu werden. Kaiserliche Belehnungsbriefe hatte der Länder um Geld willkürlich verschachernde Kaiser Sigismund ausgestellt.

Die weiteren Schicksale Jacobaeas haben die Nachwelt oft beschäftigt. Sie heiratete bald zum zweiten Mal, ihren Vetter Johann, Herzog von Brabant, der sie jedoch so abstieß, daß sie ihn im Jahre 1420 wieder verließ. Sie ging nach England. Ihre Schönheit und ihr Reichtum fesselten den Herzog Humphrey von Gloucester. Der Papst Benedikt XIII. hob Jacobaeas Ehe mit dem Brabanter auf, so daß sie Gloucester heiraten konnte, der alsbald versuchte, den Landbesitz seiner Frau durch Truppenmacht zu erlangen. Sie beide wurden in den Niederlanden allenthalben mit Jubel empfangen. Bischof Johann in Lüttich rüstete, um den fetten Bissen nicht verlieren zu müssen. Da traf ihn sein Verhängnis. Ihm sehr nahe stand als Rat der Hofmarschall Ritter Johann von Vliet. Als Mißhelligkeiten zwischen ihnen ausgebrochen waren, wurde dieser ein Anhänger der Jacobaea und ihres Gatten Gloucester, ging nach England, wo diese waren, und wurde durch große Versprechungen dahin gebracht, seinen früheren Herrn durch Gift zu beseitigen, das er ihm, nach Holland zurückgekehrt, angeblich an sein täglich benutztes Gebetbuch und an die geeignete Stelle seiner oft verwendeten Armbrust brachte. Dadurch sei der Bischof krank geworden, aber noch nicht gleich, sondern später erst gestorben.

Nach einer anderen Fassung des Ereignisses ging Vliet nach Schoonhoven, wo der vom Bischof Johann unterdrückte Adel (Hoeks) seine Zusammenkünfte hatte. Dort traf er mit mehreren von diesen des Landes Verbannten und einem englischen Kaufmann – wohl einem Agenten von Humphrey Gloucester – zusammen. Sie kamen auf den Bischof zu sprechen, und der Engländer ließ die Bemerkung fallen, er hätte sagen gehört, man nähme den Bischof wenig vor Vergiften in acht. Ob man ihn wirklich so leicht vergiften könne? Warum sollte dies so unmöglich sein? erwiderte

Vliet. In einer weiteren Unterredung wurden sie über den Preis von 50.000 Kronen, für den die Vergiftung durch Vliet ausgeführt werden sollte, einig, und nachdem Bürgen für die Bezahlung gestellt worden waren, erhielt Vliet ein Giftbüchschen in einem hirschledernen Beutel. Falls die Wirkung ungenügend sein sollte, würde ein anderes Gift alsbald aus England kommen. Vliet ging nach dem Haag, strich das Gift, etwa in Nußgröße, an das Gebetbuch des Bischofs und warf den Rest in einen Abort, wohin auch die zertrümmerte Giftbüchse wanderte. Den Handschuh, womit er das Gift gestrichen, verbrannte er. Als der Bischof krank geworden war, verlangte Vliet 2.000 Kronen von der bedungenen Summe. Man machte Ausreden. Als nicht lange nachher sein Verbrechen auf irgendeine Art ruchbar geworden war, legte Vliet ein Geständnis ab, wurde enthauptet und gevierteilt.

Obschon die Versuchsart, Gift an einem Horarium so anzubringen, daß der darin mit dem öfter angefeuchteten Finger Blätternde etwas davon innerlich aufnehmen muß, gelegentlich wohl geübt wurde, so wird hier doch der kürzere Weg der heimlichen innerlichen Beibringung eingeschlagen worden sein. Eine Chronik berichtet darüber und auch, wie nach damals beliebter Manier der Bischof, oder, wie er gewöhnlich genannt wurde, der Herzog zum Zweck der Entgiftung an den Füßen aufgehängt wurde.

Ausdrücklich wird in einem anderen Zeitbericht die Vergiftung in einem Trunk angegeben. Der Herzog hätte, nachdem er getrunken, gemerkt, daß er vergiftet worden sei, und hätte das genommene Gift wieder ausgebrochen. Hier liegt mit großer Wahrscheinlichkeit eine akute Vergiftung vor, die aus irgendwelchen Gründen in ein subchronisches Nachleiden überging, an dem Johann, ein Fünfziger, einige Monate nach dem Ereignis starb.

Jacobaea und Humphrey Gloucester genossen nicht die Frucht dieses Todes. Der Herzog Philipp der Gute von Burgund nötigte Gloucester, nach England zu gehen, und Jacobaea, nach Holland zu fliehen. Sie wurde gefangengenommen und in Gent festgesetzt. Von dort entfloh sie in Männerkleidung, um dem Unglück ewiger Gefangenschaft zu entgehen. Zwei Ritter hatten die Befreiung gewagt. Da Gloucester seine Frau im Stich ließ, sah sie sich genötigt, den Herzog von Burgund als Erben ihrer Länder anzuerkennen. Jacobaea heiratete zum vierten Male einen Edelmann Borsselen. Als Philipp diesen verhaften ließ, verschaffte sie ihm die Freiheit durch Abtretung ihrer Staaten an den Burgunder. Sie verlebte mit ihrem Mann noch glückliche Jahre.

Das ganz ungewöhnliche Erwerbsglück, das Philipp von Burgund, der Vater Karls des Kühnen, besaß, wurde fast nie getrübt. »Was er anfing, gelang, und was er erworben, entriß ihm niemand mehr.« Holland, Seeland, Flandern hatte er sich durch sechs Feldzüge gegen Jacobaea zu eigen gemacht, die burgundischen Erblande, Luxemburg und Chiny besaß er, dazu ungemessene Schätze, die ihm zum Teil von seinen drei Frauen zugebracht worden waren. An den 1422 erfolgten Tod der ersten, Michelle von Frankreich, der Tochter von Karl VI., knüpfte sich die Überzeugung, daß er kein natürlicher gewesen sei. In einer Kölner Chronik aus jener Zeit heißt es: »Item do wart herzöge Philips vurß wive vergeven van einre ire deinstjumferen, de was eins ritters wif genant her Johan van Robans ind man sachte, der selve here Johan hedt ouch rait darzogegeven.« Der Herzog war auf dem Marsch, um sich mit dem König von England zu vereinen, als er die unerwartete Nachricht erhielt, daß Michelle gestorben sei. Der Tod traf sie plötzlich, im Alter von nur 28 Jahren. Die Flandern, und zumal die Genter, wollten nicht an ein natürliches Ende glauben, suchten vielmehr seinen Grund in einer Behexung oder in Gift. Der Verdacht richtete sich besonders gegen Ursula, die Gesellschaftsdame der Herzogin, Frau des Herrn de la Viefville. Die Genter suchten sich dieser Dame und auch des Herrn von Roubais zu bemächtigen. Der letztgenannte wurde schließlich *in contumaciam* zur Verbannung verurteilt, aber ebenso wie die Hofdame nach einem Jahr rehabilitiert und außer Verfolgung gesetzt. Philipp verheiratete sich noch zweimal: mit Bonne von Artois und dann mit Isabella von Portugal. Der überaus große, durch Klugheit, List und Gewalt zusammengebrachte Besitz Philipps blieb nach dem sichersten Gesetz der Welt, dem der Unbeständigkeit des Bestehenden, nicht lange unversehrt. Der hohe moralische Aufschwung, den das französische Volk – zuerst sicherlich veranlaßt durch das Auftreten und die Erfolge der Jeanne d'Arc – mit einem Mal bekam, ließ auch das burgundische Haus den ersten Unglücksstoß fühlen. Die Engländer und die Burgunder wurden zurückgetrieben. Und dann trat Ludwig XI. auf den Plan und zog nach dem Tod Karls des Kühnen das Herzogtum Burgund als erledigtes Lehen ein. Die Widerstände, die sich in Frankreich gegen diesen überaus klugen, aber in der Wahl seiner Mittel nicht zaudernden und treulosen König erhoben, darunter die Auflehnung der großen Vasallen gegen die ihnen drohende Vernichtung, konnten den Umständen nach nicht von Belang sein.

Die Neigung, Erfolge auch durch heimliche Vergiftung zu erzielen, war damals in Frankreich und Burgund ziemlich lebhaft. Gift, und zwar besonders Arsenik, war erhältlich, und sichergehende Leute besorgten es sich aus Italien als der Stätte, wo die meisten Erfahrungen über Vergiftungsergebnisse vorlagen. Dies beweist ein Bericht aus jener Zeit. Um die Mitte des Jahres 1462 kam ein armer Edelmann aus Burgund namens Jean Dini zum Grafen von Charolais und teilte ihm mit, daß er einige Zeit vorher von Coustain, dem ersten Kammerdiener und Günstling seines Vaters Philipp des Guten von Burgund, den Auftrag bekommen habe, aus der Lombardei Gift zu holen, womit er, der Thronfolger, vergiftet werden sollte. Er hätte es, wie die vorgelegten Briefe von Coustains Hand bewiesen, getan, könne aber jetzt die versprochene Belohnung von diesem nicht erhalten. Der Herzog begab sich sofort zu seinem Vater, der, obgleich er bisher zu Coustain volles Vertrauen besessen und von seinem Sohn manche Unbill erfahren hatte, dessen Verhaftung sich nicht widersetzte. Vor dem Gerichtshof wiederholte Dini seine Beschuldigung. Coustain gab den Auftrag, den er diesem erteilt, zu, behauptete aber, daß das Mittel kein Gift dargestellt habe, sondern einen Stoff, von dem er geglaubt habe, daß er ihm die Gunst des Grafen zu erhalten geeignet gewesen sei. Er wurde geköpft und ebenso Dini, weil er nicht zur rechten Zeit den Plan angezeigt hatte.

In den englischen Herrscherfamilien Anjou-Plantagenet, Lancaster, York und Tudor war die bewußte, rechtlose Menschentötung mit Schwert, Beil oder Gift wohlfeil, sobald ein persönliches Interesse nur auf diesem Weg erfüllt werden zu können schien. Könige und Glieder der königlichen Familien bis zu zarten Kindern herab, Herzöge, Grafen und was sonst höhere Stellungen und Einfluß besaß und anderen ein Hindernis in der Erreichung oder Behauptung von Macht war, wurde bedenkenlos geopfert. Das Raubtier im Menschen feierte damals königliche Triumphe. Was schon Wilhelm der Eroberer darin leistete, habe ich erzählt, und wie der größte Teil seiner Nachfolger im Blut ihrer Opfer förmlich wateten, davon spricht die Geschichte. Immer wieder war es der verzehrende Hunger nach Landerwerb, der zu Menschenmorden führte. Unvergessen wird es in der Geschichte der Menschheit bleiben, wie Eduard I., nachdem er den

König David von Wales besiegt hatte, ihn, der die Freiheit seines Vaterlands und seine ererbte Gewalt legitim mit den Waffen verteidigte, als Verräter hängen, schleifen und vierteilen ließ. Mehr noch! Um die alten Volksgesänge, die dauernd das Volk zum Treuhalten und zur Tapferkeit belebten, auszurotten, ließ Eduard alle Barden aus Wales im Jahre 1284 zusammenrufen und sie hinrichten.

Im Alter von nur 42 Jahren im April 1483 starb Eduard IV., wie die einen sagen an Apoplexie, nach anderen durch Wein, der vergiftet gewesen sein soll. Dies war er nicht. Er wirkte, wie aus einem alten Bericht erschlossen werden kann, durch die Menge giftig, die der König davon trank. Daß er inmitten seiner Grausamkeiten, von denen die Tötung seines Bruders Clarence in einem Faß mit Malvasier nur ein Stückchen darstellte, Orgien feierte, ist bekannt. Es ist nicht unwahrscheinlich, daß der akute Alkoholismus ihn getötet hat.

Besonderes in Grausamkeit leistete Richard III. Die von ihm im Jahr 1483 befohlene Ermordung Eduards V. und seines jungen Bruders Richard im Tower war nur ein Glied in der Kette der Scheußlichkeiten, die er sich zuschulden kommen ließ. Zur Befestigung seines Thrones entledigte er sich seiner Gemahlin. Er hatte Anna, die zweite Tochter des Grafen Warwick, die Witwe des von ihm ermordeten Eduard, Prinzen von Wales, geheiratet. Mit ihr hatte er einen Sohn, der bald starb. Er ließ sie mit hoher Wahrscheinlichkeit vergiften, um die älteste Tochter König Eduards, die dem Grafen Richmond versprochen und die wahre Erbin der Krone war, zu heiraten. Dies gelang ihm nicht. Sein Tod in der Schlacht von Bosworth im Jahr 1485 machte allen seinen Plänen ein Ende.

Einen nicht geringen Rang nimmt König Johann II. von Portugal unter denjenigen, an Zahl nicht geringen seiner Berufsgenossen ein, deren Tun für die von ihnen Abhängigen eine dauernde Marter und für die Menschheit eine Schmach war. Er übte die in Spanien und Portugal ganz besonders beliebte, gottgefällige und einträgliche Spezialität der Verfolgung der Juden. Nachdem diese aus Spanien vertrieben worden waren, ließ er sie gegen sehr hohe Bezahlung für jeden Kopf der etwa 120.000 Einwandernden in Portugal ein. Kaum hatte er das Gold erhalten, als er auf sie taufwütige Mönche hetzte, denen, wie stets, der Pöbel Gefolgschaft leistete. Zu Anfang des Jahres 1493 ließ er unter anderen Wahnsinnstaten den jungen Eltern, die nicht wie andere wegen der beginnenden Verfolgungen schnell wieder aus Portugal hatten fliehen können, ihre Kinder von zwei bis zehn Jahren entreißen und durch den rohen Kapitän Alvaro de Cominha Souta Maior nach der neu entdeckten St.-Thomas-Insel bringen. Der größte Teil starb bereits auf der Fahrt, andere fielen den Unbilden des Landes zum Opfer. Der königliche Urheber so vielen Unglücks wurde, nachdem seine letzten Jahre ein ununterbrochener Kampf gegen Leiden und Tod gewesen waren, wahrscheinlich durch Gift aus der Welt geschafft.

Blanche von Kastilien

Im westlichen Europa waren im 14. und 15. Jahrhundert viele Balladen verbreitet, in denen das tragische Ende der Blanche, der Gattin Peters des Grausamen von Kastilien, besungen wurde. Im Alter von 15 Jahren war sie an ihn verheiratet worden. Sein Bastardbruder Don Ferdinand hatte sie in Narbonne in Empfang genommen und zum König geleitet. Schnell wurde sie von ihm verstoßen. Als Grund hierfür wurde angegeben, daß sie schon auf der Reise nach Spanien ein Liebesverhältnis mit Don Ferdinand begonnen und es fortgesetzt hätte. Nichts hiervon scheint wahr zu sein. Fest steht dagegen, daß der Kanzler Albuquerque dem König die in seinem eigenen Haus großgezogene Maria de Padilla als Konkubine ausgewählt hatte und daß diese den König jahrelang absolut beherrscht hat. Blanche wurde auf das Schloß Arevald gebracht und ihre Überwachung dem Bischof von Segovia übertragen. Der Historiker Lope de Ayala beschuldigt den König, nach längerer Zeit dem Diener seines Arztes Martinez de Uruena den Auftrag zu ihrer Tötung durch Gift gegeben zu haben. Der Schloßhauptmann Inigo Orto de Eustuniga, in dessen Gewahrsam sie gewesen, hätte dies Verbrechen nicht zugelassen. Er sei durch Juan Perez de Reboledo ersetzt und die Königin dann vergiftet worden. Andere, wie Polydorus Virgil, waren der Ansicht, daß Kummer das Ende der Königin herbeigeführt habe. Mérimée, der sehr wohl dem Blutdurst Pedros die Tat zutraut, kann ihre Verübung doch nicht verstehen. Denn Pedro hätte Grausamkeiten aus Rache verübt – an Blanche hätte er aber für seine Rachsucht keinen Grund gehabt, da sie schon zehn Jahre, bevor sie starb, verlassen gewesen war. Auch die Padilla hätte die Königin nach so langer

Zeit nicht als Rivalin zu fürchten brauchen, da sie, wenn auch ungekrönt, Königin gewesen sei. Pedro hätte nach alledem ein Verbrechen unnütz begangen, was er sonst nie getan habe. Es läge näher anzunehmen, daß die zehnjährige Gefangenschaft oder vielleicht auch die Pest, die damals gerade in Andalusien herrschte, den Tod veranlaßt habe.

Diese Gegengründe halte ich nicht für stichhaltig. Blanche war für Pedro ein lebendes Hindernis. Selbst die Ungültigkeitserklärung seiner Ehe durch zwei bestochene oder eingeschüchterte Bischöfe, den von Salamanca und den von Avila, hob nicht den Vorwurf seiner ungesetzlichen Handlung auf. Um ganz frei zu sein, hat er Blanche im Jahr 1361 beseitigen lassen, und zwar mit einem hohen Grad von Wahrscheinlichkeit durch Gift. Meiner Überzeugung nach sprach die Inschrift auf ihrem Leichenstein in Xeres das Richtige aus:

Christo Optimo Maximo Sacrum
Diva Bianca, Hispaniarum Regina
.... Occubuit Jussu
Petri Mariti Crudelis
Anno salutis MCCCLXI.

Noch ein weiterer Giftmord wird Don Pedro zur Last gelegt. Man nahm an, daß auch Albuquerque, der nach kurzem Kranksein starb, durch einen italienischen Arzt aus dem Gefolge des Don Ferdinand von Aragon mit Namen Pablo vergiftet worden sei. Es war auffällig, daß Pedro diesen Mann mit Liegenschaften in Sevilla reich beschenkte und ihn zu seinem Hauptschatzmeister machte. Die Freunde Albuquerques waren hierdurch so empört, daß sie die Leiche nicht begraben lassen wollten, bis Genugtuung erfolgt sei. Sie führten sie im Lager mit sich umher.

Dem Großfürsten Wassilij III. von Rußland wurde von seinem Onkel Jury-Dimitrowitsch die Krone geraubt. Er erhielt sie erst nach dem Tod dieses Mannes wieder. Die Zwistigkeiten mit dessen zwei Söhnen veranlaßten ihn, den einen von ihnen blenden zu lassen. Der andere, Schemjaka, wollte nicht nur seinen Bruder rächen, sondern auch seinen Vetter verjagen. Dies gelang ihm anfangs selbst dann nicht, als die Tataren durch einen Zug gegen Wassilij diesen gefangengenommen hatten. Kaum war er wieder in Freiheit und Macht gesetzt, als Schemjaka ihn aus einem Kloster, in dem er sich gerade befand, aufheben, blenden und in Uglitsch einschließen ließ. Aus Furcht vor einem von unzufriedenen Bojaren geplanten Angriff ließ Schemjaka den blinden Wassilij frei und wies ihm die Stadt Wologda zum Wohnsitz an. Aus dieser flüchtete Wassilij aber bald und setzte sich im Jahre 1447 mit Hilfe von Tataren und Russen wieder in Moskau fest. Erneute Versuche Schemjakas, die Macht zu gewinnen, scheiterten. Auf ihn, den nun Schwächeren, wurde Jagd gemacht. Er flüchtete in die nördlichen Dwinaländer. Von Ort zu Ort verfolgt, konnte er kaum noch nach Nowgorod gelangen. Da sein Tod »für die Sicherheit des Staates« notwendig war, wurde er dort im Jahr 1453 vergiftet. Der Urheber dieser Tat blieb natürlicherweise unbekannt. Die Nowgoroder begruben ihn im Jurjewkloster.

Viertes Kapitel

Ludwig XI.

Es läßt sich sehr wohl denken, daß für die Beseitigung Ludwigs XI., der eine seltene Mischung von Machtsucht, Menschenverachtung, Verschlossenheit, Grausamkeit, Heimtücke, Erlangungswut unter allen Umständen und mit jedem Mittel und abschreckender Bigotterie in sich verkörperte, da man ihm sonst schwer beikommen konnte, die Giftbeibringung als ein wünschenswertes Mittel versucht worden ist. Während seine Helfer für ihn auf diesem Weg Erfolge erzielten, schlugen indes die Versuche gegen ihn selbst fehl. Er wurde als Veranlasser mehrerer Vergiftungen genannt.

So hatte man ihn stets im Verdacht, an dem Tod der Frau von Thouars, der Mätresse seines Bruders, des Herzogs von Guyenne, und an dem Tod dieses selbst, ursächlich schuld gehabt zu haben. Sehr wahrscheinlich mit Recht. Beide wurden zu gleicher Zeit im Jahr 1472 krank. Man meinte damals, daß Jourdain Favre, der Abt von St. Jean-d'Angely, Almosenier des Herzogs, im Interesse des Königs einen Pfirsich vergiftet habe, von dem der Herzog und seine Mätresse gegessen hätten. Die letztere starb nach etwa drei, der erstere nach etwa acht Monaten. Der Einwand, der gegen das Vorliegen einer Vergiftung in beiden Fällen gemacht worden ist, stützt sich auf die große Zeitdauer des Vergiftungsverlaufs. Er wird hinfällig, wenn man bedenkt, daß, wer vergiften will, dies auch mehrmals tun kann und wird. Falls die Vergiftung mit einem Pfirsich sich als ungenügend erweist, wird ein anderer Weg der Giftbeibringung gewählt werden. Eine Vergiftung durch eine solche Frucht ist überhaupt sehr schwer herbeizuführen. In jener Zeit haben Giftmörder bequemer die Speisen in der Küche vergiftet. Auffällig genug ist es, daß der König in einem erhaltenen Brief vom 18. März 1472 aus Montils-les-Tours mitteilt, daß jemand aus der allernächsten Umgebung des Herzogs ihm durch Eilboten habe sagen lassen, daß der Herzog, der angeblich eine Quartana, d.h. ein viertägiges Wechselfieber, haben sollte, baldigst sterben werde. Dies war aber der Abt, der als Vergifter galt. Die Skrupellosigkeit der regierenden Schichten damaliger Zeit in der Vernichtung eines Menschenlebens hat man richtig gekennzeichnet, wenn man auf die Brudermorde unter Fürsten hinweist. Von Ludwig XI. wird angegeben, daß er weder Erstaunen noch Zorn darüber zu erkennen gab, wenn man ihn im Verdacht hatte, Gift wirken gelassen zu haben. Über den Tod seines Bruders empfand er Freude, weil er ihn aus großer politischer Verlegenheit befreite. Charles hatte nämlich mit seinen Feinden, vor allem mit Karl dem Kühnen von Burgund, Beziehungen zu seiner Bekämpfung angeknüpft. Wie ernst man die Vergiftung, als vom König ausgehend, nahm, geht auch daraus hervor, daß Karl der Kühne überall in seinen Landen ein Manifest, datiert vom 16. Juli 1472, aus dem Lager von Beauvais verbreiten ließ, in dem er dem König zehn verschiedene schwere Beschuldigungen vorwirft, darunter auch die, ihn selbst zwei Jahre vorher durch namhaft gemachte Personen haben vergiften lassen zu wollen, vor allem aber, daß er ein Brudermörder sei. Charles von Guyenne sei auf seine Veranlassung durch Gift und Zaubermittel umgebracht worden. Die Ausführenden wären Jourdain Favre, der Benediktinermönch, Almosenier und vertrauter Rat des Herzogs, und Henri de la Roche, des letzteren Hofküchenmeister gewesen. So berichten es glaubwürdige Zeitgenossen, darunter Basin, der Bischof von Lisieux, der freilich das Objekt tückischer Verfolgungen seitens des Königs gewesen war. Der Herzog starb in seinem 29. Lebensjahre nach mehrmonatigem, von allgemeiner Entkräftung, heftigsten Schmerzen in seinen Eingeweiden und von Ausfallen der Haare und Nägel begleitetem Kranksein, das sehr wahrscheinlich durch wiederholte kleine Arsenikdosen herbeigeführt wurde. Bald nach dem erfolgten Tod ließ Odet d'Aydie, Herr von Lescaut, den Abt und de La Roche, von dem man später wenig hört, verhaften und in Bordeaux gegen beide den Prozeß einleiten. Als der König Miene machte, auf Bordeaux zu marschieren, wurde der Abt auf ein Schiff, das Wein geladen hatte, gebracht und nach Nantes geführt. Dort setzte man ihn in den festen Turm Bouffoy. Nach dem angeführten Manifest hätten beide Angeschuldigte sowohl in Bordeaux vor den namentlich angeführten Richtern, darunter dem Erzbischof der Stadt, als auch in Nantes bei ihren Vernehmungen ausgesagt, das Verbrechen auf Betreiben des Königs gegen hohe Belohnung ausgeführt zu haben. Nach einem Jahr war das Verfahren noch nicht beendigt. Der König bekundete ein lebhaftes Interesse für dasselbe und hatte zwei Vertrauensleute, darunter Louis d'Amboise, hingesandt, die, im Verein mit dem Herzog der Bretagne, der die Untersuchung führen ließ, Urteil sprechen sollten. Sie erstatteten dem König auf sein Verlangen Bericht. Der Prozeß nahm plötzlich ein Ende. Die Richter erhielten große Gnadenbeweise, und zumal d'Amboise gründete durch sein Verhalten das Glück seines Hauses, das von jenem Zeitpunkt an sich glänzend erhob. Es ist sicher, daß der Hauptbeklagte eines Tages kein Objekt mehr für die Justiz war. Man fand den Abt in dem Turm tot vor. Er lag auf seiner Schlafstätte mit aufgetriebenem Kopf und Gesicht. Das letztere war zyanotisch, blauschwarz. Die Zunge hing lang aus dem Mund heraus. Es sind dies sämtlich Zeichen der Erstickung. Zumal die Vorlagerung der Zunge spricht für eine Folge von Erhängen oder Erdrosseln. Wenn der Strang auf dem Zungenbein oder noch tiefer zu liegen kommt, so tritt die Zunge hervor, nicht in der Weise, wie der Bericht übertrieben angibt, aber auffällig erkennbar. Ich glaube, daß hier Strangulation stattgefunden hat. Der Gefangenwärter erzählte, daß er jede Nacht in dem Gefängnis des Abtes sehr stark auffällige Geräusche gehört, daß auch einmal in der Nacht der Blitz in den Turm geschlagen habe und daß er am anderen Morgen den Gefangenen in dem besagten Zustand gefunden habe.

Es scheint nicht zweifelhaft zu sein, daß hier ein Mord vorliegt. Wer hat ihn ausgeführt? Nach aller Überlegung muß die Meinung, daß der Herzog von Burgund den Abt habe töten lassen, weil er kein Geständnis aus ihm habe herausholen können, als irrig angesehen werden. Da alle Menschen einmal die Unwahrheit sagen, warum nicht auch ein Fürst? Viele von solchen haben sogar mehrmals in ihren öffentlichen Kundgebungen bewußt gelogen. Für unmöglich ist es aber zu halten, daß der Herzog die namentlich und mit ihren Titeln aufgeführten Richter, die nach dem Manifest das Geständnis der Angeklagten gehört haben, so hätte bloßstellen können, um ihnen zuzumuten, das Gegenteil dessen, was sie gehört, öffentlich zu vertreten. Eine derartige Dreistigkeit konnte trotz allen Hasses gegen den König und trotz aller Verbitterung und Enttäuschung, die ihm der Tod des Herzogs von Guyenne gebracht hatte, auch Karl der Kühne nicht wagen. Es liegt viel näher und in der Breite der Wahrscheinlichkeit, wenn nicht sogar der Gewißheit, daß Beauftragte des Königs den unbequemen Mann beseitigt haben. Der Lärm, den der Gefängniswärter gehört, wird wohl seine Ursache in dem vielleicht wiederholten Kampf des Opfers gegen seine Mörder gehabt haben. Einem Mann wie Ludwig XI., der nur krumme Wege ging, ist dieser Mord so zuzutrauen wie der Giftmord an seinem Bruder. Um dies anzunehmen, brauchte man nicht einmal das für wahr zu halten, was Brantôme über den Todesfall des Herzogs von Guyenne erzählt: Der Hofnarr des Königs verbreitete, daß er gehört habe, wie der König zur Jungfrau Maria, seiner Schutzpatronin, betete und sie anflehte, bei Gott sein Anwalt dafür zu sein, daß er seinen Bruder mittels Gift habe umkommen lassen durch den schändlichen Abt von Saint-Jean. Dieses Gebet würde sich durchaus dem Charakter des Königs und vielem anderen anpassen, wofür er an heiliger Stelle um Entsühnung gebetet hat. Schon die Ausdrucksform des Brantôme, daß der König seinen Bruder habe sterben lassen durch »gentille industrie«, zeigt, wie man über diesen Mann früher gedacht hat. Solche ihm zum Vorteil gereichenden Stückchen hat er oft ersonnen und im geeigneten Augenblick erfolgreich durch andere verwirklichen lassen, unbeirrt dadurch, ob das Odium dafür auf ihn fiele oder nicht. Für das Ableugnen einer schlechten Fürstentat gab es stets mit irgend etwas bezahlte Helfer.

In die großen Kämpfe der Kronvasallen, zumal diejenigen der Grafen von Armagnac mit der französischen Königskrone, führt ein Vergiftungsereignis, das in der Geschichte der Gifte besonders selten ist. Jean V. Graf von Armagnac hatte vom Beginn seiner Herrschaft an das kirchliche und weltliche Gericht mit Recht gegen sich erheben sehen. Das Parlament von Paris erklärte ihn seiner Besitztümer für verlustig und bannte ihn aus denselben. Als Ludwig XI. zur Regierung kam, durfte er wieder in sein Land kommen und erhielt sein ganzes Besitztum zurück. Schon bald darauf jedoch ließ er sich mit Gegnern des Königs ein und unterstützte 1465 die gegen diesen gerichtete »Ligue du bien public«. Er zog gegen den

König, zusammen mit dem Herzog von Bourbon. Die unbesoldeten Truppen raubten und mordeten. Der König sah sich gezwungen, dem Grafen neue Zubilligungen zu machen, um Frieden zu haben. Trotzdem dauerten die Feindseligkeiten des letzteren fort. Ludwig ließ seine Länder besetzen und verteilte sie. Das Parlament verurteilte ihn als Majestätsverbrecher zum Tod. Trotz alledem und obschon Ludwig ihm einen Teil seiner Besitzungen nochmals wieder überlassen hatte, nahm er, als er den König mit anderen Kriegszügen beschäftigt sah, die Stadt Lectoure ein. Dort wurde er 1497 belagert. Ludwig ließ sich schließlich auf Verhandlungen ein, die der Bischof von Lombez führte. Mitten in diesen drangen seine Truppen, geführt von Robert de Balzac und Guillaume de Montfaucon in die Stadt. Alles wurde niedergemetzelt. Die beiden Führer und ein Bogenschütze begaben sich in die Wohnung des Grafen. Sie fanden ihn auf einer Bank neben seiner im siebten oder achten Monat schwangeren Frau Jeanne de Foix sitzen. Auf den Befehl: »Tue, was dir befohlen!« erstach der Bogenschütze den Grafen. Man beraubte seine Frau ihres Geschmeides. Sie wurde auf das Schloß Buzet bei Toulouse geführt. Einige Zeit nach ihrer Ankunft sah sie die Sekretäre des Königs, Castelnau de Bretenous mit Macé Guervadan und Olivier le Roux in ihr Zimmer treten. Sie hatten einen Apotheker bei sich. Durch Drohungen und Gewalt wurde sie dahin gebracht, einen giftigen Trank zu nehmen, der Abtreibung bewirken sollte und es tat, sie aber nach zwei Tagen tötete. Diesen Bericht übergab bald danach der Bruder des Getöteten, der Graf Charles, der Öffentlichkeit. Er stimmt im wesentlichen überein mit dem vom Sekretär des Grafen Jean gelieferten. Das vorzeitig aus dem Mutterleib ausgestoßene Kind war männlichen Geschlechts. Andere legitime männliche Nachkommenschaft fehlte. Einer solchen schändlichen Tat der Vertilgung eines Stammes selbst durch Nichtschonen der Frucht im Mutterleib konnte man sich schon von dem rachgierigen Ludwig XI. versehen, trotz der religiösen Embleme, die er an seinem Leib trug, und trotz seiner so aufdringlich zur Schau getragenen kirchlichen Devotion. Der Apotheker, dessen er sich für diese jeder Menschlichkeit Hohn sprechenden Tötung zweier Menschen in einem bediente, gab der unglücklichen Frau ein Gift, dessen Wirkungstragweite er sicherlich gekannt hat. Man benutzte schon damals Abkochungen des Sadebaumes (Sevenbaum), *Juniperus Sabina.* Schon aus dem ersten Jahrhundert n. Chr. war der Ausspruch Galens bekannt und wurde im Bedarfsfalle betätigt: »Sabina foetum viventem interficit et mortuum educit.« Er hätte hinzufügen können, daß oft genug durch dieses Mittel, falls es in sehr großer Dosis gereicht wird, auch die Mutter ein schnelles Ende nehmen kann.

Mit dem König Ludwig XI. ist bis heute der Tod von Agnes Sorel, jener hervorragenden Frau, in Verbindung gebracht worden, die als Maitresse seines Vaters, Karl VII., einen bedeutenden, in jeder Beziehung heilsamen Einfluß auf diesen bis dahin verlotterten, nur genußsüchtigen König, den französischen Hof und die sich damals abspielenden Ereignisse ausgeübt hat. An der Befreiung Frankreichs durch Jeanne d'Arc hat sie indirekt einen nicht unwichtigen Anteil, und in dem Gedenken der Menschen ist ihre ungesetzliche Verbindung mit dem König nicht ein ihre Persönlichkeit entstellender Flecken gewesen. Fast 20 Jahre dauerte diese Verbindung. Mit ihrem Bruch fielen für den König die Hemmungen gegen den Rückfall in seine früheren Ausschweifungen fort. Berichten doch Chronisten, daß er dann wieder einen Harem – sie sagen: un petit bordel – mit sich auf seinen Zügen führte.

Als sie zum vierten Male schwanger war, reiste sie im strengen Winter 1450 zum König nach Harfleur, sehr wahrscheinlich, um ihm ein gegen ihn von seinem Sohn geplantes Komplott, das ihr verraten war, mitzuteilen. Dies geht aus den Worten des zeitgenössischen Mönches Jean Chartier hervor. Kaum in Jumièges angelangt, kam sie nieder. Das Kind starb einige Monate später. Sie überstand die Geburt gut. Es schloß sich aber an diese eine Krankheit an, der sie nach 30–40 Tagen im Alter von 40 Jahren erlag.

Es verbreitete sich schnell das Gerücht, daß der Tod durch Gift erfolgt sei. Dem geben burgundische Berichte aus der Zeit selbst Ausdruck, französische aus begreiflichen Gründen nur andeutungsweise. Es scheint nicht zweifelhaft zu sein, daß der König bald von dem Vorliegen einer Vergiftung überzeugt war. Aber erst 18 Monate später konzentriert sich der Verdacht der Täterschaft auf einen der besten Männer, die Frankreich damals besaß, den Vertrauensmann der Agnes Sorel, den Schatzmeister des Königs, Jacques Cœur. Dieser war durch ausgedehnte Handelsgeschäfte sehr reich geworden. Sein Exporthandel in alle Länder hatte ihm so viel eingebracht, daß er dem König von Frankreich genügend Geld vorstrecken konnte, damit dieser die Normandie erwerben konnte. Die Anklage, Agnes Sorel vergiftet zu haben, ging von Jeanne de Vendôme, die man »Fräulein von Mortaing« nannte, aus. Sie hatte sich in zweiter Ehe mit François de Montberon verheiratet. Es wurde festgestellt, daß Mann und Frau dem angeklagten Mann viel Geld schuldig waren. Später wurde die Anklägerin wegen Verleumdung zur Ehrenerklärung des Angeschuldigten verurteilt. Sie durfte sich überdies nur zehn Meilen entfernt von dem Ort aufhalten, wo jeweils der König und die Königin sich aufhalten würden. Aus Gnade hatte ihr der König Karl VII. die verwirkte Todesstrafe erlassen.

Dies geschah aber erst, lange nachdem Jacques Cœur der Prozeß gemacht und er verurteilt worden war. Man setzte ihn in dem Schloß Lusignan in Poitou und dann auch in anderen Gefängnissen fest. Der König berief im Mai 1453 einen Gerichtshof zu seiner Aburteilung. Vielerlei anderes wurde von Angebern dort vorgebracht, was unglaubhaft war. Mit Schweigen wurde die angebliche Vergiftung übergangen, Cœur aber doch verurteilt. Er wurde jedoch 1455 aus seinem letzten Gefängnis, dem Kloster der Franziskaner in Beaucaire, durch seinen Neffen befreit und nach Italien geleitet. Unter dem Papst Calixtus III. war er Befehlshaber von Galeeren, die gegen die Türken zogen. Er starb auf der Insel Chios. Der König, so berichtet ein Chronist jener Zeit, würde den ihm lieben Mann nicht haben bestrafen lassen, wenn nicht von schändlichen Angebern das gerade behauptet worden wäre, daß die schöne Agnes von ihm durch Gift umgebracht worden sei.

Es kann als völlig wahr angenommen werden, daß Jacques Cœur unschuldig war und daß Karl ihn verurteilen ließ, weil ihm suggeriert worden war, den Giftmörder in ihm zu sehen. Er ist das Opfer dessen geworden, den man schon damals allgemein als den Veranlasser der Vergiftung annahm, nämlich des Dauphin, des nachmaligen Ludwig XI. Man wagte nicht, dieser Überzeugung öffentlich Ausdruck zu geben, weil diejenigen, die ihm zu nahe traten, nicht lange lebten. Meinte man doch sogar, daß seine Frau, die gelehrte und geistreiche Margareta von Schottland, nicht zu 21 Jahren gestorben wäre, wenn man sie nicht der Untreue verdächtigt hätte und ihr Mann nicht dadurch sie zu hassen und sie durch Gift beseitigen zu lassen Veranlassung genommen hätte. Diejenigen, die die Hassesbetätigung dieses Mannes nicht zu fürchten brauchten, teilten die über ihn umlaufenden Gerüchte mit. Es war der Haß des Sohnes gegen die Geliebte des Vaters allgemein bekannt. Hatte er sich doch angeblich eines Tages im Zorn hinreißen lassen, sie zu ohrfeigen. Es nützte ihm auch nicht die Taktik, die er einige Zeit hindurch einzuschlagen schien, sie dadurch zu vernichten, daß er sie seinem Vater abwendig zu machen versuchte. Man darf psychologisch nicht übergehen, daß, nachdem er König geworden war, er nicht nur für die Familie von Jacques Cœur voller Aufmerksamkeit war und die Revision des Prozesses einleiten ließ, sondern daß er auch für die Töchter von Agnes Sorel und deren Familien in jeder Weise sorgte. Sollte dies nicht dafür sprechen, daß er durch alles dies einem drängenden Gefühl des Sühnebedürfnisses für seine eigene Schuld genügen wollte? Wie dem auch gewesen sein mag: ob er den Tod veranlaßt hat oder ob ein anderer glaubte, sich durch dessen Herbeiführung Dank zu verdienen, so scheint die Annahme, daß er unnatürlich gewesen ist, in den bisherigen Jahrhunderten die meisten Anhänger gewonnen zu haben. Für sie sprechen auch medizinische Erwägungen trotz der Lücken, die über die dem Tod vorangegangene Erkrankung klaffen. Man weiß z. B. nicht, ob diese sich unmittelbar an die Geburt angeschlossen hat, und auch nicht, welcher Art die ersten Symptome gewesen sind. Es ist zuvörderst darauf hinzuweisen, daß Agnes Sorel völlig gesund und jung war. Etwa 30–40 Tage nach dem vierten Wochenbett starb sie an Durchfällen bei bis zuletzt erhaltenem Bewußtsein: »Und nachdem sie einen lauten Schrei ausgestoßen und die Jungfrau angerufen, löste sich die Seele vom Körper.«

Die Abwägung der Todesursache muß zuerst berücksichtigen, ob hier eine Krankheit aus inneren Gründen in Frage kommen kann. Das, was die Umgebung von Symptomen erfuhr und was allein mitgeteilt worden ist, sind die Durchfälle: Diese müssen den Charakter des Absonderlichen, auch in ihrer Art, gehabt haben, sonst würden nicht gerade sie als Wesentlichstes berichtet worden sein. Zu welchem Leiden gehörten sie? Man könnte an Dysenterie nicht denken. Eine solche Annahme ist bereits als unzutreffend zurückgewiesen worden. Weder herrschte eine Epidemie, noch war es Sommer, als die Krankheit ausbrach, noch war bei der Lebenshaltung der Dame eine Infektionsmöglichkeit durch Ruhr gegeben, noch war der Verlauf des Leidens zeitlich wie derjenige der Ruhr. An eine typhöse Erkrankung kann gleichfalls aus symptomatischen Gründen nicht gedacht werden. Man ist nach dieser und allen weiteren Vermutungen dazu gekommen, Tod und Erkrankung der Sorel auf ein Puerperalleiden zu beziehen. Sie sollte an der Diarrhöe der Wöchnerinnen, an einer Colitis puerperalis gestorben sein. Gesetzt, es gäbe wirklich eine solche Erkrankung, die, wie man annahm, drei bis vier Tage nach der Niederkunft aufträte und mit schleimig-blutigen Darmentleerungen verliefe, so würde diese doch nicht auf den vorliegenden Fall übertragen werden können. Die Behauptung, daß das Leiden sich unmittelbar an die Niederkunft angeschlossen hat, ist, wie mir scheint, nicht bewiesen. Wäre sie aber richtig, so würde gerade daraus die Unwahrscheinlichkeit sich ergeben, daß es einen puerperalen Ursprung gehabt habe; denn dann würde der Tod früher und unter anderen Symptomen eingetreten sein. Die akut septischen Prozesse verlaufen immer rasch und gehen mit meist sehr hohem Fieber einher, zeigen Gelbsucht, Lähmung und selten nur Diarrhöe. Andere pyämische, septikämische Vorgänge haben als Begleiter Schüttelfrost und nehmen entweder ein baldiges tödliches Ende oder bessern sich in einigen Tagen. Läge eine Bauchfellentzündung vor, so würde der Tod in wenigen Stunden oder längstens am dritten bis zehnten Tage eingetreten und Schüttelfrost, Auftreibung des Unterleibes, Schmerzen usw. sehr auffällige Begleiter gewesen sein. Ein Fortschreiten der Entzündung auf Zwerchfell und Brustfell hätte sich durch Respirationsstörungen und Erbrechen bemerkbar gemacht. Auch eine Erkrankung des Bauchfells im Becken (Pelveoperitonitis oder Peri- und Parametritis) dürfen nach Lage der Verhältnisse ebensowenig wie eine Spätinfektion herangezogen werden.

Ein großes Maß von Wahrscheinlichkeit liegt dafür vor, daß im Anschluß an das Wochenbett eine wiederholte Vergiftung bewerkstelligt worden ist durch ein Gift, das einen »Bauchfluß« erzeugen kann. An die paralytische Form der Arsenvergiftung darf nicht gedacht werden, weil bei dieser im Endstadium Bewußtlosigkeit eintritt, Agnes Sorel aber bis zuletzt bei Bewußtsein gewesen sein soll. Die akute Form dieser Vergiftung geht mit so überaus auffälligen Symptomen einher und verläuft meist so schnell, daß auch sie für diesen Fall auszuschließen ist. Zu denken wäre an eine subchronische Arsenvergiftung durch arsenhaltige Nahrungs- oder Genußmittel, die zu Giftmorden in früheren Zeiten oft herbeigeführt wurde. Dagegen spräche der bei dieser Vergiftung sich einstellende, äußerlich sichtbare Verfall. Agnes Sorel starb aber nach den Berichten »im Glanz ihrer Schönheit«. Würde dies eine Übertreibung sein und nähme man an, daß während des Leidens auch Erbrechen sich öfter eingestellt habe, so könnte die Diagnose bei dieser Form der Arsenvergiftung verbleiben.

Es braucht nicht noch besonders hervorgehoben zu werden, daß es ebensowenig ein Gift gibt, das nur Durchfälle hervorruft, die zum Tod führen, wie es eine Krankheit gibt, die so verläuft. Begleitsymptome sind in dem einen und im anderen Fall erforderlich. Ihr Nichtmitgeteiltwerden darf nicht benutzt werden, ihr Nichtvorhandengewesensein anzunehmen.

Gegen Ludwig XI. mag manches Attentat geplant worden sein. Es mußte jedes scheitern, weil seine Hauptsorge darin bestand, sich durch tote und ausgesuchte lebendige Wehren so nach der Außenwelt abzuschließen, daß ein Herannahen an ihn fast unmöglich erschien. Er wohnte im Schloß von Montils-les-Tours, das auch Plessis genannt wurde. Weib und Kind hatte er anderswo untergebracht. Wer zur Audienz befohlen wurde, galt von vornherein als ein mit bösen Absichten gegen ihn Gekommener, und selbst Schwiegersohn und Tochter wurden, wenn sie sich dem von so vielen Türmen, Mauern, Gräben mit 18.000 Fußangeln, mit einem eisernen, spitzenbewehrten Gitter umgebenen Schlosse von Plessis-les-Tours näherten, mit Mißtrauen empfangen. Wer eintrat, wurde genau untersucht. Dazu war eine besondere Leibwache schottischer Bogenschützen und Hunderte anderer Wächter vorhanden.

Zwei Vergiftungsversuche scheinen gegen ihn geplant worden zu sein. Der erste scheint das Ziel ernst verfolgt zu haben, obschon er dumm inszeniert worden war. Er sollte von Karl dem Kühnen als stillem Veranlasser ausgegangen sein – wenigstens war dies die öffentliche Meinung, nach der diesem grausamen Fürsten alles zuzutrauen war. Im Jahre 1474 hatte der König, wie schon mehrere Angestellte seines Bruders Karl, so auch den Schatzmeister und Vertrauten desselben, den Kaufmann Ithier an sich zu ziehen gesucht. Er bot ihm eine Stelle als Rentmeister mit einer Pension von 1.000 Livres an. Ithier zögerte mit der Annahme der Stellung. Einer seiner Diener, Jean Hardy, der auch früher bei dem Herzog von Guyenne angestellt gewesen war, machte die Mittelsperson für die Verhandlungen, die sich zwischen der Bretagne, wo Ithier lebte, und der Touraine, wo der König war, abspielten. In dieser Zeit muß der Diener bereits einen Vergiftungsauftrag erhalten haben, für dessen glücklichen Vollzug ihm große Summen versprochen worden sind. Er hatte im Schloß, wie es scheint, freien Verkehr und suchte dies für seinen Zweck nutzbar zu machen. Er schlug eines Tages einem ihm bekannten Koch der königlichen Küche vor, den König gegen hohe Belohnung zu vergiften. Scheinbar ging dieser auf den Plan ein, wollte aber zuvor noch mit dem Küchenchef Collinet de la Chênaie sich besprechen. Hardy gab ihnen schließlich Geld und das Gift. Beide offenbarten sofort dem König den Plan. Hardy wurde auf dem Rückweg zu Ithier verhaftet. Der König wollte, daß sein Prozeß in vollster Öffentlichkeit in Paris geführt werde, gewissermaßen als Antwort auf die schweren Vorwürfe, die ihn als Vergifter getroffen hatten. In Ketten brachte man den Mann an seinen Bestimmungsort. In Paris wurde er von den Stadtbehörden und Notabilitäten in Empfang genommen und, damit ihn alle sehen konnten, auf einem offenen Wagen durch die lange Straße St. Denis in das Stadthaus gebracht. Überall hörte man große Belohnungen nennen, die der Herzog von Burgund dem Mann im Fall des Gelingens des Planes versprochen hätte. In dem Beschluß des Gerichtes, für dessen endliche Feststellung zwei Monate erforderlich gewesen waren, wurde aber nur Ithier genannt. Dieser floh alsbald von dannen. Hardy wurde zerrissen, sein Rumpf verbrannt, sein Kopf auf einer Lanze ausgestellt und die vier Gliedmaßen an vier Städte Frankreichs, die an den Grenzen des Königreichs lagen, gesandt. An jede wurde eine Bekanntmachung geheftet mit der Erzählung des Verbrechens. Der Küchenchef Colinet wurde geadelt und erhielt die Herrschaft von Castera. Als seinen Nachkommen später dieser Besitz streitig gemacht werden sollte, bestätigte ihn Franz I. nochmals.

Der zweite bekannt gewordene Vergiftungsversuch beruht wohl auf einer Mystifikation eines abenteuernden Apothekers, der auf diesem Weg eine hohe Belohnung sich sichern zu können glaubte. Als Anstifter wurde

Jean de Châlons, Prinz von Oranien, genannt, der eine Zeitlang im Bündnis mit Schweizern im Kampf gegen den König stand, später aber mit ihm fast befreundet war, zumal er Landansprüche, die er zu haben glaubte, dem König zedierte. Sicher ist, daß während der Herr von Bouchage in Bourges war, wohin ihn der König zur Bestrafung einer Revolte geschickt hatte, ein Mann zu ihm kam, der versprach, ihm ein großes Geheimnis verraten zu wollen, das das Wohl des Königs angehe. Es war ein Apotheker, Jean Renond aus Clermont in der Auvergne. Er war im Begriff, nach Florenz zu gehen, um dort bei den Medici sein Glück zu versuchen, weil er früher bei dem Agenten derselben in Lyon Diener gewesen war. In Mantua hätten ihn, so sagte er, die Leute des Prinzen von Oranien festgehalten und zu ihrem Herrn gebracht. Dieser, der ihn arm sah und in ihm bei näherer Prüfung die Festigkeit erkannt hatte, vor nichts zurückzuschrecken, versprach ihm viel Geld, wenn er ihm den Dienst erweisen wolle, den König zu vergiften. Er ließ ihn zur Wahrung des Geheimnisses auf das Kruzifix schwören und übergab ihm dann eine Zinnfiole. Der König, so sagte ihm der Prinz, ginge täglich zur Messe und küsse jedesmal gläubig die Altarecken. Man müsse deswegen die Stellen, auf die der König seine Lippen zu heften pflege, vergiften. Mittlerweile glaubte der Prinz einen besseren Helfer gefunden zu haben. Er ließ deswegen den Apotheker bis auf weiteres einsperren. Er entkam jedoch und erzählte alles dem König. Der Herr von Bouchage ließ den Prozeß einleiten, und der König richtete an das Parlament eine Proklamation, in der er den Vergiftungsversuch durch den Prinzen »von dreißig Silberlingen« kundgab, damit jedermann in der ganzen Welt die Schlechtigkeit dieses Mannes kennenlerne.

FÜNFTER ABSCHNITT

Beziehungen italienischer Herrschergeschlechter und Republiken des 14. und 15. Jahrhunderts zu Gift

Erstes Kapitel

Vergiftungen in den Häusern Visconti und Sforza

Vom 14. Jahrhundert an erkennt man deutlich ein Ansteigen in der Häufigkeit der Vergiftungen in Italien, das, wie schon die bisherigen Mitteilungen lehrten, an solchen auch bis dahin nicht gerade arm war. Die Kurve erreicht erst in der späteren Renaissancezeit ihren Gipfelpunkt, um dann allmählich – nicht etwa bis zum Verschwinden – sich zu senken, sondern in einer mittleren Höhe ihren Lauf fortzusetzen. Vergiftungen haben zu jeder Zeit gehört. Sie sind ein Stück des Rüstzeugs für die Verübung schlechter Handlungen, deren es fast unübersehbar viele gibt und unter deren Beweggründen nur selten die Notwehr, fast immer unedle Triebe zu finden sind. In der Renaissancezeit sind besonders häufig Menschenleben auf diese Weise ausgelöscht worden. Könnte man alle solche Ereignisse zusammenzählen, so würde ihre Gesamtsumme nicht viel größer sein als die einer gleichen früheren Epoche. Nur sind damals im Leben Hochgestellte wahrscheinlich häufiger Opfer eines solchen Geheimverbrechens geworden, weil mehr als vorher Arsenik in die Welt gekommen und daher zu erlangen war und weil mehr Menschen als früher dessen Verwendungsart und Wirkung kannten und bereit waren, für ihre Zwecke sie zu benutzen. Die Vergiftungskurve verlief etwa wie die der Sittlichkeit der herrschenden Klasse, für die es ein Recht und ein Gesetz nicht gab, für die der Mensch ihres Machtbereichs nur der Spielball ihrer zügellosen Launen war und die in ihrer Wahnsinnsanarchie alle ihre Handlungen gedeckt sahen durch ihr Gottesgnadentum und ihre starke und blutige Faust. Es war ihr verbrecherisches Tun auch eine Renaissance: die des alten Cäsarenhohnes auf das Recht anderer, zu leben und zu besitzen. Des Gifts bedienten sie sich, wie die mit ihnen Arbeitenden, da wo die Wachsamkeit des Opfers die Verwendung roher Gewalt mit Dolch und Schwert vereitelte. Den Auftakt zu den Vergiftungsmissetaten findet man klar hervortretend in den Familien Visconti und Sforza, die über hundert Jahre lang nicht nur den Norden Italiens, sondern weit darüber hinaus Deutschland, Frankreich und Spanien aufwühlten.

Auf den Begründer der Herrschaft der Visconti in der Lombardei, den kriegerischen Erzbischof von Mailand, Ottone de Visconti, war sein Großneffe Matteo I. gefolgt und auf ihn seine Söhne. Galeazzo I., der Herr von Mailand, machte mit den Deutschen schlechte Erfahrungen, da der Kaiser Ludwig der Bayer, dem er zu allerlei verholfen hatte, ihn und seinen Sohn Azzo Visconti unter dem falschen Vorgeben, daß er gegen ihn mit dem Papst konspiriert habe, in die schrecklichen Kerker von Monza werfen ließ. Der dritte Sohn Matteos I., Lucchino, ein rachsüchtiger, ausschweifender Mann, der aber Sinn für Kunst und Industrie hatte und ihn betätigte, starb im Jahre 1349 – nicht, wie einige sagten, an der Pest, sondern begründeter an Gift, das ihm seine dritte Frau, Isabella di Fieschi, gereicht hatte. Sie hatte sich 1346 in Ugolino Gonzaga, der nach Mailand zur Taufe ihrer Zwillinge Lucchino und Giovanni gekommen war, verliebt. Als er abgereist war, war die Liebessehnsucht nach ihm so groß, daß sie, unter dem Vorgeben, ein Gelübde erfüllen zu müssen, das sie vor der Geburt ihrer Kinder getan, nach Venedig zog. In Mantua suchte sie ihren Liebhaber auf und reiste mit ihm in großem Pomp weiter. Die Schamlosigkeit dieses Verhaltens kam schnell ihrem Gemahl zu Ohren, und da sie mit Recht befürchten mußte, daß dies sie das Leben kosten würde, zog sie vor, ihn schnell vergiften zu lassen. Sie soll übrigens bald nachher öffentlich erklärt haben, daß ihre Kinder nicht von ihrem Mann, sondern durch Inzest mit ihrem Neffen Galeazzo empfangen seien.

Schon frühzeitig, im Jahr 1327, starb der vierte Sohn Matteos I., Stefano, plötzlich. Er soll in Mailand durch Gift umgekommen sein, weil er Kaiser Ludwig den Bayern zu vergiften versucht habe. Seine drei Söhne folgten, nachdem ihr Oheim, der Kardinal Giovanni Visconti, gestorben war, in der Kollektivherrschaft über Mailand.

Der älteste, Matteo II., ein ausschweifender, träger Mann, wurde, als er gegen den natürlichen Sohn des Kardinals Giovanni da Oleggio, der sich zum Herrn von Bologna gemacht hatte, marschieren wollte, im Jahr 1355

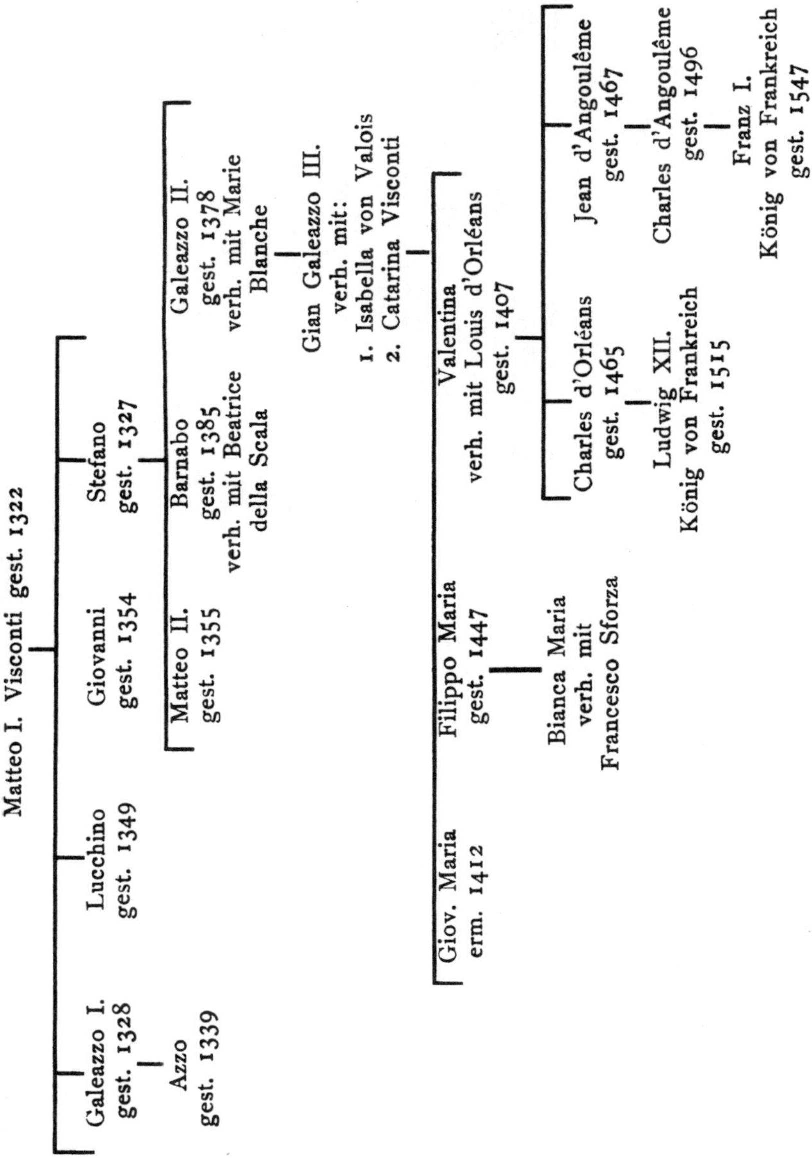

Matteo I. Visconti gest. 1322
Galeazzo I. gest. 1328
Azzo gest. 1339
Lucchino gest. 1349
Giovanni gest. 1354
Stefano gest. 1327
Matteo II. gest. 1355
Barnabo gest. 1385 verh. mit Beatrice della Scala
Galeazzo II. gest. 1378 verh. mit Marie Blanche
Gian Galeazzo III. verh. mit: 1. Isabella von Valois 2. Catarina Visconti
Giov. Maria erm. 1412
Filippo Maria gest. 1447
Bianca Maria verh. mit Francesco Sforza
Valentina verh. mit Louis d'Orléans gest. 1407
Charles d'Orléans gest. 1465
Ludwig XII. König von Frankreich gest. 1515
Jean d'Angoulême gest. 1467
Charles d'Angoulême gest. 1496
Franz I. König von Frankreich gest. 1547

Francesco Sforza, gest. 1466
verh. mit: 1. Polissena Ruffo, gest. 1420
2. Bianca Maria Visconti, gest. 1469

- Ascanio gest. 1505
- Galeazzo Maria gest. 1476 verh. mit: 1. Dorothea v. Mantua 2. Bona di Savoja
  - Catarina nat. Tochter verm. mit: 1. Geronimo Riario, 2. Giovanni Medici
  - Bianca Maria gest 1510 Gem. Kaiser Maximilian I.
  - Gian Galeazzo gest. 1494 verh. mit Isabella v. Aragonien
    - Bona verh. mit Sigismund v. Polen gest. 1558
    - Francesco gest. 1511
- Ottaviano gest. 1477
- Lodovico [Moro] gest. 1500
  - Massimiliano gest. 1530
  - Francesco Maria gest. 1535
  - Giovanni Paolo Marchese di Caravaggio
- Sforza Maria gest. 1479
- Filippo Maria gest. 1492

in Monza vergiftet, wie man damals allgemein annahm und wie seine Mutter Valentina zu behaupten nicht müde wurde, und zwar durch seine Brüder, die sich sofort seine Hinterlassenschaft teilten. Über die Art seines Leidens gibt nur der Historiker Jovio an, daß er durch tägliches Fieber heruntergekommen und gestorben sei. In Galeazzo II. und Barnabo Visconti verkörperte sich ein Maß menschlicher Entartung, wie sie auch für die damalige Zeit ungewöhnlich war. Barnabo, ein wilder, rachgieriger Mensch, strafte z. B. das Ausgehen bei Nacht mit dem Verlust eines Fußes. Er hatte eine Meute von 5.000 Hunden, die bei Bürgern untergebracht waren. Starb ein Hund, so verlor der Pfleger seine ganze Habe.

Der Sohn Galeazzos II., Gian Galeazzo III., ein intriganter, verschlagener Mann, wurde gegen Bezahlung vom deutschen Kaiser Wenzel als erblicher Herzog von Mailand im Jahr 1395 anerkannt. Er hatte den Zug des Kaisers Ruprecht von der Pfalz nach Italien verunglücken lassen, denn er schlug das deutsche Heer bei Brescia im Jahre 1401. War es diese Kränkung, die Ruprecht erfahren, die ihn haßerfüllt gegen den Visconti sein und eine öffentliche Anklage wegen einer gegen ihn geplanten Vergiftung erheben ließ? Der Kaiser teilte dies in einem Brief den Florentinern und Paduanern mit. Der Schatten des Todes hätte sich ihm genaht, sei aber durch Gottes Fügung wieder verscheucht worden. Vergeblich hätte man versucht, für seinen Untergang Gift zu bereiten. Es sei dem in tausend Listen Bewanderten nicht gelungen. In Sultzbach sei Johannes von Oberburg, ein früherer Hausgenosse und Sekretär seines Leibarztes, des Meisters Hermann, im April des Jahres 1401 erschienen und mit einem Auftrag an diesen. Man hatte auf ihn Verdacht, forschte nach, und ohne Tortur bekannte er, daß der Herzog von Mailand den Kaiser und seine Familie durch Gift zu beseitigen beschlossen habe. Die Vergiftung sollte der Leibarzt, den der Kaiser seines besonderen Vertrauens würdigte, bewerkstelligen. Auch dieser bekannte, daß ein solcher Auftrag gegen große Belohnung ihm gegeben worden sei, und zwar direkt von dem ihm bekannten Petrus von Tusimano, dem Arzt des Herzogs von Mailand. Der glückliche Zufall des Argwohns gegen den Sendung aus Italien vereitelte die Ausführung.

Die Ausführung der Bestrafung des Arztes erfolgte in Nürnberg auf Befehl des Grafen von Leyningen. Selbst nachdem dem Arzt »alles sein gepayne zerbrochen was«, beteuerte er angeblich noch seine Unschuld. Gian Galeazzo III. hatte die Tochter Barnabos, seines Onkels, geheiratet. Als es bekannt geworden war, daß Barnabo ihn durch Gift umzubringen beschlossen hatte, ließ er ihn bei einer Zusammenkunft vor Mailand hinterlistigerweise ergreifen und in einen Kerker im Kastell von Trezzo werfen. Dort beendete er am 19. Dezember 1385 nach siebenmonatiger Gefangenschaft sein Leben durch Gift, das ihm in einem Gericht Bohnen gereicht worden war. Krämpfe gingen dem Tod voran. Wahrscheinlich bestand das Gift aus Akonit.

Seine Witwe Catarina, die an die Spitze der von ihm eingesetzten Regentschaft gestellt worden war, ließ sich von Franciscus Barbavaria, dem Leiter der Regentschaft, der wahrscheinlich ihr Geliebter war, ungünstig beeinflussen. Sie mußte sich vor der Volkswut mit diesem in ihr Schloß retten. Sie fing an, Grausamkeiten zu begehen. Nur die schwarz angezogenen Rümpfe von fünf geköpften Männern fanden die Mailänder eines Morgens vor der Kirche des heiligen Ambrosius, wohin sie auf Befehl von Catarina gelegt worden waren. Das Gegenteil des damit beabsichtigten Abschreckungszwecks wurde dadurch erzielt: Das Volk griff zu den Waffen und nötigte das grausame Weib nicht nur, ihm ihre Burgen, sondern auch ihren Sohn Giovanni Maria einem von dem Volk gebildeten Rat zu überliefern. Kurz darauf wurde ihr Schloß Monza von Francesco Visconti erstürmt und in Asche gelegt. Sie selbst wurde festgesetzt und starb im Jahre 1404 im Gefängnis durch Gift, das ihr auf Geheiß ihres eigenen Sohnes oder durch Francesco Visconti, der sie gefangenhielt, gereicht worden sein soll.

Valentina Visconti, die schöne und geistreiche Tochter von Gian Galeazzo III., war die Gattin des Herzogs von Orléans, des Bruders von König Karl VI. von Frankreich, geworden. Der schlechte Ruf, den Italien damals in bezug auf Gifte, Vergiftungen und Zaubereien hatte, haftete auch an ihr. Zeitweilig erkannte sie der intervallär geisteskranke König und unterhielt sich mit ihr gern, während er zu anderen Zeiten sie nicht sehen wollte. Jedesmal, wenn sein Zustand sich verschlimmerte, sprach man im Volk laut und gehässig über die Herzogin von Orléans, deren Vater einen so üblen Ruf in der Welt hatte, daß man sogar – als das Schlimmste – glaubte, er stünde mit dem Teufel im Bund. Von ihr erzählte man böswillig, sie hätte den Dauphin, der eines Tages zu ihr gekommen wäre, um mit ihrem eigenen Sohn zu spielen, vergiften wollen. Einen vergifteten Apfel habe sie schon hingelegt, den jedoch unglücklicherweise ihr Sohn erwischt und gegessen habe. Er sei dadurch gestorben. Die öffentlichen Anfeindungen wurden schließlich so stark, daß der Herzog, ihr Gemahl, sie wegen ihrer eigenen Sicherheit veranlassen mußte, Paris zu verlassen. Als ihrem Vater die unwürdige Behandlung seiner Tochter bekannt geworden war, schickte er dieserhalb eine Gesandtschaft nach Paris. Es waren Ritter, die jeden zum Zweikampf herausforderten, der es wagte, die Beschuldigungen gegen die Herzogin aufrechtzuerhalten. Nach der Ermordung ihres Gatten starb sie in Bitternis und Kummer im Jahr 1408. Sie konnte es bis zu ihrem letzten Atemzug nicht verwinden, daß sie an dem Veranlasser des Mordes, dem Herzog von Burgund, sich nicht hatte rächen können. Ihre letzten, der verzweifelnden Gleichgültigkeit Ausdruck gebenden Worte: »Rien ne m'est plus, plus ne m'est rien« hat schon mancher vor ihr und nach ihr gesprochen.

Der bekannteste Visconti, der letzte seines Namens, Filippo Maria, der Bruder von Valentina von Orléans und des ermordeten Giovanni Maria, ein feiger, grausamer, hinterlistiger, wortbrüchiger Despot, bemühte sich, die Helfer in seinen andauernden Kriegsnöten, als er ihrer nicht mehr bedurfte, zu beseitigen. Dies versuchte er an dem erfolggekrönten Condottiere Carmagnola, der, als er von den Nachstellungen hörte, sich aus dem mailändischen Machtgebiet entfernte und eine Liga mit Venedig, Florenz, Savoyen usw. gegen Filippo Maria bildete. So viel lag diesem an der Vernichtung von Carmagnola, des Mitwissers seiner Pläne, daß er in Treviso einen Giftmordversuch an ihm unternehmen ließ. Man entdeckte die Genossen der Tat und bestrafte sie – den Anstifter konnte man nicht treffen. Ebenso schlimme Absichten hatte er mit den anderen Condottieri, die er sich verpflichtet hatte: Malatesta, Forte Braccio, Niccolò Piccinino und Francesco Sforza. Als der letztere in anderen Diensten wieder gegen ihn stand, gab er ihm seine Tochter Bianca Maria zur Ehe, um ihn an sich zu fesseln. Bald suchte er ihn aber unschädlich zu machen, was ihm nicht gelang. Mitten in diesen Plänen starb er – was sehr verdächtig ist – an Dysenterie »mit furchtbarem Fieber«.

Die große Erbschaft der Visconti, die dadurch frei wurde, ein Gegenstand heftigsten Begehrens vieler Fürsten, fiel Francesco Sforza, dem erfolgreichsten der Condottieri zu, der Mailand eroberte und bald als Herzog anerkannt wurde. So oft auch das Schicksal an dem überhaupt ja nicht lange anhaltenden Glück seiner Familie rüttelte: Am traurigsten waren die Erfolge, die Gift in ihr zeitigten. Seine Tochter Polissena war an Sigismondo Pandolfo Malatesta, den Herrn von Rimini, verheiratet. Ihr Unglück führte sie in seine Hände. Er war ein zügelloser, nur seinen Begierden lebender Mann. Erzählt doch Aeneas Silvius Piccolomini, daß, als eine vornehme Dame aus Deutschland, die mit einer großen Zahl von Dienerinnen und Dienern das Gebiet von Verona auf dem Weg nach Rom durchzog und zufällig auf Reiterscharen Malatestas stieß, sie von diesem gefangengenommen wurde und mit den Ihrigen der Bande längere Zeit zur Kurzweil diente. Die Begleiter der Dame waren getötet worden, ihr selbst wurde erst, nachdem auch sie entehrt, die Freiheit wiedergegeben, nicht jedoch, ohne daß ein Makel auf Malatesta gefallen, von dem viele behaupteten, er habe, gefesselt von der Schönheit der Dame und von rasender Begier zu ihr erfaßt, sich dieses Verbrechen zuschulden kommen lassen.

Dieser Mann war dreimal verheiratet. Die erste Frau starb eines unnatürlichen Todes. Die zweite, Polissena Sforza, ließ er wahrscheinlich durch Gift umbringen, wegen angeblicher Untreue. Von keiner der drei Frauen hatte er Kinder, sondern zwei Söhne von zwei Konkubinen. Als General der venezianischen Truppen, die den gegen Mailand ziehenden Francesco Sforza besiegen sollten, wagte Malatesta nicht, obschon an Soldaten überlegen, diesem eine Schlacht zu liefern, weil er fürchtete, im Fall des Unterliegens die furchtbare Rache Sforzas erfahren zu müssen. Er hatte sich seiner Frau entledigt, um die dritte, Isotta, heiraten zu können, mit der er schon in Beziehungen gestanden hatte. Durch Testament setzte er diese begabte, geistvolle, an ihrem Hof und darüber hinaus gepriesene Isotta als Herrscherin über Rimini zugleich mit ihrem Lieblingsstiefsohn Sallustio ein. Als sie einsah, den Intrigen des älteren Stiefsohnes Roberto nicht gewachsen zu sein, ließ sie auch diesen an der Herrschaft teilnehmen. Dieser riß bald alles an sich, ließ den Bruder ermorden und Isotta im Jahre 1470 durch wiederholt beigebrachtes Gift enden.

Ein so tragisches Ende wie die Tochter nahm auch die erste Gattin Francescos, Polissena Ruffo, die Tochter des Grafen Montalto. Sie wurde im Jahre 1420 in Kalabrien von ihrer Tante tödlich vergiftet. Seine zweite Frau, Bianca Maria Visconti, starb gleichfalls keines natürlichen Todes.

Galeazzo Maria, seines Vaters Francesco unwürdiger Sohn, schien die grausamen Instinkte der Visconti ererbt zu haben. Lasterhaft, an dem Ansehen schlimmster Martern, zu denen er Menschen verurteilte, Vergnügen empfindend, führte er ein ekelerregendes Leben, bis zu dem Augenblick, wo er beim Eintreten in die Kirche von St. Stefano von drei jungen Edelleuten erdolcht wurde.

Seine Mutter Bianca Maria verbannte er nach Cremona. Sie starb dort oder in Marignano im Jahr 1469 noch im blühenden Alter durch Gift. Nach einer anderen Version reiste sie wegen der Zwistigkeiten von Mailand ab und wurde auf dem Weg so krank, daß sie starb, wie man meinte, durch Gift. Ihr Sohn war an ihrem Tod nicht ganz unbeteiligt.

Seine Frau Dorothea, Tochter von Lodovico III. von Mantua, vergiftete er im Jahr 1468. Auch außerhalb seines Familienkreises versuchte er seine Vergiftungskünste, so an dem Condottiere Bartolomeo Colleoni. Als Instrument hatte er dessen Sekretär Ambrogio benutzen wollen. Der sonst nachsichtige Colleoni ließ den letzteren den Mordversuch am Galgen büßen.

Galeazzo Maria hinterließ einen Sohn Gian Galeazzo. Seine Witwe, Bona, hatte nach der Ermordung ihres Mannes durch die Regentschaft von Mailand übernommen und wurde als Regentin anerkannt, zum Mißvergnügen ihrer fünf Schwäger, die gern zur Herrschaft gelangt wären. Sie suchten allerlei Unruhen zu erregen.

Lodovico Moro, Ottaviano Sforza und Sforza Maria versuchten vergebens, die Herrschaft über Mailand an sich zu reißen und mußten deshalb fliehen. Ottaviano ertrank 1477 in der Adda oder wurde auf der Flucht dort getötet. Sforza Maria, der Herr von Bari, wurde dorthin, Lodovico Moro nach Pisa und Ascanio nach Perugia verwiesen. Ruhe kam nicht in die Verhältnisse Norditaliens, weil Gewinnsucht und Ehrgeiz und der turbulente Sinn des Papstes Sixtus IV. dem entgegenstanden. Vor allem aber war es Lodovico Moro, der sein Ziel der Alleinherrschaft über Mailand mit allen Mitteln weiterverfolgte. Zusammen mit seinen Brüdern Ascanio und Sforza Maria, die ihre Verbannungsorte verlassen hatten, sann er Pläne zur Beseitigung der Regentin und vor allem des Kanzlers Cecco Simonetta aus. Da starb plötzlich 1479 in Varese Sforza Maria, der Herzog von Bari, wie anzunehmen ist, an Gift – sicher nicht, wie vereinzelt angegeben wird, auf Anstiften von Simonetta, sondern sehr wahrscheinlich von Lodovico Moro. Ein »Katarrh« soll ihn in der Nacht hingerafft haben. Hierunter darf das auffälligste akute Symptom der Arsenvergiftung, nämlich die choleraartigen Entleerungen, verstanden werden. Das Herzogtum Bari fiel an Lodovico Moro.

Sehr bald machte dieser wieder von sich reden. Ein Vergiftungsdrama, das in Europa Aufsehen erregte, spielte sich im Jahre 1494 in Mailand ab. Karl VIII. von Frankreich war in diesem Jahr nach Italien gezogen, um durch die Waffen die Ansprüche des Hauses Anjou auf das Königreich Neapel zu erzwingen – jenen unglückseligen Besitz, der das staufische Herrscherhaus im Jahr 1268 in so elender Weise hat untergehen lassen. Herzog von Mailand war der damals 24jährige Gian Galeazzo, der Enkel von Francesco Sforza. Er trug eigentlich nur den Titel Herzog, während sein Onkel Lodovico Moro, der bald das Haus Sforza zugrunde richten sollte, für ihn regierte und ihn fast vergessen machte. Karl, der mit Gian Galeazzo verwandt war, besuchte ihn in Pavia, wo er krank lag. Schon damals fürchtete man, daß er das Opfer des Ehrgeizes seines Onkels werden würde oder geworden sei. Auch seine Gemahlin Isabella von Aragon war von dieser Furcht erfüllt. Kaum hatte Karl, begleitet von Lodovico, Pavia verlassen, als die Kunde vom Tod Gian Galeazzos kam. Trotzdem dieser einen fünfjährigen Sohn hinterließ, machte sich Lodovico Moro zum Herzog von Mailand. Man verbreitete das Gerücht, daß Galeazzo durch zuviel betätigte Liebe zugrunde gegangen sei. Schon der Arzt des französischen Königs, Theodor aus Pavia, nahm eine Vergiftung durch ein schleichend wirkendes Gift an, und in ganz Italien zweifelte, wie der zeitgenössische Historiker Guicciardini und auch andere angaben, niemand daran.

Es kann dies auch heute als wahr angenommen werden. Schon aus jener Zeit wird die Tatsache hervorgehoben, daß »an mehreren Stellen Italiens« der verbrecherische Gebrauch von Giften häufig gewesen sei.

Und noch ruhte das Gift in dieser Familie nicht. Der unglückliche Gian Galeazzo hinterließ eine Tochter, Bona, die die zweite Gattin Sigismunds I. von Polen wurde. Sie, die schön und hochgebildet war, führte ein skandalöses Leben, ging nach dem Tod ihres Mannes im Jahre 1548 wieder nach Italien zurück und wurde dort von ihrem Liebhaber Pappacoda tödlich vergiftet.

Der überlebende der Söhne von Francesco Sforza, der Kardinal und spätere Gouverneur von Mailand, Ascanio Sforza, der einzige, der seinen Verwandten charakterlich überlegen war, hatte sich, nachdem Lodovico Moro Herrscher geworden, freiwillig ins Exil begeben, sich aber nachher wieder mit ihm vertragen. Er trug zur Wahl des Papstes Alexander VI., von dem er überreich bestochen worden war, viel bei. Sein Reichtum flößte ihm selbst, angesichts der Eigenschaften dieses Papstes und seines Sohnes Caesar, Befürchtungen ein, zumal er auch den Franzosen Sympathie entgegenbrachte. Obschon er von Karl VIII. von Frankreich als Gesandter zum Papst abgeordnet war, ließ ihn dieser gegen das Völkerrecht für eine Zeit in die Engelsburg setzen. Als Ludwig XII. die Familie Sforza zu vernichten sich anschickte, wollte er seinem Bruder Lodovico beistehen. Auf der Flucht wurde er gefangen, an Ludwig ausgeliefert, in verschiedene Gefängnisse gebracht und freigelassen, um im Konklave den Nachfolger Alexanders VI. zu wählen. Julius II. verhinderte seine erneute Einkerkerung. Ascanio suchte nunmehr dauernd Frankreich Ungelegenheiten zu bereiten – diesen Umtrieben machte sein durch Gift im Jahr 1505 erfolgter Tod ein Ende.

Und nun bleibt nur noch übrig, die letzten der Familie Sforza in ihren Schicksalen bis zu dem letzten an ihr vollzogenen Giftmord zu verfolgen.

Ein tragisches, aber sehr verdientes Schicksal hatte Lodovico Sforza getroffen, den Mann, von dem Comines, der ihn sehr gut kannte, sagen durfte: »homme sans foy s'il veoit son prouffit pour la rompre«. Viele Menschenleben hat dieser Mann aus Rache und Habsucht hingeopfert – nicht nur seinen Neffen, sondern u. a. auch den treuen Kanzler Simonetta, dem er die Freiheit versprach, wenn er 50.000 Florin Lösegeld bezahlen wollte. Dieser zog es vor, dieses Geld seinen Kindern zu lassen. Tortur und Köpfung waren Lodovicos Antwort auf diesen Entschluß. Mailand, dessen Erwerben und Festhalten seine Vorfahren Ströme von Menschenblut hatte vergießen lassen, war ihm durch Karl VIII. und Ludwig XII. genommen worden. Seine Kinder hatte er nach Deutschland geschickt, und ein letzter Versuch mit schweizerischen und deutschen Truppen, sich Mailands wieder zu bemächtigen, war an dem Nichtwollen der Schweizer gescheitert. Verkleidet wurde er auf der Flucht festgenommen, nach Lyon und von da auf das Schloß Loches zu fester Haft gebracht. Im Jahre 1508 starb er dort, 58 Jahre alt.

Sein Sohn Francesco Maria Sforza wurde ein Spielball der Interessen Karls V. und Franz' I. Der erstere sog das Land, das schon durch die dauernden Kriege und die Pest verwüstet war, bis zum Verbluten aus. Etwa einundeineviertel Million Dukaten mußte der Sforza in etwa vier Jahren an ihn zahlen. Dafür überließ er ihm das mailändische Gebiet ohne Pavia, das er Antonio de Leyva übergab. Nicht lange war er Herzog. Schon 1534 starb er. Mit ihm erlosch die Familie der Sforza.

Nur noch ein unehelicher Sohn von Lodovico Moro lebte: Giovanni Paolo, Graf von Caravaggio. Als Francesco Sforza gestorben war, machte er auf das Herzogtum Mailand Anspruch, gemäß einer Bestimmung des Kaisers Maximilian, daß die uneheliche Geburt nicht die Investitur ausschließe. Er begab sich auf den Weg nach Neapel, um bei Kaiser Karl deswegen vorstellig zu werden. Er gelangte bis Florenz, stieg dort gesund in einem Gasthaus ab und wurde am nächsten Morgen tot gefunden. Viele waren der Überzeugung, daß er auf Befehl von Antonio de Leyva vergiftet worden sei, damit der Kaiser nicht in die unangenehme Lage käme, dem Bittsteller das verweigern zu müssen, was er selbst für sich behalten wollte und auch wirklich behielt. Vielleicht hatte Leyva auch Gründe in seinem persönlichen Interesse, diesen Mann mit seinen Ansprüchen nicht länger leben zu lassen.

Es ist als sicher anzunehmen, daß Gift, das so oft in dieser Familie eine verhängnisvolle Rolle gespielt hat, auch den letzten Sforza zu sein hat aufhören lassen.

Zweites Kapitel

Die Familie der Medici

Außerordentliche Vergiftungsereignisse hingen im 15. und 16. Jahrhundert mit der Familie der Medici in Haupt- und Nebenlinie zusammen. Schon der eigentliche Begründer des Geschlechtes, Cosimo, war nahe daran, das Schicksal des Gifttodes, das so viele seiner Landsleute ereilt hat, zu teilen.

Es hat zu allen Zeiten moralisch vornehme und minderwertige Charaktere gegeben, von letzteren solche, die ihre Hand boten für die Ausführung einer unehrenhaften Handlung, wozu Vergiftungen gehören, und die, in Aussicht auf Vorteil auch Verwerfliches selbst zur Ausführung

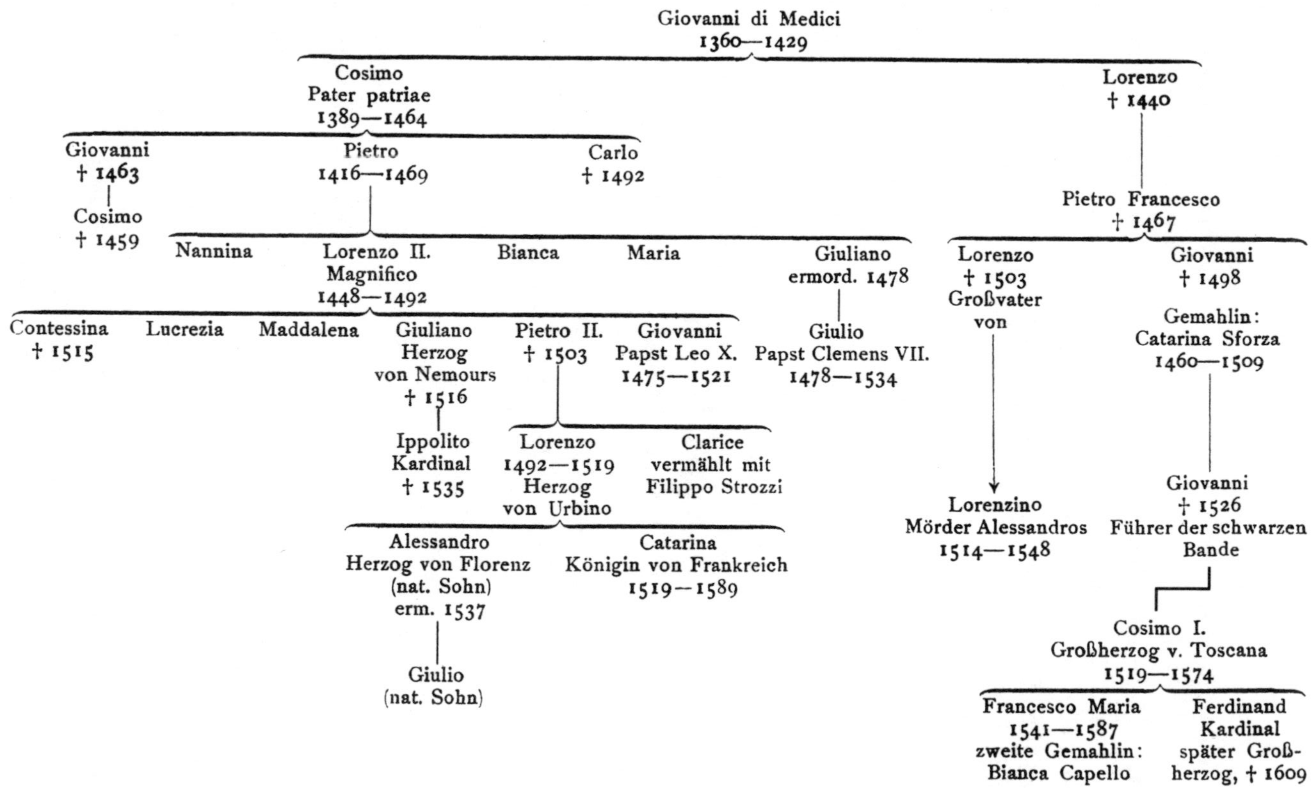
Giovanni di Medici
1360—1429
Cosimo
Pater patriae
1389—1464
Lorenzo
† 1440
Giovanni
† 1463
Cosimo
† 1459
Pietro
1416—1469
Carlo
† 1492
Pietro Francesco
† 1467
Nannina
Lorenzo II.
Magnifico
1448—1492
Bianca
Maria
Giuliano
ermord. 1478
Lorenzo
† 1503
Großvater
von
Giovanni
† 1498
Gemahlin:
Catarina Sforza
1460—1509
Contessina
† 1515
Lucrezia
Maddalena
Giuliano
Herzog
von Nemours
† 1516
Pietro II.
† 1503
Giovanni
Papst Leo X.
1475—1521
Giulio
Papst Clemens VII.
1478—1534
Ippolito
Kardinal
† 1535
Lorenzo
1492—1519
Herzog
von Urbino
Clarice
vermählt mit
Filippo Strozzi
Lorenzino
Mörder Alessandros
1514—1548
Giovanni
† 1526
Führer der schwarzen
Bande
Alessandro
Herzog von Florenz
(nat. Sohn)
erm. 1537
Catarina
Königin von Frankreich
1519—1589
Giulio
(nat. Sohn)
Cosimo I.
Großherzog v. Toscana
1519—1574
Francesco Maria
1541—1587
zweite Gemahlin:
Bianca Capello
Ferdinand
Kardinal
später Groß-
herzog, † 1609

brachten. Um die Mitte des 15. Jahrhunderts schrieb Giovanni de Cavalcanti in einem Florentiner Gefängnis ein Stück Geschichte seiner Zeit: den Kampf der Aristokraten von Florenz gegen das wachsende Ansehen des Mediceers, dem das Volk anhing. So weit war es gekommen, daß man Cosimo, der vor die Signoria geladen und erschienen war, von ihr weg verhaftete. Dem Federico Malavolti war er in Verwahrung gegeben worden. Sehr bald legte diesem Mariotto Baldovinetti, als er hörte, daß Cosimo nicht essen wollte, es nahe, ihn heimlich zu vergiften: »Von dir erhoffen wir ein Ende der Florenz in diesem Mann drohenden Gefahr. Die Lenker von Florenz werden dich mit gefalteten Händen verehren und alle deine Wünsche erfüllen. Gib dem Cosimo einen Trank mit Gift und befreie alle von ihm und ihn von uns.« Auf dieses Anerbieten erwiderte Malavolti entrüstet: »Herr, keinen Unterschied gibt es zwischen Vornehmen und Gemeinen beim Geborenwerden und beim Sterben – wohl aber in den Handlungen im Leben; denn der Edle haßt das Schändliche, der Gemeine kann es nicht hassen, weil es ihm wesensgleich ist. Ich will tun, als ob ich das an mich gerichtete Ansinnen nicht gehört hätte.« Darauf ging er zu Cosimo und fragte ihn, warum er schon mehrere Tage nichts gegessen hätte? »Ich kann mir nur denken, daß du fürchtest, ich könnte dich mit der Nahrung töten: Wisse, daß ich ein Malavolti bin und eine solche Handlung um keine Schätze der Welt begehen würde, weil ich einen ehrlichen Namen trage.« Keine Nahrung ließ er dem Gefangenen zukommen als die, die für ihn selbst bestimmt war. Man weiß, wie es gelang, daß Cosimo, statt getötet zu werden, nur auf vier Jahre nach Padua verbannt wurde.

Alessandro Medici

Neben Leuchtgestalten hatte das Haus Medici auch solche Glieder, die der Nachwelt als häßliche Flecke auf demselben erscheinen. Dazu gehörte Alessandro Medici. Als Papst Clemens VII., der Neffe von Lorenzo Medici, mit der Absicht umging, seiner Familie mit Unterstützung Kaiser Karls V. die erbliche Herrschaft über Florenz zu verschaffen, gab es nur zwei Nepoten, die für die Erfüllung dieses Wunsches in Frage kamen, beide Bastarde: Ippolito Medici, der Enkel von Lorenzo Medici, und Alessandro Medici, der der Sohn von Lorenzo dem Jüngeren, Herzog von Urbino, und einer Mulattin war. Ippolito mußte gegen seine Neigungen den Kardinalshut nehmen, während Alessandro, ein roher, von den brutalsten

Instinkten durchtobter, sexueller Verbrechermensch, im Jahr 1531 von Karl V. als erblicher Herzog eingesetzt wurde. Als solcher häufte er Missetat auf Missetat und proskribierte oder tötete die besten Florentiner. Seine Schandtaten waren in ganz Europa bekannt geworden.

Man hat als eines seiner Opfer die schöne Luisa Strozzi, die Tochter des überaus reichen Filippo Strozzi, bezeichnet. Sie wollte nicht auf seine lüsternen Werbungen eingehen. Die Abweisung trieb ihn zur Rache. Sie wurde, wie die einen sagen, bei einem Gastmahl von der Frau des Giuliano Salviati, die wie ihr Mann den Strozzi feindlich gesinnt war, vergiftet, nach anderen durch Gift, das ihre eigenen Brüder, speziell Piero, ihr reichen ließen, um sie den Nachstellungen des Herzogs zu entziehen. Das letztere scheint am häufigsten geglaubt worden zu sein. Sie war nach einem Mahl bei ihrer Schwester Maria, der Frau von Lorenzo Ridolfi, nach Hause zurückgekehrt, als sie in der Nacht schlimme Schmerzen im Magen bekam. Diese wuchsen noch, und in wenigen Stunden starb sie. Die Eltern verlangten die Leichenöffnung. Man fand den ganzen Körper aufgeschwollen. Im Magen war eine zernagte Stelle und auf ihr ein schwarzer Schorf von etwa Fünfzigpfennigstückgröße. Daraus schlössen die Ärzte, daß ein Ätzgift in ihn gekommen sein müsse. Auch über die Art des Giftes schienen sie und mit ihnen alle anderen nicht im Zweifel gewesen zu sein. Sie erkannten angeblich klar und sagten, daß es »Buprestis« gewesen sei. Woraus die Ärzte das Vorhandensein von »Buprestis« erschlossen haben, ist nicht ersichtlich. Keinenfalls haben sie Käfer im Magen gefunden. Sie haben nichts anderes getan, als die viele Jahrhunderte zurückgehenden Nachrichten über einen den spanischen Fliegen in der Wirkung nahestehenden Käfer, den man »Buprestis« nannte, weil er angeblich das Rindvieh, das ihn mit dem Futter aufnimmt, am ganzen Leib anschwellen und mit Magenverätzung sterben läßt, für den Fall der Luisa Strozzi zu verwenden.

Man weiß nicht einmal, welche Käfer in alter Zeit mit dem Namen »Buprestis« bezeichnet wurden – wie anzunehmen nicht diejenigen, die heute als Käferfamilie diesen Namen tragen, auch wohl nicht die Gattung *Carabus*, sondern mit großer Wahrscheinlichkeit die Gattung *Mylabris*. Die Lex Cornelia, die im alten Rom auch die Vergiftungen traf, strafte diejenigen mit dem Tod, die böswillig Buprestis in Speisen und Getränke täten. Im zweiten Jahrhundert vor unserer Zeitrechnung schrieb Nicander: »Auch der Schmerzen bereitende Trank von der giftigen Bupestris darf dir nicht unbekannt sein und du sollst es erkennen, wenn ein Mensch demselben zu erliegen droht. Das Gift hat einen unangenehmen Geruch und frißt gleich der Soda die Mundwinkel an und färbt sie durch Entzündung rot. Am Magenmund entstehen ziehende Schmerzen. Der Urin ist angehalten und die Blase läßt unten ein Rauschen vernehmen. Der ganze Unterleib schwillt an wie bei der typischen Art der Wassersucht ... und die Haut wird überall am Körper gespannt und durchscheinend. Buprestis bewirkt auch bei jungen Stieren und dickbäuchigen Kälbern eine Anschwellung, wenn diese sie auf ihrer Weide verspeisen; deswegen nennen die Hirten sie Rindsschweller.«

Dies alles sind in der Tat einige Symptome, die von den zur Gruppe der Meloidenfamilie gehörenden Käfern, also besonders von den Gattungen *Lytta, Meloe, Mylabris* und vielleicht auch von *Cerocoma* veranlaßt werden. Derartige, vom Altertum durch das ganze Mittelalter sich hindurchziehende Angaben wurden Gemeingut der Ärzte. Trafen sie auf Symptome, die den geschilderten ähnelten, so schlossen sie ohne weiteres auf die gleiche Ursache: hier auf Buprestis, obschon sie einen objektiven Befund im Magen feststellten, der sie von ihrer Meinung hätte abbringen können. Für sie verband sich mit der Vorstellung dieses Käfers auch die einer Ätzung, und so bezogen sie ohne weiteres die gefundene Ätzung auf das Tier, das sie weder in diesem Fall noch sicherlich sonst je vor Augen gehabt hatten. Sie ließen sich zu einer solchen Annahme wohl auch durch die an ihr Ohr dringenden Meinungen über das Vorliegenmüssen einer Vergiftung bestimmen. Tatsächlich lag hier überhaupt keine Vergiftung vor, sondern sehr wahrscheinlich ein perforierendes Magengeschwür, das durch Bauchfellentzündung tötete. Hier bestanden die charakteristischen Symptome einer solchen: plötzlicher, überwältigender Schmerz im Magen und Bauch, schmerzentstelltes

Gesicht, Anschwellen des Leibes zu einem gewaltigen Umfang mit starker Spannung und schneller Tod unter schockartigen Symptomen. Erbrechen brauchte nicht vorhanden gewesen zu sein, weil der Mageninhalt in vielen Fällen eher durch das Loch in die Bauchhöhle bei Brechbewegungen geht, als er nach außen befördert wird. An der Durchbruchstelle war eine Blutung erfolgt, und das Blut war durch den sauren Magensaft in braunschwarzes saures Hämatin umgewandelt worden, das die Ärzte für einen schwarzen Ätzschorf hielten. Das Loch sahen sie nicht, weil der Bluterguß es deckte.

Kommt mithin Alessandro Medici in diesem Fall als Todesverursacher, meiner Ansicht nach, nicht in Frage, so muß ihm die Urheberschaft einer Vergiftungstat zugeschrieben werden, mit der sich ein politisches Interesse verband. Sie wurde an seinem Oheim, dem Kardinal Ippolito, dem Bastardbruder seines Vaters, begangen. Während er überall verabscheut war, schuf sich Ippolito, der in Kleidung und Gebahren nichts von seiner Kardinalschaft erkennen ließ, überall Freunde und Anhänger, die mit ihm den Sturz des Tyrannen Alessandro erstrebten. Um schneller zum Ziel zu kommen, wollte er im Auftrag der Emigranten zu Kaiser Karl V. nach Neapel gehen, um diesem Aufklärungen über die Schandtaten dessen zu geben, der sein Schwiegersohn werden wollte und es im Jahr 1536 auch geworden ist. Auf dem Weg zwischen Rom und Neapel erkrankte er in Itri, wo er einige Tage Rast gemacht hatte, um die von ihm geliebte Giulia Gonzaga in Fondi zu besuchen. Nach der zuverlässigen Mitteilung eines damals Lebenden stellte sich das Leiden schnell ein. Er aß noch fröhlich seine Abendmahlzeit. Zwei Stunden später erfolgten dysenterische Durchfälle, die von Schmerzen und Frostschauern begleitet waren. Dieser Zustand führte nach 13 Stunden zum Tod. Nach einer anderen Darstellung fühlte sich der Kardinal schon einige Tage vor dem Abend der heftigen Erkrankung nicht ganz wohl und legte sich ins Bett. Am 5. August brachte ihm sein Haushofmeister Giovanni Andrea eine gepfefferte Hühnerbrühe. Bald nachdem er von ihr gegessen, gab er sie, weil sie ihm verdächtig vorkam, wieder zurück, und als er unmittelbar danach starke

Krankheitssymptome empfand, ließ er sich Bernardino Salviati kommen und sagte ihm: »Mich hat mein Seneschall vergiftet.« Dieser wurde ergriffen und gefoltert. Er gab die Vergiftung mit jenem Gericht zu. Er habe das Gift zwischen zwei Steinen zerrieben. Man fand die Steine, die er beim Vorzeigen als die richtigen bezeichnete. Der Zustand des Kardinals verschlimmerte sich stündlich. Er hatte dauernd Fieber und starb elendiglich durch Erschöpfung nach vier bzw. fünf Tagen.

Seine Begleiter Dante da Castiglione und Berlinghiero Berlinghieri starben am nächsten Tag oder etwas später durch das gleiche Gift, das – wie man sagte – aus Florenz von einem Hauptmann Pignatta für den Giftmörder gebracht worden war. Die Leitung der Vergiftung lag in den Händen des dem Herzog befreundeten Alessandro Vitelli, und als Mittelsperson

Es ist immer wieder die gleiche Verlaufsart der Erkrankung feststellbar bei dem größeren Teil aller »dunklen« Fälle, die sich in jenen Zeiten ereigneten und die durch die Stellung der Betroffenen und die Umstände, die ihren Tod begleiteten, Aufsehen erregten: akut einsetzende dysenterische Durchfälle, Schmerzen und Fieberbewegung, die einen oder mehrere Tage anhalten, das Individuum schwer leiden lassen und es unter Kräfteverfall in den Tod führen. Es sind sicherlich immer noch mehr und andere Symptome vorhanden gewesen, die das Krankheitsbild hätten vervollständigen und leichter erkennen lassen. Die Ärzte teilten jedoch ihre Beobachtungen, die unter solchen Umständen eine schwere politische Tragweite haben und ihnen persönlich Ungemach bereiten konnten, der Öffentlichkeit nicht mit, während sie andere Fälle, auch zufällige Vergiftungen, die öffentlich bedeutungslose Menschen betrafen, in allen Einzelheiten berichteten. Man wird dies bestätigt finden, wenn man z. B. die aus der Mitte des 16. Jahrhunderts stammenden, zu einem Teil Cosimo I. gewidmeten ärztlichen Krankenbeobachtungen des Amatus Lusitanus liest. Es ist nebenher erlaubt anzunehmen, daß auch durch diagnostisches Verkennen mangels eines entsprechenden Wissens vieles zu sagen unterblieben ist, was andernfalls der späteren Forschung keine Schwierigkeit bereitet haben würde.

wurde Otto da Montauta, der Freund und Verwandte von Giovanni Andrea, bezeichnet. Das Vorliegen einer Vergiftung darf nicht bezweifelt werden.

Das Gift, das der Kardinal erhalten hat, wird im wesentlichen ein Arsenpräparat gewesen sein, wobei die Möglichkeit besteht, daß auch noch Zusätze pflanzlicher oder tierischer Herkunft mitgewirkt haben.

Es wird ausdrücklich hervorgehoben, daß der Kardinal bis zu seiner Erkrankung ein kräftiger, im besten Alter stehender Mann gewesen sei. Eine solche Konstitution wird – wie ich dies des öfteren bereits auseinandersetzte – nicht so leicht durch »verpestete Luft« getötet, die man, wie immer in solchen Fällen, auch hier als Erkrankungsursache hat heranziehen wollen. Ärzte, die in dem Prozeß gegen den direkten Vergifter vernommen wurden, meinten, daß der Kardinal durch atmosphärische Einflüsse zugrunde gegangen sei, die auch junge Leute das Leben kosteten, die von Rom nach Neapel im August reisten – eine sehr bequeme Erklärung, falls man mehr nicht weiß oder aus Unfähigkeit nichts feststellen kann.

Die nächstliegende Annahme, daß der Herzog den Tod des Kardinals gewünscht habe, wird durch die Verhältnisse gerechtfertigt. Gelang es dem letzteren, dem Kaiser Karl V. ein wahres Bild dieses Wüstlings zu geben und ihn davon zu überzeugen, daß es seiner unwürdig sei, einem solchen seine Tochter zur Frau zu geben, so wäre die Stellung Alessandros politisch unhaltbar geworden, er wäre trotz seiner zügellosen Grausamkeit bald mindestens aus Florenz verschwunden und der Kardinal nach Ablegen seiner roten Soutane sicherlich sein Nachfolger geworden. Dies mußte er verhindern, und er tat es auf dem altbewährten Vergiftungsweg. Über den für ihn glücklichen Ausgang war der Herzog so erfreut, daß, wie z. B. Pandolfo Martegli es selbst hörte, er dem in Gegenwart seiner Vertrauten auch Ausdruck gab.

Den der Tat beschuldigten Giovanni Andrea schaffte man, nachdem er seine Schuld bekannt, bis an die Grenze des Kirchenstaats, wo er von der Behörde in Empfang genommen, nach Rom gebracht und in die Engelsburg gesetzt wurde. Er widerrief sein angebliches Geständnis, wurde freigesprochen und entlassen, ebenso wie andere Diener des Kardinals, die man, wie es scheint, zur Untersuchung gezogen hatte. Die Ärzte sollen insofern hierzu beigetragen haben, als sie so dreist waren zu sagen, »sie hätten kein Gift gefunden«. Akten über diesen Prozeß sind nicht auffindbar gewesen. Nach seiner Entlassung zog Giovanni Andrea an den Hof nach

Florenz und, nachdem der Herzog Alessandro ermordet worden war, nach seinem Heimatort Borgo a San Sepolcro, wo er nach einigen Monaten von seinen Landsleuten gesteinigt wurde, weil er seinen so gütigen Herrn ermordet habe. An Otto da Montauto haftete während seines ganzen Lebens in den Augen seiner Florentiner Mitbürger der Flecken, Mitschuldiger an dem Tod des Kardinals gewesen zu sein.

Törichterweise wurde auch der Papst Paul III. als Anstifter des Giftmordes an Kardinal Medici bezeichnet. Er hätte sogar, als ein Eilreiter unmittelbar nach der Erkrankung zu ihm gesandt worden wäre, um etwas von seinem Gegengift »Olio da caravita« zu erhalten, es nicht geben wollen. Der Beweggrund soll gewesen sein, den Reichtum und die großen Pfründe desselben seiner Familie, vor allem Alessandro Farnese zukommen zu lassen, wie es auch geschehen sei. Nichts, auch nicht der Freispruch des Giovanni Andrea kann Veranlassung geben, an ein solches Märchen zu glauben.

Noch anderes wird von Alessandro Medici berichtet. Er wollte auch den Kardinal Salviati, als einen politischen Gegner, beseitigt wissen. Als Mittelsperson für die Tat sollte der Kardinal Cibo in Rom dienen, zu dem Salviati Beziehungen unterhielt, und als Verüber suchte man den Dichter Berni zu gewinnen, der eine Zeitlang Sekretär Ippolitos gewesen und dann in Feindschaft von ihm geschieden war. Berni lehnte ab, sich durch ein solches Verbrechen zu beschmutzen. Nun ließ Cibo ihn, den Wisser seiner verbrecherischen Pläne, im Haus seiner Verwandten, der Gräfin von Massa, vergiften.

Die vierte Vergiftung, die Alessandro als Veranlasser zugeschrieben wird, betrifft seine leibliche Mutter, die Mulattin. Sie lebte in Collevecchio in dürftigsten Verhältnissen mit ihren ehelichen Kindern, die sie aus ihrer Ehe mit einem Stallknecht der Medici hatte. Der Sohn hatte sich ihrer geschämt und ihr Dasein ignoriert. Als er aber erfuhr, daß die Florentiner ihm zur Beschämung damit umgingen, sie an den Hof des Kaisers Karl zu führen, ließ er sie durch Gift beseitigen.

Alessandro selbst fand, wie bekannt, ein schlimmes Ende. Benvenuto Cellini erzählt, wie er der Catarina Ginori, einer Verwandten des Lorenzino de Medici, nachstellte. Lorenzino führte ihn wie zu einem Stelldichein in seine eigene Wohnung. Dort legte sich Alessandro auf ein Bett, um, wie er meinte, Catarina erwarten zu können. Statt ihrer holte Lorenzino seinen Diener Pietro Scoroncolo, einen herkulisch gebauten Menschen, der ins Vertrauen gezogen worden war, und beide ermordeten in grausamster Weise den Herzog am 5. Januar 1537. Lorenzino, »der Brutus von Florenz«, war nirgends seines Lebens mehr sicher. Er hatte zwei Todfeinde, Cosimo von Toskana und Kaiser Karl V., dem er den Schwiegersohn gemordet hatte. Von Venedig, wohin er zuerst geflohen war, eilte er in die Türkei, von dort nach Frankreich und schließlich wieder nach Venedig, wo ihn Cosimo töten ließ. Am hellen Tage versetzten ihm zwei gedungene Mörder Dolchstiche. Seine schnell herbeigerufene Mutter konnte gerade noch die letzten Seufzer ihres Sohnes vernehmen, der in ihren Armen starb. Sein Oheim Soderini, der bei dem Angriff mit ihm war und ihn und sich verteidigte, wurde gleichfalls durch die der Sicherheit wegen vergifteten Dolche des Lebens beraubt.

Die Medici von Toskana

Es gibt noch andere Männer aus der Familie der Medici, die den guten Familiennamen durch Hinterlist, Grausamkeit, Mord und Vergiftung besudelten. Nachdem Alessandro ermordet worden war, eilte der junge Cosimo, der Enkel der Catarina Sforza, nach Florenz und wurde auf Betreiben des Kardinals Cibo, eines Schwestersohnes von Leo X., von den einflußreichsten Senatoren so sehr empfohlen, daß er im Jahr 1537 als legitimer Nachfolger Alessandros anerkannt war. Schlimmen Dank ernteten von ihm alle, die ihm zu seiner Macht verholfen hatten, und schlimm erging es denen, die, um Alessandros Verfolgungen zu entgehen, schon früher aus Florenz geflohen waren, und denjenigen, die nicht gewillt waren, sich von neuem einen Tyrannen aufzwingen zu lassen. Spanier und Deutsche, die er in Sold genommen, vereitelten die Anstrengungen seiner Gegner, von denen er viele in seine Hände bekam.

Sie alle, die ihre Vaterstadt Florenz glühend liebten, vernichtete direkt oder indirekt dieser Cosimo I., der später den Titel Großherzog von Toskana von Papst Pius V. erhielt. Filippo Strozzi, der gefangengenommen worden war und den Kaiser Karl V. vor den Rachegelüsten dieses Mannes eine Zeitlang geschützt hatte, sah schließlich der Folter und dem Tod entgegen und zog es deshalb vor, sich selbst im Gefängnis zu entleiben. Guicciardini, der sich aus Kummer über den Mißgriff der Erwählung, die hauptsächlich ihm zu verdanken war, zurückgezogen hatte, wurde, wie man sagte, auf des Cosimo Betreiben 1540 vergiftet, angeblich von seinem besten Freund Girolamo degli Albizzi. Dieses Schicksal teilten wahrscheinlich viele andere derer, die diesem Medici geholfen hatten, das zu werden, was er geworden war.

Kardinal Cibo wurde aus Florenz verbannt. Er, der seine Gedanken nicht immer für sich behalten konnte – und er hatte schlimme über das Tun des Cosimo –, hatte überall verbreitet, daß dieser an der unehelichen Nachkommenschaft des ermordeten Alessandro, und zwar an dem Sohn Giulio Medici, einen Giftmord habe begehen lassen. Cibo hatte die Erziehung dieses Knaben übernommen, der den Senatoren, als sie sich über die Wahl eines Nachfolgers Alessandros schlüssig werden sollten, als Nachfolger seines Vaters vorgeschlagen wurde, obschon er noch ganz jung war. Die Vergiftung, so ließ Cibo allgemein wissen, hätte ein Apotheker Biagio, verleitet vom Herzog, auszuführen versucht. Die Vernehmung des Biagio vor einem für diesen Zweck auf Wunsch Cosimos geschaffenen Gerichtshof ergab – nach den Umständen verständlich – nichts. Er sagte aus, daß weder der Herzog noch einer seiner Vertrauten ihm befohlen hätte, Giulio Medici zu vergiften. Dieser Biagio galt als ein verschlagener, bösartiger und in der Herstellung von Giften besonders bewanderter Mann, der aller Wahrscheinlichkeit nach Lehrer und Gehilfe des Herzogs in seinen chemischen, d.h. Giftstudien war. Dafür hatte er in seinem Palast ein Laboratorium eingerichtet.

Ungetrübt waren die blutigen, erwerblichen Erfolge von Cosimo nicht. Nachdem sein dritter Sohn, Don Garcia – man weiß nicht, ob aus Versehen oder infolge eines Streites – auf der Jagd dem zweitältesten, dem Kardinal Giovanni, eine Schenkelwunde beigebracht hatte, die ihn in fünf Tagen zum Tod führte, erstach Cosimo den auf den Knien dafür um Verzeihung Flehenden in Gegenwart seiner Mutter, in deren Armen er starb. Dies geschah im Jahr 1558. Einige Jahre später legte er die Regierung nominell in die Hände seines Sohnes Francesco Maria.

Dieser zweite toskanische Großherzog glich oder übertraf noch seinen Vater an grausamen Rachegelüsten und wurde mehr noch als dieser gehaßt. Bis in ferne Länder verfolgte er einen jeden Florentiner, der aus Furcht vor seinem Vater oder ihm als politischer Flüchtling das Vaterland verlassen hatte. Cosimo I. hatte, nachdem er sich zur Ruhe gesetzt, mehr noch als vordem als Lieblingsbeschäftigung die Herstellung von Giften und Gegengiften betrieben – Studien, die sehr wahrscheinlich nicht um ihrer selbst willen, sondern nach verwertbaren Gesichtspunkten betrieben worden sind. Sein Sohn ahmte dies nach. Man erkennt hierin fast ein Stück atavistischen Zusammenhangs von Vater und Sohn mit ihrer Ahnin

Catarina Sforza. Francesco ließ in seinem Laboratorium auch Gifte herstellen, die er an Curzio Picchena da Colle, seinen Gesandtschaftssekretär am Hof Catarinas von Medici, sandte, um mit ihnen die ihm bezeichneten Florentiner aus der Welt zu schaffen. Und was Gift nicht erreichte, das taten die mit Gift versehenen Dolche gedungener und in die Welt geschickter Mörder, trotz allen Schutzes, den die Königin den florentinischen Flüchtlingen angedeihen ließ. Für jeden auf die eine oder die andere Weise getöteten Florentiner war ein Preis von 4.000 Dukaten ausgesetzt. Außerdem wurden noch die Auslagen für Reisen usw. ersetzt. Nachdem Girolami als erstes Giftopfer gefallen war, umgaben sich seine Genossen mit um so größeren Vorsichtsmaßregeln. Als schließlich trotz allem der Aufenthalt in Paris für sie zu gefährlich geworden war, zerstreuten sie sich über Frankreich und England. Auch selbst dahin wurden ihnen mit Erfolg arbeitende Mörder nachgeschickt. Das Laboratorium Francescos lieferte vielleicht auch das Mittel, durch das Paolo Giordano Orsini, der gegen den Wunsch seiner Familie die Vittoria Accaramboni geheiratet hatte, beseitigt wurde. Er starb 1585 schnell in Salo. In Rom bezichtigte man den Großherzog, hierfür etwas getan zu haben.

Im Jahr 1579 lenkte dieser Mann in besonderer Weise wieder die Aufmerksamkeit auf sich, als er zwei Monate nach dem Tod seiner Frau, der Erzherzogin Johanna von Österreich, die berüchtigte Bianca Capello, seine Mätresse, heiratete. Unter anderen Ränken, die diese Kinderlose spielte, waren auch die: den Bruder ihres Mannes, den Kardinal Ferdinand, nicht in der Herrschaft folgen zu lassen. Dieser hatte sich, als Bianca Capello in ihre Stellung gelangt war, nach Rom zurückgezogen, aber aus seinen Empfindungen gegen seine Schwägerin nie ein Hehl gemacht. Sie haßte ihn deswegen glühend. Ob dieser Haß es war, der die Gelegenheit nach Sättigung suchte, oder ob der Großherzog eine Aussöhnung und Aussprache mit seinem Bruder erstrebte, kann niemand wissen. Tatsache wurde es, daß der Kardinal, der bisher mit seinem Bruder nicht einmal mehr im Briefwechsel stand, sich veranlaßt sah, im Oktober 1587 nach Florenz zu reisen, von wo er unverzüglich mit dem Ehepaar nach der von Cosimo Medici erbauten Villa Poggio a Cajano, in der die edelsten der Medici vordem geweilt hatten, übersiedelte. Ein neues Band herzlichster Bruderliebe und besten Vertrauens schien dort geknüpft worden zu sein – es ward aber schnell durch den allen überraschend gekommenen Tod des Großherzogs und seiner Frau wieder zerrissen. Am 8. Oktober erkrankte der erstere mit Fieber, das für eine »doppelte Tertiana« gehalten wurde.

Die sofort herbeigeholten Ärzte verschrieben allerlei, darunter auch Abführmittel, erreichten aber nicht, daß er sich ihren Anordnungen fügte. Er litt an dauerndem, unstillbarem Durst und an heftigem Brennen oder Schmerzen im Schlund und im Magen. Nur kälte Getränke erleichterten ihm den Zustand. Auch Atmungsstörungen scheinen vorhanden gewesen zu sein, die später an Stärke zunahmen. Da sich allerlei dunkle Gerüchte über diese Krankheit in Rom verbreitet hatten – dem Papst hatte man gemeldet, daß eine Pilzvergiftung vorläge –, so wurde öffentlich am 16. Oktober mitgeteilt, daß der Großherzog an Malariafieber litte, das jetzt kontinuierlich geworden sei. Dessenungeachtet gehe alles so günstig vor sich, daß man auf volle Heilung hoffen dürfe. Der vierte und siebte Tag seien gut verlaufen. Das Bessere werde dem Guten folgen. Das Volk solle viel beten und sich jeder Unruhe enthalten. Der Großherzog leide auch dadurch, daß die gleichfalls erkrankte Großherzogin nicht um ihn sein könne. Trotz dieses Berichts starb er am neunten Tage des Krankseins, d. i. am 19. Oktober 1587, im Alter von nur 47 Jahren. Zwei Tage, nachdem er bettlägerig geworden, wurde es auch seine Frau. Die Symptome waren denen des Großherzogs ähnlich, aber nicht so heftig. Sie verlor den Gebrauch der Sinne und konnte nur mit Mühe so weit zu sich gebracht werden, um die Tröstungen der Religion zu empfangen.

Außer den gewöhnlichen Hofärzten waren noch andere, darunter auch ein Professor aus Pisa, zur Konsultation hinzugezogen worden; sie vermochten aber nicht zu helfen. Sie hielten die Ursache des Leidens geheim. Die Großherzogin starb einen Tag nach ihrem Mann, nachdem allerlei Eingriffe, darunter auch wie beim Großherzog Aderlässe, gemacht worden waren. Die Leichenöffnung des Großherzogs soll nach dem ungenügenden Erkennenkönnen der Ärzte hauptsächlich ein Leberleiden ergeben haben. Daß dies falsch sein muß, erweisen schon von vornherein die Umstände. Ein Befund bei der Großherzogin wird nicht angegeben. Es ist anzunehmen, daß auch in unserer Zeit an den Leichen Veränderungen nicht gefunden worden wären. Hier lag in Übereinstimmung mit der Überzeugung der Zeitgenossen sicher eine in den äußerlichen Umständen an die Vergiftung von Papst Alexander VI. und Caesar Borgia erinnernde Doppelvergiftung vor. Dafür spricht das schnelle Eintreten der akuten Erkrankung nach einer Mahlzeit unter Magenschmerzen bei zwei Menschen, die vorher keinerlei Krankheitszeichen darboten, ferner das Brennen im Hals, der heftige Durst, der der Schilderung nach kein Fieberdurst gewesen sein kann, die Atmungsstörungen und die Erregungszustände im Nervensystem. Man könnte daran denken, daß ein Präparat aus einer narkotischen Pflanze diese Symptome hervorgerufen habe. Dagegen spräche u. a. entscheidend die für eine solche Vergiftung zu lange Dauer des Leidens und die Angabe, daß der Großherzog noch kurz vor seinem Tod das Bewußtsein hatte. Es ist sehr wahrscheinlich, daß das Gift, das bei den beiden wirkte, als Hauptbestandteil Arsenik enthalten hat. Damit würde die Verlaufsart am besten übereinstimmen. Es wird sich um die paralytische Form dieser Vergiftung gehandelt haben – unter der Voraussetzung, daß die üblichen schweren gastrointestinalen Symptome nicht vorhanden gewesen sind. Vielleicht bestand die gastrische Form, deren so deutlich lesbare Symptome aber von den Ärzten verheimlicht wurden. Sie haben ja, wie die zeitgenössischen Berichte besonders betonen, über die Krankheit selbst nichts oder nur das Allgemeinste laut werden lassen.

Wie die Vergiftung zustande gekommen ist, war schon damals Gegenstand von Meinungsäußerungen. Nach der einen war Bianca, nach der anderen der Kardinal der Vergifter. Sie sollte, mit oder ohne Einverständnis ihres Mannes die Vernichtung des ihr verhaßten Kardinals durch Gift beschlossen und eigenhändig einen vergifteten Kuchen hergestellt haben. Davon habe der Großherzog, nichts ahnend, ein großes Stück gegessen, während der Kardinal wohl auch, ein Stück auf seinen Teller gelegt, sich aber, noch ehe er etwas davon aß, mit der Großherzogin unterhalten hätte. Als diese sah, daß ihr Mann sicher vergiftet sei, habe sie auch von dem Kuchen genommen, um keinen Verdacht zu erwecken oder um sich das jetzt unnütze Leben zu nehmen. Absurd, aber dem Zeitgeist entsprechend ist die Erzählung, daß der Kardinal, gewarnt durch einen Edelstein, den er stets als Amulett bei sich trug und der seine Leuchtkraft verlor oder seine Farbe wechselte, falls ein Gift ihm nahekam, das Ehepaar mit dem Dolch in der Hand gezwungen habe, von der vergifteten Speise zu essen. Sie hätten es getan, um nicht schuldig erscheinen zu müssen. Verbreitet war auch die Meinung, daß Ferdinand beide vergiftet habe und daß die Erzählung von dem vergifteten Kuchen nur erfunden worden sei, um den Verdacht von ihm, dem wirklichen Verüber der Untat, abzulenken. Er wurde Großherzog von Toskana. Als solcher ordnete er an, daß Bianca nicht in der Grabstätte der Familie beerdigt würde. In ein Leichentuch gehüllt, wurde sie auf dem Kirchhof von S. Lorenzo, der gewöhnlichen Begräbnisstelle des Volkes, begraben. Er nannte sie öffentlich »pessima Bianca«.

Drittes Kapitel

Die Häuser Scaliger, Riario, Rovere, Malatesta, Farnese, Baglioni, Este, Anjou

Die Familie der Scaliger von Verona

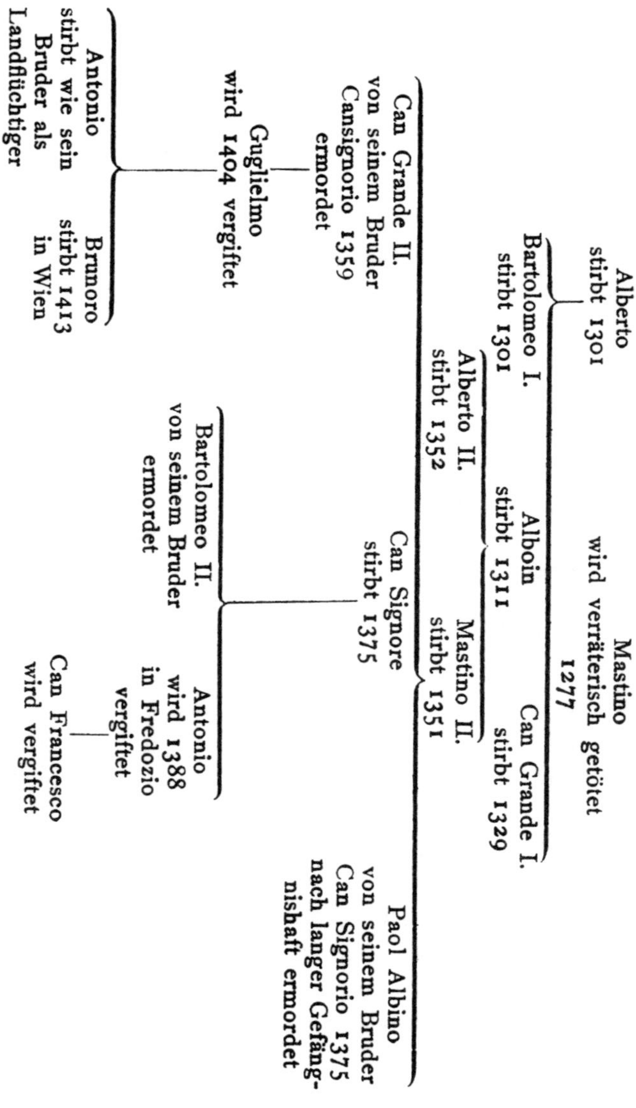

Bis auf einige Ausnahmen, zu denen Can I. della Scala gehört, der Freund der Wissenschaft und Künste, der Dante und anderen an seinem Hof eine Zuflucht gewährte und von Petrarca als ein großer Mann gerühmt wurde, haben diese Herrscher von Verona schlimmste Gewalttaten verübt und an sich erfahren. Der unnatürliche Tod war in den fast zwei Jahrhunderten ihrer Herrschaft beinahe zu einer Signatur der Familie geworden. Auch Gift hatte an solchem seinen Teil.

Can Grande II. hatte einen natürlichen Sohn Guglielmo. Dieser versuchte Verona, dessen Herrschaft der Familie entglitten war, wiederzugewinnen. Durch die Hilfe von Francesco Carrara, dem Herrn von Padua, war dies endlich gelungen. Bejubelt von den Veronesen zog er im Jahr 1404 in die Stadt ein – freilich als ein kranker Mann. Er litt an »Dysenterie« mit kontinuierlichem Fieber. Angeblich schon in Padua war er von diesem Leiden befallen worden. Die Überzeugung war überall verbreitet – und ihr ist von fast allen Chronisten Ausdruck gegeben –, daß die plötzliche Erkrankung durch Gift verursacht worden sei. Sie verschlimmerte sich trotz der vielfältigen Behandlung der Ärzte, die an seinem Krankenbett weilten. Der Tod trat nach einigen Tagen – eine Angabe lautet nach 15 Tagen – ein. Angeschuldigt als Verursacher desselben wurde Francesco Carrara, der Herr auch von Verona werden wollte. Die Vergiftung erfolgte angeblich bei einem Mahl und traf außer Scala noch einen seiner Begleiter, der, vielleicht irrtümlich, als Carlo Visconti bezeichnet wird. Der Tod beider soll nach einem Bericht in der gleichen Nacht, nach einem anderen in kurzer Aufeinanderfolge eingetreten sein.

Falls – was möglich, aber nicht wahrscheinlich ist – Francesco Carrara den Giftmord veranlaßt haben sollte, so hat er schlimm dafür gebüßt; denn anfangs von den Venetianern in seinem Kampf gegen Visconti begünstigt, wurden sie ihm später Feinde. Als er nach einer Kapitulation in ihre Hände gefallen war, wurde er mit zweien seiner Söhne in einen Kerker geworfen und auf Befehl des schrecklichen Rats der Zehn wurden alle drei erwürgt.

Antonio della Scala, Herr von Verona, natürlicher Sohn von Can Signore und Neffe von Guglielmo, folgte im Alter von 15 Jahren seinem Vater im Jahr 1375, zusammen mit seinem Bruder Bartolomeo II., in der Herrschaft. Als Antonio wahrnahm, daß die ganze Macht in den Händen seines Bruders war, ließ er ihn bei einem Stelldichein ermorden. Um den Verdacht von sich abzulenken, machte er der Mätresse seines Bruders, bei der dieser ermordet worden war, kurzerhand den Prozeß und vernichtete sie und ihre ganze Familie. Öffentlich klagte ihn des Brudermords auch Francesco Carrara an. Es kam zwischen beiden zum Krieg, in dem Antonio unterlag, zumal als Gian Galeazzo noch gegen ihn aufgeboten worden war. Er floh. In Venedig wurde er mit Kälte empfangen, und in Florenz war die Aufnahme ähnlich. So entschloß er sich, Soldaten anzuwerben und mit ihnen durch die Romagna zu ziehen, um einen Schlag gegen Verona auszuführen. Aber Gift machte am 3. November 1388 seinen Plänen ein Ende. Es wurde ihm in Fredozio auf dem Apennin gereicht, auf dem Grund und Boden der Grafen Guidi, die in engen, auch verwandtschaftlichen Beziehungen zu Gian Galeazzo Visconti standen. Man nahm – wahrscheinlich nicht zu Unrecht – an, daß der letztere die Vergiftung veranlaßt habe, um Verona ungestört behalten zu können.

Antonio della Scala hinterließ einen Sohn, Can Francesco, der sich mit Francesco Carrara aussöhnte. Im Jahr 1392 hatte sich Papst Bonifatius IX. für den Frieden verwandt. Es sollte Carrara Padua behalten. Nur die Wiedergabe von Verona an die Familie der Scaliger stieß auf Hindernisse. Can Francesco zog sich mit seiner Mutter nach Ravenna zu den Polentani zurück. Dort starb er nicht lange nachher noch in jungen Jahren. Gift hat seine Tage gekürzt, das ihm von einem gewissen Bartolomeo da Sacco, einem Veronesen, ebenfalls auf Veranlassung von Gian Galeazzo Visconti gereicht worden war. Die Wachsamkeit der Mutter über ihren Sohn war auf kurze Zeit getäuscht worden.

Die Familien Riario, Rovere, Malatesta, Farnese

Ein nicht geringer Teil von Schuld an den dauernden Kriegen, durch die Italien gegen das Ende des 15. Jahrhunderts gepeinigt wurde, lastet auf Papst Sixtus IV., über dessen Herkunft und Papstwerden schon zu seiner Zeit und später Angaben verbreitet waren, die auf die Skrupellosigkeit seines Vorgehens dunkle Schatten werfen. Leidenschaftlich für die Bereicherung und Erhöhung seiner Neffen tätig, von denen zwei, wie er, den Namen Rovere und zwei den der Riario trugen, unruhigen Geistes, händelsüchtig und falsch, in den Mitteln für die Ausführung seiner Pläne nicht wählerisch und auch sehr schlechte sich zunutze machend, lag er in dauernden Kriegen bald gegen Florenz, bald gegen Neapel, gegen Ferrara, Venedig und andere Städte. Zogen die Truppen aus, so segnete er die Geschütze und machte das Zeichen des Kreuzes über sie und bat und beschwor Gott, diese Geschütze seine und der Kirche Feinde besiegen zu lassen. Der zeitgenössische Infessura hat ihn sehr abfällig als gottlosen, verbrecherischen, eitlen, habsüchtigen Mann beurteilt. Der eine seiner Neffen, Pietro Riario, der Franziskanermönch gewesen war und den er zu den höchsten kirchlichen Würden erhob, vergeudete Schätze in Luxus und sein Leben schnell in Genüssen. Nach dessen im Jahr 1474 angeblich durch Gift erfolgten Tod begünstigte er in gleichem oder noch erhöhtem Maße seinen Neffen Giovanni della Rovere, den Bruder von Giulio della Rovere, dem späteren Papst Julius II., der schon unter seinem Onkel sich als kämpf- und kriegswütig erwiesen hatte. Den vierten seiner Neffen – oder, wie man gar sagte, seinen Sohn –, Girolamo Riario, der bis dahin in Savona Mehl, Rosinen und Orangen verkaufte, hatte er Catarina Sforza, die natürliche Tochter von Galeazzo Maria Sforza, heiraten lassen und hatte ihm die Herrschaft von Imola gekauft und später ihm Forli verliehen, aus dem er die Ordelaffi vertrieben hatte. Es kann kein Zweifel darüber herrschen, daß der Papst und Riario ihre Hände in der Verschwörung der Pazzi im Jahr 1478 hatten, die Giuliano Medici das Leben kostete. Die Pazzi waren die Bankiers des Papstes.

Nach dem Mißlingen dieser Unternehmung ward eine neue ersonnen: Mit Venedig sollte der Besitz des Herzogs von Ferrara geteilt werden. Ihm wurde der Krieg erklärt. Zu seiner Hilfe zogen der König von Neapel, der Herzog von Mailand und die Florentiner. Der Herzog von Kalabrien drang in den Kirchenstaat vor. Als Gonfaloniere der Kirche zog ihm Girolamo Riario entgegen. Doch schien es sicherer, als obersten Heeresleiter außerdem noch einen erfahrenen General zu haben. Einen solchen überließen die Venetianer dem Papst. Es war Roberto Malatesta. Ihm gelang es mit Hilfe von Giovanni Giacomo Piccinino, dessen Vater nicht lange vorher auf tückische Weise Ferdinand I. von Aragon, der erste König von Neapel, hatte ermorden lassen, die neapolitanische Armee bei Campo Morto zu vernichten. Nachdem er sonst noch vorhandene, in festen Orten liegende neapolitanische Truppen aus dem päpstlichen Gebiet verjagt hatte, wurde er nach Rom zurückberufen. Dort wurde er vom Papst und dem Volk mit den höchsten Ehren als Befreier empfangen. Nach zwei Tagen erkrankte er und starb im Jahr 1482 im Haus des Kardinals Stefano Nardini. Nur ganz vereinzelt wird sein Tod auf eine natürliche Ursache wie auf Trinken von kaltem Wasser nach der Schlacht oder »Fieber« oder ähnliche Unwahrscheinlichkeiten bezogen. Er ging nach der allgemeinen damaligen Meinung an Gift zugrunde, das der auf seine Erfolge neidische Riario ihm hat reichen lassen. Mit einer nicht mißzuverstehenden Wendung hat ein in jener Zeit hervorragender Mann, der Kanzler des römischen Senats war, in seinen täglichen Aufzeichnungen vermerkt, daß, als einst die Bürger von Siena durch die Tüchtigkeit eines Heerführers von der Bedrückung durch die Florentiner befreit worden wären, sie lange beratschlagt hätten, welche Art von Belohnung sie diesem um sie so verdienten Mann zuteil werden lassen könnten. Schließlich sei einer in der Versammlung aufgestanden und habe geraten, man solle den Mann töten und ihn dann als Heiligen und Erretter anbeten. So sei es geschehen. Diese Reminiszenz wurde auf das Verhältnis des Papstes zu Roberto Malatesta angewandt. Der Papst habe sich das Beispiel der Sienenser zum Vorbild genommen, weil der Tod dieses Mannes so unmittelbar nach seinem Sieg erfolgt sei.

Die Vergiftungserkrankung ging, wie in jener Zeit üblich, mit Durchfällen einher. Diejenigen, die Näheres über dieselben und ihr Zustandekommen wußten, scheuten sich, die ganze Wahrheit zu sagen. Ein solcher Chronist will gerade in jenen Tagen abwesend gewesen sein, aber gehört haben, daß Malatesta schon im Lager einige Tage lang von blutigen Durchfällen gequält worden sei, dann zur Erholung sich in einen Ort begeben habe und, als dort das »Fieber« stark geworden, auf den Rat des Papstes nach Rom gekommen sei und bei Kardinal Stephanus Wohnung genommen habe. Dies widerspricht allen anderen Angaben, nach denen er scheinbar gesund und nicht in einer Sänfte getragen in Rom eingezogen und dort erst erkrankt sei. Aber selbst der Chronist, der so zurückhaltend in seinen Aussagen ist, kann nicht die Bemerkung unterdrücken, daß vielen sein Tod für die Kirche schließlich nützlicher als sein Leben erschienen sei. Sein Sieg habe ihn so übermütig gemacht, daß kein Lohn dafür ihm genügen konnte. Deshalb wäre Trauer über seinen Hingang nicht am Platz, mehr die Freude darüber, daß er nicht wieder gesund geworden sei. Malatesta war kaum 40 Jahre, als er durch Gift – wahrscheinlich durch Arsen – starb. Der Papst ließ ihn in der Peterskirche beisetzen. Kaum war der Tote begraben, als Riario nach Rimini zog, um die Witwe Malatestas ihres Besitzes zu berauben.

In jenen Zeiten reichte oft schon der wirklich gehegte oder sogar nur erheuchelte Verdacht einer geplanten Vergiftung aus, um ein Verbrechen zu begehen und eventuell auch straflos sein zu lassen. Ein solcher Verdacht lieferte die Unterlage für einen grausamen Mord, der einst in der Familie Farnese sich ereignete. Gerolama Farnese, die Schwester von Giulia Farnese, der Geliebten Alexanders VI., hatte sich in zweiter Ehe mit einem Grafen Giuliano Orsini vermählt, der einen Sohn, Giambattista, hatte. Im Tagebuch des Zeremonienmeisters Burchard wird – in Übereinstimmung mit einem in der vatikanischen Bibliothek befindlichen Bericht – erzählt, daß dieser Giambattista mit seinen Trabanten in Stabbia in das Zimmer der Gerolama eingedrungen sei, nachdem ihr Gatte unter einem Vorwand aus demselben herausgelockt worden war, seine Stiefmutter bei Tisch getroffen und sie mit zwei Stichen in die Brust und in den Kopf getötet habe. Nicht ganz sicher darüber, ob sie wirklich tot sei, schickte er einen von seiner Bande nochmals zurück, der ihr den Hals abschnitt. Dem Mörder scheint nichts geschehen zu sein. Ein Zeuge sagte aus, daß Gerolama Gift besessen habe, womit sie ihren Stiefsohn und andere habe vergiften wollen. Kein anderer hat diese böswillige Anklage bestätigt. Vielleicht aus diesem Grund sagten die beiden vernommenen Menschen – darunter ein Priester – auch noch aus, daß Gerolama ehebrecherischen Umgang gepflogen habe.

Die Baglioni

In manchen anderen bekannten Herrscherfamilien Italiens war Gift neben Totschlag ein nicht seltener Lebensbeendiger. So im Hause der Baglioni, der Tyrannen von Perugia. Malatesta Baglioni endete der allgemeinen Annahme nach auf diese Weise im Jahre 1437. Für ihn wurde eine sonderbare Leichenfeier veranstaltet. Des gleichen Todes starb im Jahr 1460 noch in jungen Jahren Galeotto Baglioni und vielleicht auch Adriano (Morgante) im Jahre 1502. Ein kleiner Ausschnitt aus der Geschichte dieser Familie zeigt, wie der unnatürliche Tod in ihr fast die Regel war:

- Pandolfo, 1393 ermordet
  - Nello, gest. 1457
    - Galeotto vergiftet 1460
    - Pandolfo ermordet 1460
  - Malatesta wahrscheinlich vergiftet 1437
    - Guido, ermordet 1500
      - Astorre ermordet 1500
      - Gentile ermordet 1527
      - Adriano (Morgante) vergiftet 1502
      - Ottaviano getötet 1494
      - Gismondo ermordet 1500

Strahlender Glanz ergoß sich über das Haus Este, als Borso, der seinem Bruder Lionel Este in der Herrschaft gefolgt war, durch den Papst Paul II. zum Herzog von Ferrara ernannt worden war. Schon vorher hatte ihn Kaiser Friedrich III. zum Herzog von Modena und Reggio gemacht. Wie unbedeutend war aber der Jubel hierüber im Vergleich zu dem, der nun folgte! Gleich einem antiken Triumphator war der neue Herzog unter Aufwendung eines ungeheuerlichen Luxus unter den begeisterten Akklamationen des Volkes im Jahre 1471 in Rom eingezogen. Wann hätte schaulustiges Volk je allein schon vor äußerlicher Prunkentfaltung der Großen dieser Welt geschwiegen? Der Papst war mit Borso zufrieden, weil er der Liga der italienischen Fürsten gegen die Türken beigetreten war und weil er durch die Annahme des Herzogstitels anerkannte, daß Ferrara ein päpstliches Lehen sei. Nicht lange erfreute sich Borso seines neuen Glanzes. Schon am 20. August 1471 starb er, wie die einen meinten, durch ein Fieber, das er sich in Rom geholt, nach anderen, weil ihm ein langsam wirkendes Gift beigebracht worden sei. Sicher ist, daß er schon krank nach Ferrara zurückkehrte, nachdem er, wie es scheint, gesund in Rom eingezogen war.

Auch sein Bruder und Nachfolger Herkules I. wurde mit Gift in Verbindung gebracht. Lionel Este hatte einen Sohn Niccolo hinterlassen, der Anspruch auf das Herzogtum machte. Als dieser sah, daß das Volk sich für Herkules entschied, floh er, um der Rache seines Vetters zu entgehen, nach Mantua zu seinem Onkel Ludwig II. Es scheint sicher zu sein, daß Herkules Niccolo hat vergiften lassen wollen, angeblich, weil dieser das gleiche gegen ihn geplant habe. Niccolo war ein Gewaltmensch, der später mit einer Schar Gewappneter durch List sogar in Ferrara eingedrungen ist – für einen Vergiftungsversuch seinerseits fehlt jedoch jede Bekundung. Anders ist es mit der Tat des Herkules. Er sandte den Grafen Niccolo di Rinaldo Ariosti, der schon Vertrauter seines Bruders Borso gewesen war, im Dezember 1471 nach Mantua, angeblich, um der Gräfin Gonzaga ein Geschenk zu überbringen, in Wirklichkeit, um Niccolo zu vergiften. Unter dem Versprechen von zwei Kastellen, einem Schloß in Ferrara und einem Jahrgeld gelang es, den Hofmarschall Niccolos, Cäsar Pirandoli, für die Tat zu gewinnen. Man gab ihm einen vergifteten Dolch und für den Fall, daß er nicht Mut genug besäße, mit diesem die Tat zu vollführen, noch ein tödliches Gift, das in die Speisen getan werden sollte.

Als die Stunde für die Tat am 8. Dezember abends herannahte, wurde Pirandoli von Schwindel und Koliken befallen. Da er glaubte, sich durch Zufall mit der Substanz vergiftet zu haben, offenbarte er alles seinem Herrn. Niccolo Ariosti floh, während Pirandoli und ein Komplize öffentlich auf dem Markt in Mantua hingerichtet wurden.

So sehr wahrscheinlich es ist, daß das geschilderte Ereignis sich so wie beschrieben abgespielt hat, so wenig Begründung hat es, daß, wie erzählt wird, der Herzog Herkules seine Frau Eleonora von Aragon im Jahr 1493 durch Gift getötet habe, angeblich weil sie ihn auf Betreiben ihres Bruders Ferrante von Neapel durch das gleiche habe beseitigen wollen. Das letztere ist nach dem Charakter dieser kunstsinnigen, von Ariost und anderen besungenen Frau, die durch ihre Geistesgegenwart bei dem Einfall Niccolos in Ferrara alles gerettet hat, sicher auszuschließen. Vielleicht hat der damals sehr bekannt gewordene Vergiftungsversuch an Niccolo den Anlaß gegeben, den Herzog auch hierbei zu verdächtigen. Sie soll infolge eines Magenübels zugrunde gegangen sein. Bei ihrem Tod war ihr Gatte nicht in Ferrara.

Im allgemeinen war in jenen Zeiten die Gefahr, vergiftet zu werden, nicht gering. Und auch fast hundert Jahre später hat der letzte der Herzöge von Ferrara, Alfons II. (gestorben 1597), der Gatte der Lucrezia Medici, der Tochter von Cosimo Medici von Toskana, ein genußsüchtiger, den glanzvollen Vergnügungen sehr ergebener Mann, seine noch verbleibende freie Zeit dazu benutzt, gleich den Mediceern, sich mit Giften zu befassen.

König Ladislaus aus dem Haus Anjou

Wie im Norden Italiens, so stieg auch in anderen Teilen dieses Landes um die genannte Zeit die Flut von Vergiftungen merklich an. Eine Fülle von zum Teil phantastischen Angaben umweben diejenige von Ladislaus (Lancelot), dem König von Neapel und Ungarn, dem Sohn von Karl III. und Margarete von Durazzo. In dauernde Kämpfe verwickelt, bald mit Ludwig II. von Anjou, bald mit den Päpsten Innozenz VII. und Johannes XXII., mit Florenz, Bologna usw., für einen Ketzer erklärt, gegen den ein Kreuzzug gepredigt wurde, siegte dieser ehrgeizige junge Mann in fast allen Unternehmungen. Nachdem er erneut im Jahr 1413 Rom eingenommen hatte – eine entsetzliche Heimsuchung für diese Stadt –, nötigte er die

Florentiner, den zu ihnen geflüchteten Papst zu verjagen. Dieser floh nach Bologna. Als Ladislaus auf dem Marsch dorthin war, erkrankte er plötzlich in Perugia und starb bald danach im Jahr 1414.

Schon in seiner Jugend ging das Gerücht, daß er einmal vergiftet worden und nur durch die Kunst der Ärzte, die ihn öfter in das Innere von frisch getöteten Mauleseln haben einlegen lassen, gerettet worden sei. Sein Tod wurde nur vereinzelt auf eine fieberhafte Erkrankung, sonst allgemein auf Gift bezogen – aller Wahrscheinlichkeit nach mit Recht. Es war auch hier wieder das Mittel, um sich dieses unaufhaltsam und rücksichtslos vordringenden, auch vor Morden nicht zurückschreckenden Mannes zu erwehren. Zurückzuweisen sind für die Art des Vollbrachtseins der Vergiftung alle jene Fabeln, die sich in älteren medizinischen Schriften und bei Historikern finden. Weder hat er sich den Tod durch Gift geholt, das in die Geschlechtsteile seiner zugleich mit ihm gestorbenen Geliebten getan worden war, noch dadurch, daß diese auf Wunsch ihres von den Florentinern bestochenen Vaters eine mit Akonit bereitete Salbe gleichsam als Liebeszauber in seine Geschlechtsteile eingerieben hatte, noch durch Berühren einer mit Schierlingssaft getränkten seidenen, mit Goldfäden durchwirkten Haube, die die Geliebte trug. Ich nehme an, daß er bei ihr das Gift mit einem Getränk bekommen hat – nicht als Liebes-, sondern als Todestrank. Die Veranlasser waren die Florentiner. Mit Recht fürchteten sie, eines Tages von ihm ihrer Freiheit beraubt zu werden. Sie beschlossen deswegen, ihn durch irgendein Mittel aus dem Weg zu räumen. Die Liebschaft, die er mit einer Arzttochter aus Perugia hatte, bot sich hierfür als Mittel. Dem Vater wurden außerordentliche Versprechungen für den Fall des Gelingens gemacht. Daß der König innerlich ein Gift bekommen haben muß, geht aus den Symptomen hervor, die auf Bilsenkraut oder Stechapfel oder Belladonna schließen lassen: Er wurde akut wahnsinnig und starb im Wahnsinn, in Wahrheit an der Herzlähmung, die, konkurrierend mit der Gehirnerregung, eine Wirkungsfolge der Tropeine aus der Familie der Nachtschattengewächse, auftrat. Eine Stütze für meine Annahme liegt auch in der Bekundung, daß der König aus Furcht vor Gift, »den Trank königlicher Pokale«, lieber Soldatennahrung wie Brot, Käse, Zwiebel usw. im Lager zu sich nahm.

Kirchliche Geschichtsschreiber lassen ihn durch venerische Infektion erkranken und sterben: »Sieh da, unvermutet hören wir«, so berichtet der Bischof Niem, »die erfreuliche Nachricht, daß der König Ladislaus, von einer schweren und unheilbaren Krankheit ergriffen, zu Schiff nach Neapel abgezogen sei, wo er nach Erduldung heftiger Schmerzen und besonders vom ›heiligen Feuer‹ an seinem Glied heimgesucht, der göttlichen Vergeltung anheimgefallen, vorzeitig gestorben ist.« Die Genugtuung über die Geschlechtskrankheit, die den Angreifer des Papstes befallen hat, kommt auch sonst bei Annalisten zum Ausdruck: Er sei an dem Körperteil gestraft worden, mit dem er gesündigt. Eine Hure von Perugia habe ihn angesteckt oder durch Gift in ihren Geschlechtsteilen vernichtet. Da der König weder an einer Gonorrhöe noch an einem Schanker, den er sich schlimmsten Falles in Perugia geholt hatte, jäh sterben konnte und man doch seinen Tod als durch eine Sexualkrankheit bedingt erklären wollte, so verfiel man auf den Gedanken, ihm einen brandigen Schanker oder brandige Bubonen anzudichten, die einen schnellen tödlichen Ausgang in Pyämie oder Perforation der Bauchdecke mit Bauchfellentzündung genommen hätten. Diese freie Phantasie braucht ernstlich nicht abgewiesen zu werden. Sie widerspricht jeder Wirklichkeit in diesem Fall. Er starb, weil er allen ein Hindernis und ein Ärgernis war, und die Erzählungen über die angeblichen Vorkommnisse in seiner Geschlechtsregion sind offensichtlich erfunden worden, um den wahren Vorgang zu verschleiern.

Feinde hatte dieser brutale Mann viele. Hatte er doch einmal vier Barone aus dem Hause der Sanseverini ermorden und ihre Leichen in einem Schutthaufen verscharren lassen. Seine chronische geschlechtliche Übererregung ließ ihn Weiber notzüchtigen. Es ist sogar nicht unwahrscheinlich, daß er seine zweite Frau, Maria, die Tochter des Konnetabel von Zypern, Jakob von Lusignan, hat vergiften lassen, um freie Bahn für weitere Liebschaften zu haben.

Viertes Kapitel

Durch die Republik Venedig veranlaßte Vergiftungen

Die bis zur äußersten Möglichkeit getriebene Überwachung der höchsten Staatslenker der Republik Venedig findet in den Statuten der Inquisition ihren Ausdruck, und aus ihnen geht weiter die rücksichtsloseste und grausamste Bestrafungsart auch der kleinsten Vergehen hervor, aus denen z.B. eine Preisgebung von Staatsgeheimnissen oder eine Gefährdung der

Sicherung von Interessen der Republik abgeleitet werden konnte. Ja, schon der leiseste Verdacht, der auf irgend jemand in diesen Beziehungen fallen konnte, führte den Beargwöhnten ins Verderben. Erstreckte sich doch die Überwachung sogar auf die Mitglieder des furchtbaren Rates der Zehn, auf den Dogen und die Inquisitoren selbst. Jede Anklage gegen eine dieser Personen wurde im tiefsten Geheimnis erledigt. Wurde die Todesstrafe ausgesprochen, so sollte nach den Statuten der Inquisition vorerst an die Vollstreckung durch Gift gedacht werden.

Was Burnet, der schottische Bischof von Salisbury, im Jahre 1686 über offizielle Vergiftungen in Venedig mitteilte, entspricht der Wahrheit: »Ein vornehmer Mann sagte mir, daß ein Generalvergifter zu Venedig wäre, welcher von den Inquisitoren besoldet und dazu gebraucht würde, daß er diejenigen, deren öffentlicher Tod einige Unruhe nach sich ziehen möchte, aus dem Weg räumen müßte. Die Nachricht kam ihm von einem Mann, dessen Bruder selbst dies Amt auf sich zu nehmen angezogen worden war.«

Die Giftverwendung im Staatsinteresse ging aber noch viel weiter. Sobald der zum venezianischen Residenten in Konstantinopel ernannte Beamte sich dorthin begab, wurden ihm eine Kassette mit Goldstücken und ein Gefäß mit Gift übergeben, beides zur Verwendung auf Anweisung.

Urkunden, die in unserer Zeit im Archiv des Rats der Zehn gefunden wurden, lehren noch viel mehr. Nicht nur im Orient, sondern auch im Abendland, überall, wo das politische Interesse von Venedig nach der Meinung der rücksichtslosen oligarchischen Lenker der Republik es erforderte, wurde Gift zur Tötung hindernder Menschen verwendet. Die Forschungen in dem genannten Archiv ergaben, daß die Republik auf diesem Weg Herrscher, hohe kirchliche Würdenträger und Feldherren beseitigen ließ. Sie war auch zugänglich für die Empfehlung neuer, ihr unbekannter Gifte. So berichtet Neri Capponi, der wiederholt als florentinischer Gesandter bei den Venezianern und bei Sforza war und dem man glauben darf, da auch das Geheimste an ihn gelangte, daß, als die Republik Venedig, die im Jahr 1453 im Kampf mit Francesco Sforza lag, erkannt hatte, daß ihm nicht beizukommen war, sich in Verhandlungen einließ, die den Zweck hatten, ihn ermorden oder vergiften zu lassen. Das erstere mißlang. Das Gift sollte in dem Zimmer in das Feuer geworfen werden, in dem der Herzog sich befand. Der sich entwickelnde Rauch sollte so gefährlich sein, daß keiner der dann im Zimmer Befindlichen mit dem Leben davongekommen wäre, d.h. nach dem Eindringen des Giftes in die

Atmungsorgane. Dem Vergifter, dem der schreckliche Rat der Zehn zehntausend Florin versprochen hatte, verriet den Plan an Sforza und gab ihm das Gift, das dieser aufbewahrte, um seinerseits es bei geeigneter Gelegenheit zu gebrauchen.

Man hat die Glaubwürdigkeit des Chronisten in diesem Fall bezweifeln zu müssen geglaubt, weil er als Florentiner der Parteilichkeit gegenüber den Venezianern verdächtig war. Aber weder dies noch der andere Einwand, daß der Geschichtschreiber Sforzas, sein Sekretär, nichts davon erwähnt hat, noch schließlich die Meinung, daß die Leiter der Republik auf einen Vorschlag, sich so ihrer Feinde zu entledigen, wegen seiner Unehrbarkeit nicht eingegangen wären, ist stichhaltig. Am allerwenigsten der letztere Grund, wenn man als sicher weiß, daß in Venedig, soweit das Staatsinteresse in Frage kam, Gift als Waffe galt.

Es gab damals nur zwei Gifte, von deren Dampf man schwere körperliche Schädigung bzw. den Tod erwarten durfte: Arsenverbindungen und Quecksilber. Die ersteren können nicht in Frage kommen, weil ihr eigentümlicher Geruch sie verraten haben würde. Meiner Überzeugung nach wird es sich um metallisches Quecksilber gehandelt haben, das um jene Zeit begann, auch für arzneiliche Zwecke in größerem Umfang benutzt zu werden.

In die positiven Angaben über die Vergiftungspraxis der Republik fügt sich nicht ein ein Ereignis, das von Pietro Bembo, dem Sohn von Bernardino Bembo, berichtet wird. Karl VIII. von Frankreich stand im Kampf gegen die Koalition von Papst, Kaiser, Mailand, Venedig und Spanien. Da machte Tristan Saornianus (?) dem Bernardino Bembo, dem Vorsitzenden der Zehnmännerregierung, den Vorschlag, den König mit Hilfe eines ihm bekannten verschlagenen Epiroten, der am Hof Frankreichs, in nächster Umgebung des Königs, einen Verwandten hatte, vergiften zu lassen. Obschon Bembo im voraus wußte, daß das Kollegium den Plan ablehnen würde, legte er ihn vor. Tristan wurde vorgeladen und ihm eröffnet, daß ein solches Vorgehen von der Republik noch nie geübt worden sei, obschon sie es oft hätte bewerkstelligen können. Sie lehnten alles ab unter Hinweis auf die moralische Empfindung. Mir will scheinen, als hätte durch diese ablehnende Antwort der Welt gegenüber alles, was an Gegenteiligem getan worden war, gedeckt werden sollen.

SECHSTER ABSCHNITT

Vergiftungsberichte aus dem 16. und den folgenden Jahrhunderten

Erstes Kapitel

Vergiftungen bekannter Menschen in romanischen Ländern

Vespasiano Gonzaga

Allem Anschein nach wurde Vespasiano Gonzaga, der Herzog von Sabbioneta, zum Giftmörder seiner Frau. Dieser Mann ist in der Geschichte nicht ganz unbekannt. Abgesehen davon, was er baulich und künstlerisch für Sabbioneta getan hatte, bleibt ihm als Ruhm die Schule für das Studium des Lateinischen und Griechischen, die er dort errichtet hatte, und die Druckerei, aus der hebräische Fundamentalwerke vorzüglicher Gestalt hervorgingen.

Er war mit Diana d'Antonio di Cardona verheiratet. Die eheliche Gemeinschaft zeichnete sich nicht durch Kontinuität aus. Für kurze Zeiten nur hielt er sich in Sabbioneta auf. In den Zwischenzeiten sah ihn bald diese, bald jene italienische Stadt, bald auch der Hof des Kaisers Ferdinand. Im Jahr 1559 erhielt er nach einer vierzehnmonatigen Abwesenheit vom Haus anonyme Briefe, in denen ihm Mitteilungen über die Untreue seiner Frau gemacht wurden. Sie sollte ein Liebesverhältnis mit seinem Sekretär Annibale Raineri haben, das nicht ohne Folgen geblieben sei, nachdem sie schon vorher wiederholt mit anderen ihm die Treue gebrochen hätte. Es ist bei der Stellung und dem Vonsicheingenommensein Gonzagas erklärlich, daß schlimmster Haß und Rachsucht gegenüber seiner Frau Platz griffen. Einige Wochen noch wartete er, um die Wahrheit feststellen zu können, und als er Gewißheit gewonnen, ließ er den Liebhaber durch seinen Vertrauten Pierantonio Messirotto in seinem Vorzimmer töten. Seine Frau führte er zu dem Getöteten und gab ihr ein Gefäß mit tödlichem Gift, das sie nehmen sollte. Sie flehte ihn an zu warten, um das Kind in ihrem Leib nicht mitzutöten. Drei Tage beließ er sie in dem Gemach, eingeschlossen mit dem Getöteten, unter gelegentlichem Zuruf durch ein Fensterchen: »Trink, trink.« Schließlich tat sie es und wurde mit dem Tod ringend fortgetragen. Ein glänzendes Gepränge wurde bei der Beerdigung entfaltet. Gonzaga ließ verbreiten, daß seine Frau an Apoplexie gestorben sei. Sie starb aber an Gift.

Domenico Zampieri

Wie die Beneidung eines hervorragenden Schaffers den Neidern auch eine so verachtenswerte Waffe, wie das Gift sie darstellt, in die Hand drücken kann, ersieht man aus dem Schicksal des großen Malers Domenichino. Schon in Bologna, dem ersten Feld seiner Tätigkeit, und in Rom, wo er im Jahr 1621 Überragendes für Kirchenfürsten und den Papst Gregor XV. schuf, hatte er das Unglück, bei Berufsgenossen Neid und Eifersucht zu erregen. Diese wuchsen ins Ungemessene, als er in der Kathedralkapelle von Neapel die Fresken zu malen übernommen hatte. Zur Warnung hätte ihm dienen können, daß schon vor ihm an solchem Werk tätige Maler vor den Intrigen des Correnzio, Ribera, Lanfranc und anderen das Feld hatten räumen müssen. Nachdem er einige Zeit gearbeitet hatte, wurde er durch ungerechte Kritiken und persönliche Bedrohungen veranlaßt, nach Rom zu entfliehen. Da man aber in Neapel den dringenden Wunsch hatte, die Ausschmückung der Kathedrale beendet zu sehen, erreichte schließlich ein nach Rom gesandter Vermittler, daß Domenichino nach einem Jahr wieder nach Neapel zurückkehrte. Nun setzten seine Leiden verstärkt ein. Die Mißgunst seiner Kollegen erfand stets neue Mittel, um seine Arbeit nicht nur zu hemmen, sondern z.B. durch absichtlich veranlaßten schlechten Bewurf der Malfläche auch zu zerstören. Dazu kamen häusliche Bekümmernisse wegen eines als Schwiegersohn zurückgewiesenen Verwandten. Domenichino wurde mißtrauisch und nahm an, daß man ihm sogar nach dem Leben trachten würde. Er fürchtete offene Gewalt weniger als Gift und bereitete sich deshalb seine Nahrung selber zu. Da erkrankte er im Jahr 1641 und starb nach nur zweitägiger Krankheit, aus voller Tätigkeit heraus. Er hatte gerade eine der Kuppelfresken zu malen beginnen wollen. Der Tod trat so unerwartet ein, daß damals allgemein die Überzeugung verbreitet war, daß er nicht natürlich, sondern durch Gift, das ihm in seinen morgendlichen Wassertrunk getan wurde, herbeigeführt worden sei. Hierfür liegt nach allem, was vorgegangen war, und nach dem Charakter seiner Feinde eine große Wahrscheinlichkeit vor.

Kurz vor dem Schluß des 16. Jahrhunderts machte in Frankreich der plötzliche Tod von Gabrielle d'Estrées, Herzogin von Beaufort, der Geliebten König Heinrichs IV., bei vielen den Eindruck einer Vergiftung und wurde mehrere Jahrhunderte hindurch wirklich als eine solche aufgefaßt. Die Begleitumstände konnten dies rechtfertigen. Zuvörderst handelte es sich um eine Frau, die angeblich schon vor Heinrich IV. eine ganze Reihe von Liebhabern gehabt hatte, von Heinrich III. an, an den sie durch ihre Mutter gegen Bezahlung gegeben worden war, bis zu dem Bankier Zamet, den Herzögen von Longueville und Bellegarde und anderen, und die – wie ihre Gegner angaben – noch als Geliebte Heinrichs IV. ihren Verkehr mit anderen fortsetzte. Die Königin Margarete nannte sie in einem Brief an Sully, den dieser dem Untersuchungsrichter vorlegte, »eine verrufene Schanddirne«. Sie besaß, wie Sully in seiner Vernehmung angab, ein nicht geringes Maß von Anmaßung, Ehrgeiz und Habsucht. Ihr Vermögen war in der Zeit allgemeiner Not außerordentlich hoch angewachsen. Sie konnte kaum noch mehr erlangen als die Krone einer Königin von Frankreich. Und dies sollte trotz der Mißbilligung, die gegenüber diesem Plan des Königs von dessen Freund und Minister, dem Herzog Sully, und anderen laut wurden, geschehen. Die Scheidung Heinrichs von Margarete von Valois sollte gerade von Papst Clemens VIII. gebilligt werden. Schon war der Verlobungsring mit der etwa im sechsten Monat schwangeren Herzogin gewechselt worden. Der König, der mit ihr in Fontainebleau war, wünschte, daß sie, als das Osterfest 1599 herangekommen war, in Paris ihren kirchlichen Pflichten nachkäme. Er mochte, weil dies öffentliches Ärgernis erregen konnte, in diesen Tagen nicht mit ihr zusammen sein. Der König verließ sie in Melun. Er gab ihr zur Begleitung vor allem seine Vertrauten La Varenne und Montbazon mit. Sie soll durch ihre Schwangerschaft in dieser Zeit schon gelitten haben: Sie war nervös erregt, weinte, stöhnte und war schreckhaft. Sie kam am Dienstag, den 6. April 1599, in Paris an und stieg bei dem Bankier Zamet – auf Wunsch des Königs – ab. Am Donnerstag speiste sie mit großem Appetit und begab sich danach in die Kirche. Gegen Ende des Gottesdienstes fühlte sie sich schlecht. Sie bekam dort Ohnmachtsanwandlung, Schwindel und Kopfschmerzen. Sie verließ deshalb die Kirche und ließ sich in ihrer Sänfte heimtragen. Sie nahm hier zur Erfrischung eine Zitrone. Mehrere Personen sagten später aus, sie hätte danach Fieber, Kolik und eine »Pleuresie«

bekommen. Bei dem Zeugenverhör, dem auch La Varenne unterworfen wurde, machte er sehr richtig den Untersuchungsrichter darauf aufmerksam, daß bei dem heftigen und rapiden Verlauf der Krankheit von einer »Pleuresie« keine Rede sein könne. Sicher ist, daß sie nach der Rückkehr aus der Kirche und während eines kurzen Spazierganges in dem Garten von Zamet zusammengebrochen ist, das Bewußtsein verlor und einen Anfall von Erstickung mit Konvulsionen und Verlust der Sinnesempfindungen, besonders des Gesichts bekam. Man bezeichnete die Krankheit damals als Apoplexie. Dieser Anfall ging vorüber und das Bewußtsein kehrte zurück. Vielleicht hat sie in diesem Stadium des Leidens einen Brief an den König geschrieben, den sie durch den Herrn Puipeyroux absandte. Es ist nicht gut möglich, daß sie deren mehrere geschrieben habe. Sie wünschte sofort zu ihrer Tante, der Frau von Sourdès, gebracht zu werden. Dort angekommen, wiederholte sich der geschilderte Anfall nicht nur mehrfach in kurzer Aufeinanderfolge, sondern sie nahmen an Stärke noch zu. Es scheint indessen, als wenn zeitweilig das Bewußtsein noch erhalten gewesen wäre. Die Sinnesempfindungen schwanden aber bald ganz mit ihm. Schmerzen scheint sie jedoch stark empfunden zu haben. Krämpfe und wahrscheinlich auch eine Verfärbung entstellten ihr Aussehen. Die Augen waren verdreht und der Kopf in den Nacken gezogen. Diese Konvulsionen wurden als eigenartige bezeichnet. Die Ärzte konnten nicht helfen. Der Tod erfolgte wahrscheinlich in der Nacht vom 9. zum 10. April. Die in Gegenwart der hervorragendsten Pariser Ärzte vorgenommene Leichenöffnung ergab in bezug auf die Todesursache – wie nicht anders erwartet werden konnte – kein Resultat.

Die zwei schon damals verbreiteten Ansichten über die Todesursache: Vergiftung und Apoplexie sind in ihrer Bedeutung oft gegeneinander abgeschätzt worden. Für eine Vergiftung wurden persönliche und politische Gründe angegeben, die einen bestechenden Eindruck zu machen wohl geeignet sind. Es ist bekannt, daß Unterhandlungen weit gediehen waren, um eine Heirat Heinrichs IV. mit Maria von Medici, der Nichte des Großherzogs Ferdinand von Toskana, zustande zu bringen. Als diese durch Gabrielle d'Estrées zu scheitern drohten, soll der Großherzog durch den Italiener Zamet die Vergiftung haben vornehmen lassen, die, wie man damals sagte, nicht die erste von ihm veranlaßte gewesen sei. Bianca Capello und sein Bruder seien ja in seiner Gegenwart durch Gift umgekommen. Alte und neuere Historiker haben eine Vergiftung angenommen und diesen Mann als Urheber bezeichnet.

Andere gingen noch weiter und nannten Sully selbst den Veranlasser. Sie stützten sich, abgesehen von allem anderen, auf die Worte, die er kurz vorher zu seiner Frau gesagt hatte: Das Seil sei stark gespannt und das Spiel verspräche Erfolg, falls es nicht risse, könne es anders kommen, wie gewisse Personen es sich vorstellten. Nicht nur dies gab Sully bei seiner Vernehmung als Zeuge zu, sondern auch, daß, als er die Botschaft vernommen, er zu seiner Frau in das Schlafgemach gegangen sei, sie umarmt und zu ihr gesagt habe: »Mein Töchterchen, du brauchst in Zukunft weder am Abend noch am Morgen der Herzogin von Beaufort deinen Besuch zu machen, denn das Seil ist gerissen.« Dies hatte der Bote gehört, der in aller Frühe vor Sullys Schloß gesprengt kam und draußen vor dem Graben gerufen hatte: »Vom König! vom König!« Die Zugbrücke war heruntergelassen und der Bote ins Schloß geleitet worden, wo man ihn bewirtete und ausfragte. Sully erläuterte den Sinn seiner Bemerkungen dahin, daß er auf irgendein zufälliges Ereignis gehofft habe, das den für den König und Frankreich unglückseligen Plan zunichte machen könne. Er fügte hinzu, daß er wohl sähe, daß die Fragen des Richters dahin zielten, bei ihm die Mitwissenschaft eines Verbrechens gegen die Herzogin vorauszusetzen. Aber er lehne derartiges ab, wie schon Zamet, der direkt Angeschuldigte, jede solche Zumutung zurückgewiesen habe. Wie wenig der König an derartiges glaube, könne man daraus ersehen, daß sie beide nach dem Tod der Herzogin zu noch höheren Ehrenstellen befördert worden seien.

Die Annahme einer Vergiftung stößt toxikologisch auf unüberwindliche Schwierigkeiten. Nur unter den schlimmsten narkotischen Giften könnte ein ähnlich wirkendes gesucht werden, und auch da dürfte man kaum eines finden, daß so dosiert werden könnte, daß es seine krampferzeugenden Wirkungen nach einigen Stunden eintreten und zweimal 24 Stunden anhalten ließe. Denn nicht, wie mehrfach irrtümlich angegeben wurde, in einigen, sondern nach etwa 45 Stunden, erfüllt mit Krampfanfällen, erfolgte hier der Tod. Man kannte damals kein Krampfgift, das Anfälle mit Remissionen und Intermissionen, wie sie scheinbar hier zutage traten, zu erzeugen vermöchte und – man kennt auch heute noch keines, das Menschen in derartigen Zuständen klonischer und tonischer

Krämpfe, mit Nackenstarre, Augenmuskelkrämpfen, Atmungsstörungen usw. und darauf folgender Bewußtlosigkeit so lange am Leben ließe. Ganz selten sah man nach akuter Vergiftung mit Strychnin bzw. den Krähenaugen, die selbstverständlich hier nicht in Frage kommen können, sich an die Krämpfe ein mehrtägiges Koma anschließen, das aber dann nicht in den Tod überging. Akonit muß als ganz anders wirkendes Gift hier von vornherein ausgeschlossen werden, und die anderen damals gebrauchten Vergiftungsmittel besitzen örtliche Reizwirkungen für Magen und Darm, die nach den Berichten hier nicht zutage traten. Es ist undenkbar, daß, falls solche vorhanden gewesen, sie nicht von einem der vielen Beobachter der Mitteilung für ganz besonders wert gehalten worden wären. Nur einmal wird von Kolik berichtet, die nach dem Essen der Zitrone eingetreten sein soll. Dies Symptom bedeutet aber hier nichts, da die Erkrankung, die schon im Einsetzen begriffen war, verschiedenartige Schmerzen im Körper hervorrief.

Mithin muß für die Erkrankung und den Tod der Gabrielle nach einem anderen Grund gesucht werden. Es liefert ihn die Eklampsie, jener gelegentlich bei Schwangeren in den letzten Monaten ihres Zustandes auftretende, den epileptischen Krämpfen gleichende Krampfzustand, der als Vorläufer Kopfschmerzen oder Magenbeschwerden, gelegentlich auch Blindheit aufweist und bei dem tonisch-klonische Konvulsionen des ganzen Körpers bei livider Verfärbung des Gesichts und verlorenem Bewußtsein bald längere, bald kürzere Zeit bestehen bleiben, um eventuell nach einer Pause wiederzukehren. Der Zustand endet mit völliger Bewußtlosigkeit, die früher oder später in den Tod übergeht. Bis darauf, daß gewöhnlich während eines Anfalls Gebärmutterbewegungen einsetzen und das Kind ausgetrieben wird – was bei Gabrielle nach den meisten Berichten nicht der Fall war –, ist ihr Krankheitsbild das der Eklampsie und nicht das einer Vergiftung.

Unter den vielen einander widersprechenden Angaben über das ganze Ereignis – stimmen doch nicht einmal die einzelnen Daten in den verschiedenen Berichten überein – fällt besonders auf, daß von zwei verschiedenen Personen angegeben wurde, daß während des Krankheitszustandes selbst die Entbindung stattgefunden habe. Fräulein von Guise, die spätere Prinzessin Conti, die bei der Herzogin während und nach dem Kirchgang war, läßt den Beginn des Leidens irrtümlich schon auf den Mittwoch, den 7. April, abends fallen. Am Karfreitag sei sie niedergekommen, veranlaßt durch die Medikamente, die man ihr gegeben habe, und am Sonnabend früh sei sie gestorben. Der Marschall von Bassompierre, der Freund Heinrichs IV., erzählt in seinen Memoiren: »Die Herzogin stieg nahe bei dem Arsenal bei ihrer Schwester, der Marschallin de Balagny, ab. Dort hatte sie u. a. Besuch von der Herzogin Guise und deren Tochter. Sie bat Mademoiselle Guise, bei ihr zu bleiben. Aber eine Stunde später bekam sie einen großen Krampfanfall, von dem sie sich erholte. Als sie im Begriff war, einen Brief an den König zu schreiben, stellte sich ein zweiter Krampfanfall ein, so stark, daß sie nicht wieder zu sich kam. In diesem Zustand verblieb sie die ganze Nacht. Am nächsten Morgen gebar sie ein totes Kind und am Karfreitag starb sie.« Am Donnerstag habe er sie kaum zum Wiedererkennen angetroffen.

Beide Angaben über die erfolgte Entbindung sind unrichtig und als solche schon in dem Zeugenverhör bezeichnet worden. La Varenne berichtigte damals den Irrtum. Die Ärzte hätten sogar, da das Übel so schwer war, mit Rücksicht auf die Schwangerschaft nicht die entsprechenden Mittel anwenden können und wollen. Auch so kann an der Diagnose Eclampsia gravidarum kein Zweifel bestehen. Obschon darüber keine Angabe vorliegt, kann es nicht zweifelhaft sein, daß die Ärzte, die das Kind bei der Obduktion noch im Leib fanden, den Tod natürlichen und richtigen Ursachen zuschrieben. Dies ergibt sich aus einer beiläufigen Bemerkung des Untersuchungsrichters. Er sagte: »Unsere Ärzte bestätigen, daß diese Art von Krankheit sehr häufig bei Frauen in vorgerückterer Schwangerschaftszeit vorkommt.« Diese besonders wichtige Äußerung ist bisher unberücksichtigt geblieben.

Don Carlos

Das gleiche Jahrhundert bot der Welt in Spanien eine erschütternde Tragödie dar, in der Gift eine Rolle gespielt hat: Leben und Tod des Don Carlos, Infanten von Spanien und einzigen Sohnes Philipps II. Die Gründe, die zur Einsperrung und zu dem sich daran anschließenden Tod dieses 23jährigen Manns führten, sind nicht sichergestellt. Viele Deutungen liegen darüber vor. Die Wahrheit werden wohl außer Philipp nur einige wenige sehr Verschwiegene gekannt haben. Man behauptet, die Rachgier habe den Inquisitor Don Ferdinand von Baldez veranlaßt, zusammen mit den Herzögen von Alba und Feria Philipp II. gegen den Sohn aufzubringen. Man übertrieb alles, was er gesagt, in gehässiger Weise. Seine Lebhaftigkeit und Freimütigkeit waren nicht von Klugheit und Vorsicht begleitet, welche in den damaligen Zeiten bei dem unersättlichen Ehrgeiz seines Vaters und der Willkür der Minister nötig war. Er tadelte die Schwachheit des Königs, sprach wider den Despotismus der Inquisition und anderes mehr. Die Inquisitoren, denen er gedroht, ihre grenzenlose Macht einzuschränken, sollen seinen Untergang beschlossen haben. Außerdem sollen zwei weitere ihn beschwerende Umstände für sein Schicksal entscheidend geworden sein: die seinem Onkel Don Juan d'Austria mitgeteilte und an den König verratene Absicht, Spanien zu verlassen – man vermutete, um zu den verhaßten Niederländern zu gehen – und vor allem die einem Priester gegenüber gemachte Eröffnung, daß er jemand töten, vorher aber dafür Absolution erhalten wolle. Man glaubte, daß er damit seinen Vater gemeint habe. Man setzte ihn gefangen, angeblich in dem Augenblick, wo dem König glaubhaft gemacht worden war, daß er entfliehen wolle. Der Generalpostmeister Ramon de Taxis hatte gemeldet, daß der Prinz für die nächste Nacht Postpferde bestellt habe. Man drang in sein Schlafzimmer. Der König und seine Begleiter nahmen alle Waffen an sich, entfernten auch sonst alle Gegenstände, die etwa zum Selbstmord hätten dienen können, und vernagelten die Fenster. Unberührt von den flehentlichen Bitten des auf den Knien liegenden jungen Mannes entfernte sich Philipp, nachdem er seine Befehle für die Bewachung gegeben hatte. Sehr schnell vertauschte Carlos sein Zimmer mit einem im festen Turm des Schlosses. Über die weiteren Ereignisse gehen die Berichte weit auseinander, und wo sie die gleichen Tatsachen behandeln, sind sie, je nach dem Standpunkt des Verfassers, absonderlich gefärbt oder mit Umdeutungen versehen worden, die die Notwendigkeit einer tief sondierenden Kritik nahelegen.

Es ist sicher, daß die Inquisition über ihn geurteilt hat. Man mag den Gerichtshof eine außerordentliche Kommission nennen, die nur eine »Enquete veranstaltete« (de Moüy). Es genügt aber, wenn man als erstes Mitglied dieser »Kommission« Diego Espinosa, den Großinquisitor von Spanien, den schlimmsten Feind von Don Carlos nennt. Daß sich in den Akten des heiligen Offiziums, wie der in Diensten Philipps gewesene Kanonikus von Toledo, Antonio Llorente, versichert, keine Akten über den von ihm charakterlich in den schlimmsten Farben gezeichneten Don Carlos gefunden haben, ist durchaus glaubhaft. Wie sollte es auch anders sein? Philipp erklärte in Schreiben an die Königin von Portugal und an den Kaiser Maximilian, daß an den Maßregeln gegen Carlos nie etwas geändert werden sollte, d.h. mindestens, daß die Gefangenschaft bis zu seinem Tod dauern würde. Der Prinz war von aller Welt abgeschlossen. In der Nacht schliefen der Herzog von Lerme im selben, fest vergitterten Gemach und zwei Offiziere im Nebenraum, und bei Tag wehrten zwei Hellebardiere jedem anderen als dem Beichtvater, dem Barbier, dem Diener und dem Arzt den Eintritt. Der gefühllose Philipp sah seinen Sohn von der Verhaftungsnacht am 22. Januar an bis zu seinem Tod am 24. Juli nicht mehr und kam, obschon ihm der bevorstehende Tod gemeldet wurde, nicht in das Sterbezimmer.

Eine Fülle von Vermutungen über den Grund dieses ganzen Verhaltens sind ausgesprochen worden. Der König selbst und der Großinquisitor stellten wiederholt in Briefen an Fürsten bzw. in Auskünften an Gesandte jede Attentatsabsicht des Infanten auf seinen Vater, jede schlechte Handlung, jedes politische oder religiöse Delikt bestimmt in Abrede. Ebenso bestimmt wurde abgewiesen, daß die dauernde Abschließung des Prinzen von der Welt eine Strafe oder ein Besserungsmittel sei. Philipp hatte es für nötig gehalten, gleich am Beginn der Festsetzung dem Papst, den Souveränen, den spanischen Städten, dem Herzog Alba und hervorragenden Männern brieflich von der Tatsache Kenntnis zu geben. Keiner dieser Adressaten hat jemals, trotz Rückfragen, mehr als ganz vage Redensarten für die Gründe des Vorgehens erfahren.

Als Beweggrund Philipps für das Verschwindenlassen von Carlos aus der Welt wurde angenommen, daß sein Sohn geisteskrank gewesen sei. Diese Diagnose ist so abwegig wie möglich. Sie läßt sich weder durch die Vorgänge selbst noch medizinisch begründen. Der Großinquisitor Espinosa war es, der diese Fabel tückischerweise aufgebracht hat. Als es jedoch bekannt geworden war, daß man dem angeblich geisteskranken Carlos während seiner Haft das Abendmahl gereicht hatte, und allgemeiner Unwille darüber kund wurde, schrieb Philipp an den Papst: »Es könne jemand sehr wohl diesen religiösen Akt vollziehen und doch unfähig sein, für alles, was Politik und Regierung beträfe.«

Was sagten die damaligen Arzte über Carlos' Zustand? Frei von Anklagen stünden Philipp und seine Helfer da, falls sie ein gemeinsames Gutachten der berühmtesten spanischen Ärzte auf Grund einer Untersuchung des angeblich Kranken eingefordert hätten, eventuell noch unter Zuziehung französischer und italienischer Ärzte. Derartige Consilia waren zu keiner Zeit ungewöhnlich. Man tat es hier nicht, weil das durchsichtige Gewebe von Ungesetzlichkeit sofort zerrissen worden wäre. Wo war die Berechtigung zu dem von Philipp kundgegebenen Entschluß, die Einsperrung seines Sohnes nie zu ändern? War es eine Geisteskrankheit, so konnte ja eine Besserung oder Heilung eintreten. War eine solche ausgeschlossen, so konnten nur Ärzte dies begründen. Kein Zeugnis eines Arztes darüber liegt vor. Schon dies allein wirft die Fabel einer Geisteskrankheit des Infanten über den Haufen. Carlos war so bei Sinnen, daß Philipp, aus Furcht, daß man dies erkennen und vielleicht noch anderes erfahren würde, dem Ersuchen auch nahester Verwandten, sie zu einem Besuch zuzulassen, den absolutesten Widerstand entgegensetzte.

Die einfachste Überlegung führt zu der Erkenntnis, daß Philipp und seine Vertrauten damit rechnen mußten, daß Carlos seinen Vater überleben und dann nicht nur der Welt die Gründe für das Tun seines Vaters erklärt, sondern auch wegen des erlittenen Ungemachs an den Ministern, vor allem an seinem Kerkermeister Ruy Gomez, Rache genommen und schließlich das alles ausgeführt haben würde, für dessen Planung er das Ungemach hatte leiden müssen. Es konnte deswegen seine Isolierung nur eine Etappe zum Ziel seiner Vernichtung sein, und um dieser den Charakter eines natürlichen Ereignisses zu geben, mußte man ihn zuvor krank bzw. kränker als bisher werden lassen, und zwar möglichst durch eigene Schuld. Dieses Programm wurde exakt durchgeführt. Noch in der Neuzeit ist jede Nummer desselben ernsthaft, freilich so unmedizinisch wie möglich, für Leichtgläubige aufgetischt worden.

Im dritten und vierten Monat der Inhaftierung von Don Carlos, also im April und Mai, war, nachdem die Verzweiflung über die ihm zugefügte Unbill und der Kummer über die Nutzlosigkeit seiner Pläne sich gelegt hatten, vielleicht auch, weil er auf Befreiung gehofft hatte, bei Carlos Gleichmut bei normalem körperlichem Befinden eingetreten. Schon im Monat Juni beginnt das letztere gestört zu werden. Es stellt sich Fieber ein. Der Kanonikus Llorente erwähnt es zugleich mit Delirien und Wutanfällen, die er bekommen haben sollte. Zur Unterstützung Llorentes machte man in der Neuzeit weitere medizinisch monströse Angaben eigener Erfindung wie zum Beispiel: »Er bekam Fieber, die Verzweiflung vermehrte es, und das Fieber verstärkte das Delirium.« (de Moüy) Er lasse sich zu Wut und Exzessen hinreißen. Einer dieser »Exzesse« bestand darin, daß er, der nie ins Freie gelassen wurde und Luft nur durch die verbarrikadierten Fenster bekam, um bei der hohen Sommerhitze Kühlung zu erhalten, barfuß auf dem mit Wasser besprengten Fußboden seines Gefängnisses ging oder sein Bett mit kaltem Wasser besprengte oder in der Nacht unbekleidet am Fenster sich hielt. Der vernünftigste Mensch würde nicht anders gehandelt haben. Ein anderer »Exzeß« bestand in Unregelmäßigkeit im Essen. Bald soll er viel, besonders Früchte, bald gar nichts gegessen, vor allem aber viel geeistes Wasser getrunken – also getan haben, was durch die äußerlichen Umstände absolut erklärlich ist. Und derartiges wagte man und wagt man noch als Erklärung für das zu geben, was nun sich daran anschloß, nämlich das Auftreten grober Vergiftungserscheinungen, die toxikologisch als Folge von wiederholter Einführung von Arsenik aufzufassen sind. Ich zitiere nach den Originaldepeschen des französischen Gesandten Fourquevaulx und Berichten anderer Zeitgenossen die Belege hierfür. Er schlief fast nicht, wurde mager und trocken, und die Augen sanken in den Kopf. Er wurde von dauerndem innerem Brand und Durst gequält, wogegen man ihm Eiswasser reichte, was er jedoch maßlos benutzte. Dabei bestand Fieber. Gegen Ende Juni verband sich dies mit Brechreiz und Durchfällen, die als Dysenterie bezeichnet wurden. Diese sollten ihre Ursache im Genuß des kalten Wassers gehabt haben, sind aber ganz allein Folgen von zweckmäßigen Dosen von Arsenik gewesen. Zwischen dem 10. und 15. Juli müssen diese stark erhöht worden sein. Die Folgen wurden auf das Verzehren einer großen, kalten Rebhuhnpastete samt der Kruste bezogen. Sie bestanden in einer Zunahme des unerträglichen Durstes, des Erbrechens und der unaufhörlichen Durchfälle. Das Erbrechen war so hartnäckig, daß er nicht das Abendmahl zu nehmen vermochte. Medikamente einzunehmen, soll er sich geweigert haben. Nach einer anderen, durchsichtigen Version soll ihm der Arzt Olivarez ein Purgiermittel eingegeben haben. Diese geschilderte Verschlimmerung wurde dem König gemeldet. Bald gesellten sich noch Inanitionsdelirien und die Zeichen des allgemeinen Verfalls, vor allem Schwäche, hinzu. Der französische Botschafter schrieb, daß Carlos nur noch aus Knochen bestehe. Am 19. Juli war der Zustand hoffnungslos. Am 21. Juli meldete der Nuntius nach Rom, daß es mit dem Infanten zu Ende ginge. So war es. Er verschied bei vollem Bewußtsein und vollem Verstand, nachdem er gebeichtet hatte. Mit Recht wurde darauf hingewiesen, wie mit einem Mal der angeblich vorher geisteskrank gewesene Carlos vor seinem Ende begonnen habe, ernst und klug zu sprechen. Sein »Verstandesmangel« scheint mit der Betätigung seiner kirchlichen Verpflichtungen in irgendeinem inneren Zusammenhang gestanden zu haben. Der Arzt hatte sich in der Todesnacht vorsichtigerweise entfernt. Der Tod war wie gewünscht eingetreten, Carlos vor seinem Vater gestorben, und Philipps Beschlüsse konnten nicht mehr durch unvorhergesehene Ereignisse durchkreuzt werden – dank der Arsenikwirkung. Der Krankheitsverlauf bei Carlos stellt geradezu einen Schulfall einer subchronischen Arsenikvergiftung dar. Eine solche müßte diagnostiziert werden, auch wenn es sich um irgendeinen anderen Menschen und nicht um Don Carlos gehandelt hätte. An dieser Erkenntnis scheitern alle tendenziösen Umdeutungsversuche, die so zahlreich unternommen wurden. Philipp II. ist mit einer an Gewißheit grenzenden Wahrscheinlichkeit als der Giftmörder seines Sohnes anzusehen. Er hat der zögernden Natur durch ein wirksames Mittel nachgeholfen. Die toxikologische Bewertung der feststehenden Verlaufstatsachen der Krankheit gestattet nicht ein natürliches Ende des Prinzen anzunehmen.

Don Juan d'Austria

Don Juan, der natürliche Sohn Kaiser Karls V., dem sein Bruder, König Philipp II. von Spanien, Heer und Flotte anvertraut hatte, rechtfertigte dies Vertrauen durch die auffallendsten Erfolge. Die Seeschlacht von Lepanto, die er im Alter von 26 Jahren im Jahr 1571 gegen die Türken gewann, verbreitete seinen Ruhm über die ganze Welt. Es kann nicht wundernehmen, daß dadurch in ihm die Begierde entflammt wurde, mehr als ein Werkzeug in der Hand Philipps zu sein, sich selbständig zu machen und Herrscher zu werden. Mehrere Pläne scheint er für die Erfüllung dieses Wunsches gehabt zu haben. Das Mißtrauen Philipps vereitelte alle, so den, sich ein Königreich an der Nordküste von Afrika durch Verjagung der Türken aus Tunis zu errichten oder in den Niederlanden sich festzusetzen, wohin er als Gouverneur geschickt worden war, oder schließlich der gefangenen Maria Stuart zu Hilfe zu eilen und mit ihr den schottischen bzw. englischen Thron zu teilen. Der Papst war für diesen Plan gewonnen worden. Philipps Eifersucht vereitelte ihn auf Hinterwegen. Während seines Aufenthalts in den Niederlanden wurde sein Vertrauter Escovedo, wie man damals allgemein behauptete, auf Veranlassung Philipps ermordet. Bald nachher, am 28. September 1578, wurde er krank. Die Krankheit wurde als »malignes Fieber« bezeichnet. Eine Malaria war es nach dem, was darüber bekannt geworden ist, sicher nicht. Seine Haut war fleckig rotgelb geworden, als wäre sie der Hitze ausgesetzt gewesen. Dies gab den Anlaß, die Krankheit für einen Flecktyphus zu halten, was keinen großen Grad von Wahrscheinlichkeit hat, zumal diejenigen, die dies annehmen, auch noch andere Diagnosen, z.B. allgemeine Entkräftigung und eine Fistel, die operiert worden sein soll, bereithaben. Der zeitgenössische Historiker Strada schreibt den Tod »einer schwarzen Melancholie« zu, der sich Don Juan überließ, als er die Nachricht von der Ermordung Escovedos erhielt. Brantôme läßt ihn an der Pest sterben, die er sich bei der Marquise von Havre geholt habe. Es gibt aber wohl keinen alten Historiker, der nicht von der allgemeinen Überzeugung Kunde gibt, daß Don Juan vergiftet worden sei. Der für Philipp sehr eingenommene Strada bezeichnet diese Annahme zwar als nicht sichergestellt, fügt aber als wahr hinzu, was er selbst in Briefen von Alexander Farnese, dem der erkrankte Don Juan seine Machtbefugnisse übergeben hatte, an seinen Vater, den Herzog Octavio, gelesen hatte, daß mehrere Personen dem Leben Don Juans nachgestellt haben, ja daß Farnese sogar zwei solcher habe hinrichten lassen. Man sprach davon, daß das Gift vom Koch in ein Ragout getan worden sei. Er selbst beklagte sich während seines siebzehntägigen Krankenlagers bei seinem Beichtvater, daß man ihn gezwungen habe, ein Gebräu zu schlucken. Die Meinung, daß diese Worte nur im Fieberwahn gesprochen worden seien, ist nur ein Erklärungsversuch. Obschon Philipp angeordnet hatte, daß die Ärzte über die Krankheit ein zuverlässiges Journal führen sollten, ist ein solches nicht bekannt gegeben worden. Nur wenige Symptome finden sich angegeben: die eigenartigen Hautflecke, eine auffällige Entkräftigung, Bewußtlosigkeit mit Delirien. Daß noch andere vorhanden gewesen sind, darf wohl als sicher angenommen werden. Der ganze Krankheitsverlauf schließt eine Vergiftung nicht aus, für die dann Arsenik in Frage käme – jenes Gift, das Philipp II. nicht fremd war und das als »Requiescat in pace« bezeichnet wurde. Möglicherweise wurde ihm dies mehrfach beigebracht. Schon ein Jahr vor seinem Tod war er krank gewesen und deswegen sechsmal zur Ader gelassen worden. Damals schrieb er, daß seine Gesundheit ruiniert sei. Nähme man an, daß Arsenik Verursacher seines Leidens war, dann ließen sich die angeführten Symptome zwanglos auf eine chronische Vergiftung damit zurückführen.

Die Perser halten den Schah Abbas L, der im Jahre 1628 starb, für ihren bedeutendsten Herrscher und nennen ihn den Großen. Den Thron erlangte er im Jahre 1589, nachdem zwei seiner Brüder ermordet worden waren. Seine Hauptbeschäftigung bestand im Führen von Kriegen, zumal gegen die Türkei, der er viele und große Gebiete abnahm. Nebenher wachte er mit Eifersucht auf seine Herrschermajestät und mordete jeden, den er beargwöhnte, nach der Krone zu streben oder auch nur besser in den Augen seiner Untertanen erscheinen zu wollen als er selbst. Diese verehrten aber die Söhne des Schah. Die Höflinge erregten daraufhin seinen Argwohn, indem sie ihn glauben ließen, daß vor allem sein ältester Sohn Sefy-Mirza ihm nach dem Leben trachte. Dies genügte dem Schah, um ihn von einem gedungenen Mörder erdolchen zu lassen. Bald danach ließ er zwei andere Söhne blenden. Der eine von diesen hatte eine von ihrem Großvater Abbas besonders geliebte Tochter. Sie war es, die auch seine schlimmsten Zorn- und Wutanfälle besänftigen konnte. Der geblendete Sohn tötete dieses, sein eigenes Kind, um den Großvater der Freude zu berauben. Nachdem er so sein Rachegefühl für die Blendung gestillt hatte, nahm er Gift in Pillenform und starb dadurch nach einigen Wochen.

Um die gleiche Zeit, als er seine Söhne hatte blenden lassen, ließ Abbas mehrere Khans, deren Treue er beargwöhnte, nach Kaswin kommen und bewirtete sie mit einem vergifteten Getränk. An dem entsetzlichen Schauspiel der Vergiftungsqualen weidete er sich, bis sie gestorben waren.

Zweites Kapitel

Vergiftung in den nordischen Reichen und Deutschland

Ein in seiner Zeit berühmter Mann, der Regent von Schweden, Sten Sture der Ältere, unterlag im Jahr 1503 einem Gift, das ihm bei einem Gastmahl in Süderköping von der Verlobten seines mit ihm nicht verwandten Nachfolgers Svante Sture gereicht worden war. Sie wollte dem letzteren schnell zu einem Königreich verhelfen.

Auch in jenem schrecklichen Drama, das das Lebensende Erichs XIV., des Königs von Schweden, des Sohns von Gustav Wasa, darstellt, spielte das Gift eine dokumentarisch festgestellte Rolle. Nachdem er seinem Bruder Johann, den er vier Jahre in einer milden Gefangenschaft gehalten, die Freiheit geschenkt hatte, wurde er durch diesen entthront, gefangengesetzt und grausam behandelt. Neun Jahre schmachtete er nach Freiheit. Keine der bitteren Klagen erweichte seinen Bruder, der sich zum König gemacht hatte. Am 19. Januar 1577 schrieb dieser vielmehr an Erich Andersson, den Kommandanten von Orby, der Rat habe beschlossen, daß dem König Erich im Fall der Gefahr eine so starke Dosis Opium oder Arsenik zu geben sei, daß er danach nur noch einige Stunden zu leben habe. Falls er das Getränk zu nehmen sich weigern sollte, so müßten ihm die Venen geöffnet werden, damit er verblute, oder er sollte erdrosselt werden. Darauf gab der Sekretär des Königs, Henriksson, dem Gefangenen Gift in einem Erbsengericht. Der Diener des Johann hatte es zubereitet. Erich starb dadurch schnell am 26. Februar 1577. Es kann danach nur Opium gewesen sein.

Etwa hundert Jahre später verbreitete sich das ganz falsche Gerücht, daß Karl XI., der König von Schweden, an Gift zugrunde gegangen sei. Beweggründe für seine Vergiftung lagen wohl genügend vor. Er hatte viele adlige Familien durch Einziehung der Domänen arm und unglücklich gemacht. Nachdem er von einer Reise nach Turnea zurückgekehrt war, verfiel er in eine »auszehrende Krankheit«, die ihn ins Grab brachte. Er hatte seine Leichenöffnung angeordnet, damit man sähe, »was für seltsame und wunderliche Sachen in seinem Bauch etwa zu finden sein möchten«. Man fand eine starke Bauchwassersucht. Bauchfell und Netz waren »zum Teil fast verfault«. Aus der Bauchhöhle schöpfte man drei Kannen blutig-eitriger Flüssigkeit. In der Leber waren »unnatürliche Geschwülste von Haselnuß- bis Gänseeigröße« und im Dickdarm Geschwüre. Es handelt sich wohl um Erkrankung an Krebs.

Wilde Tiere töten aus Hunger, und jedes von ihnen vollbringt dies nur nach einer Art, aber Menschen morden aus Ruhmsucht, Rachsucht, Habgier und Blutgier auf hunderterlei Weise. An keinen Namen der Weltgeschichte knüpft sich aber der Abscheu mehr als an den jenes russischen Zaren Iwan, dem man den Beinamen des Schrecklichen gegeben hat. Er allein wiegt an Greueltaten, die er eigenhändig vollbracht oder hat vollbringen lassen, Hunderte der schlimmsten gekrönten und ungekrönten Menschenmörder auf. Die Feder sträubt sich, alle Einzelheiten wiederzugeben, die von zeitgenössischen Augenzeugen berichtet worden sind. Ist es nur Wahnsinn oder alkoholisches Irresein, das diesem Mann die menschenmordenden Befehle in den Mund legte oder seine eigene grausame Hand zur Tat bewegte? Oder waren es Taten, die mit Bewußtsein und Überlegung geplant und ausgeführt wurden? Ist der Cäsarenwahnsinn, der viele Gestaltungen – immer mit seiner Grundform der absoluten Verfügung über Menschen – annehmen kann, nur Geisteskrankheit, eine Monomanie oder eine durch die Umstände bedingte andere Form des gewöhnlichen, bewußten Missetätertums? Die erstere Annahme würde eine Entlastung von Schuld in menschlicher Auffassung nötig machen. Meiner Meinung nach darf bei der übergroßen Zahl der hier in Frage kommenden Menschen die fessellose Verwirklichung ihrer Zerstörungsinstinkte nur als bewußt gewollte Roheitstaten angesehen werden, die rücksichtslos verübt wurden, weil eine Sühne nicht gefordert werden konnte – es sei denn, daß gelegentlich einmal der Stahl oder Gift als Vergeltung sich erfolgreich gegen sie wandte.

Iwan der Schreckliche, der in Wollust und Menschenmord schwelgte, der, »nachdem er sich in den Schandtaten rasender Wut gegen das Volk erschöpft hatte, seinen eigenen Sohn erschlug«, beging derartiges auch in nicht trunkenem Zustande, sondern von innerer Mordgier erfaßt, weil er das Recht zu haben überzeugt war, als Vertreter Gottes in seinem Land über Leben, Tod und Todesart »seiner Knechte« verfügen zu können. »Bis zum Ende seines Lebens war er ein eifriger Verehrer des christlichen Glaubens, der die göttliche Lehre desselben mit seiner unerhörten Grausamkeit in Übereinstimmung setzen wollte. Bald rechtfertigte er sie durch den Schein der Gerechtigkeit, indem er behauptete, alle Märtyrer seiner Grausamkeit seien Verräter, Zauberer, Feinde Christi und Rußlands, bald bekannte er sich voll Demut schuldig vor Gott und vor den Menschen, nannte sich einen abscheulichen Mörder der Unschuldigen, befahl in den Tempeln für sie zu beten.« (Karamsin) In einem Brief an Kosma, den Abt des Cyrillklosters, sagte er von sich, als einmal die unerbittliche Stimme des Gewissens den trüben Schlummer seiner Seele beunruhigte: »Ich bin jederzeit gewesen in Trunkenheit und Hurerei und in Ehebruch, in Unfläterei, im Totschlag und Blutvergießen, im Plündern und Rauben und jeglicher Schandtat.« So viele deren hat er begangen, daß man sie sogar in Epochen geteilt hat. Die furchtbarste begann im Jahr 1569. Zeitweilig nahm er Menschenschlachtungen von dreihundert und mehr Menschen vor, an denen er sich persönlich beteiligte. Auch dann war er noch nicht satt vom Morden. Er vergaß zuweilen Hunger und Durst, stieß Speise und Trank zurück, setzte sich zu Pferd, um sich in Blut zu baden. So metzelte er an hundert litauische Gefangene im Kerker nieder. In Nischni Nowgorod ließ er unter Selbstbeteiligung etwa 60.000 Menschen töten. Die Wolga trat über ihre Ufer, weil die Kadaver in ihr ihren Lauf behinderten. Er mordete Kinder mit Vätern, Gatten mit Gattinnen und alle Verwandten angeblicher Verbrecher. Er hetzte Menschen im Zorn und zu seinem Vergnügen mit Bären. Den Abt von Pskow, Cornelius, ließ er in eine Bärenhaut einnähen und von Hunden zerreißen. Er ersann neue Martern und Marterinstrumente. Man zog Menschen die Haut ab, spießte, pfählte, ersäufte sie. Und für einen solchen Mann, der noch viel Schlimmeres tat, betete das Volk!

Es ist selbstverständlich, daß einem solchen Mann auch Gift als Waffe dienen mußte. Reichlich hat er hiervon Gebrauch gemacht. Schon einen Teil seiner sieben Frauen soll er vergiftet haben. Wiederholt äußerte er öffentlich, daß zwei von ihnen, Anastasia und Marie, von geheimen Bösewichtern vergiftet worden seien. Adaschew, der Mitglied des Reichsrats und politisch seine rechte Hand gewesen war, ließ er anklagen und verurteilen, weil er die Zarin Anastasia bezaubert und getötet habe. In Dorpat wurde er eingekerkert, wo er nach zwei Monaten am hitzigen Fieber starb. Man meldete dem Zaren, er habe sich selbst vergiftet. Er ist vergiftet worden. Die nicht kontrollierbare Angabe liegt vor, daß Iwan sich eine »Giftuhr« gemacht habe, d.h. daß er die Stunden des Tages nach den vollzogenen Vergiftungen rechnete. Liegt hierin gewiß eine starke Übertreibung, so ist es doch wahr, daß er viele Menschen hat vergiften lassen. Die Gifte und die Weisungen für sie gab ihm ein holländischer Arzt namens Bomelius. Man meinte, daß er bei jedem der mehr als hundert Vornehmen, die Gift haben nehmen müssen, die Wirkungszeit bestimmt habe, und zwar zu einer halben bis zu vier Stunden, um die Qualen, die dem Opfer bestimmt wurden, kürzer oder länger zu machen. Auf diese Weise starben z. B. sein Kämmerer Grassnow, sein Hofmarschall Iwan Kwastick und andere. Im Frühjahr 1569 machte er seinen Vetter, den Prinzen Wladimir, zum Führer der Truppen, die er in Nischni Nowgorod zusammenzog. Als dieser auf dem Weg in diese Stadt durch Kostroma kam, wurde er von den Bojaren und der Geistlichkeit mit großen Ehren aufgenommen. Der Zar, der davon hörte, ließ die Veranstalter der Festlichkeiten nach Moskau kommen und hinrichten. Als Wladimir von Nischni Nowgorod heimkehrte, sah er im Dorf Slotino, wo er haltgemacht hatte, plötzlich Reiter angesprengt kommen, die ihn und seine Familie vor den mitangekommenen Iwan führten. Dieser beschuldigte ihn, ihm durch Gift nach dem Leben getrachtet zu haben. Der bestochene Hofkoch hatte Gift erhalten und behauptete, es sei ihm von Wladimir gegeben worden. Vergebens beteuerten Wladimir, seine Frau Eudoxia und seine vier Kinder auf den Knien ihre Unschuld und erboten sich sogar, in ein Kloster zu gehen. Der Zar antwortete: »Ihr habt mich durch Gift töten wollen, so trinkt es denn selbst.« Alle mußten das Gift trinken und starben in Gegenwart Iwans, der Prinz nach einer Viertelstunde, die übrigen nach einer Stunde. Die Begleiterinnen der Eudoxia, Bojarinnen und Dienerinnen, ließ er nackt ausziehen, nackt auf die Straße laufen, vom Pöbel jagen und nachher »zerschießen, kleglich zerfleischen und unbegraben den Vögeln und Tieren undter dem Himmel ins weite Feldt zu fressen hinwerfen«. Die Mutter Wladimirs, die in klösterlicher Zurückgezogenheit lebte, wurde ersäuft. Bomelius, der Giftberater, wurde eines geheimen Einverständnisses mit Bathori, dem König von Polen, überwiesen und in Moskau im Jahre 1579 öffentlich verbrannt.

Boris Godunow

Mit dem Tode Iwans hörte die Giftverwendung am Zarenhof nicht auf. Von seinem Stamm, den Ruriks, blieben nur noch sein Sohn und Nachfolger Fedor I., ein widerstandsloser Gegenstand in der Hand seines Schwagers, des Bojaren Boris Godunow, und ein Sohn, Demetrius, von seiner siebten Frau. Godunow gelang es schließlich im Jahr 1598, die Herrschaft über Rußland zu gewinnen. Unter den verwerflichsten Mitteln, die er hierfür gebrauchte, fand sich auch Gift. Mit einem solchen in Wein gereichten hat der skrupellose Mann wahrscheinlich Fedor I. getötet. Schon vorher hatte er den Versuch gemacht, den von seiner Mutter sorgfältigst überwachten jungen Demetrius durch die im Haus tätige Bojarin Wolochow vergiften zu lassen. Das Gift hatte er geliefert. Die angewandten Dosen waren aber wohl zu gering, so daß der Erfolg nicht eintrat. Der ungeduldige Godunow ließ daher das Kind von gedungenen Mördern in Uglitsch im Jahre 1591 erstechen. Ohne rechtlichen Nebenbuhler auf der Höhe der Macht, bemächtigte sich seiner der Argwohn gegen heimliche Feinde. Als solche sah er die Romanows, die Verwandten der verstorbenen Zarin Anastasia an. Der Bojar Nikita Romanowitsch hatte fünf Söhne hinterlassen. Godunow bestach den Schatzmeister dieser Romanows, gab ihm Säcke mit giftigen Kräutern, die in die Vorratskammer gestellt werden sollten, und den Befehl, seine Herren als Giftbereiter für Godunow anzuzeigen. Dies geschah. Es verbreitete sich schnell das Gerücht von Vergiftungsattentaten gegen den Zaren. Man klagte die Familie an, und der Richterspruch lautete auf Klosterleben, Verbannung und Gefängnis. Eine Reihe dieser Unglücklichen starb im Elend.

Godunow soll sich, wie das Gerücht ging, im Jahr 1605 das Leben mit Gift genommen haben, das er so oft für andere verwendet hatte, oder von Feinden vergiftet worden sein. Nach einer anderen Version habe ein Schlagfluß ihn getötet. Damit stimmen aber nicht die berichteten etwas unwahrscheinlichen Symptome überein, die in plötzlich nach dem Mittagsmahl aufgetretener Übelkeit und starken Blutungen aus Ohren, Nase und Mund bestanden haben sollen.

Eduard VI. von England

An John Dudley, Graf von Warwick, Herzog von Northumberland, haftete in seiner Zeit das Gerücht, ein Giftmörder seines Königs Eduard geworden zu sein. Seinem Charakter nach war er einer solchen Tat fähig; daß er sie verübt hat, ist unwahrscheinlich. Es ist möglich, daß er das Leben Eduards auf andere Weise gekürzt hat. Es geht vorerst aus den meisten Berichten über des letzteren Krankheit hervor, daß der König nicht, wie vereinzelt fälschlich berichtet wurde, an den Pocken gestorben sei, sondern daß ein Brustleiden ihn befallen habe, das als Tuberkulose aufgefaßt werden muß. Der Historiker de Thou, der die Ereignisse seinerzeit beschrieb, nennt es ein Leiden, bei dem ein scharfer Saft in die Lunge gelangte und das ihn von Tag zu Tag mehr aufrieb, und der zeitgenössische Sleidan berichtet kurz, daß der König etwa im 16. Lebensjahr an der Schwindsucht gestorben sei. Nur der letztere erwähnt nebenbei das Gerücht der Vergiftung. Es sollte ein »schleichend wirkendes« Gift gewesen sein. Alles spricht gegen eine solche Annahme. Das Lungenleiden wurde auch von Ärzten als solches aufgefaßt und für tödlich erachtet. Vielleicht in böser Absicht veranlaßte Northumberland den geheimen Rat, eines Tages die Ärzte vom Krankenbett des Königs fortzuschicken und dafür eine Frau für die alleinige Behandlung zuzulassen, die versprochen hatte, den König zu heilen. Man argwöhnte, dies sei geschehen, um ihn schneller zu beseitigen, zumal da bekannt wurde, daß sie den König mit allerlei Arzneimitteln quälte, die den Zustand verschlimmerten. Dies dauerte aber nur kurze Zeit, nach deren Verlauf wieder die Ärzte die Behandlung übernahmen. Das Leiden war, wie es scheint, im Januar des Jahres 1553 schlimm geworden und hatte am 6. Juli geendet. Es bestanden zuletzt Störungen in der Atmung und im Sprechen, livide Gesichtsfarbe, Schwellung der Schenkel u.a.m.

Henry Stuart Darnley

Wie für den Tod von Don Carlos, so ist auch für den von Darnley, den Gemahl der Maria Stuart, Gift als Ursache bezeichnet worden. Man weiß, wie diese flatterhafte, geschlechtlich übererregbar veranlagte Frau, nachdem sie ihren ersten Mann, den jungen Franz II. verloren hatte und nach England zurückgekehrt war, Liebhaber hatte, die sie anfangs mit Gunst überhäufte, deren sie bald aber wieder überdrüssig wurde. Von dem charakterlich niedrig stehenden Darnley hatte sie bald genug. Es folgte ihm u.a. der Italiener Riccio, der von Darnleys Mitverschworenen erstochen wurde. Sie hatte jedenfalls den Wunsch, den seit der Ermordung Riccios ihr verhaßten Darnley zu beseitigen, um ihre Rache dadurch zu stillen und um ganz frei zu sein. Gegen Ende des Jahres 1566 wurde der Plan, ihn zu töten, jedenfalls schon gefaßt und kam nach einem Fehlerfolg, den manche in einer mißlungenen Vergiftung erblickten, am 9. Februar 1567 zur Ausführung. Darnley wollte jede Erniedrigung, die ihm zuteil wurde, so erzählt der berühmte Geschichtschreiber de Thou, ertragen, um wieder in die Gunst von Maria zu gelangen. Auf einer Reise nach Glasgow, wo er seinen Vater zu besuchen beabsichtigte, erkrankte er, kaum tausend

Schritt von Sterlin, unter sehr merkwürdigen Symptomen, die als Pockensymptome bezeichnet wurden. »Er bekam heftige Schmerzen im ganzen Körper, und bald nachher brachen an allen Körperstellen Flecke und schwarzbläuliche Pusteln mit solcher Heftigkeit hervor, daß er allem Anschein nach nicht mehr lange zu leben hatte. Der hervorragende Arzt Jacques Abreneth erklärte auf Befragen, daß hier eine Vergiftung vorliege. Nur die Kräftigkeit seines Alters und seine gute Konstitution ließen ihn das Leiden überstehen.« (Thuanus)

Auffällig ist es, daß Maria während seiner Krankheit zu ihm eilte und daß zwischen beiden scheinbar eine Versöhnung zustande kam. Sie reisten gemeinschaftlich nach Edinburg. Darnley wurde wegen seines Gesundheitszustands in Kirk-of-Field in einem isoliert stehenden Gebäude untergebracht. Sie schlief aber einige Nächte unter dem Raum, in dem er sich befand. Hat er wirklich die Pocken gehabt, wofür übrigens die Symptome durchaus passen – denn die angegebenen starken Schmerzen können die berüchtigten, pathognostisch so sicheren Kreuzschmerzen gewesen sein –, so nimmt es doch wunder, daß Maria die Ansteckung nicht gefürchtet hat und mit ihm so lange zusammengeblieben ist. Dies ist aber auch der einzige, gewiß schwache Zweifel, der über die Richtigkeit der Leidensdiagnose bestehen kann. Die Annahme einer Vergiftung, die von manchen stark betont worden ist – Flecke und Pusteln hätten wohl auch durch eine solche entstehen können –, kann doch nicht genügend, vor allem nicht durch die Kenntnis der weiteren Verlaufsart des Leidens gestützt werden, weil einige Stunden, nachdem Maria das Haus verlassen hatte, um der Hochzeitsfeier eines ihrer Diener in Holyrood beizuwohnen, es mit Darnley und einem Diener durch eine Explosion in die Luft flog und beide tötete.

Herzog Bernhard von Weimar

Zu den Opfern von Gift rechnete man allgemein und sehr lange Zeit hindurch den Herzog Bernhard von Weimar, der im 36. Lebensjahr im Jahr 1639 ziemlich akut starb. Es gab genug Menschen, die ihm den Tod wünschten. Es sei kurz daran erinnert, wie er einen Subsidienvertrag mit Frankreich einging und offenkundig versuchte, für sich im Elsaß einen neuen Staat zum Teil auch mit französischen Truppen zu erobern. Im Jahr 1638 hatte er auch Breisach genommen und sich geweigert, die Stadt herauszugeben oder sie im Namen des Königs von Frankreich zu verwalten. Er benahm sich in jeder Weise als Landesherr des Elsasses mit noch viel weiter gehenden Aspirationen und machte Anstalten zu einer von Frankreich unabhängigen Kriegführung. Verfügungen wurden ohne Rücksicht auf die Franzosen nicht nur im Elsaß, sondern auch in Hochburgund erlassen. Verhandlungen, die Frankreich durch seinen Gesandten Guébriant mit ihm einleitete, um ihn zu billigem Nachgeben zu veranlassen, fanden nicht nur keine Stätte, sondern es wurden neue, erhöhte Forderungen an Hilfsgeldern, die in die Millionen gingen, verlangt und die Erklärung abgegeben, daß er Elsaß und Hochburgund als unumschränkten Besitz für sich in Anspruch nehme. Dies Benehmen wurde als ungerecht und unerträglich bezeichnet. Plötzlich entschloß sich der Herzog, den Rhein zu überschreiten. Er begab sich am 3. Juli nach Hüningen. Am 4. Juli befiel ihn eine Unpäßlichkeit. Sogleich ließ er sich zu Schiff nach Neuenburg bringen. Die Krankheit verschlimmerte sich, und am 8. Juli frühmorgens starb er bei bis zuletzt erhaltenem Bewußtsein und nachdem er in den Tagen vorher sämtliche erforderlichen Verfügungen getroffen hatte.

Man kann leicht verstehen, daß nach dem Verhalten des Herzogs Frankreich gegenüber dieses ihm nicht gerade wohlwollte. Unwidersprochen blieb es auch, daß er in der letzten Zeit seines Lebens Maßnahmen getroffen hatte, um sich gegen allerlei Mordversuche zu schützen. Seit der Eroberung von Pontarlier wurden aus Vorsicht die Wachen der fürstlichen Wohnung verdoppelt und für die Posten nur erprobte treue Krieger gebraucht. Die Unsicherheit gebot wohl auch einen Wechsel des Aufenthalts von Pontarlier und Joux. Während des Fürsten Aufenthalt im Elsaß wurde ferner eine Verschwörung gegen ihn entdeckt, die zur Hinrichtung von einem der Verschworenen führte.

Dies alles waren Beweggründe, um seinen Tod ursächlich auf Gift zurückzuführen. Um so mehr glaubte man daran, als er, wie es schien, aus voller Gesundheit heraus, ohne welche seine damaligen großen kriegerischen Unternehmungen sich nicht denken ließen, ein vorzeitiges Ende nahm.

Die getroffenen Maßregeln zum Schutz seiner Person halfen dem Herzog nicht. Er wurde in einem entscheidenden Augenblick krank und starb bald darauf. Die Ursache hiervon ist als eine natürliche bezeichnet worden. Der Herzog sollte schon im Jahr 1638 Anfälle von »hitzigem Fieber« mit späteren Rückfällen gehabt haben, so daß, was hier vorläge, nur eine

Fortsetzung jenes etwa ein Jahr alten Leidens gewesen sei. Dies ist sicher ebenso unrichtig wie die zweite Diagnose, daß er am »pestilenzialischen Fieber«, d.h. am Flecktyphus, gestorben sei. Es ist sicher, daß damals weder am Erkrankungsort noch anderwärts unter den Truppen dieser Typhus oder gar die Pest geherrscht hat, und ebenso sicher, daß niemand sonst aus der Umgebung des Herzogs erkrankt ist.

Der Verlauf der Krankheit spricht entschieden genug gegen jede Art typhöser Erkrankung. Sie trat sehr schnell, fast plötzlich ein und war nach vier Tagen beendet. Der Flecktyphus hat eine Inkubation von 10–14 und ein Prodromalstadium von 3–4 Tagen, während seine Dauer bis zum Tod mindestens eine Woche, gewöhnlich anderthalb bis zwei Wochen beträgt. Ein so auffälliges Symptom wie der Schüttelfrost, mit dem das Leiden einsetzt, würde in den Berichten nicht verschwiegen worden sein, wenn es vorhanden gewesen wäre, ebenso die unerträglichen Kopfschmerzen. Es fehlte ferner bei dem Herzog die Benommenheit des Sensoriums, denn er war bis zur letzten Minute frei im Denken. Das Ende ging auch weder mit Konvulsionen noch mit Lungenödem einher, da er ganz zuletzt noch klar und ohne Mühe sprechen konnte.

So kommt man auf die Annahme, die der Herzog selbst hegte, daß er an Gift gestorben sei. Auch sein Bruder, der Herzog Ernst, glaubte an diese Todesursache, wie sehr viele Menschen in damaliger und späterer Zeit. Dies kam sogar in der Trauerrede zum Ausdruck: »Wann, wie viel meinen, und Ihr fürstl. Gnaden selbst geklagt, derselbe durch Gifft were vergeben worden, so würde ein jeglicher … einen solchen Fürstenmörder vermaledeien.« Schon noch während des Lebens des Herzogs trafen Briefe aus der Schweiz, Venedig, Mailand bei ihm ein, die ihn vor spanischem Gift warnten. Und vielfach hörte man ihm einen Gifttod voraussagen. Manche andere wenn auch leichte Indizien für das Vorliegen eines Gifttodes wurden damals verbreitet, und noch hundert Jahre später hielt man ihn für völlig sicher und durch gleichzeitige und zuverlässige Nachrichten beweisbar. Als Stütze für diese Annahme sind medizinisch »die schwarzbraunen Flecke, die sich an seinem sonst so gesunden Körper gezeigt hätten«, als für Giftwirkungen sprechend herangezogen worden. Wie ich schon des öfteren auseinandergesetzt habe, entbehren diese Veränderungen jeden diagnostischen Wertes.

Wie falsche Schlüsse aus Zufälligkeiten gezogen werden können, ergibt sich auch aus der Mitteilung, daß das dem Herzog gereichte Gift »so stark gewesen sei, daß die Hand des Wundarztes, die bei der Leichenöffnung ein wenig von den Hirnknochen gestreift wurde, nebst dem Arme sogleich aufschwoll, so daß die Geschwulst in Brand überging, woran der Feldscher am elften Tage starb«. Dieser Tod hatte als Ursache nur eine Vergiftung durch Leichengift, das durch die bei der Obduktion zustande gekommene Handverletzung in die Wunde eindrang und eine Allgemeininfektion bewirkte.

Außer den angeführten, eine typhöse Erkrankung ausschließenden Umständen sprechen für eine Vergiftung die freilich nur sehr spärlich berichteten Symptome. Neben Schmerzen bestanden nach den Memoiren des Generalmajors Erlach noch kontinuierliche Durchfälle, die nach einer scheinbaren Besserung am 7. Juli, wie es scheint, sehr stark sich eingestellt hatten, zugleich mit Flecken am ganzen Körper. Der Arzt war wegen eines »morbus colicus« hinzugezogen worden. Man könnte an eine Vergiftung durch Colchicum denken. Mancherlei: die Durchfälle, der Hautausschlag und vor allem das Erhaltengebliebensein des Bewußtseins bis zum Tod würden dafür sprechen. Indessen fehlt anderes von dem Symptomenbild einer solchen Vergiftung. Auch die arsenige Säure, mit der eine subakute Vergiftung erzeugt worden ist, ruft das gleiche Verhalten hervor. Eine Wahrscheinlichkeit dafür, daß sie in Frage kommt, ist jedoch nicht gegeben, weil das Gesamtbild ihrer Wirkung viel mehr noch enthält, als hier bekannt gegeben worden ist.

Über die Art der Verabfolgung gibt es zwei Varianten. Nach der einen ist der Herzog nach dem Genuß einer Suppe erkrankt, nach der anderen hat er, nachdem er abends Karpfenkopf mit Zitrone gegessen, sofort gesagt, daß er Gift aufgenommen habe. Es muß dahingestellt bleiben, ob dies der Wahrheit entspricht. Wäre aber dem so, dann könnte man – was beiden Anschauungen gerecht würde und nicht ganz unwahrscheinlich wäre – an eine Vergiftung durch ein verdorbenes Nahrungsmittel – vielleicht eine Fischvergiftung – denken.

Als absichtlicher Darreicher eines Giftes ist der Arzt des Herzogs, ein Genfer namens Blandini, verdächtigt worden – meiner Überzeugung nach zu Unrecht, da er hinzugezogen worden ist, nachdem bereits die Durchfälle ausgesprochen vorhanden gewesen waren. Man hat auch behauptet, daß er, der in dem Testament des Herzogs ansehnlich bedacht worden ist, nach dem Tod des letzteren geflohen sei. Ein Beweis dafür ist nicht geliefert worden. Ferner sind die Parteien, denen des Herzogs Tod Vorteil brachte, der Urheberschaft der Vergiftung geziehen worden, vor allem die Franzosen bzw. Kardinal Richelieu. Das ganze dokumentarisch festgelegte Verhalten der Franzosen spricht gegen ihre Beteiligung an der eventuellen Herbeiführung des Todes. Der Kardinal schrieb an den Gesandten, Grafen von Guébriant: »Je suis si affligé de la mort de Mr. le duc de Weimar, que je ne vous le saurois assez représenter.« Aus einem Brief des Grafen von Avaux an den französischen Gesandten in Stockholm geht hervor, daß der König und der Hof über diesen Tod in Trauer gewesen ist, und der König selbst schrieb an Guébriant am 27. Juli 1639, daß er durch den Tod des Herzogs überrascht und über den großen Verlust, den derselbe darstelle, empfindlich berührt worden sei.

Wenn schon Anstifter in Frage kommen sollten, so würde wohl eher an Österreicher zu denken sein. Was taten diese, um den hervorragenden Feldherrn der Schweden – der zwar ihr Feind, aber doch ein ehrlicher war – zu ehren? Wurde für ihn in Wien eine Totenfeier wie in Paris gehalten? Rief man in Wien von öffentlicher Rednerbühne herab dem verblichenen Helden Worte des Ruhmes oder der Anerkennung seiner Tüchtigkeit nach, wie dies ritterlich in Paris geschah? Ein Kaiser, der einen Wallenstein ermorden ließ und dessen Mörder mit Ehren und Reichtümern überhäufte, könnte eher im Verdacht stehen, auch einen Bernhard von Weimar »durch spanisches Gift« haben beseitigen zu lassen, als irgend jemand anderes. Dies sind Imponderabilien – und doch wiegen sie schwer für die Beurteilung der Sachlage.

Christian August von Holstein-Augustenburg

Nach der erzwungenen Abdankung des Königs Gustav IV. von Schweden im Jahr 1809 wurde sein Onkel, der Herzog von Südermanland, unter dem Namen Karl XIII. König von Schweden. Da er keine Kinder hatte, wurde Prinz Christian August von Holstein-Augustenburg zum Thronfolger erwählt. Am 9. Mai 1810 begab sich der Prinz auf eine Inspektionsreise in den südlichen Teil von Schweden nach Schonen. Auf dieser Reise starb er plötzlich am 28. Mai 1810 bei einer Truppenmusterung auf der Quidinger Heide. Die Leiche sollte am 20. Juni, geleitet von Personen des Hofstaats, nach Stockholm gebracht werden. Auf dem Weg dahin rottete sich höherer und niederer Pöbel zusammen und bedrohte den Reichsmarschall Grafen von Fersen, den berühmten Freund Marie-Antoinettes, der vor dem Leichenwagen fuhr, und den Leibarzt Rossi, denen man dauernd »Mörder!« entgegenrief. Der erstere wurde von dem bluthungrigen, aufgehetzten Volkshaufen ergriffen und in schrecklicher Weise getötet wurde. Der Arzt Rossi entging dem Tod.

Der Grund für diese Schandtat war das künstlich im Volk verbreitete Gerücht, der Thronfolger sei auf Betreiben des Grafen von Fersen und seiner Schwester, der Gräfin Piper, sowie des Grafen Ugglas vergiftet worden, und das ausführende Instrument sei der Leibarzt Rossi gewesen. Man wollte der Partei des verjagten Königs Gustav durch die Vernichtung Fersens einen Schlag versetzen.

Die Behörden wußten davon, daß ein tendenziöser Aufstand sich vorbereitete, taten aber nichts für dessen Verhinderung. Das Militär hatte Befehl, sich passiv zu verhalten. Fersen, der sich bei dem ersten Angriff der Rotten auf ihn bei einer Truppenabteilung Schutz gesucht hatte, fand ihn nicht, weil die Soldaten auf Befehl nichts für ihn tun durften. Karl XIII., dem man mitgeteilt hatte, daß für den Tag der Beerdigung des Kronprinzen ein Aufstand in Aussicht stehe, erwiderte: »Es wäre nicht übel, wenn dem stolzen Fersen eine Lektion zuteil würde.« Nach dem Tod Fersens wurde eine Untersuchung eingeleitet, durch die er und seine Schwester für durchaus unschuldig am Tod des Kronprinzen erklärt wurden. Man suchte weiter nach Schuldigen und glaubte solche in Ausländern, zumal in Dänen zu finden. Die Veranlassung zu solchen Gerüchten kann in den politischen Verhältnissen gelegen haben. Der König von Dänemark, Friedrich VI., sehnte sich unendlich nach der schwedischen Krone. In der Meinung, die Achtung vor seiner Souveränität sei durch den Prinzen, der zuvor dänischer Statthalter in Norwegen gewesen war, mit der Annahme seiner Wahl als Thronfolger verletzt, grollte er diesem bitter. Solche Empfindungen waren auf das dänische Volk übergegangen und hatten sogar zu bösartigen Pamphleten Anlaß gegeben. Dies, zusammengenommen mit den dynastiefeindlichen Wünschen der Parteigänger des abgesetzten Gustav IV., konnten wohl auch allerlei Prophezeiungen von einem vorzeitigen Tod Christians gebären. Als Erfüller solcher Wünsche wurde der Leibarzt Rossi angesehen.

Liegt hier eine Vergiftung als Todesursache vor? Mit besonderer Zähigkeit wurde diese Frage von vielen, darunter auch von Medizinern, bejaht. Besonders der Schwede Adlersparre vertrat die Überzeugung, daß der

Kronprinz Gift bekommen habe und nach Verlauf einiger Zeit daran gestorben sei. Die Abneigung gegen den Freund Gustavs IV., der ihm so überaus viele Feindseligkeiten gezeigt hatte, macht es vielleicht erklärlich, daß sogar Napoleon die folgende Notiz auffällig früh in das Journal de Paris einrücken ließ: »Dieser elende von Fersen und seine Schwester, die Gräfin Piper, sind es, die den Prinzen von Augustenburg vergiftet haben.«

Das mit der Untersuchung des Falls beauftragte Hofgericht entschied, wie die Obduzenten, »daß keine Anzeichen vorlägen, daß Komplotte gegen das Leben des Kronprinzen im Werke gewesen, noch weniger, daß ein vorsätzlicher Anschlag mittels Vergiftung vorläge, sondern daß eine innere, natürliche, nicht von anderen bewirkte Krankheit des Fürsten Tod verursacht habe, so daß die ausgesprengten Gerüchte, als ob der Kronprinz durch Gift ums Leben gekommen, sonach allen Grundes entbehrten«. Trotzdem hat es seither nicht an solchen gefehlt, die in Rossi den Vollführer einer Vergiftungstat erblickt haben, ungeachtet seiner auch von neueren Historikern nicht gekannten oder verschwiegenen Verteidigungsschrift. Wie auch immer das Ergebnis der toxikologischen Analyse über diesen Fall ausfallen mag, so darf als sicher angenommen werden, daß Rossi nicht der Täter war und daß allerlei andere Vorwürfe, die ihm bezüglich seiner Hilfsleistung bei dem Erkrankten und dessen späterer Obduktion gemacht wurden, so nichtig, wenn nicht sogar töricht gewesen sind, daß seine Verurteilung durch das Hofgericht zur Dienstentsetzung und Landesverweisung – die letztere wurde vom König aufgehoben – jeder vernünftigen Grundlage entbehrt und den Eindruck schlecht angebrachter höfischer Kriecherei erweckt. Unter den vor diesem Gericht gemachten Aussagen finden sich auch solche, die von schon vorgängigen Vergiftungsversuchen am Hof des Kronprinzen, z. B. mit Hafersuppe, Kaffee, Bouillon usw., handeln. Besonders wurde eine Pastete, die der Fürst in Aby genoß, als vergiftet angesprochen.

Die Annahme bestand mithin, daß wiederholte Vergiftungsversuche bzw. Vergiftungen des Prinzen schon eine Zeitlang vor seinem Tod stattgefunden hätten. Einwandfreie Tatsachen ließen sich aber nicht hierfür beibringen. Aus den allerletzten Lebensjahren, zumal aus dem Jahr 1809 wurde von Militärärzten, die den Prinzen zu beobachten Gelegenheit hatten, berichtet, daß seine Eingeweidetätigkeit oft gestört war, daß zumal Neigung zu Erbrechen und Diarrhöen bestanden hätte und daß seine Gesichtsfarbe gelblich getönt gewesen wäre. Auch Schwere im Kopf, plötzliche Kopfkongestionen und Schlaflosigkeit hätten bestanden. Der Prinz selbst, von Professor Lodin gefragt, ob er früher an Kolik und Erbrechen gelitten habe, gab Magenstörungen nur für die Zeit seines Aufenthalts in Schweden zu. Tatsächlich bestanden schon auf der Reise von Norwegen nach Stockholm allerlei Magen-Darmstörungen und später auch Schwindelanfälle. Der Hergang der Ereignisse war so: Am 9. Mai trat er die Reise von Stockholm an. Am nächsten Tag speiste er in einem Gasthof zu Aby eine kalte Pastete. Bald darauf stellten sich bei ihm Leibschmerzen und Erbrechen ein, aber nicht bei Herren seiner Begleitung. Dem hinzugerufenen Professor Lodin gegenüber äußerte Christian mit Bestimmtheit, daß er glaube, vergiftet zu sein, und daß er allein von der Pastete gegessen habe – was nicht zutrifft. Die Symptome setzten sich auf der weiteren Reise fort. Dazu gesellte sich angeblich Fieber. Man mußte die Reise für einige Tage aussetzen. Der Magen behielt Nahrung nicht. Am 14. Mai ging es dem Kranken besser. Der Stadtarzt Olin hatte auch ein Brechmittel verschrieben. Am 16. Mai gelangte der Prinz nach Karlskrona, wo er über Kopfbetäubung klagte. Er könne bisweilen eine Tür, durch die er eben gegangen, nicht wiederfinden. Am 21. Mai reiste er nach Lund. Am 23. Mai fand man ihn platt auf dem Sofa liegen, unter Klagen über heftige Schmerzen im Unterleib. Dennoch ging er zu einem bischöflichen Diner. Abends stellten sich wieder heftige Kopfschmerzen und Schwindel ein. Am 24. Mai kam sein Bruder zu ihm, dem eine besondere Färbung der Haut an den Bakkenknochen, der Nase und Schläfe auffiel. »Es war, als wenn man tief unter der Haut eine Menge schwarzer Flecke durchschimmern sähe.« Der Zustand des Magens änderte sich bis zum 28. Mai, dem Todestag, nicht. An diesem Tag ritt Christian bei starkem Wind zu einer Regimentsinspektion. Plötzlich schwankte er, verlor Steigbügel und Zügel und stürzte vom Pferd. Man fand ihn ohnmächtig, auf dem Rücken liegend, schwer und röchelnd atmend. Der herbeigerufene Leibarzt Rossi machte einen Aderlaß. Die Atmung wurde immer schwieriger, rotgefärbter Schaum trat vor Mund und Nase, und eine halbe Stunde nach dem Sturz trat der Tod ein.

Die Obduktion ergab Blutungen zwischen der Dura mater und Pia mater sowie an einzelnen Gehirnwindungen und am Kleinhirn bis zum Wirbelkanal. Im Magen fanden sich zwei Eßlöffel voll einer schokoladenähnlichen Flüssigkeit, in der drei bis vier feste sandkorngroße Körner gefunden wurden. Das Vorhandensein von diesen letzteren legte wohl die Vermutung nahe, daß sie Arsenik seien. Man warf sie auf Kohlen. »Sie ließen nichts Schädliches erkennen.« Exakte Untersuchungen mit dem

Mageninhalt konnten nicht angestellt werden, weil dieser schließlich verschwunden war.

Zieht man allein die Zeit vom 9. Mai, dem Reisetag des Prinzen, bis zu seinem Tod am 28. Mai in Betracht, so erinnert manches in seinem Krankheitsbild an eine Vergiftung. Man kann verstehen, daß nicht nur Laien, sondern auch Ärzte an eine solche durch Arsenik geglaubt haben. Es gibt Bilder einer wiederholten Vergiftung durch Arsenikdosen, die nicht auffälliges, schweres akutes Kranksein veranlaßt, sondern dem Leiden des Prinzen ähnelt. Dazu gehören die intermittierend auftretenden Erscheinungen seitens des Magens und Darms – die hohe Reizbarkeit des Magens, die Koliken, die Durchfälle –, der allgemeine körperliche Verfall, das Fieber, die Kopfschmerzen, der Schwindel und die gelbe Gesichtsfärbung. Und wenn es wahr sein sollte, daß der Prinz kurz vor seinem Tod, wie freilich keiner der Ärzte, sondern nur sein Bruder angab, auf dem Gesicht dunkle Flecken aufgewiesen habe, so würde die Annahme einer Arsenikvergiftung eine weitere Stütze erhalten. Denn man könnte diese Verfärbung als eine Arsenmelanose auffassen. Trotz alledem komme ich zu dem Schluß, daß hier keine derartige subchronische oder chronische Vergiftung vorliegt. Die Geschichte und der ganze Verlauf des Leidens sprechen dagegen. Lange vor dem Ende liegt sein Beginn. Schon zu einer Zeit, in der dieser Mann noch nicht Eifersucht und Haß erregt hatte, war er krank. Er hatte in den letzten Jahren schon in Norwegen zeitweilig an Husten, Koliken, Durchfällen, Erbrechen und Schwindel und noch vor dieser Zeit, als er in der österreichischen Armee befehligte, einmal an nervösen Störungen gelitten, die als ein »Schlagfluß geringeren Grades« bezeichnet wurden. Man müßte danach im Sinne derjenigen, die sein Kranksein- und seinen Tod als Folgen von Arsenvergiftung ansehen, annehmen, daß eine solche methodisch Jahre hindurch an ihm verübt worden sei – was als unglaublich kurzweg von der Hand zu weisen ist.

Der wahren Ursache des Leidens wäre man nähergekommen, wenn ärztlicherseits eine genaue körperliche Untersuchung des Kranken vorgenommen worden wäre. Dies ist niemals geschehen. Selbst nach dem damaligen Zustande medizinischer Differentialdiagnostik würde sich einiges haben feststellen lassen, was, wenngleich vielleicht nur negativer Natur, dennoch falsche Behauptungen hätte ausschließen lassen können. Der erhobene Obduktionsbefund ist zu wenig eingehend und konnte dem damaligen pathologisch-anatomischen Wissenszustand nach kaum viel anders sein. Das makroskopische Bild eines Organs konnte den Untersuchern normal erscheinen, während die histologische Durchforschung Krankhaftes ergeben haben würde.

Ich halte es für sicher, daß bei dem Prinzen nur ein chronischer Magenkatarrh bestand. Dadurch finden ihre vollste Erklärung die oft jahrelang bestehenden Kopfschmerzen, deren Besserung eintrat, wenn natürlich oder künstlich Erbrechen erfolgte, die »Magenkrämpfe«, der Husten, der nichts anderes war als der sogenannte »Magenhusten« eines Dyspeptikers, die zeitweiligen Fieberbewegungen, der Magenschwindel u. a. m. Bei der durch die Bildung abnormer Zersetzungsvorgänge im Magen bei dem chronischen Magenkatarrh entstehenden Autointoxikation spielen die letztgenannten Symptome seitens des zentralen Nervensystems oft eine schlimme Rolle. Sie haben sie, im Verein mit einem bestehenden chronischen Darmkatarrh, auch bei dem Prinzen gespielt. Auf der gleichen Basis können sich erfahrungsgemäß auch Änderungen in der Gemütsstimmung, »hypochondrische« Schwermütigkeit, Angstgefühle u. a. m. aufbauen. Dies wies auch Christian August auf. Nichts anderes brauchte zur Beschwerung des Magen-Darmkatarrhs als Krankheitsursache hinzuzukommen, um das Krankheitsbild ursächlich deuten zu können. Zeitweilige Besserung der groben Symptome trat, wie berichtet wird, ein, wenn Reizmittel wie Ingwer und Pfeffer gebraucht wurden. Dies wird durch meine Annahme verständlich. Was die erste Veranlassung für diesen Magenkatarrh gewesen ist, läßt sich nicht feststellen. Ich vermute, daß es das Tabakrauchen war, das der Prinz sehr liebte – neben dem Alkohol eine der häufigsten Ursachen dieses Leidens. Es kann wohl sein, daß das Nikotin zur Verschlimmerung desselben sehr beigetragen hat.

Die bei der Obduktion im Gehirn gefundenen Blutergüsse sind durch den Sturz vom Pferd veranlaßt worden und sie allein haben den schnellen Tod herbeigeführt – den Tod, der den Marschall Bernadotte zum Gründer einer Dynastie gemacht hat.

Drittes Kapitel

Vermutete Vergiftungen in der Familie Ludwigs XIV.

Henriette von Orléans

Die Schwägerin Ludwigs XIV. war im Juni 1670 von England heimgekehrt, wo sie ein für Frankreich besonders günstiges, gegen Holland gerichtetes Abkommen mit ihrem Bruder Karl II. zustande gebracht hatte, als sie nach elf Tagen sehr akut in St. Cloud erkrankte und innerhalb 24 Stunden starb. Das Ereignis mußte den gesamten Umständen nach das größte Aufsehen machen. Sie war nach den verläßlichsten Schilderungen unter sehr starken, ihr Schreie entreißenden Schmerzen gestorben, die unverkennbar vom Magen ihren Ausgangspunkt genommen hatten, gerade nachdem sie ein Glas Zichorienwasser, welches ihr auf ihren Wunsch gereicht worden war, ausgetrunken hatte. Sie selbst hatte, als die Schmerzen einsetzten, ausgerufen, daß sie vergiftet sei. Dieser Ausruf, die Schmerzen im Verein mit dem so schnellen Ablauf des Leidens, das an die Schilderung des Cicero von dem akuten Tode der Cluentia, der Frau des Oppianicus, erinnert, gaben, wie leicht verständlich ist, allgemein den Anlaß, eine Vergiftung anzunehmen.

Brachte die Auffälligkeit des tödlichen Krankheitsverlaufs den Giftverdacht auf, so die Verhältnisse, in denen die Verstorbene gelebt und gewirkt hatte, angebliche Hinweise auf die Verursacher des Ereignisses: vor allem auf den Chevalier de Lorraine und den Marquis d'Effiat, die Intimen ihres Gemahls. In den Memoiren von St. Simon wird erzählt, daß Purnon, der Haushofmeister der Herzogin, auf Befehl Ludwigs XIV. verhaftet und vor ihn geführt worden sei. Auf die Drohung, ihn sofort töten zu lassen, falls er die Wahrheit nicht gestehen würde, habe er ausgesagt, daß der Chevalier de Lorraine Gift aus Rom an den im Dienst des Herzogs stehenden Kapitän der Garde Beuvron und an Effiat, den Oberstallmeister des Herzogs, geschickt habe, um es in ein Zichoriengetränk zu tun. Der Herzog habe nichts davon gewußt. Man habe Purnon nach dieser Aussage freigelassen. Daß hierbei die Wahrheit sehr zu kurz gekommen sein muß, geht daraus hervor, daß der Chevalier de Lorraine sechs Wochen später vom König zum Brigadegeneral ernannt wurde.

Zu dem Gerücht der Mitwisserschaft ihres Gatten, des Herzogs Philipp von Orléans, trug sein Verhältnis zu ihr bei. Der weibische, putzsüchtige, selbstgefällige Mann hatte von Anfang an für sie kaum mehr als Freundschaft empfunden. Sagte er doch selbst, daß er sie nur vierzehn Tage geliebt habe! Bald war es nur noch Abneigung, die er für sie empfand. Diese äußerte er auch öffentlich in verletzender Weise, besonders als sie von der diplomatischen Reise nach England zurückgekehrt war. In ihren Sterbestunden benahm er sich schließlich so empörend gleichgültig – unter anderem bemächtigte er sich schnell einer Kassette, in der die Briefe waren, die Henriette nach England geschrieben hatte, und gab sie trotz Drängens auch nicht wieder heraus –, daß man begreifen kann, wie die Fama ihn, wenn vielleicht auch nur indirekt, mit der Verursachung des Todes in Beziehung brachte. Dies wäre immer noch näherliegend als – wie es geschehen ist – die Urheberschaft der angeblichen Vergiftung als Racheakt Hollands anzusprechen, das durch das von der Herzogin zustande gebrachte Bündnis mit England direkt bedroht war.

Es kann davon abgesehen werden, die Anschauungen aller derer hier auseinanderzusetzen, die für und wider das Vorliegen einer Vergiftung ihre Stimme erhoben haben, nämlich solcher, die das Ereignis aus allernächster Nähe miterlebten, oder solcher, die nur retrospektiv analytisch, ohne und mit Berücksichtigung des Ergebnisses der Leichenöffnung urteilten. Das Loch, das man im Magen fand, wird jetzt nach vielen Erörterungen nicht – wie man damals meinte – für ein durch die Schere des Obduzenten aus Versehen verursachtes, sondern als ein bereits vor dem Tod vorhanden gewesenes angesehen, das durch ein durchgebrochenes rundes Magengeschwür entstanden sei. Mehrere Berichte liegen vor, aus denen hervorgeht, daß schon eine Zeit vorher Zeichen dafür vorlagen, daß die Herzogin magenleidend sei: Ein lokalisierter Schmerz, Sodbrennen und Brechreiz bei schlechtem Aussehen sind die mitgeteilten Symptome. Es ist gegen diese Erklärung des Todes kein schwerwiegender Gegengrund aufstellbar. Alles, was man klinisch gegen das Vorhandengewesensein eines runden Magengeschwürs anführen könnte, z. B. das Fehlen von Erbrechen bzw. des Blutbrechens nach dem Essen, das Fehlen starker, auch ausstrahlender Schmerzen, alles dies und manches andere ist so wenig konstant bei diesem Leiden, daß gültige Schlüsse nach keiner Richtung hin daraus gezogen werden können. Unverständlich erscheint mir nur, daß die Obduzenten das Loch im Magen, das ihnen doch grob anatomisch als Fortsetzung einer eigenartigen Gewebsveränderung des Magens auffallen mußte, nicht gesehen und beschrieben haben und ein durchgebrochenes Geschwür als einen glatten Scherenschnitt gedeutet haben. Die eigentümliche trichter- oder kraterförmige Gestalt des Geschwürs, der Zustand der Ränder, seine doch mindestens 2 cm im Durchmesser haltende Größe u. a. m. hätten gesehen werden müssen, selbst zu jener Zeit, wo das Leiden noch nicht medizinisch registriert war.

Ich finde ferner eine Lücke in den bisherigen so reichlichen Erörterungen über diesen Fall, daß an eine eventuelle postmortale peptische Erweichung und Perforation nicht gedacht worden ist, gerade mit Rücksicht darauf, daß die Leiche bei großer Hitze bis zur Sektion gelegen hatte.

Mit diesen Bemerkungen sollen die eine Vergiftung abweisenden Tatsachen nicht verdunkelt oder erdrückt werden. Denn schwerer als alle anderen Argumente wiegt, falls sie wahr ist, die Angabe, daß von dem gleichen Zichorienwasser, das die Herzogin nahm, mehrere Personen ohne jeden Schaden getrunken haben. Völlig unmöglich wäre es, daß, wie ein Beurteiler gemeint hat, Sublimat in dem Getränk gewesen sei und dies die Perforation gemacht habe. Das letztere ist auch im Experiment nicht zu erzielen. Ich habe viele Tiere für Vorlesungszwecke mit Sublimatlösungen, sogar mit stärkeren als fünfprozentigen alkoholischen Lösungen vergiftet und danach nur eine graue oder schmutzig bräunlichgraue Schleimhaut gefunden. Es war überflüssig, die Erörterungen über die Wirkungen des Sublimats auf den Magen so auszuspinnen, wie es neuerdings geschehen ist, weil von vornherein wissenschaftlich das Sublimat als Vergiftungsmittel hier gar nicht in Frage kommen konnte.

Es ist ferner nicht denkbar, daß, wie schon Brouardel richtig bemerkte, ein Mensch ein Getränk in größerer Menge zu sich nimmt, das eine konzentrierte Sublimatlösung darstellt. Schon nach dem ersten Schluck würde eine Zurückweisung des Restes erfolgen. Auch die Unmittelbarkeit des Übergangs von Gesundheit in schmerzhaftes Kranksein, das bei der Herzogin nach dem Trinken des Zichorienwassers sich zeigte, würde nicht gerade für eine Vergiftung durch eines der damals bekannten anorganischen Gifte, einschließlich des Arsenik, sprechen. Von den ätzenden Säuren oder Alkalien muß man absehen, da diese unfreiwillig niemand trinkt. Daß, wie man behauptete, nicht das Getränk, sondern das Gefäß, aus dem sie trank, vergiftet worden sei, ist so närrisch, daß es einer Widerlegung unwert erscheint. Von pflanzlichen Giften könnte nur Akonit in Frage kommen. Dieses würde aber neben den Schmerzen so andersartige Symptome erzeugt haben, als die Herzogin aufwies, daß sie deutbar gewesen wären.

Nach alledem kann als unwahrscheinlich angesehen werden, daß der Tod der Herzogin auf Gift als Ursache zurückzuführen sei. Sie starb wahrscheinlich an einer akuten Bauchfellentzündung. Es muß trotzdem darauf hingewiesen werden, daß die naheliegende Frage, warum die Experten eine so überaus grobe Veränderung nicht gesehen haben sollten, wie ein zur Perforation geführt habendes Magengeschwür sie darstellt, unerledigt bleibt und bleiben wird, da es neue Quellen, die ihre Beantwortung ermöglichen könnten, nicht gibt.

Ludwig XIV. hat ihn noch näher angehende Todesfälle erlebt, die man in seiner Zeit wegen der Eigentümlichkeit ihres Geschehens auf Gift bezogen hat. Im Jahr 1711 und später starben aus seiner Familie sechs Menschen, darunter vier, die die nächsten Kronerben waren. Ein scheinbar ganz geheimnisvolles Sterben! Im Alter von 45 Jahren starb die Königin. Der Grand Dauphin, der einzige Sohn Ludwigs XIV., erkrankte akut. Er wollte auf die Jagd gehen, fiel auf einen Stuhl nieder und mußte ins Bett gebracht werden. Dies geschah am 9. April. Am vierten Krankheitstag, also am 12. April, kam ein leichter Hautausschlag, am 14. April stellte sich Schwellung im Gesicht und am Kopf ein, dann folgten Agonie und der Tod. Der Mann war nur 49 Jahre alt.

Zehn Monate nach diesem Tod starb die Thronfolgerin Marie Adelaide von Savoyen. Sie zeigte am 5. Februar 1712 eine leichte Indisposition. An diesem Tage nahm sie eine Prise Tabac d'Espagne, die ihr der Herzog von Noailles anbot. Die Nacht darauf stellte sich Fieber ein. Dieses und heftige Schmerzen an der Schläfe bestanden noch am 7. Februar. Die Schmerzen wichen nicht durch Opium. Nach zwei weiteren Tagen wurden auf der bläulichvioletten Haut einige Flecke sichtbar. Trotz sieben Ärzten, die die Therapie ihrer Zeit in Bewegung setzten, erfolgte am 12. Februar der Tod. Voltaire bezeichnete – wohl als Krankheitsdiagnose der Ärzte – das Leiden als »epidemische Masern mit blutigem Ausschlag (rougeole pourprée)«, an denen damals in weniger als einem Monat mehr als fünfhundert Menschen gestorben sein sollen. Es starben daran von Hofpersonen: der Herzog von Bourbon, Enkel des Prinzen Condé, der Herzog de la Tremouille, Frau von Vrillière und Frau von Listenay. Der Marquis von Gondrin, Sohn des Herzogs von Antin, ging daran in zwei Tagen zugrunde.

Trotzdem nahmen auch Ärzte an, daß dieser Tod ein Gifttod gewesen sei. Ein solcher, namens Boudin, der als Ignorant bezeichnet wird, sagte eines Tages: »Derartige Krankheiten gibt es nicht.« Dieses Wort verschärfte noch die Meinung der großen Menge, daß hier Gift gearbeitet habe.

Fünf Tage nach dem Tode seiner Gemahlin erkrankte der Thronfolger Ludwig, Herzog von Burgund, mit Fieber und eigentümlichen Flecken, wie seine Frau sie gehabt hatte. Die Annahme systematischer Vergiftungen im Königshaus wuchs. Die Leichenöffnung ergab nicht die Bestätigung hierfür. Der Obduzent Maréchal protestierte gegen das Vorliegen einer Vergiftung – natürlich auf Grund der damals allgemein angewandten, an sich völlig wertlosen Nachweise. Eine chemische Untersuchung, die einzige, die vielleicht in irgendeinem Sinn ein verwertbares Ergebnis liefern konnte, vermochte man damals noch nicht vorzunehmen.

Den Vergifter erblickten viele in Philipp, Herzog von Orléans, Neffen Ludwigs XIV., der ein chemisches Laboratorium besaß und der darin, neben anderem, auch chemische Studien betrieb. Die Öffentlichkeit schrie förmlich nach dem Übeltäter. Voltaire, der mitten in diesem Getriebe lebte, wollte, wie er berichtet, Klarheit über die Gerüchte haben. Er wandte sich an den Marquis de Canillac, einen charakterlich sehr vornehmen und dem Prinzen nahestehenden, später aber von diesem schlecht behandelten Mann, um Auskunft. Canillac sagte, er hätte ihn in seinem Schloß auf der Erde ausgestreckt, Tränen vergießend und halb verrückt vor Verzweiflung gefunden. Sein Chemiker Humbert eilte nach der Bastille, um sich gefangensetzen zu lassen. Man ließ ihn nicht ein, da kein Verhaftungsbefehl gegen ihn vorlag. Der Herzog selbst verlangte, festgesetzt zu werden, um auf dem Rechtsweg seine Unschuld beglaubigen lassen zu können, und seine Mutter verlangte gleichfalls diesen grausamen Rechtfertigungsweg. Der eingetroffene Befehl hatte aber keine Unterschrift, war also ungültig. Der Marquis de Canillac riet von weiterem ab, wobei es auch verblieb.

Damit war des Sterbens unter den Bourbonen noch nicht genug. Am 6. März 1712 erkrankte der älteste Sohn des verstorbenen Thronfolgerpaares, der Herzog von Bretagne, und starb. Sechs Pariser Ärzte standen dem Leiden, das wieder als Masern bezeichnet wurde, machtlos gegenüber. Das zweite Kind, das noch an der Brust lag, der Herzog von Anjou, wurde auch von dem Leiden ergriffen, kam aber mit dem Leben davon.

Nach weiteren zwei Jahren, im Mai 1714, erkrankte Karl, der Herzog von Berri, der Bruder des Herzogs von Burgund, und starb im Alter von

28 Jahren, und seine Tochter endete zu der gleichen Zeit. Auch an den Tod dieses Herzogs knüpften sich Vergiftungsgerüchte. Andere wollten dagegen wissen, daß er acht Tage vorher mit dem Magen gegen den Sattelknopf gefallen sei und danach Blut gespien habe.

Man wird in der Weltgeschichte kein zweites Beispiel von so gehäuften, in so kurzer Zeit aufeinander gefolgten Todesfällen in einer Königsfamilie finden. Es ist begreiflich, daß man hier an Giftarbeit gedacht hat. Eine solche kann schon aus toxikologischen Gründen gar nicht vorliegen. Sieht man von anderem ab, so würde die beobachtete Regelmäßigkeit der Hautausschläge bei den Erkrankten dagegen sprechen. Es gibt nämlich kein Gift, das dies zuwege brächte: Wohl bei dem einen oder anderen erscheint nach gewissen Giften ein Ausschlag, aber nicht bei allen Ergriffenen. Es kann sich hier nur um eine Infektionskrankheit gehandelt haben, die meiner Auffassung nach der exanthematische Typhus, das Petechialfieber, gewesen, das in jenen Jahren in Deutschland herrschte und nach Ausbruch des Krieges gegen Frankreich auch dort um sich gegriffen hatte.

ZEHNTES BUCH

Frauen als Giftkennerinnen und Vergifterinnen

ERSTER ABSCHNITT

Betätigung des Giftwissens von Frauen bis zum 16. Jahrhundert

Erstes Kapitel

Beweggründe für die Giftverwendung durch Frauen. Massenvergiftungen durch Frauen im alten Rom. Unterricht im Vergiften

Eine eigentümliche Erscheinung ist es, daß sowohl in der Geschichte der Vergiftungen als auch in derjenigen der Arzneikenntnis so oft Frauen hervortreten. Ihrer Betätigung auf diesen beiden einander so nahestehenden, ohne Grenzen ineinander übergehenden Wissensgebieten begegnet man von der sagenhaften Epoche des Menschengeschlechts bis in die neue Zeit hinein. Die Typen: Hekate, Medea, Kirke, Dejaneira bringen in dem, was von ihnen erzählt wird, zum Ausdruck, daß ein Stück, wenn auch primitiven toxikologischen Wissens, das anderen verborgen war, in ihrem Besitz sich fand und daß sie von ihm nicht selten einen unfreundlichen Gebrauch machten. Sie kannten gewisse Naturprodukte und deren Wirkungsart auf den Menschen. Mag immerhin ein solches Eingeweihtsein anfangs seine Zweckerfüllung nur im gütigen Sinne: im Heilen von Körperstörungen gefunden haben – zuletzt stellte sich, sobald man einmal die Wirkung einer großen Dosis des betreffenden Stoffes kennengelernt hatte, von selbst das Gefühl der Überlegenheit schwacher über sonst starke Menschen durch die Vergiftungsmöglichkeit ein. Schon von der sagenhaften Hekate, der Tochter der Persa, einem von den Alten als grausam bezeichneten Weib, das in Ermangelung von Tieren Menschen jagte, wurde angegeben, daß sie in der Gewinnung tödlicher Gifte eine große Kunst besessen, zuerst Akonit als Gift erkannt und seine Wirkungen an ihren Gästen versucht habe.

Die Ägypterin Polydamna liefert der Helena das Opium, dessen Wirkung Homer so treffend beschreibt. Dem Telemach wird es gereicht, als er in Sparta von den Schicksalen seines Vaters Odysseus hört und seelisch dadurch im Übermaß erregt wird. Beruhigung und zeitliches Vergessen sollen ihm durch den Trank werden. Obschon der Mohn eine uralte Kulturpflanze ist, die wahrscheinlich schon zu Homers Zeiten in Griechenland gepflanzt wurde – im achten Jahrhundert v. Chr. nannte Hesiod die Stadt Sikyon: Mekone, die Mohnstadt – kannten sicherlich nur sehr wenige die Bereitung des Opiums aus ihm und die Mengen, die von diesem Saft seliges Vergessen und Schlaf hervorrufen können. Das ganze Heer der Beweggründe, die schwache Menschen aus den Wirklichkeiten ihres freudigen, traurigen, bedrückten, begehrlichen Lebens hinaustreiben, um irgendwo einen Ankerplatz zu suchen, hat diesen in den geschwundenen Jahrtausenden oft bei der »klugen« Frau, bei der Zauberin, der Wahrsagerin, der »Hexe« gefunden, die den gesunkenen Mut durch einen »Zaubertrank« hoben, der Verzweiflung den Hoffnungsstrahl gaben, die augenblickliche ärgste körperliche Not durch ein Mittel schwinden ließen, die durch einen Feind drohende Gefahr behoben, indem sie dem Wünschenden ein Gift aushändigten, Rachegefühl auf dem gleichen Weg stillten und in die Zukunft zu schauen erlaubten, indem sie in dem Fragenden durch einen narkotischen Stoff Visionen, Illusionen oder Halluzinationen wachriefen. Von der Totenbeschwörerin zu En Dor, die der König Saul befragte, bis zu den römischen Verfertigerinnen von Liebestränken oder von Mitteln, um unfruchtbar zu machen oder die Geschlechtserregbarkeit zu beeinflussen oder um die Kinder im Mutterleib oder Erwachsene zu töten, bis zu den mittelalterlichen Zauberinnen, die mit der narkotischen Mandragora, dem übelberüchtigten Alraun, wirtschafteten, bis zu den Macbethschen Hexen mit ihrem Giftwissen, bis zu den Vergifterinnen in der Zeit Ludwigs XIV. von Frankreich, die mit Beschwörungsformeln, Liebestränken und Gift Unsummen verdienten, und schließlich bis zu den modernen Massenvergifterinnen und den heutigen »klugen Frauen«, die sich mit Weissagen, Heilen und Engelmacherei abgeben, besteht eine ununterbrochene Kette, in dem Gifte, im weitesten Sinn des Wortes, eine Rolle spielen.

Massenvergifterinnen tauchten in allen Epochen auf – in Rom schon in einer Zeit, in der eine Sittenverderbtheit noch nicht so zutage trat wie später. Ihre Taten können etwa in Parallele gesetzt werden mit den zu Zeiten Ludwigs XIV. erfolgten, die die zivilisierte Welt lange in Erregung hielten. Dort wie hier waren es, wenn man den Berichten trauen darf, Frauen, die Vergiftungen in so großer Zahl vorgenommen haben sollen, daß man zuerst das Vorhandensein einer epidemischen Krankheit annahm. Vielleicht lag nicht so die Lust am Töten dem Tun zugrunde als die Beseitigung durch Ehebruch getäuschter Männer. An Ehebruch scheinen die römischen Damen es nie so recht haben fehlen lassen. Denn in lapidarer Kürze wird aus dem Jahre 290 v. Chr. angegeben, daß Fabius Gurges Damen zu einer Geldbuße wegen dieser Leidenschaft verurteilt habe. Die erhaltene Summe läßt auf Stand und Zahl der Bestraften schließen: Denn es wurde so viel eingenommen, daß davon, was witzig genug ist, der Tempel der Venus in der Nähe des Circus maximus gebaut werden konnte.

Das in folgendem berichtete Ereignis war aber folgenschwerer. Aus mancherlei geht dies hervor. Wenn die Pest Rom heimsuchte, wurde ein Diktator gewählt, der, auch um die Götter zu versöhnen, einen Nagel in das Kapitol schlagen mußte. Dies geschah zur Zeit der Konsuln C. Valerius Flaccus und Cl. Marcellus im Jahre 328 v. Chr. Diese beiden sowie die hervorragendsten Männer in Rom waren an der gleichen Krankheit gestorben, die man für die Pest hielt. Eine Sklavin gab dem Ädilen Fabius Maximus bekannt, daß es sich nicht um die Pest, sondern um die Wirkung von Gift handele, das vornehme römische Damen, darunter zwei Patrizierinnen, herstellten. Man überraschte einige beim Kochen dieser Gifte und fand bei zwanzig noch eine große Menge von Drogen. Da sie die Stoffe für Arzneimittel ausgaben, wurden sie genötigt, die Abkochungen zu trinken. Sie starben sämtlich daran. Insgesamt wurden 170 Frauen bestraft.

Bis dahin wäre, so meint Livius, in Rom nie über Vergiftungen eine Untersuchung angestellt worden. Er schreibt die angebliche Tat der Frauen mehr einer Art von geistiger Verwirrung als einer vorüberlegten Böswilligkeit zu. Es wurde, um darzutun, daß nunmehr alles Übel von Rom abgewandt und wieder Ruhe in die geängstigten Gemüter gezogen sei, als Diktator Cn. Quintilius gewählt, um den Nagel in das Kapitol zu schlagen.

Lange nach diesem Ereignis, im Jahr 184 v. Chr., kamen in Rom wieder viele Vergiftungen vor, die zu eingehenden Untersuchungen Anlaß gaben, im Verfolg derer die Gemahlin des angeblich durch Gift umgekommenen Konsuls C. Calpurnius Piso als Giftmörderin bestraft wurde. Ob und wieviel Frauen bei der nach Tausenden zählenden Massenbestrafung im Jahr 180 v. Chr. beteiligt waren, wurde nicht berichtet. Dagegen war man unmittelbar vor dem dritten Punischen Krieg – 150 v. Chr. – wieder genötigt, zwei vornehme Frauen: Publilia, die Gattin des Postumius Albinus, und Licinia, die Gattin des Claudius Asellus, wegen tödlicher Vergiftung ihrer Männer anzuklagen. Sie hatten zwar dem Prätor Bürgen gestellt, wurden aber durch Beschluß eines Familiengerichts zum Tod verurteilt.

Ein so verbreitetes und eingewurzeltes Übel wie die Vergiftung unbequemer Menschen – Ehemänner und Fernstehender – konnte nicht so leicht verschwinden. In Rom wuchs es, wie die Schilderungen aus der Kaiserzeit beweisen. Schon kurz vor dieser, in den Zeiten des Bürgerkrieges zwischen Marius und Sulla, herrschte allenthalben, auch in den Familien sittliche Entartung. Giftmord kam oft vor, wie Cicero in seiner Rede für Cluentius darlegte. Der »Blutmensch« Cornelius Sulla versuchte zu Beginn seiner Diktatur durch die »Lex Cornelia de sicariis et veneficis« vor allem die persönliche Sicherheit des Bürgers gegen Mord und Giftmord zu heben. Indes, trotz härtester Strafen blieben Gifte aus den immer gleichen Beweggründen weiter tätig, obschon die Lex Cornelia in der ganzen Kaiserzeit in Geltung war.

Rom hatte seine geübten Vergifterinnen. Was eine Locusta oder eine Martina in ihrem Berufe leisteten, stand gewiß auf der Höhe des toxikologischen Wissens ihrer Zeit und war nicht geringer als das, was Vergifter wie Apelles, den sich Perseus von Mazedonien, der Sohn Philipps, für diesen Zweck hielt, darin leisteten. Ja, manche dieser Giftmischer und Giftmischerinnen machten geradezu Schule. Das merkwürdigste darauf hinweisende Dokument besagt, daß, nachdem Locusta mit vollem Erfolg dem Nero Gift zum Töten des Britannicus geliefert hatte, sie von diesem nicht nur völlige Straflosigkeit, sondern auch ansehnliche Landgüter und den Auftrag erhielt, Schüler in ihrer Kunst zu unterrichten. Neben Weibern und gewiß oft mit diesen zusammenarbeitend, gab es, schon vor der Kaiserzeit, »venenarii«, d.h. Menschen, deren Beruf und Erwerbsquelle das Herstellen und Verkaufen von Gift und wahrscheinlich auch das Vergiften war.

> Die Übung, Gatten durch einen Gifttrank so krank zu machen, daß sie in einen Zustand von Besinnungslosigkeit oder Urteilslosigkeit für eine gewisse Zeit versetzt würden, der die praktische Untreue des giftmischerischen Weibes nicht zu erkennen und gerichtlich zu verfolgen gestattete, gab in späteren Jahrhunderten bei den Westgoten zu einer gesetzlichen Bestimmung Anlaß.

Zweites Kapitel

Das Frankenreich unter den Merowingern

Schlimm wüteten von Weiberhand gereichte Gifte im Frankenreich, zumal in der Zeit Chlotars I., Chlodwigs jüngstem Sohn, und nach seinem Tod, als das Reich zum zweiten Mal geteilt wurde. In den inneren Greuelkriegen zwischen Sigibert von Austrasien und Chilperich von Neustrien überboten sich förmlich die Frauen dieser beiden Herrscher, die westgotische Königstochter Brunhilde und Fredegunde, in Grausamkeiten. Brunhilde war die Anstifterin von Haß und Krieg zwischen Sigibert und seinem Bruder Chilperich, besonders weil dieser die Schwester der Brunhilde, die Galswintha, verstoßen und sich mit der Fredegunde, der Unfreien, seiner früheren Beischläferin, vermählt hatte. Er wurde im Jahr 584 ermordet. Die grausame, von zügelloser Rachsucht erfüllte Fredegunde ließ durch bezahlte Männer den Sigibert mit vergifteten Schwertern ermorden, gerade als er von den Franken, die Chilperich abgesetzt hatten oder absetzen wollten, zum König ausgerufen wurde.

Sie scheint viel auf Gift gegeben zu haben und darin bewandert gewesen zu sein. Sie wollte auch den Sohn des Sigibert und der Brunhilde, Childebert II., auf die gleiche Weise töten. Sie ließ zwei Messer von Eisen anfertigen, tief einkerben und mit Gift belegen. Damit sollte ihr Opfer aus der Welt geschafft werden. Die gewonnenen, durch einen erregenden Trank mutig gemachten Mörder, zwei Kleriker, verrieten sich aber und wurden in Soissons getötet. Childebert entging aber doch nicht dem gewaltsamen Tod, denn auch er kam 596 im Alter von 25 Jahren mit seiner Gemahlin durch Gift um.

Fredegunde schreckte vor keinem Mord zurück. »Als sie in Rouen war, ließ sie gegen den Bischof Praetextatus bittere Worte laut werden. Sie sagte, es würde die Zeit kommen, wo er die Verbannung, in der er schon gewesen, wiedersehen würde. Jener erwiderte: ›In der Verbannung und außer ihr bin und werde ich Bischof sein, du aber wirst nicht immer königliche Macht besitzen. Wir fahren aus dem Exil durch Gottes Gnade in das Reich, du aber wirst von diesem Reich hinabgestoßen werden in den Abgrund.‹ Sie ließ ihn wegen dieser Worte wutentbrannt in der Kirche in seinem Chorstuhl bei der gottesdienstlichen Handlung erdolchen. Sterbend bezeichnete er vor den Hinzugeeilten, unter denen auch Fredegunde war, sie laut als Anstifterin zum Mord. Nach seiner Beerdigung kam ein edler Franke zu ihr und sagte: ›Viel Übles hast du schon auf dieser Welt getan, aber Schlimmeres als die Ermordung des Priesters Gottes, die auf dein Geheiß geschah, hast du nicht verübt. Möge Gott schnell das unschuldige Blut rächen. Wir alle wollen dieser schlimmen Tat nachspüren, damit dir nicht länger erlaubt sei, solche Grausamkeiten zu begehen.‹« Nach seinem Weggang sandte sie jemand ab, der ihn zu Tisch einladen sollte. »Als er sich weigerte, bat sie ihn, wenigstens einen Becher Wein zu trinken, damit er nicht nüchtern das königliche Haus verlasse. Da wartete er, nahm den Becher und trank daraus Wermut mit Wein und Honig vermischt, wie die Barbaren zu tun pflegen. Aber dieser Trank war vergiftet.

Sobald er getrunken, fühlte er heftigen Schmerz seine Brust drücken, es war ihm, als ob ihm inwendig alles zerschnitten würde. Da rief er den Seinen zu: ›Flieht, ihr Unglücklichen, flieht das Verderben, damit ihr nicht wie ich umkommt.‹ Diese tranken nicht, sondern machten sich eilends davon. Ihm aber wurde dunkel vor den Augen. Er bestieg noch sein Pferd, fiel aber, nachdem er drei Stadien geritten war, vom Pferd und starb.«

Dieser Bericht von Gregorius lehrt einmal, daß Fredegunde Gift vorrätig gehabt und daß sie hier im Trank wahrscheinlich das gleiche gereicht hat, was von ihr wiederholt zum Vergiften von Waffen verwendet worden ist. Zieht man die damals bekannten Gifte und selbst die nur wenigen geschilderten Symptome in Betracht, so kann es sich hier nur um eine Zubereitung aus einer Akonit-Art, wahrscheinlich um das leicht zugängliche *Aconitum Napellus*, den Sturmhut, gehandelt haben. Dafür sprechen die Schmerzen im ganzen Körper, die Präkordialangst und besonders auch die Verdunkelung des Gesichts sowie der überaus schnelle Ablauf der Vergiftung bis zum Tod; denn der Vergiftete konnte nur noch etwa 5,5 km weit reiten. Dies weist auf die akuteste Form der Akonitvergiftung hin. Sicherlich war dieselbe von viel mehr Symptomen begleitet, deren Wiedergabe man von einem Historiker nicht erwarten darf.

Brunhilde, die Feindin der Fredegunde, sah gleichfalls Gift als bequemes Tötungsmittel an. Dies geht aus ihrem Verhalten gegen ihren Enkel Theodorich II., den König von Burgund und Austrasien, hervor. Unter den viehischen Mördern jener Zeit, des Beginns des siebten Jahrhunderts, die von den Völkern so lammsmäßig dumm als Herrscher ertragen wurden, war dieser ein besonders bösartiger. Er hatte das noch zarte Kind seines Bruders Theodobert in Köln an den Füßen ergreifen und an einem Stein zerschmettern lassen, so daß das Hirn herausspritzte.

Als er nach Besiegung seines Bruders mit Beute und seiner Nichte, der Tochter Theodoberts, zurückgekommen war und diese heiraten wollte, machte ihm darüber seine Großmutter Brunhilde Vorwürfe. Deswegen bedrohte er sie mit dem Schwert. Seitdem haßte sie ihn tödlich. Sie mischte ihm einen Trank mit Gift und ließ ihn durch einen Diener reichen. Er trank ihn, ohne es zu wissen, und seitdem siechte er lange. Er starb im Jahre 613 in Metz an Durchfall.

Das Ende, das dieser spanischen Königstochter Brunhilde Chlotar II. von Neustrien, der Sohn der Fredegunde, bereitete, ist bekannt genug. Nachdem sie in seine Gewalt geraten war, rechnete er ihr vor, daß durch ihre Schuld zehn Frankenkönige ermordet worden seien. Er ließ sie drei Tage lang martern, dann mit dem Haupthaar und einem Arm und einem Fuß an den Schweif des wildesten Pferdes binden. So wurde sie von den Hufen des davonsprengenden Tieres zerschlagen, bis Glied für Glied abfiel.

Mit den angeführten Giftmorden ist nicht etwa die Reihe der bei den Merowingern vorgekommenen erschöpft. So sollen u. a. auch der König Charibert und seine Frau eines Gifttodes gestorben sein. Die Greuel, die sich an den Höfen dieser fränkischen Herrscher abspielten, haben eine besondere Note. Sowohl die groben Gewalttaten als auch die Vergiftungen erscheinen zynischer und brutaler als die anderwärts, z. B. im Orient, um die nämliche Zeit, wenn auch mit dem schließlich gleichen zerstörenden Erfolge vollführten.

Das siebte Jahrhundert weist im Oströmischen Reich eine Frau an hervorragender Stelle auf, die aus persönlichen oder politischen Gründen zum Gift als Erfüller ihrer Pläne griff. Martina, die Stiefmutter Kaiser Konstantins III., hatte den Ehrgeiz, mit ihrem leiblichen Sohn Heracleonas, der freilich schon an der Regierung teilnahm, allein zu regieren. Konstantin hatte sich auch sonst verhaßt gemacht. So hatte er aus Habsucht das Grab seines Vaters öffnen und die diesem mitgegebene goldene Krone, die 70 Pfund wog, ihm vom Haupt nehmen lassen. Dieselbe klebte so am Kopf, daß sie von ihm nur mit Haaren entfernt werden konnte.

Der Patriarch von Konstantinopel, Pyrrhus, und sein Anhang beseitigten die Bedenken der Martina. Sie brachte Konstantin Gift in Nahrungsmitteln bei, das ihm, nach kaum sechs Monate dauernder Regierung das Leben nahm. Dies Ereignis des Jahres 641 wurde oft bedichtet. Nicht lange erfreuten sich die beiden der Macht, denn schon nach einem weiteren halben Jahre mußte Heraclonas abdanken.

Drittes Kapitel

Vergiftungen unter den Karolingern

War es in den bisher aus der angegebenen Zeit berichteten Fällen vorzugsweise Eifersucht auf Macht und Mann, die gekrönte Frauen zu Giftmörderinnen machte, so erscheint von nun an, zumal in Frankreich und Italien manche Frauengestalt, die in dem Bestreben nach Selbstschutz oder in Erfüllung ihrer Rachegefühle oder um frei ihren Liebeslüsten nachzugehen, zu Giftstoffen griff. Im Frankenreich war, wie schon vorher, die Zeit des zehnten Jahrhunderts in den herrschenden Kreisen erfüllt von Trug und Lüge: Niemals in der Geschichte dieses Landes war sonst der Sinn für Moral so vollständig aus der Seele der Menschen ausgelöscht. Viele schlechte Beispiele wurden schamlos gegeben: Söhne, die den Vater verfolgten, Väter, die die Söhne blenden ließen, Brüder, die sich bekriegten, Untreue gegenüber dem verpfändeten Wort, Frevel gegen Gott, Kirchenschändung, Raub, Tötung. In der Familie der Karolinger gab es ein schnelles Hinsterben aus Gründen, die schwer erklärbar sind. Der Stamm Karls des Großen verdorrte schnell. Hier und da starben Männer aus der Nachkommenschaft Karls des Kahlen, unter dem Gerücht, von ihren Frauen auf dem Giftweg beseitigt worden zu sein. Ehelicher Zwist war wie Bruderzwist in dieser Familie nicht gar selten. So hatte sich die Kaiserin Richardis von ihrem Mann getrennt und war in ein elsässisches Kloster eingetreten, weil ihr Mann, Karl der Dicke, ihr öffentlich Ehebruch mit seinem Erzkanzler Liutward vorgeworfen hatte. Sie erbot sich, ihre jungfräuliche Unversehrtheit nach einem zehnjährigen Eheleben mit ihm zu erweisen. Sie wollte sich hierfür in irgendeiner Form einem Gottesurteil unterwerfen. Fand jeder Teil dieses Paares sein natürliches Lebensende – Karl, der letzte karolingische Kaiser, ein unrühmliches, verlassenes, fast mit Not einhergehendes –, so scheinen drei direkte Nachkommen Karls des Kahlen eines Gifttodes gestorben zu sein, des Kaisers, der im Jahr 873, also noch vier Jahre vor seinem Tod, seine Grafen aufforderte, dem Verbrechen der Vergiftung eifrig nachzuforschen.

Karls Urenkel Ludwig IV. d'Outre-mer hinterließ aus der Ehe mit seiner Frau Gerberge zwei Söhne, Lothar und Karl. Lothar heiratete Emma, die Tochter des durch Berengar vergifteten König Lothar II. von Italien und seiner Frau Adelaide, der zweiten Gemahlin Kaiser Ottos I. Königin Emma, jung und galant, führte ein nicht gerade mustergültiges eheliches

Leben. Ihren Mann achtete und liebte sie nicht. Sie lebte in einem nahen geschlechtlichen Verhältnis zu Adalberon (Ancelin), dem Bischof von Laon, einem geistreichen, geschmeidigen, aber gewissenlosen und verderbten Höfling. Als Lothar im Jahr 986 gestorben war, wurde sie des Giftmords an ihm beschuldigt. In ihrer Zeit wurde dies allgemein geglaubt und von Chronisten mehr oder minder sicher berichtet. Er war kurz vorher in Limoges gewesen und hatte einige Zeit – wie es scheint gesund – in Aquitanien geweilt. Bald nach seiner Rückkehr soll ihn die ehebrecherische Gemahlin durch Gift beseitigt haben. Es ist wahrscheinlich, daß das Ereignis wie angegeben sich zugetragen hat. Königin Emma starb erniedrigt und vergessen, während der Bischof, ihr Geliebter, sich bei seinem Feind später so einzuschmeicheln wußte, daß er ihn als Berater annahm. Bei einer geeigneten Gelegenheit kühlte er seinen Rachedurst für die Gefangenschaft, in der er gehalten worden war, und verriet im Jahre 991 seinen Herrn an Hugo Capet, der ihn in Orléans in einen Turm sperren ließ, wo er einige Jahre später starb.

Auch der Tod von Ludwig V., dem Nichtsausrichter (Fainéant), wird ganz allgemein als ein Gifttod bezeichnet. Er war jung verheiratet worden mit Bianca (Blandine), der Tochter eines Adligen von Aquitanien. Sie war ihm ebensowenig ehelich treu wie ihre Schwiegermutter ihrem Mann. Er galt für einen Schwächling im Geist und vielleicht auch im Körper – sie für unternehmend und galant. Eines Tages lief sie unter einem Vorwand ihrem Mann davon, da sie eine Scheidung erzwingen wollte. Man holte sie wieder zurück. Nach dem Tod ihres Schwiegervaters Lothar scheint sie Interessenbeziehungen zu Hugo Capet, der schon damals als Herr der Krone gelten konnte, gehabt zu haben. Es wurde angegeben, daß sie ihn in zweiter Ehe geheiratet habe. Dies scheint den Umständen nach unwahrscheinlich. Vielleicht hatte er ihr aus Politik ein Heiratsversprechen gemacht. Viele Zeichen sprechen dafür, daß sie am Tod ihres Mannes nicht unbeteiligt gewesen ist. Wahrscheinlich kam Gift in Frage. Hugo Capet, der Graf von Paris, wurde am 3. Juli 987 in Reims vom Bischof Adalberon zum König von Frankreich gesalbt. Karolingische Könige gab es nicht mehr.

Viertes Kapitel

Normannen in Nord und Süd im elften und zwölften Jahrhundert

Durch die Wanderungen der Normannen nach Süditalien waren erweiterte Kenntnisse über Gifte als geheimer Besitz durch einzelne Adepten auch nach ihrem Stammland gekommen und fanden hier ihre praktische Bewertung. Manche solche Vergiftung ist bekannt geworden.

Bei der Normannenfrau Mabille von Belleme, der Gemahlin von Roger von Montgommeri, war die Erhöhung des Ansehens ihres Mannes die Triebfeder, das Gift der Erfüller ihrer Wünsche. Hier ist einer der Belege für die im elften Jahrhundert sicherlich nicht in der Normandie heimische, sondern durch die innige Berührung der Normannen mit italischer und arabischer Kultur in Unteritalien gewonnene Erfahrungen über Gifte.

Mabille versuchte Arnold von Echaufour, den Nebenbuhler ihres Mannes, durch Gift zu vernichten. Speise und Trank hatte sie damit versehen und angeordnet, sie ihm darzureichen. Doch dieser, gewarnt, aß nichts von dem, was er als vergiftet beargwöhnte. Aber ihr Schwager Gilbert von Montgommeri nahm einen solchen Trunk und starb dadurch am dritten Tage. Mabille jedoch verfolgte trotz dieses Fehlerfolges ihren todbringenden Plan weiter. Sie überredete den Kammerdiener durch Versprechungen zur Vergiftungstat. Sie selbst stellte die verderblichen Tränke her. Der Diener reichte sie seinem Herrn und zwei anderen, die mit ihm speisten. So wurden bei Courville drei der Vornehmsten durch das gleiche Gift heimgesucht. Arnold von Echaufour war einige Tage krank und starb dann (1067), während die beiden anderen genasen.

Geht schon aus diesem Bericht hervor, wie eine hochgestellte Normannenfrau Gift zu bereiten verstand, so zeigt das Folgende, daß solche Frauen die Giftkunde sogar in Italien studierten. Um keine Geringere handelt es sich hier als um die Frau von Robert Guiscard, der einst das ganze unteritalische Festland den Sarazenen entrissen und zu einem Normannenstaat gemacht hatte, während sein Bruder Roger das gleiche in Sizilien vollbrachte. Sie, Sichelgaita, Tochter Gaimards IV., Fürsten von Salerno, haßte ihren Stiefsohn Boemund, den späteren Führer im ersten Kreuzzug und Fürsten von Antiochia, weil sie fürchtete, daß ihr Sohn Roger an ihn, den Stärkeren, das Herzogtum Apulien und Kalabrien, das Robert Guiscard ihm zugewiesen, verlieren könnte.

Deshalb bereitete, wie der Chronist meldet, sie selbst einen tödlichen Trank und sandte diesen an salernitanische Professoren, bei denen sie studiert und von denen sie Unterricht in der Kunde der Giftzubereitung empfangen hatte. Diese erkannten sofort den Willen ihrer Herrin und Schülerin und brachten dem kranken Boemund, den sie gesund machen sollten, das tödliche Gift bei. Danach wurde er schwer krank und ließ dies seinem Vater melden. Diesem kam plötzlich der Gedanke an eine schlechte Tat seiner Frau, und er fragte sie. Er ließ sich Schwert und Evangelium bringen und schwor, daß, wenn Boemund stürbe, er sie töten würde. Sie, über diese Drohung erschreckt, bereitete ein Gegengift und sandte überdies schnell einen Boten an die Ärzte nach Salerno mit den inständigsten Bitten, daß sie ihr in ihrer Gefahr beistehen sollten. Diesen gelang es, ihn, den sie geschädigt, wiederherzustellen. Er behielt aber während seines ganzen Lebens durch die überstandene Vergiftung eine bleiche Farbe. Dies Ereignis gehört dem Jahr 1084 an. Ich vermute, daß, falls eine Vergiftung vorgelegen haben sollte – was nicht unwahrscheinlich ist –, es Arsenik gewesen ist, ein Gift, das nach wiederholter Anwendung und nach dem Verschwinden der akuten, in ihrer Gestaltung sehr von der Höhe der Dosis und individueller Verhältnisse abhängigen Symptome die geschilderten anämischen Zustände neben Abmagerung lange zurückbleiben lassen kann.

Schon das nächste Jahr ließ Zeitgenossen wieder über eine angebliche Vergiftung in dieser Familie reden. Diesmal handelt es sich um den Gatten Sichelgaitas, um Robert Guiscard.

Im 10. Jahrhundert wurde die Medizinische Schule von Salerno, Civitas Hippocratica, die erste Lehranstalt in Europa, die Vorläuferin von Montpellier und Paris, gegründet. Sie hat viel Wissen gerade über Arznei- und Giftwirkungen verbreitet, z. T. sogar in populärer Form. Salerno war wegen der vielen Medizin studierenden Frauen berühmt, darunter auch solche, die in ihrem Wissen den hervorragendsten Lehrern gleichkamen. Wird doch aus dem Jahre 1095 angegeben, daß damals ein Abt Rodbertus gelebt habe, dem in medizinischem Wissen niemand außer einer klugen Matrone gleichkam.

Später werden andere auch mit Namen erwähnt, die selbständig über Medizin geschrieben haben, darunter die Trotula, von der ein Werk gedruckt ist. Zahlreich finden sich ferner in den Schriften salernitanischer Ärzte Vorschriften über arzneiliche Behandlung, Kosmetika u. a. m., die von Frauen herstammen.

Viel Wissen des Orients ist von dort, dem Land der Sarazenen, in die europäische Medizin übergegangen, wo es jahrhundertelang befruchtend gewirkt hat. Viel Brauchbares von ihm ist bis heute noch nicht für die Menschheit ausgenutzt. Es wirkt in seiner Anspruchslosigkeit und Ruhe wohltuend gegenüber so vielem modernen therapeutischen, so schnell wechselndem Phrasentum, auf das gerade heute Molieres Wort angewandt werden kann: »La médecine est une espèce de jargon.«

Die arabische Medizin war ein fest gefügtes, konservatives Wissen. Insonderheit an der Kenntnis von Arzneimittel- und Giftwirkungen hatte schon damals, seit Jahrtausenden, die Findekunst der Menschen gearbeitet und sie auf eine staunenswerte Höhe gebracht. Wer dieses Wissensgebäude erkennenden Auges auch nur oberflächlich durchwandert hat, staunt über die Mannigfaltigkeit seines Inhalts, den zwingenden Ordnungssinn, der in ihm herrscht, und – wenngleich vieles nach unseren heutigen Anschauungen Abergläubische und Willkürliche darin sich findet – über die Zweckmäßigkeit und Richtigkeit des Geschaffenen. Zu ihm trat um die Wende des ersten Jahrtausends der Teil der Medizin Italiens und Griechenlands, der seit Galens Tagen noch nicht assimiliert worden war.

In diesem Bestand fanden sich auch manche mineralische Gifte, deren chemischer Darstellung neues Forschen gewidmet war. Man kannte diese, zumal die Arsenverbindungen, auch in toxikologischer Beziehung gut.

Es gab in jenen Zeiten auch berufsmäßige, gewinnsüchtige Giftmischer, die das sich immer mehr vergrößernde und mehr erlangbare Wissen über Gifte, vor allem über Arsenik, sich zu eigen zu machen verstanden. Solcher bediente sich eine andere Stiefmutter, die schöne und kluge Bertrade von Montfort, im Jahr 1101 für ihren Stiefsohn, den späteren französischen König Ludwig VI., den Dicken. Philipp I., sein Vater, hatte diese Frau ihrem Mann, dem Herzog von Anjou, Foulques-le-Réchin, entführt, sie aber nicht heiraten können, weil ihm dies die Kirche versagte. Er lebte, obwohl er deswegen erst spät aus dem Kirchenbann herauskam, mit ihr bis an sein Ende zusammen. Um ihre eigenen Kinder zur Herrschaft zu bringen, versuchte sie, Ludwig aus dem Weg zu räumen, und als dies nicht mit Gewalt durch drei dafür gedungene Kleriker, von denen einer den Plan verriet, ging, wandte sie sich an Giftmischer, die sie durch das Versprechen großer Belohnung dafür gewann, ihm ein langsam wirkendes Gift zu geben. So vergiftete sie den königlichen Sprößling. Dieser wurde bettlägerig und vermochte mehrere Tage weder zu kauen noch zu schlafen. Nachdem alle fränkischen Ärzte hierbei versagt hatten, rettete ihn ein Mann aus dem Land der Mauren, also ein arabischer Arzt. Er blieb aber sein ganzes Leben lang bleich.

Verschiedene Möglichkeiten der Vergiftungsart liegen hier vor: Man könnte daran denken, daß das Gift ein tropeinhaltiges Produkt gewesen ist, das in geeigneter Dosis Schlundkrampf und Schlaflosigkeit durch einen Erregungszustand hervorruft. Es kämen Tollkirschen, Stechapfel und Bilsenkraut in Frage, deren Wirkungsweise der Art nach die gleiche ist. Man kannte sie vom Bilsenkraut sicher schon im alten Rom, wahrscheinlich aber auch von den beiden anderen Nachtschattengewächsen. In der Renaissancezeit reichte man aus Scherz, um gefräßigen Schmarotzern das Wiederkommen zu verleiden, einen Belladonnawein, durch den sie infolge des eintretenden Schlundkrampfes angesichts auch des bestbesetzten Tisches nicht zu essen vermochten.

Gegen die Annahme einer Vergiftung Ludwigs durch ein solches narkotisches Gift sprechen sehr gewichtige Gründe, vor allem das Nichterwähnen derjenigen Symptomgruppen, die alsbald dem Opfer aufgefallen wären, nämlich der Sehstörung und der zerebralen Symptome. Zudem ist es nicht annehmbar, daß nach dem Überstehen einer solchen Vergiftung die oft erwähnte Blässe seines Gesichts als Nachleiden sich hätte ausbilden können. Es liegt viel näher, entweder an eine Bleiverbindung oder an Arsenik als Verursacher seines Leidens zu denken. Ich halte es für wahrscheinlich, daß es sich um mehrfach wiederholte Arsenvergiftungen durch kleine Dosen gehandelt hat. Dadurch können neben anderen Symptomen, wie Übelkeit und Erbrechen, eine allgemeine Körperschwäche, Kopfschmerzen und – was hier besonders interessiert – Entzündungen und geschwürige Veränderungen am Zahnfleisch und sonst in der Mundhöhle, damit auch Schwierigkeiten beim Kauen und Schlucken und, wie in entsprechenden Fällen wiederholt beobachtet wurde, Schlaflosigkeit eintreten. Es kann sich auch im Anschluß daran für sehr lange Zeit, wie ich es selbst sah, eine allgemeine Anämie, oft neben Abmagerung, einstellen.

Noch am Ende des zwölften Jahrhunderts und lange darüber hinaus gab es in Süditalien Medizinkundige, die sich speziell mit der Giftkenntnis befaßten und deswegen mehr über Gifte wußten als andere. Ein solcher war z.B. Romuald, Erzbischof von Salerno und Mitglied des Collegium medicum in dieser Stadt. Wilhelm I. von Sizilien, der Böse, schätzte ihn deswegen hoch und sein Sohn Wilhelm II. (gestorben 1189) ließ ihn um Rat fragen, als er sich vergiftet glaubte. Die Haare fielen ihm aus, die Haut war mißfarben und bekam Substanzverluste, sobald man sie nur stark berührte. Romuald und andere zur Beratung hinzugezogene Ärzte erklärten, daß ein solches Leiden andere als innerliche Krankheitsursachen haben müsse. Hier lag wahrscheinlich ebenfalls eine chronische Vergiftung durch Arsen vor. Die Veränderungen an der Haut, die man damals in ihrem Wesen nicht kannte und von denen der Chronist nur nach dem Hörensagen übertrieben berichtete, brauchen nicht nur in fetzenartigen Abstoßungen von Epidermis zu bestehen. Es kommen auch *Herpes gangraenosus* und andere Zerfallsformen des lebenden Gewebes vor.

Kaiser Heinrich VI.

Einer der frühen deutschen Kaiser, dessen Erkrankung und 1198 erfolgter Tod in einen ursächlichen Zusammenhang mit Gift gebracht worden ist, das in Sizilien Frauenhand gab oder zu geben veranlaßte, war, nach den

Chroniken, der in seinen moralischen Eigenschaften bereits charakterisierte, hochfahrende, mehr wie tierisch grausame und blutdürstige Heinrich VI. Die Beweggründe zu einer solchen Tat schildert ein Chronist folgendermaßen: »Es hat aber Keyser Heinrich weil sein Gemahl alt war / seinen Ehebund übel gehalten / allenthalben Hurerey und Ehebruch getrieben / und damit der alten und auch geilen Constantiae [sie, die Tochter Rogers von Sizilien und Apulien, war schon 50 Jahr alt, als er sie heiratete] Ursach geben sich an einen Sicilischen Herrn zu hengen / und aus anstifftung ihrer Landsleute der Sicilier / ihrem Ehegemahl Gifft bey zu bringen / weil er viel ihrer Vettern getödtet / und mit den Siciliern gar grausam umb gangen war.«

Seine Grausamkeit ist eine unbezweifelbare Tatsache. Die Stader Annalen berichten z. B., daß, als ihm hinterbracht wurde, daß die Kaiserin einem gewissen Jordanus von Sizilien, der Burgherr von St. Giovanni war, Kleinodien geschickt und herrlichere dafür empfangen habe, überdies dieser sich gerühmt hätte, er werde König werden und Constantia heiraten, der Kaiser ihn fangen, ihn auf einen glühenden eisernen Stuhl setzen und ihm eine glühende Krone auf dem Haupt mit Nägeln befestigen ließ. Und weiter: Richard, den Grafen von Acerra, ließ er durch die Straßen schleifen und aufhängen, weil er ihn auf Anstiften der Constantia hat vergiften wollen. Haß hatte dieser Kaiser reichlich gesät. Ist er doch der meineidige Feind gewesen, der das Normannenhaus Siziliens unter unsäglichen Greueln vertilgt hatte. Dabei hatte Tankred die Kaiserin Constantia, die in seine Hände gefallen war, edelmütig behandelt und sie, statt sie als Geisel zu behalten, frei fortziehen lassen.

Historiker haben auch hier seine angebliche Vergiftung als Einbildung bezeichnet. Die Fabel habe nach seinem unerwarteten Tod leichtgläubige Hörer gefunden. Diese Art der Beweisführung ist um so eigentümlicher, als das, worauf die Geschichtsforschung sich allein stützt, nämlich alte Nachrichten, hier deutlich genug von Vergiftung sprechen. Zu einer solchen wird bekanntlich kein Zeuge, also auch kein Historiker, hinzugezogen. Mithin kann ein solcher alter Berichterstatter nur von einem Gerücht der Vergiftung sprechen. Dies gibt aber keinen Grund ab, jetzt daran zu zweifeln. In einer Chronik heißt es ohne jeden Zweifel, so bestimmt wie möglich: »Dessem Keisser Heinrich wart vergeben.« Andere, die den unerwarteten Tod hervorheben, nachdem ein unheilbares, mit schweren Symptomen einhergehendes Leiden ihn akut befallen hatte, stellen die Vergiftung allgemein als Gerücht hin oder bezeichnen als Anstifterin die

Constantia, deren Verwandte der Kaiser durch ausgesonnene Qualen fast insgesamt getötet hatte. Sehr zurückhaltend lautet in bezug hierauf, was ein alter Chronist mitteilt: Viele hätten versichert, daß der Kaiser durch Gift umgekommen sei, das seine Frau besorgt habe, und zwar deswegen, weil er ihre Verwandten unter Qualen hatte sterben lassen. Dies sei aber nicht wahrscheinlich, weil es alle Vertraute des kaiserlichen Hauses leugneten und weil es auch Konrad, der spätere Prämonstratenserabt, der im Haus des Kaisers gelebt, in Abrede gestellt habe.

Diese Berichte gestatten nicht nur nicht eine Vergiftung des Kaisers kurzerhand abzuweisen, sondern schließen sogar einen hohen Grad von Wahrscheinlichkeit für eine solche ein, weil alle angeführten Beweggründe sie auszuführen sie erklärlich machen und das Gebiet, in dem Heinrich weilte, der Giftkenner nicht ermangelte. Wie immer wurde auch hier Malaria als Krankheits- und Todesursache angesprochen. Ohne jeden Beweis. Selbst wenn er sie durch Jagen im sumpfigen Gebiet um Messina bekommen hätte, so würde er so schnell nicht daran gestorben sein. Der Wahrheit kommt man nahe, wenn man beachtet, was andere Annalen zu sagen wissen, nämlich daß er an Schwächezuständen durch Diarrhöe gelitten habe. Dies läßt mehr als vermuten, daß Gift, und zwar Arsenik, die Ursache der Durchfälle und des zweieinhalbtägigen Fiebers gewesen ist. Inwieweit Constantia bei der Vergiftung beteiligt war, ist selbstverständlich nicht feststellbar. Sehr bemerkenswert ist, daß nach der Kaiserchronik sie es gewesen ist, die ihn schon vorher während des Aufstandes vergiftet habe, ohne daß schlimme Folgen danach eingetreten seien. Jedenfalls war vielfach der Glaube verbreitet, daß sie ihm Gift gereicht habe, »um ihr geschändetes und zertretenes Vaterland an ihm zu rächen«.

ZWEITER ABSCHNITT

Die Renaissancezeit in Italien und in Frankreich

Erstes Kapitel

Catarina Sforza. Catarina von Medici

Die Jahrhunderte flohen und nahmen sehr vieles von dem mit sich, was einem jeden von ihnen an Lebensauffassungen, Gewohnheiten, Anschauungen, Sitten das Gepräge gegeben hatte. Das Oströmische Reich war nach langer Agonie zusammengebrochen. Die Kreuzzüge, große völkerverheerende Epidemien, nie gesehene Volkskrankheiten waren verrauscht und hatten mancherlei an dem Weltbild geändert – eines blieb unverändert: die Handhabung von Gift. Überkommenes und neues Wissen darüber vereinten sich vom 15. bis 16. Jahrhundert und schufen Episoden, die nie aus der Menschen Gedenken schwinden werden. Die Vergiftungszwecke änderten sich nicht: Macht! Macht! Erfüllung von Haß und Rachsucht, Habsucht, Liebessucht, Notwehr blieben die Triebfedern der Vergifter. Wer diese waren? Von männlichen und weiblichen Vergiftern aus dem Volk schweigt die Geschichte gewöhnlich. Davon sprechen gelegentlich nur die Blätter des Gerichts, die von der Sühne platter, verbrecherischer Tat Kunde geben. Die Weltgeschichte kennt das Einzelindividuum nur dann, wenn es ganz Ungewöhnliches, Bestimmendes in Wissenschaft und Kunst geleistet oder an der Gestaltung der Zeit entscheidend mitgewirkt oder wenn es, an die sichtbarste Stelle des Staates gelangt, Gleichgültiges, Gutes oder Schändliches vollbracht hat oder hat vollbringen lassen. Das letztere schließt auch die Vergiftungen ein. Darum kennt man so viele Vergifter und Vergifterinnen, die im Staatsleben irgendeine Rolle spielten und nur ausnahmsweise ihre Helfer. Sie alle haben sich ein, wenn auch häßliches oder herostratisches, so doch bleibendes Andenken gesichert. Die genannten Jahrhunderte sind an solchen reich. Gifte waren noch mehr Kampf- oder Macht- oder sogar Erwerbsmittel geworden und die Giftkunde ein unter Umständen wertvoller Besitz. Es gab auch Frauen, die dieses Wissen und die Arzneimittellehre – soweit wir es jetzt zu erkennen vermögen – ihrer selbst wegen trieben, aus Freude an solchem Können.

Catarina Sforza

Unter solchen Frauen ragt eine hervor, die man auch als Mannweib, als Virago, bezeichnet hat: Catarina Sforza. Von ihr sagte ein alter Chronist, daß sie im weiblichen Leib ein männliches tapferes Herz getragen habe. Sie, die Tochter von Galeazzo-Maria Sforza, hatte von ihrem später ermordeten Vater schreckliches Tun – Giftmischerei und tyrannische, grausame Menschenquälerei in schlimmster Gestalt – üben sehen.

Eine besondere Unruhe und Gefährdung kam in ihr Leben, als Papst Alexander VI. und Cäsar Borgia ihren Landbesitz für sich beanspruchten. Caesar nahm Imola und Forli. Er mußte die Festung der letzteren Stadt, die von Catarina verteidigt wurde, fast einen Monat lang belagern. Dann fiel Catarina in seine Hände. Er setzte sie in der Engelsburg gefangen. Sie durch Gift zu töten, wagte man nicht. Der Papst machte ihr einen Prozeß, weil sie ihn angeblich habe vergiften wollen, ließ sie aber schließlich auf Betreiben Ludwigs XII. frei. Sie zog sich dann nach den Wechselfällen eines so bewegten Lebens nach Florenz in das Kloster der Santissima Annunziata delle Murate zurück, wo sie 1509 starb. Den Ärzten, die sie mit heißen Umschlägen quälten, hatte sie die Tür gewiesen.

Den Historiker haben bisher fast nur ihre Beziehungen zu einer wildbewegten Zeit Italiens beschäftigt – jener Zeit, die ungewöhnlich in allem war, was das Menschengeschlecht interessiert: groß war im Hassen, Lieben und Schaffen. Man muß Catarina Sforza noch von einer anderen Seite kennen, um ihr Bild, das in unsere Zeit projiziert ist, ganz beurteilen zu können. Sie war nämlich eine medizinisch für ihre Zeit nicht ganz unbedeutende Frau. Aus dem, was wir von ihrer Hand an Vorschriften für Arzneianwendung besitzen, leuchtet die Liebe zu diesem Wissen, von dem sie mancherlei, auch Wesentliches beherrschte. Sie war, wie ihr Briefwechsel mit Arzneikundigen ihrer Zeit beweist, emsig bemüht, möglichst viel und Vielseitiges davon sich zu eigen zu machen, so daß man aus ihren Niederschriften ein gutes Bild des arzneilichen Könnens ihrer Zeit gewinnen kann.

In Catarina Sforzas Material findet sich auch, mit einer Chiffreüberschrift versehen, eine Vorschrift für ein langsam wirkendes Gift, ein sogenanntes Gift *ad tempus*, das also erst nach einem bestimmten Zeitraum seine schlimmste Wirkung entfalten solle. So lautet sie in dem eigentümlichen Gemisch von Lateinisch und Italienisch:

XfnfnpoBTfrmknf.

Piglia ova que fac Bullire in aceto tantum quod ea chooperiat et Idem consumatur in totum accipe vitella dittorum ovorum. et ea pone supra prunis ut possint pulverizarj et pulverem illam misce cum succo cataputie Cataputie ad modum unguenti et repone ad ignem Desicca et pulveriza et fattum est, nam ejus dramma una durat ad mensem, mezza 2 doi. grossi. Quindici giornj.

Im wesentlichen läuft die Anweisung darauf hinaus, den getrockneten Saft der Pflanze zu gebrauchen, von der die früher gelegentlich arzneilich gebrauchten *Semina Cataputiae minoris*, Springkörner, die Samen von *Euphorbia Latyris* L., gewonnen wurden. Er sollte mit in Essig gekochten Eiern und Eigelb, die zuvor getrocknet und gepulvert wurden, gemischt werden. Nähme man davon 4 g, so sollte die Vergiftung anderthalb Monate dauern, nach mehr nur 14 Tage. In der Tat kann der Milchsaft dieser Euphorbie Vergiftung erzeugen, noch mehr die Samen durch ein in ihnen enthaltenes Öl. Außer Erbrechen und Durchfall sah man danach auftreten: stieren Blick, erweiterte Pupillen, Kälte und Starre des Körpers, die zeitweilig von Zuckungen unterbrochen wurde, Arhythmie des Pulses oder Pulsbeschleunigung, Schwindel und Delirien. Bei Kindern kam es nach ähnlichen Symptomen wie den eben angeführten nach fünf Stunden zu großer Unruhe. Die Augen funkelten, die Wangen glühten und die Haut war brennend heiß. Später folgte allgemeiner Schweiß und danach Wiederherstellung. Kann somit kein Zweifel darüber aufkommen, daß Milchsaft und Samen der Pflanze giftig sind, so halte ich es für unwahrscheinlich, daß das Präparat der Catarina Sforza eine Vergiftung mit schlimmem Ausgang liefert. Wohl aber kann dadurch akutes unauffälliges Kranksein hervorgerufen werden, und einer oder der andere kann davon eine unangenehme bleibende Darmstörung zurückbehalten. Von Belang kann das Gesamtleiden aber nicht sein. Die Möglichkeit, daß die Eier in dem Präparat durch Zersetzung zu der Giftwirkung beitragen könnten, ist nicht in Rechnung zu stellen. Die *Semina Cataputiae* finden sich in einer Arzneitaxe aus der Mitte des 15. Jahrhunderts. Möglicherweise bedeutet das Wort »Cataputie« in der angeführten Vorschrift noch etwas ganz anderes, nachhaltiger als die Springkörner Wirkendes.

Unter den Vorschriften der Catarina Sforza finden sich manche Gifte mit schweren Allgemeinwirkungen enthalten. Diese Frau hatte ein systematisches Wissen in Arzneimitteln und Giften. Ich habe aus ihren Mitteilungen den Eindruck gewonnen, als wären es nicht nur nachgeschriebene Rezepte, die sie gibt, sondern auch im Laboratorium versuchsweise selbst hergestellte Arzneiformen. Wird doch auch von anderen hervorragenden Personen jener Zeit, z.B. von Cosimo Medici, angegeben, daß sie selbsttätig in derartigen Dingen gewesen seien und auch Giftzubereitungen herstellten – ob nur aus Liebe zum Wissen, ist zweifelhaft. Daß aber damals nicht wenige für egoistische Zwecke solche Formeln gerade in Italien ersannen oder erwarben und verwendeten, geht aus zahlreichen Ereignissen der Renaissancezeit hervor.

Catarina von Medici

Zugleich mit dem Bild der Catarina Sforza hebt sich aus dem Dunkel der Vergangenheit das einer Stammesverwandten hervor. Catarina Sforza stand als Beherrscherin einiger italienischer Städte in einem nur kleinen Wirkungskreis, und auch die Beziehungen zu den Borgia, in die sie gewaltsam gezerrt wurde, erhöhten nur wenig ihre lokalistische Bedeutung.

Wie anders ihre Verwandte Catarina von Medici! Sie, Königin von Frankreich in einer überaus bewegten Epoche, hatte lange Zeit einen so machtvollen, überlegenen persönlichen Einfluß auf das geschichtliche Geschehen in Europa, wie ihn kein anderes Glied der Familie Medici und nur wenige an der Spitze von Staaten Stehende vor und nach ihr ausgeübt haben. Machtgierig aus Familienveranlagung und dieser Machtgier alles, vielleicht sogar das natürliche mütterliche Empfinden unterordnend, gelangte sie zu ihren Zielen durch Klugheit, List, unverdrossene Emsigkeit und Unermüdlichkeit.

Die mediceische Tradition der Liebe zu Kunst und Wissenschaft lebte in ihr weiter. Sie beschäftigte die besten italienischen Künstler, bereicherte Frankreich mit den kostbaren Handschriften, die Lorenzo der Prächtige mit so vielem Eifer und Verständnis gesammelt hatte, stellte den Louvre wieder her, ließ die Tuilerien erbauen und förderte hervorragende Männer. Sie obsiegte über alle künstlichen Hindernisse und fand Hemmung und Grenze ihres Tuns nur in dem unbezwingbaren Geschehen der Natur. Feine Beobachter, wie Girolamo Lippomano, der venezianische Gesandte am Hof der Valois, der die Ereignisse von 1577–1580 schilderte, wissen zu vermelden, wie die Franzosen, die in früheren Zeiten die Klugheit und Tüchtigkeit der Königinmutter nicht anerkennen wollten, diese Frau zuletzt fast als eine übernatürliche Erscheinung betrachteten, die durch ihren Verstand, die Schärfe ihrer Voraussicht und die Folgerichtigkeit und Entschlossenheit in ihren Handlungen alle anderen übertraf.

Ein solcher Charakter konnte nicht vor einem Menschenleben als Hindernis seiner Pläne haltmachen. Deswegen fielen ihr Menschenleben zum Opfer, die sie als Hindernisse betrachtete. Und jedes Mittel war ihr für diesen Zweck genehm. Gemäß ihrem ausgesprochenen Grundsatz:

Il faut tout tenter et faire
Pour son ennemy desfaire

wurde auch Gift zu ihrer Waffe.

Es ist gewiß eine falsche Anschauung, daß mit ihrem Einzug in Frankreich auch eine Einwanderung italienischer Gifte dorthin stattgefunden habe, gleichsam, als hätte dieses Land nicht schon vorher Giftmischer gehabt, die auf Wunsch Zahlender ihre Kunst betätigt hätten. Der neuerdings ausgesprochene Satz, daß »die Franzosen im Mittelalter Gift überhaupt nicht kannten« (Nass), zeugt von einem nicht ganz unbedeutenden

Nichtwissen. Wahr ist, daß Italien damals über einen größeren Besitzstand von Giftkenntnissen verfügte und daß mancher in sie eingeweihter Abenteurer mit der Medici nach Frankreich zog, um sein Glück zu machen. Daß die französische Königin sich eines oder des anderen für ihre Zwecke bediente, kann dem nicht zweifelhaft sein, der die Ereignisse, die in jener bewegten Zeit mit einer Giftdarreichung in Zusammenhang gebracht wurden, unter Würdigung der Begleitumstände medizinisch betrachtet. Deshalb kann der Versuch einer posthumen Reinigung dieser Königin von aller Schuld an den Vergiftungen, die sie gewollt und indirekt oder direkt veranlaßt hat, keinen Erfolg haben, um so weniger, als hierbei die lautesten Rufer mit dem geringsten toxikologischen Rüstzeug versehen sind. Diese berufsmäßigen Charakterreiniger deuten nicht nur Tatsachen dreist um, sondern gehen auch, um die Königin giftfremd zu machen, über absolut sichere, unbequeme Angaben hinweg, z. B. über die so besonders bedeutungsvolle aus dem Jahr 1570, daß das Gift, das d'Alba vom Hof bekommen hatte, als Arsen erkannt worden ist. Trotzdem muß die Kritik wach bleiben, um Unmögliches vom Möglichen, Unwahrscheinliches vom Wahrscheinlichen zu sondern.

Sie hat zuvörderst die Pflicht, darauf hinzuweisen, daß Catarina, beraten von einem Bianchi oder einem Cosmus Ruggieri diese Vergiftungsmacht, soweit etwas davon in die Öffentlichkeit drang, nicht gerade häufig betätigt hat. Selbst in der heftigsten Schmähschrift, die noch auf der Höhe ihrer Tätigkeit anonym gegen sie veröffentlicht worden ist und in der sie mit einer Brunhilde oder einer Fredegunde in eine Reihe gestellt wird, finden sich – wenn man an ihren Ruf als skrupellose Vergifterin denkt – doch nur verhältnismäßig wenige Giftmorde oder Giftmordversuche angeführt, von denen einer oder der andere noch als unwahrscheinlich bestritten wird. Und dabei ist alles, was auch nur entfernt an eine Vergiftung anklingen mochte, von ihren so überaus zahlreichen Feinden und glühenden Hassern im papistischen und kalvinistischen Lager auf ihr Schuldkonto geschrieben worden. Und das bei der Möglichkeit, über die Künste eines Renatus Bianchi oder eines Cosmus Ruggieri und wahrscheinlich noch manches anderen frei zu verfügen! Beide waren Italiener, und beide benutzte sie zweifellos als Instrumente für die Erfüllung ihrer Wünsche und ihrer Rache. Waren sie hierfür geeignet? Sicherlich! Sie hatten aus Italien allerlei verderbliches Wissen mitgebracht. Bianchi verfertigte als Hauptberuf Parfüms, parfümierte Handschuhe, Damenschmuck und ähnliches, war aber im Nebenberuf ein Giftkundiger, der, wie es scheint, mehr als die arsenige Säure zuzubereiten verstand und aller Wahrscheinlichkeit nach nicht nur der Königin in letzterer Beziehung Dienste leistete, sondern jedem, der ihn genügend bezahlte. Merkwürdigerweise trat er nur sehr wenig in den Vordergrund und scheint auch nicht Gegenstand gerichtlicher Verfolgung geworden zu sein, obschon er als »maistre empoisonneur à gaiges« der Königin bezeichnet wird. Trotzdem ist er meiner Überzeugung nach der Hauptlieferant des immer, und besonders damals, sehr einträglichen Giftgeschäfts gewesen, mehr als Cosmus Ruggieri, der neben ihm in direkter Beziehung zur Königin stand und für sie Gift, und zwar arsenige Säure, verwendet hat.

Zweites Kapitel

Der Tod des Dauphin Franz. Die Coligny. Die Königin von Navarra

Man wies auf Catarina als Urheberin einer Vergiftung hin, der der ältere Bruder ihres Mannes, der präsumptive Thronfolger Franz, der Sohn von Franz I., zum Opfer gefallen sei. Der Graf Sebastian von Montecuculi aus Ferrara wurde beschuldigt, das Gift gereicht zu haben, und auch verurteilt, durch Henkershand gevierteilt zu werden. Auf der Folter soll Montecuculi gestanden haben, von Antonio di Leyva, dem General und Vertrauensmann Karls V., und von Ferdinand Gonzaga erkauft worden zu sein, um nicht nur den Dauphin, sondern auch den König mit seiner Familie zu vergiften. Noch anderes mehr als Unwahrscheinliches wurde angeführt, um den Kaiser als mittelbare Ursache eines Giftmords zu belasten. Nicht als wenn man damals moralische Bedenken gegenüber einer solchen Tatverübung gehabt hätte! Sowohl Karl V. als seinem Antonio di Leyva war sie sehr wohl zuzutrauen. Wenn die Spanier nichts für den Tod des Dauphin getan haben, so scheinen sie doch Argwohn durch unbesonnene Reden erweckt zu haben. So hatte der Kaiser in einer Rede gesagt, er werde eines Tages so Herr in Paris sein, wie er es in Madrid wäre. Man nahm damals an, daß er ausgedehnte geheime Verbindungen in Frankreich unterhielte, um zu diesem Ziel zu kommen. Andere gaben eine Äußerung von ihm wieder, die er beim Empfang von Montecuculi getan haben soll: Er hätte ihn gefragt, ob er gut unterrichtet sei über die Einrichtungen bei den Mahlzeiten des Königs.

Eine Wahrscheinlichkeit für die ursächliche Beteiligung der Spanier an diesem Tod besteht nicht. Eine größere Summe von Verdacht als Urheberin desselben hat sich an Catarina von Medici geknüpft. In einer geschichtlichen Darstellung jener Zeit wird berichtet, daß, als ihr Gemahl Heinrich II. ihr Vorwürfe über die Tötung seines älteren Bruders gemacht und geäußert habe, daß ihre Seele dafür vor Gott Rechenschaft zu geben haben werde, sie geantwortet hätte: »Was geht dich an, was mich treffen wird? Genieße deinen Thron, den ich dir verschafft habe und sei überzeugt, daß ich keine Furcht vor den Folgen meiner Tat habe. Mein Onkel, der Papst Leo X., dem ich, wie man sagt, ähnlich sein soll, pflegte zu sagen, man müsse immer scheinen, ein guter Mensch zu sein, selbst wenn man nichts wert ist.«

Ihr, die den zweiten Sohn des Königs, den späteren Heinrich II. geheiratet hatte, stand Franz im Weg. Als er im Jahre 1536 auf der Aisnay-Wiese in Lyon Ball spielte, ließ er sich von seinem Pagen frisches Wasser holen. Dieser hatte nicht weit bis zum Brunnen zu gehen. Er stellte das Gefäß auf den Brunnenrand und ließ den Eimer in den Brunnen herab. Diesen Augenblick soll Montecuculi, der angeblich lange auf einen günstigen Zeitpunkt zur Ausführung seines Plans gewartet hatte, benutzt haben, um mit zwei Fingern Gift in das Trinkgefäß zu schütten. Alsbald nachdem der Dauphin das Wasser getrunken hatte, fühlte er sich krank und starb danach. Das Gerichtsurteil stützt sich auf viele Vernehmungen, Konfrontationen und Nachforschungen. Als besonders belastend scheint gewirkt zu haben, daß man bei Montecuculi ein von seiner Hand geschriebenes Buch über die Verwendung von Giften gefunden hat. Heilkundige in allen Rangstufen und Apotheker wurden als Sachverständige vernommen.

Montecuculi wurde verurteilt, bis vor die Kirche St. Johann geschleppt zu werden, dort entblößten Hauptes und mit nackten Füßen eine Kerze in der Hand stehen und Gott, König und Justiz um Verzeihung anrufen zu müssen. Alsdann sollte er nach Grenette gebracht, dort in seiner Gegenwart das Arsenik und der Realgar, die man bei ihm gefunden, mit dem roten Trinkgefäß, in das er das Gift getan, verbrannt werden, er selbst aber von vier Pferden zerrissen werden. So geschah es. Das Volk zerstückelte den Leichnam in Fetzen.

Falls wirklich eine Vergiftung vorgelegen haben sollte, so können den ganzen Umständen nach weder Karl V. noch Antonio de Leyva und Ferdinand von Gonzaga als Urheber in Frage kommen. Ihre öffentliche Anschuldigung, die von Franz I. in nach Deutschland gerichteten Briefen laut wurde, scheint der König später nicht mehr als richtig angesehen zu haben, vielleicht auch weil die Betreffenden sich energisch dagegen wehrten. Wie heute angenommen werden muß, mit Recht; denn weder konnten sie die ganze königliche Familie ausrotten, noch besten Falles ihnen ein dauernder Vorteil daraus erwachsen. Nur Catarina von Medici konnte aus dem Tod des Dauphin Nutzen ziehen.

Für die Frage, ob der Dauphin an Gift gestorben und Montecuculi dasselbe gereicht habe, darf das Ergebnis der gerichtlichen Feststellungen, wonach der letztere Giftrezepte aufgeschrieben hat und bei ihm Gift gefunden wurde, nicht übergangen werden. Man darf – wie immer man sonst über jene Zeit urteilen mag – nicht annehmen, daß beide Beweise oder Verdachtstücke dem Montecuculi verbrecherischerweise in seine

Man kann »Sublimat« als Quecksilbersublimat auffassen, aber ebenso als Arseniksublimat. In der Mitte des 16. Jahrhunderts sprach man auch von dem letzteren kurzweg als Sublimat. Es würde nicht von vielem Vergiftungswissen gezeugt haben, wenn Quecksilbersublimat, Arsenik und Realgar in Wasser geschüttet worden wären. Denn das letztere schwämme, da es in Wasser unlöslich ist, so obenauf, daß es an die Lippen sich angelegt haben würde und im Mund als Fremdkörper wahrgenommen worden wäre. Auch Arsenik löst sich nicht schnell. Immerhin würden, wenn etwa 0,3 g – eine tödliche Dosis – in das Wasser geworfen und umgeschüttelt worden wären, zu deren Lösung nur 100 g erforderlich gewesen sein, also weniger, als ein Durstiger trinkt. Eine so kleine Menge könnte auch eventuell ohne ganz gelöst zu sein, unwahrnehmbar hinuntergeschluckt werden. Wahrnehmbar wäre dagegen der schlimme metallische Geschmack des Quecksilbersublimats gewesen, falls dies als Gift Verwendung gefunden hätte. Nur ein sehr Durstiger könnte auf einmal von einer solchen Lösung – es löst sich schon zu 5 Teilen in 100 Teilen Wasser – viel heruntertrinken, würde dann aber auch ziemlich schnell mit Erbrechen auf die Reiz- bzw. Ätzwirkung des Genossenen im Magen reagieren.

Habseligkeiten gelegt worden sind – wie dies wohl einmal politische Spitzel tun – oder daß solche Beschuldigungen bübischerweise ohne materielle Unterlage in die Akten gekommen sind, wie dies neuzeitlich gelegentlich einmal mit erdachten Einschriften in Personalakten geschehen soll. Ich nehme an, daß der Graf wirklich die festgenommenen Objekte gehabt hat. Auffällig erscheint, daß im ersten Teil des Gerichtsberichts als Gifte, die verwendet worden seien, Sublimatpulver und Arsenik, und im zweiten Teil der Strafausführung Arsenik und Realgar, d.h. Schwefelarsenik, genannt werden.

Ich glaube, daß als Gift nur Arsenik in Frage kommen könnte. Mit einer solchen Annahme würde sich auch gut die Verlaufszeit von drei Tagen bis zum Tod vereinigen lassen. Leider ist über die Symptome nichts berichtet worden. Da jedoch die damaligen Ärzte die Arsenwirkungen besonders gut kannten, so ist vorauszusetzen, daß sie die Beziehungen derselben zu den ihnen bekannt gewordenen Erkrankungsäußerungen des Prinzen richtig gedeutet haben.

Statt einer Vergiftung wurde auch eine Brustfellentzündung als Todesursache angenommen. Die Berechtigung gerade für eine solche Annahme scheint mir nicht begründet zu sein, weil dieses Leiden ungeeignet ist, eine so plötzliche Wendung zum Schlechten oder einen schnellen Tod in drei Tagen zu veranlassen. Mit einer Flüssigkeitsansammlung in dem Pleuraraum würde Franz wohl nicht wie ein Gesunder haben Ball spielen können. Dabei berücksichtige ich sehr wohl, daß eine Pleuritis auch mit geringen subjektiven Erscheinungen verlaufen kann. Ein schnelles tödliches Ende ist bei solchen aber nicht zu erwarten.

Der Tod ist schließlich auch auf das Trinken des kalten Wassers, ja sogar auf zu viel Liebestätigkeit mit einer Hofdame zurückgeführt worden. Über die Haltlosigkeit solcher Vermutungen kann hinweggegangen werden.

Begleitumstände sowie Charakter und späteres Tun der Catarina von Medici rücken eine Vergiftung in den Bereich der Möglichkeit.

Der Tod des Franz von Coligny (d'Andelot)

In einer anonymen, objektiv gehaltenen Schrift aus dem Jahre 1575, die das Leben Caspars von Coligny behandelt und die, wie ich meine, von einem ihm Nahestehenden verfaßt worden sein muß, weil darin Originalbriefe des Admirals enthalten sind, die der Verfasser in Händen gehabt hat, wird der Verdacht ausgesprochen, daß der Tod d'Andelots durch Gift veranlaßt worden ist. Um so mehr sei dies anzunehmen, als man oft den Kanzler und späteren Kardinal Birague habe sagen hören, der ganze Krieg (Religionskrieg) müsse nicht durch Waffen tragende Männer mit großen Hilfsmitteln und Verlusten geführt werden, sondern mühelos von Köchen und Küchenbedienten. Ein an Gewißheit grenzender Grad von Wahrscheinlichkeit besteht dafür, daß der Tod wirklich die Folge geschickt beigebrachten Gifts gewesen ist. Dafür sprechen noch andere zeitgenössische Berichte. Sie besagen, daß Diener des Prinzen von Condé, des Admirals Coligny und seines Bruders d'Andelot von der Königin verführt worden wären, ihre Herren durch Gift zu beseitigen. Dies gelang bald nach der Schlacht von Jarnac im Jahr 1569, in der Prinz Condé gefangengenommen und hinterrücks erschossen worden war. Der Admiral und seine Brüder entkamen. Ein Gastmahl, dem sie dann beiwohnten, wurde für beide verderblich. D'Andelot, der, aus voller Gesundheit heraus, sehr akut »mit Fieber« und schweren Begleiterscheinungen sich niederlegte, starb am 7. Mai 1569 durch Gift, während der Admiral, der ebenfalls erkrankt war, mit dem Leben davonkam. Der Kardinal von Chatillon, sein Bruder, schrieb an den Kurfürsten Friedrich den Frommen: »D'Andelot ist durch die höchsten Papisten offensichtlich vergiftet worden. Dies geht aus dem anatomischen Befund und den Aussagen eines Italieners hervor.« Der zum Tod verurteilte Vergifter gestand, daß Catarina selbst ihn zur Vergiftung angestiftet habe. Es ist zweifelhaft, ob die Angabe der Bestrafung des Schuldigen richtig ist. Man behauptet auch, daß der Verbrecher unentdeckt blieb.

Am 10. Mai 1569, also nur drei Tage nach dem Tode d'Andelots erhielt der englische Gesandte Norris eine Zuschrift, in der ihm der erfolgte Tod mitgeteilt wurde. Catarina kündete in Briefen laut ihre Freude darüber an. Sie hoffe, so schrieb sie an Fourquevaux, den französischen Gesandten in Spanien, »daß Gott den anderen das gleiche Ende bereiten werde, das sie verdienten«. Norris meldete am 27. Mai seiner Regierung, daß in Paris verbreitet sei, daß ein Florentiner sich öffentlich damit rühme, d'Andelot vergiftet zu haben und auch den Admiral Gift habe trinken lassen. Der Gesandte La Mothe Fénélon schrieb am 10. Juni an Catarina, daß infolge des Vergiftungsgerüchtes gewisse Anordnungen über das Essen und Trinken der Königin Elisabeth getroffen und alle Italiener aus ihrem Dienst entlassen worden seien. Er wolle aber am Hof Vorstellungen deswegen machen und dartun, daß der Gifttod d'Andelots eine Verleumdung sei. Seine Königin suchte nicht solche Tötungen. Trotzdem ist d'Andelot an Gift gestorben, das aus Paris gekommen ist. Es ist wahrscheinlich von dem »Nekromanten« und Astrologen Cosmus Ruggieri bereitet worden. In ihm hat man den »Florentiner« zu erblicken. Er, der Vergifter, war unter Heinrich IV., der ihn auch konsultierte, Abt von Saint-Mahé geworden.

War Admiral Coligny auch das erstemal dem Gift entgangen, so gab man damit doch nicht die Bemühung ihn zu vergiften auf. Am 18. Juli 1569 wurde ein neuer Versuch gemacht. Frühzeitige Kunde hiervon hatte wieder der englische Gesandte Norris. Er schrieb im Juli des genannten Jahres an Cecil, daß ein Deutscher gegen die übliche Belohnung dafür gedungen worden sei. In der Tat scheint der Versuch gemacht worden zu sein, Coligny aus dem Weg zu räumen, auf dessen Kopf eine Prämie von 250.000 Fr. gesetzt war.

Der Tod von Odet von Coligny

Zu den posthumen, auf nichts gestützten Krankheitsdiagnosen berühmter Verstorbener gehört auch die den Kardinal Odet von Chatillon, den Bruder Colignys, betreffende. Um eine Vergiftung abzulehnen, wurde als Todesursache ein durchgebrochenes rundes Magengeschwür angenommen, das immer wieder und wieder in solchen Fällen die letzte Erklärungszuflucht derjenigen Mediziner ist, die von der Toxikologie nur das Wissen eines Kompendiums haben und vom Magengeschwür wissen, daß es auch durchbrechen und akut durch Bauchfellentzündung töten kann.

Der Kardinal war nach England geschickt worden, um wegen der Heirat des Herzogs von Anjou mit der Königin von England zu verhandeln. Als er wieder nach Frankreich zurückkehren wollte, wurde er durch seinen Kammerdiener Guillin tödlich vergiftet. Dieser Diener, der nach der Bartholomäusnacht in Rochelle als Spion verhaftet worden war, gestand, daß er auf Betreiben von Hofleuten der Königin die Vergiftung ausgeführt habe. An dieser Angabe darf nicht gedeutelt werden, weil nichts für ein

Der Magen erleidet nach dem Tod recht oft durch seinen sauren Saft Veränderungen, die man als Selbstverdauung bezeichnet und die den Unerfahrenen glauben machen können, daß hier eine schon während des Lebens vorhanden gewesene Krankheit vorliegt. Alle Stadien peptischer Einwirkung können an den Stellen, wo Mageninhalt liegt, sich finden: Lockerung der Schleimhaut bis zu ihrer gallertartigen Umwandlung und Ablösung, Zerfallsveränderungen an den übrigen Schichten der Magengewebe und Durchlöcherung des Magens. Um so leichter werden diese Veränderungen eintreten, je mehr saure oder säurebildende Nahrungsmittel vor dem Tod aufgenommen worden sind. Dabei kann es ganz dahingestellt bleiben, ob etwa Arsenik diese peptische Wirkung begünstigt oder nicht.

vorgängiges Kranksein des Kardinals vorliegt. Er hätte, falls er an einem runden Magengeschwür gelitten haben sollte, doch vorher krank gewesen sein, mindestens aber öfter Erbrechen gehabt haben müssen. Von alledem wird nichts berichtet. Im Gegenteil! Wer die diplomatische Korrespondenz des Gesandten de la Mothe Fénélon durchgelesen hat, ersieht daraus, daß der Kardinal in jener Zeit wohlauf und bei gutem Appetit war. Er speiste oft bei diesem Gesandten und war oft bei der Königin Elisabeth. Am 31. Januar 1571 wird gemeldet, daß er einem Fest beigewohnt und sich nach Canterbury begeben habe. Im Februar machte er sich bereit, nach Frankreich zurückzukehren, als er am 24. Februar unter heftigem Brennen im Magen plötzlich erkrankte und am 21. März nach schwerem Leiden starb. Die Annahme einer Vergiftung war allgemein, auch am Hof. Die Ärzte, die die Leichenöffnung vornahmen, kamen zu dem Schluß, daß das Leiden eine äußerliche Ursache gehabt habe und daß die Annahme einer Vergiftung keine oberflächliche Vermutung sei. Auch hier sollten Leber, Lungen in schlimmster Art verändert und der Magen durchlöchert gewesen sein. Dies waren – wenn man von den Übertreibungen absieht, die ein Produkt der pathologisch-anatomischen Unerfahrenheit jener Zeit darstellen – Leichenerscheinungen. Der englische Hof war empört über das Ereignis und ließ die beiden Diener des Kardinals verhaften.

Das angewandte Gift war das Gift jener Zeit, nämlich Arsenik, der auch in anderen Vergiftungen jener Tage fast ganz allein in Frage kam. Er tötete auch mit hoher Wahrscheinlichkeit den zweiten Bruder Colignys.

Die Königin von Navarra

Am häufigsten diskutiert worden ist die Frage, ob die Königin von Navarra ein Opfer von Gift geworden sei, das ihr auf Betreiben Catarinas von Medici beigebracht worden ist. Voltaire, dem man keine Begünstigung dieser Königin vorwerfen kann, möchte sie von dieser Schuld freilassen. Sicher ist Jeanne d'Albret, die Hugenottin, von ihr gehaßt worden, die Frau, von der d'Aubigne sagte, daß sie vom Weibe nur das Geschlecht hätte, sonst, der Seele nach, ein Mann war, mit ihrem Verstand große Dinge verrichten konnte und im Mißgeschick ein unbesiegbares Herz besaß. Alles war zur Hochzeit ihres Sohnes Heinrich mit Margarete von Valois, der Schwester Karls IX., bereit. Die Königin von Navarra fühlte sich schon in Blois, wohin sie im August 1571 gekommen war und wo Catarina von Medici und Karl IX. sie trafen, unbehaglich, da sie überall List, Trug und Täuschung wahrnahm. Falls man die Absicht hatte, die kluge und vorsichtige Frau, die für viele Pläne ein schweres Hindernis war, aus dem Weg zu räumen, so gab es hierfür nur einen einzigen Weg, nämlich den der Vergiftung. Die Geschichtschreiber jener Zeit bezeichnen René Bianchi als denjenigen, den man ins Vertrauen gezogen, um sie zu bewerkstelligen. Es wird erzählt, daß er wiederholt an die Königin Parfüms, parfümierte Kragen und dergleichen Dinge mehr verkauft habe. Er habe dann aber solche Gegenstände – von einem Paar Handschuhe wird besonders gesprochen – so vergiftet, daß sie nach deren Gebrauch in wenigen Tagen starb. Bianchi soll sich seiner Tat später noch öffentlich gerühmt haben. Es gibt kaum einen unter den zeitgenössischen Geschichtschreibern, der dieser Vergiftungsform nicht Erwähnung getan hätte, mancher sogar nicht als gerüchtweise verlautender, sondern als sicher begründeter.

Von allem abgesehen, steht es fest, daß Jeanne d'Albret etwa sechs Wochen nach ihrer Ankunft in Paris im April 1572 akut krank wurde, »Fieber« hatte und nach nur vier- bis fünftägigem Kranksein im Alter von nur 44 Jahren bei Bewußtsein starb. Man fand angeblich bei der Obduktion an der rechten Lunge eine starke Verhärtung und ein ziemlich großes Apostem, d.h. ein Geschwür. Die »gelehrten Mediziner«, die, »um jedem Gerede darüber ein Ende zu machen«, die Leichenöffnung vorgenommen hatten, waren nach dem Befund einstimmig der Überzeugung, daß diese Veränderungen ihr den Tod gebracht hätten. Während hier nur von einem Geschwür die Rede ist, werden im Beginn der Erzählung daraus schon mehrere. Sie hätten sich durch Anstrengungen und hohe Außenwärme verschlimmert und ein kontinuierliches Fieber erzeugt. Kein medizinischer Bericht erhärtet diese Angaben. Dieselben Historiker, die sie uns übermitteln, teilen auch mit, daß nach einer anderen Meinung die Königin vergiftet worden sei. Es ist deshalb und auch nach dem von keinerlei ärztlicher Verantwortlichkeit getragenen angeblichen Obduktionsbefund ganz willkürlich geurteilt, wenn man sie sicher an einer »tuberkulösen Pneumonie« zugrunde gegangen sein lassen will. Die Berechtigung für eine solche Annahme ist unter den vorhandenen Umständen nicht größer als die für eine Vergiftung, selbst wenn es wahr sein sollte, daß ein alter, abgelaufener Prozeß in der Lunge vorhanden gewesen ist, aus dem durch Übertreibung große frische Eiterungen gemacht worden sind. Jeanne d'Albret hatte keine Lungentuberkulose, weil sie mit einer solchen nicht ein so überaus großes Maß von Tätigkeit hätte entwickeln können, wie das ist, was historisch feststeht. Bei irgendeiner Gelegenheit würde sie versagt und die ziemlich aufmerksame Chronik jener Tage würde die so auffallenden Symptome, die mit einer solchen Tuberkulose einhergehen, wohl gekündet haben, zumal es sich um eine Person handelte, die in jener bewegten Zeit etwas bedeutete. Allem Anschein nach kam sie gesund in Paris an. Nähme man aber an, daß sie wirklich eine Lungenentzündung bekommen habe, so schlösse dies keineswegs aus, daß diese durch Gift erzeugt worden sei. Arsenik z. B. kann unter bestimmten Vergiftungsbedingungen nicht nur eine Bronchitis, sondern auch eine Bronchopneumonie und manches noch Schlimmere an den Lungen veranlassen. Er kann sogar eine eitrige Brustfellentzündung neben Nierenentzündung und Wassersucht erzeugen.

Die Königin von Navarra könnte in der angegebenen Weise erkrankt gewesen sein, wenn sie das Gift mit der Nahrung aufgenommen hätte. Eine solche Angabe liegt vor. Sie sollte bei einem Mahl, das der Vorsteher der Kaufmannschaft ihr zu Ehren gegeben habe, vergiftet worden sein. Es wäre möglich, daß diese Gelegenheit für den erwünschten Schlag benutzt wurde. Dann würde die vergiftete Ware des Bianchi nur die Ablenkung von der richtigen Fährte geliefert haben. Dies schließt nicht aus, daß Bianchi der Vergifter gewesen ist. Ja, dies wird direkt ohne jede Einschränkung von L'Etoile berichtet. Durch die Handschuhe konnte der Tod in diesem Fall nicht – und keinesfalls in so kurzer Zeit – herbeigeführt werden, soweit wir das damals bekannt gewesene Giftmaterial zu überschauen vermögen. Was derartige vergiftete, den Körper berührende Gebrauchsgegenstände an Giftwirkung erzeugen können, ist in einem anderen Kapitel dargelegt worden. Es hat den Anschein, als ob Jeanne d'Albret keines natürlichen Todes gestorben sei.

Wie man schon in jener Zeit über die ärztliche Diagnose einer Brustfellentzündung dachte, ersieht man aus einer Bemerkung von Bordenave: »Ich weiß nicht, ob sie richtig oder unrichtig war oder ob die Ärzte, wie manche meinen, sich durch die Krankheitszeichen haben täuschen lassen und durch falsches Urteil eine Ursache für die andere nahmen – wie ja solche Leute oft bei inneren Krankheiten Montmartre für Paris halten.« In bezug auf toxikologische Dinge ist es heute, wie ich aus meiner Erfahrung weiß, noch nicht viel anders.

Drittes Kapitel

Weitere Gerüchte über Vergiftungen
in der königlichen Familie von Frankreich. Saint-Barthélemy

Gegen die Königin wurde noch eine weitere schwere Anklage erhoben, die ein näheres Eingehen benötigt: die angebliche Vergiftung ihres Sohnes Karl IX. Man hat, um Krankheit und frühen Tod desselben – er starb in seinem 24. Jahr – zu erklären, in allen Winkeln seines vor-uterinen, uterinen und späteren Lebens nach Gründen gesucht. Von seinem Vater Heinrich II. konnte er, soweit man etwas darüber weiß, nichts Schlechtes geerbt haben, höchstens von seinem Großvater Franz I., der die Syphilis gehabt haben soll, vielleicht aber nur eine Perinealfistel aus anderen Ursachen besaß. Karl hatte seinen Körper durch allerlei Übung so gestählt, daß an ihm äußerlich keine Minderwertigkeit erkennbar war. Ob er syphilitisch war, läßt sich nicht feststellen. Jedenfalls wurde er im Jahr 1573 krank, als sein Bruder Heinrich König von Polen geworden war. Er bekam häufige Lungenblutungen und viel Fieber. Zu Beginn des Jahres 1574 wurden sicherlich von seinen nächsten Verwandten allerlei Intrigen gegen ihn angezettelt. Man sprach von Vergiftungsversuchen. Bald traten zu den bisherigen Krankheitssymptomen Atmungsstörungen, Schüttelfröste, hektisches Fieber u.a.m. hinzu. Er wurde bettlägerig. Die Ärzte, die zu einer großen Konsultation zusammenberufen wurden, erklärten das Leiden für eine einfache dreitägige Malaria, obgleich der König oft von Husten gequält wurde und Schmerzen hatte. Es gesellten sich bald Hautblutungen hinzu, d. h., es entstand ein petechialer Hautausschlag. Am 30. Mai stellte sich häufiges Erbrechen ein und danach Agonie und Tod. Als Ursache desselben gab der darum befragte Ambroise Paré das zu stark betriebene Blasen des Königs auf dem Horn an. Die linke Lunge wies bei der Sektion Verwachsungen und einen großen Eiterherd auf, die rechte geringere eitrige Veränderungen.

Man ist heute genötigt, die Krankheit des Königs auf gewebliche Zerfallsvorgänge in den Lungen zurückzuführen. Die Veranlassung hierfür läßt sich aber nicht feststellen. Es steht nichts im Weg anzunehmen, daß es der Tuberkelbazillus gewesen ist. Mehr als unwahrscheinlich ist es, daß die Syphilis als Veranlasserin gewirkt hat. Wenn ich somit auch das Vorliegen eines idiopathischen Leidens annehme, so muß doch bei dieser Gelegenheit die Meinung zurückgewiesen werden, als wenn Arsenik nicht symptomatisch ähnliche Zustände, wie sie der König aufwies, erzeugen könne. Dieses Gift, aus welcher Quelle und wie auch immer es wiederholt und in kleinen Mengen in den Körper gelangen mag, kann unter subjektiv ungünstigen Bedingungen auch Zustände veranlassen, die den im Verlauf einer Lungentuberkulose erscheinenden ähnlich sind: allgemeine Körperschwäche, Abmagerung, schlechtes Aussehen, Fieber, Husten, Auswerfen von eitrigen Massen, Blutspeien, Blutflecke an der Haut, Atmungsstörungen u. a. m. Hat man doch früher Arsen direkt als phthisiogenen Stoff angesprochen!

Heinrich Condé

Schriften aus der Zeit der Catarina von Medici und von später erzählen noch manche anderen Giftmorde oder Giftmordversuche, die im Gegensatz zu den bisher berichteten mit Annahmen verbrämt sind, die der Kritik nicht standhalten – unter der Voraussetzung, daß die Vorgänge sich so wie berichtet abgespielt haben. Man darf aber nicht vergessen, daß man früher geneigt war, mit dem an und für sich unheimlichen Gifttod auch Absonderlichkeiten in der Art seiner Herbeiführung zu verbinden. So soll, um den Hugenotten einen Schlag zu versetzen, Catarina von Medici dem Prinzen Heinrich I. von Condé einen bei René Bianchi verfertigten vergifteten Riechapfel gesandt haben. Sein Arzt Gros nahm ihm den Apfel aus der Hand, weil er wegen der Herkunft desselben Bedenken hatte, roch daran und bekam ein geschwollenes Gesicht. Man schabte die Oberfläche des Apfels ab, gab das Abgeschabte mit Brot gemischt einem Hund, der dadurch verendete.

Es ist möglich, daß die Oberfläche des Apfels Gift besessen und der geschilderte Versuch mit dem Tod des Tieres geendet hat. Daß der Duft allein keine Allgemeinvergiftung veranlassen konnte, ist sicher. Deshalb wäre ein solcher Vergiftungsversuch von vornherein aussichtslos gewesen. Wahr ist, daß gewisse Gifte, z. B. manche Pflanzen oder Zubereitungen aus ihnen, wenn sie die Nase zufällig beim Riechen berühren, zumal bei hoher individueller Empfindlichkeit, eine örtliche Gewebsreizung hervorrufen können. Auf diese Weise hätte – wofern die Erzählung überhaupt wahr ist – der Arzt sein geschwollenes Gesicht bekommen können, nachdem er den Apfel mit diesem berührt hatte. Mir will jedoch scheinen, daß der ganze angebliche Vergiftungsversuch mit einem für das Endziel der Beseitigung eines Condé untauglichen Mittel einer Catarina von Medici unwürdig war. Wenn man damals vergiften wollte, waren schon noch andere wirksame Dinge erhältlich.

Unbeteiligt ist die Königin Catarina auch an dem Tod Heinrichs. Nach der für die Hugenotten unglücklichen Schlacht bei Coutras war der Prinz nach Saint Jean-d'Angely zurückgekehrt und dort nach nur zweitägigem Kranksein zu Beginn des Jahres 1588 gestorben, und zwar unter heftigen Koliken. Die Ärzte, die seine Leiche öffneten, waren davon überzeugt, daß hier eine Vergiftung vorläge: Die Leiche hatte Schaum vor dem Mund, war bläulich verfärbt und die inneren Organe und Eingeweide zeigten gleichfalls allerlei auffällige Färbungen – also lauter völlig bedeutungslose Veränderungen. So viel Wert hatten jedoch damals solche ärztlichen Äußerungen, daß man nach einem Vergifter fahndete. Man folterte seinen Haushofmeister Brilland, der die Vergiftung eingestanden hatte und als Veranlasserin die Prinzessin Condé, eine La Tremouille, angab. Man vierteilte ihn. Die Prinzessin, eine Protestantin, entging dem Tod nur dadurch, daß sie sich für schwanger erklärte. Man hielt sie aber im Gefängnis, wo sie einen Sohn gebar. Erst sechs Jahre später erklärte das Parlament sie für unschuldig und gab ihr auf Betreiben Heinrichs IV., der der Vetter ihres verstorbenen Manns war, die Freiheit wieder. Die Annahme einer Vergiftung blieb trotzdem festgewurzelt und kam auch in einer Grabschrift zum Ausdruck:

Princeps Condensis jacet hie, quem ferreus ensis
Haud valuit, soli sed superare doli.

Hier liegt – sofern der Bericht auf Wahrheit beruht – geradezu ein Schulfall eines perforierenden Magengeschwürs vor. Dies geht aus der Schilderung von de Thou hervor: Nach einer Mahlzeit, drei Tage zuvor, waren furchtbarste Kolikschmerzen aufgetreten, nicht zum ersten Mal, sondern als Wiederholung solcher, die er schon früher gelegentlich gehabt hatte. Sie hielten ohne Unterbrechung an und führten nach zwei weiteren Tagen zum Tod. Dieser schnelle Ablauf erregte den Verdacht, daß ihn ein heftiges Gift veranlaßt habe.

Die Obduktion begründete den Verlauf. Man fand rechts oben im Magen unter der Speiseröhre ein Loch von Fingerdicke, durch das Mageninhalt in die Bauchhöhle gedrungen war. Um die Perforationsöffnung waren natürlich geschwürige Veränderungen, die man damals wie die anderen Veränderungen als brandige, durch ein ätzendes Gift erzeugte ansah. Abgesehen von allem anderen gab es zu jener Zeit überhaupt kein einnehmbares Gift, das derartiges hätte hervorrufen können.

Der Vergifter Saint-Barthélemy

Der oft mit Catarina von Medici in Verbindung gebrachte und vielleicht doch von ihr direkt nicht gekannte Saint-Barthélemy, oder richtiger Claude Garnier, war in seiner Zeit übelberüchtigt für alle erdenklichen Schandtaten, die er skrupellos durch irgendwelche Mittel, vor allem aber durch Gift verrichtete. Wie ausdrücklich hervorgehoben wurde, besaß er Arsenik. Schon frühzeitig verband er sich zu einer engen Interessengemeinschaft mit Claude de Guise, wie er selbst ein Bastard, angeblich des Herzogs von Guise, in Wahrheit die Frucht des Umgangs einer Präsidententochter in Dijon mit dem Stallknecht ihres Vaters. Als diese sich schwanger fühlte, wurde sie dem Herzog zugeführt. Er glaubte an seine Vaterschaft. Bevor er starb, empfahl er ihn seinem Bruder, dem Kardinal von Lothringen. Dieser ließ ihn studieren und machte ihn zum Abt von Saint Nicaise, später zum Koadjutor von Cluny. Mit diesem zusammen hat Saint-Barthélemy – vorausgesetzt, daß die zeitgenössischen Berichte auf Wahrheit beruhen – so viele Menschen vergiftet, daß er zu den verwegensten Giftmischern gerechnet werden muß. Besonders richtete sich sein und seines geldgierigen Kumpanen Augenmerk auf Besitzende, deren Erbe sie dann antraten. Sie haben in der Abtei Cluny, in St. Nicaise und von Cluny abhängigen Häusern weit über 50 Menschen und überdies eine ganze Anzahl kirchlicher und weltlicher Würdenträger, wie den Prior von St. Marcel und St. Belyn, Cottignon, den Großprior von Cluny, den Arzt de Guttery, Chevillard, den Sekretär von Cluny, und andere vergiftet, darunter auch solche, wie den Schlosser Hugo, die früher ihre Helfer gewesen waren.

Saint-Barthélemy in Gemeinschaft mit dem Abt von Cluny hielt man in jener Zeit für verdächtig, den Kardinal Karl von Lothringen auf Wunsch der Königin Catarina im Jahr 1574 vergiftet zu haben, und zwar durch eine Geldbörse und darin befindliches vergiftetes Gold, gerade als er in Avignon den aus Polen heimkehrenden Heinrich III. erwartete. Daß er mit den beiden obengenannten, so überaus übel berüchtigten Personen nahe Verbindungen gehabt hat, ist unbezweifelbar. Vielleicht deswegen stand er in Frankreich lange in dem Ruf, den Tod Karls IX. durch Gift herbeigeführt oder mindestens dieses angebliche Projekt von Barthélemy gebilligt zu haben. Alsbald nachdem der Kardinal gestorben war – er lag 13 Tage in einem Zustand von Delirium –, verbreitete sich das Gerücht, daß er vergiftet worden sei. Die berichtete Art der Giftanwendung ist abzuweisen. Die auch sonst von Barthélemy beliebte andere Methode der Beibringung in Nahrungs- und Genußmitteln wurde vielleicht auch in diesem Fall verwirklicht. L'Etoile, der auch sonst alle Vergiftungsgerüchte von Zeitgenossen abweist, läßt ihn an einem Fieber mit Gehirnstörungen sterben, das er sich in der Abendfeuchtigkeit bei einer Prozession zugezogen hatte, in der er, den Kopf nur wenig bedeckt und die Füße zur Hälfte nackt, gezogen war. Mit einer solchen Erkältungsursache kann man nicht leicht die psychische Alienation erklären. Krämpfe fehlten ganz und ebenso Entzündungen von Brust- und Bauchorganen. Bemerkenswert ist die vorhandene Angabe, daß eine Vergiftung vorläge, die aber unbeabsichtigt gewesen sei: Der Rauch der vor dem Kardinal hergetragenen Kerzen soll ihn vergiftet haben. Wie immer aber auch das Leiden und der Tod zustande gekommen sein mochten – eines scheint mir gewiß, daß Catarina damit nichts zu tun hatte.

Die Analyse der Vergiftungsvorgänge, die in der Zeit Catarinas von Medici sich abspielten, lehrt, daß, wie vordem so damals, aber in einem erhöhten Umfang, Gift von Frauen in den Dienst politischer Zwecke gestellt wurde. Es braucht aber nicht erst erhärtet zu werden, daß noch häufiger selbstische Gründe anderer Art allen denen diese Waffe in die Hand hat kommen lassen, die die Wege für sein Erlangen kannten oder die jene dunklen Existenzen haben auffinden können, die, gegen entsprechenden Lohn, sich als Instrumente der Ausführung von Vergiftungen gebrauchen ließen. Solche gab es immer und überall. Nicht nur in den romanischen Ländern: Um die Mitte des 15. Jahrhunderts erwähnte Aeneas Silvius Piccolomini, der spätere Papst Pius II., in einer bemerkenswerten Schilderung der Wiener und ihrer Sitten, daß es in dieser Stadt berufsmäßige Giftmischerinnen gäbe: »Es soll auch sehr viele Weiber geben, die die Männer, welche ihren Frauen zur Last sind, durch Gift beseitigen.« Es kann als sicher gelten, daß diese allgemeine Bemerkung auf Tatsachen begründet ist. Aus der gleichen Zeit, dem Jahre 1498, liegt ein Bericht aus österreichischen Landen vor, dessen detaillierter Inhalt in das geschichtliche Bild der menschlichen Vergiftungshandlung für niedrige Zwecke gegen Lohn paßte: »Es kam ein Wunderlich Ding an Tag, nemlich dz etzliche Weiber zu Prag, Pulffer bereiteten damit sie ihren Männern, oder weme sie gewöllet, vergeben könnten. Erstlich auffm Kuttenberge ein altes Weib derentwegen Peinlich gefraget und nachmals verbrennet. Darnach sind zu Prag diese Weiber hierumb gefänglich eingezogen worden, nämlich Johanna des Kameniken, welcher zur Zeit in der Newen Stadt Primus gewesen, Eheweib, Lida eine Höckin auffm Roßmarkt, Bila eine Jüdin und Czeczeliczka eine vom Adel, und diese wurden alle Peinlich angegrieffen. Erstlich bekandte des Kameniken Weib, dz sie diese Ding mit jres Mannes Wissenschaft getrieben, derselbe ward auch gemartert und wolte es nicht gestehen. Uu als die andern Weiber auch mit der scharffen Frag angegrieffen, haben sie noch auff eine mit Namen Koptowa bekandt. Also sind sie am Freytag nach Christi Himmelfarth hinaus geführet und umb die Vesperstunde sambt dem gifftigen Pulfer verbrennet. Etzliche ihre Gespielen aber sind für Furcht, damit ihnen nicht auch so viel zu Theil würde, zur Stadt hinaus gelauffen, und sollen noch wider kommen.«

Ich glaube nicht, daß es sich hier um Arsen gehandelt hat, weil dies damals in Deutschland nicht so leicht in die Hände von gewöhnlichen Leuten hat kommen können, um damit Vergiftungen zu planen, selbst wenn man annehmen wollte, daß fahrende Leute aus Italien und Frankreich die Kenntnis seiner verderblichen Wirkungen mitgebracht haben. Man verfügte damals genugsam über Pflanzengifte. Vielleicht bezieht sich die Bemerkung des Berichtes, daß die Weiber Pulver »bereitet« hätten, auf ein solches. In erster Reihe wäre hier an Stechapfel zu denken, dessen Samen von liederlichen Weibern, die ihrer Männer für einige Zeit ledig sein wollten, Hurenwirtinnen, Verführern und ähnlichem Gesindel benutzt worden sind, um einen bestimmten Zustand von geistiger Alienation bei ihren Opfern und eventuell den Tod herbeizuführen.

DRITTER ABSCHNITT

Die Vergiftungen durch Frauen in Frankreich unter Ludwig XIV. und in Süditalien

Erstes Kapitel

Die Marquise von Brinvilliers und andere Vergifterinnen. Die Geschwister Mancini

Catarina von Medici, die schon zu ihrer Zeit bei Menschen mit der Vorstellung des unheimlichen Waltens von Gift verbunden war, lebte seit etwa 80 Jahren nicht mehr, als man wieder auf Paris als den Schauplatz von Vergiftungen hinwies. Diesmal freilich nicht auf Menschen, die irgendeine individuell hervorragende Besonderheit darboten, sondern auf Vergifterinnen und Vergifter aus persönlichem Interesse oder Leidenschaft. Denn auch Menschen mit Vergiftungssadismus weist die Geschichte menschlicher Verirrungen auf. Verbrecherisch veranlagte, sexuell lüsterne, habgierige, nach Glanz, Größe, Einfluß dürstende Weiber der sogenannten besten Kreise, der vornehmen Gesellschaft, aber auch viele andere drängten sich zu den versteckten Orten, wo Verfertiger oder Mittlerinnen von Gift hausten. Womit sie befriedigt wurden? Bezeichnenderweise erhielten sie Gift unter dem Namen der »Poudre de succession«. Es wirkte nicht jäh, sondern raubte die Gesundheit unter dem Bild einer subchronischen Kachexie, täuschte vor, daß eine Krankheit in dem Opfer wüte. In den allermeisten Fällen wurde wieder Arsenik gebraucht. Was sonst bei einem der Hauptvergifter oder Giftmittler gefunden wurde, nämlich Sublimat, Bleiazetat, Antimonverbindungen, die gerade damals als Arzneimittel aufkamen, sowie Opium, wird wohl gleichfalls in irgendeiner Kombination zu einer Zweckerfüllung benutzt worden sein, trat aber gegen Arsenik, dem Universalgift, zurück.

Wie lange diese Gifte heimlich in den bezeichneten Kreisen Unglück schufen, läßt sich nicht feststellen. Ich nehme an, daß etwa um das Jahr 1670 die Vergiftungswelle so hoch gestiegen war, daß sie die Gesellschaft überflutete und endlich auch von den blödesten Ärzten erkannt werden mußte. Die Marquise von Brinvilliers gab den ersten gröbsten Anlaß, Todesfällen etwas näher nachzugehen, die gehäuft vorkamen, ohne eine genügende Erklärung ihres Zustandekommens zuzulassen. Die Hauptzüge jener Dramen seien hier geschildert. Durch ihren Mann, der Oberst war, lernte die Brinvilliers einen Rittmeister St. Croix kennen, einen vor keinem Verbrechen zurückscheuenden Industrieritter. Er wurde ihr Liebhaber. Als ihr Vater, d'Aubray, dies erfuhr, ließ er ihn in die Bastille setzen. Dort lernte er einen Italiener Exili kennen, der in Diensten der Königin Christine von Schweden stand und sich mit Giften befaßt hatte. Der Lieferant der Gifte scheint der damals angesehene Schweizer Chemiker Glaser gewesen zu sein, der in Paris lebte und Leibapotheker des Königs war. Es kann hier gleich bemerkt werden, daß dieser Mann in die späteren gerichtlichen Untersuchungen miteinbezogen, aber als schuldlos freigesprochen wurde. Exili wurde nach einiger Zeit zwangsweise nach England abgeschoben, kehrte aber wieder nach Paris zurück und verkehrte wieder mit St. Croix. Dieser teilte sein Giftwissen der Brinvilliers mit. Im Besitz einer solchen Waffe benutzte sie es in einer geradezu zügellosen Weise. Um Übung in der Anwendung und Schätzung der Giftwirkung zu bekommen, reichte sie Gifte als hilfreiche fromme Schwester im Hôpital Dieu den Kranken in Stärkungs- und Erfrischungsmitteln. Als Versuchsobjekte benutzte sie auch ihre Bediensteten, denen sie Gift in Früchten oder Fleisch verabfolgte. Um ihren Geldbedürfnissen genügen zu können, vergiftete sie ihren Vater. Etwa dreißigmal in acht Monaten reichte sie ihm, nach ihrem eigenen Geständnis, Gift, und zwar kleine Mengen Arsenik. Die Ärzte hielten den nach dieser Zeit eingetretenen Tod für einen natürlichen, im Gegensatz zu allerlei Gerüchten, die ihn auf Gift bezogen wissen wollten.

Da ihre beiden Brüder den größeren Teil des elterlichen Vermögens geerbt hatten, so beschloß sie, auch diese zu beseitigen, da sie für sich Geld brauchte und auch, um St. Croix zu befriedigen, der in gemeinster Weise Erpressungen an ihr vornahm, sowie um den anderen zahlreichen Liebhabern, von denen einigen sie, wie von St. Croix, Kinder hatte, Geld zukommen zu lassen. Dies war z. B. mit Jean Stamelin, genannt Chaussée, der Fall, den sie bei einem ihrer zusammen wohnenden Brüder als Diener untergebracht hatte, um durch ihn beide den Arsentod erleiden zu lassen. Auch dies gelang. Der eine Vergiftete starb nach drei Monaten, nachdem er in einer überaus starken Weise abgemagert und siech geworden war, Brennen im Magen, Erbrechen und andere Arsensymptome bekommen hatte, der andere drei Monate später. Jetzt erklärten die Ärzte und ein hinzugezogener Apotheker, daß ein Vergiftungstod vorliege. Die Rätsel dieser Vergiftungen wurden jäh gelöst, als man in der Hinterlassenschaft des plötzlich gestorbenen St. Croix eine Kassette fand, in der neben Briefen und Schuldverschreibungen für die bei den Vergiftungen geleistete Hilfe von der Hand der Brinvilliers noch Giftflaschen gefunden wurden. Die Gifte wurden an Tieren versucht. Die Brinvilliers floh, während La Chaussée gerädert wurde. Schließlich lockte man sie aus einem Lütticher Kloster und schaffte sie nach Paris. Sie gestand alle ihre Giftmorde ein, wurde gefoltert, dann im Jahre 1676 enthauptet und ihr Leichnam verbrannt.

Mit dem Tod der Brinvilliers hörten die unerklärbaren Todesfälle nicht auf. Das Volk wurde beunruhigt, zumal – worauf noch zurückzukommen sein wird – um diese Zeit auch die Herzogin von Orléans, der Herzog von Savoyen und andere hervorragende Menschen akut aus voller Gesundheit heraus verstorben waren, ohne daß ein zureichender Grund ersichtlich war. Schon ein Jahr später fand man in einem Beichtstuhl einen Zettel, auf dem der Plan mitgeteilt wurde, den König und den Dauphin zu vergiften. Man verhaftete auf Grund eines bestimmten Verdachtes einen gewissen de Vannes und seine Geliebte. Bei ihnen beschlagnahmte Papiere ergaben Hinweise auf eine Gesellschaft dunkler Existenzen von Alchimisten, Zauberern und dergleichen mehr, die mit vielen Menschen Verdacht erregende Verbindungen unterhielten. Durch Zufall kam man auf zwei Vergifterinnen. Die eine, Marie Bosse, eine Wahrsagerin, von Wein voll, erzählte, wie Prinzen, Grafen, Adlige ihre Dienste in Anspruch nähmen und daß sie nur noch drei Vergiftungen zu machen nötig habe, um sich zur Ruhe zu setzen. Von der alsbald unterrichteten Polizei wurde eine Frau abgesandt, die sich über ihren Mann bei der Bosse beklagte. Sie erhielt von ihr Gift zu seiner Beseitigung. Man verhaftete nun nicht nur die Bosse und die Frau Vigoureux, bei der dieses Gespräch geführt worden war, sondern nach einigen Tagen auch eine Frau Monvoisin, genannt La Voisin, ein Weib aus der Hefe des Volks mit gemeinen Manieren, die allein für sich Hekatomben von Menschen geopfert hat. Sie hatte einen außerordentlichen Zulauf, verdiente enorme Summen, hielt sich Liebhaber, feierte jeden Tag Feste und kleidete sich für Hunderttausende Franken. Sie erklärte u.a. bei ihrer Vernehmung, daß für Giftmorde auch bis zu 50.000 Francs bezahlt würden. Mehr als 2.500 nicht ausgetragene Kinder wurden angeblich durch sie verbrannt oder vergraben.

Neben dem Verkauf von Liebestränken, neben Vergiftungen und Abtreibungen wurden die berüchtigten schwarzen Messen von einem verkommenen Geistlichen auf dem nackten Leib der Weiber gelesen und dabei vorher noch schnell getaufte Kinder getötet, deren Blut man in den Kelch fließen ließ. Mit diesem Blut wurden Hostien gemacht. Im Verlauf der vor einer besonders dafür geschaffenen Kammer (Chambre ardente, Cour des poisons) vorgenommenen, drei Jahre dauernden Untersuchung, in die weit über vierhundert Menschen einbezogen wurden, kamen neben anderen Scheußlichkeiten eine große Zahl von Giftmorden, Giftmordversuchen und geplanten Giftmorden ans Tageslicht. Bis in die Nähe und an die Person Ludwig XIV. wagten sich solche Pläne heran, an denen auch die Montespan einen gewissen Anteil hatte. Viele sehr hochgestellte, in die Prozesse verwickelte Personen flüchteten ins Ausland. Andere wurden durch Machtbefehl außer Verfolgung gesetzt. Einen Teil der Akten ließ der König in seiner Gegenwart verbrennen. Die über die Gifte gemachten Angaben sind gleichfalls nicht an die Öffentlichkeit gelangt. Der Bevölkerung hatte sich eine außerordentliche Aufregung bemächtigt. Frau von Sévigné schrieb: »On est dans une agitation, on envoie aux nouvelles, on va dans les maisons pour en apprendre, on est curieux ...« Ungleich der Brinvilliers benahm sich vor ihrem Feuertod, der ihr schon vier Tage zuvor angekündigt worden war, die Voisin. Sie trank viel Wein, aß ordentlich, sang Trinklieder, verbat sich jeden Geistlichen und war zu keinem Reuewort zu bewegen.

Eine Fülle von weiteren zu dieser Vergiftungsflut gehörenden Tatsachen sind aus den Akten der Bastille bekannt geworden. So wurden als angebliche Giftentnehmer von der Voisin die Gräfinnen von Soissons, Roure, Polignac bezeichnet, die ersteren beiden, weil sie damit die de la Vallière töten, die Herzogin von Bouillon, weil sie ihren Mann beseitigen wollte, um den Herzog von Vendôme heiraten zu können. Andere Vergifterinnen wie die Grange, die 1677 in die Bastille kam und hingerichtet wurde, bezogen Gift aus der Apotheke. Die Vergifterin le Sage belastete den Herzog von Luxemburg, der den König durch Gift habe beseitigen wollen. Von dieser Anklage wurde er freigesprochen, aber seiner Würden entkleidet und auf seine Güter verbannt. Schlimm scheint es der Giftmischer Guibourt getrieben zu haben, der die Gifte in Wein, Konfitüren, Kuchen oder Bouillon nehmen ließ.

Entkleidet man die geschilderten Vorgänge aller sensationeller Zutaten und betrachtet sie rein toxikologisch, so handelt es sich bei allen den in jener Zeit in Frage kommenden Vergiftern und Vergifterinnen nicht um ein besonderes Giftwissen. Sie wandten alle für die akute und subakute Vergiftung fast ausschließlich Arsenik und zwar in den schon immer bekannt gewesenen Anwendungsarten: zugemischt zu ärztlich verordneten Arzneien oder in Nahrungs- und Genußmittel oder in gewöhnliche entleerende Klistiere getan, die damals sehr gebräuchlich waren. Ausnahmsweise wurde auch die Leibwäsche, besonders Hemden, in eine Arseniklösung getaucht. Dem dasselbe tragenden Individuum entstand am Leib Entzündung, die je nach der Empfindlichkeit der Hautstelle, die von dem Arsen berührt wurde, geringer oder größer war. Es sollte dadurch eventuell der Eindruck eines syphilitischen Hautausschlages erweckt werden, der rückwärts auf eheliche Untreue schließen lassen mochte. Daß bei dieser Art der Arsenverwendung auch resorptive Wirkungen entstehen können, wurde bereits an anderer Stelle gezeigt.

Den Giftmischern standen freilich noch viele andere Gifte zur Verfügung. Aber was auch immer sie verwenden konnten – nichts kam an Bequemlichkeit der Verwendung, an Unauffälligkeit, an Sicherheit in der Erfüllung dem Arsenik gleich. Deswegen herrschte er souverän. In Abhandlungen aus jener Zeit wird die »Poudre de succession« als aus Diamantpulver bestehend bezeichnet, was natürlich völlig wirkungslos sein würde. Andere behaupteten, daß es aus Bleiazetat bestanden hätte – wahrscheinlich in Erinnerung daran, daß im römischen Altertum Bleiverbindungen zu den »tödlichen Mitteln« und den »unfruchtbar machenden« gerechnet wurden. Daß bei einer gewissen Sättigung des Körpers mit Blei ein solcher Erfolg eintreten kann, ist als eine auch durch moderne Erfahrungen gestützte Tatsache anzunehmen. Ich zweifle nicht, daß in jener großen Vergiftungsepidemie des 17. Jahrhunderts auch wohl gelegentlich Bleiazetat oder Bleiglätte verwendet wurden. Sie können aber wegen ihres schwer zu verdeckenden Geschmacks wohl keine große Rolle gespielt haben. Die »Poudre de succession« bestand im wesentlichen aus Arsenik. Auch für Fruchtabtreibungen leistete Arsen die so oft erprobten

Dienste. Nebenher war es das alte Arsenal: Sadebaum, Lebensbaum, *Artemisia*-Arten, Raute, *Galbanum* u. a. m., aus dem man wählte.

Die Geschwister Mancini

In den geschilderten großen Vergiftungsereignissen wurde auch die Gräfin von Soissons, Olympia Mancini, eine der vier Schwestern und Nichten des Kardinals Mazarin, genannt, ebenso wie ihre Schwester, die Herzogin von Bouillon. Die letztere, Marie-Anne, hatte bei ihrer Vorladung vor die »Chambre ardente« die Richter verhöhnt. Sie war in den Gerichtssaal geführt worden, an der einen Hand von Vendôme, an der anderen von ihrem Mann. Alle lachten, denn sie war verdächtigt worden, durch einen Besuch bei der Voisin die Mittel sich haben verschaffen zu wollen, den letzteren zu töten, um den ersteren heiraten zu können. Weil sie sich rühmte, die Richter als Trottel charakterisiert zu haben, wurde sie für eine Zeitlang verbannt. In der Giftaffäre wurde sie nie wieder genannt.

Anders mit ihrer Schwester, der Gräfin von Soissons. Sie, die von ihrer Schwester Marie als schlechter Charakter bezeichnet wurde, war ernsthafter in die Vergiftungsklage gegen die Voisin verwickelt. Mehrfach wegen allerlei Intrigen vom Hofe Ludwigs XIV. verbannt, lebte sie ihren Liebesabenteuern, bis ihr Mann plötzlich starb und das Gerücht sich verbreitete, daß auch sie Verbindungen mit der Voisin unterhalten habe. Durch die Aussagen der letzteren wurde sie belastet. Sie entfloh, als sie die Vorladung vor Gericht erhalten hatte, weil, wie sie angab, der Minister Louvois und die Frau von Montespan sie durch falsche Zeugen vernichten und in die Bastille bringen wollten. Mit ihren Kindern und 20 Personen ihrer Suite kam sie nach Brüssel, wo sie ihr Liebesleben fortsetzte. Nach sechs Jahren reiste sie nach Spanien, um ihre Schwester Marie Colonna zu sehen. Bald wurde sie dort die Vertraute der Königin Marie-Louise, der Gemahlin Karls II. Im Oktober 1688 sah sie sich indes von einer Ausweisung aus Spanien bedroht. Der Gesandte Frankreichs, Graf von Rebenac, schrieb, der König von Spanien hielte die Gräfin von Soissons für eine Zauberin. Er führte seine Kinderlosigkeit auf sie zurück. Als aber die Königin – die sich insofern politisch betätigte, als sie ihren Gemahl von der allseits geplanten Liga gegen Ludwig XIV. abbringen wollte – nach dreitägigem Erbrechen und ebensolange anhaltenden Koliken gestorben war, beschuldigte man die Gräfin von Soissons des Giftmords. Die österreichische Partei am Hof verbreitete die Nachricht, sie wäre durch den Genuß von viel Austern und geeister Milch gestorben. In seinen Gesandtschaftsberichten widersprach dem der französische Gesandte. Er, wie andere, z. B. Saint Simon, glaubten an eine Vergiftung, und der letztere hielt die Gräfin von Soissons, die unbeschränkten Zutritt zu der Königin hatte, für die Verüberin der Tat. Sie hätte das Gift in Milch verabfolgt. Diese schwere Belastung könnte in dem Charakter der Gräfin eine Stütze finden. Falls sie die Vergiftung bewerkstelligt haben sollte, so konnte sie sich nur als Instrument der österreichischen Partei haben gebrauchen lassen, die den großen Einfluß der Königin auf ihren Gemahl ausschalten wollte. Erkrankung und Tod erfolgten jedenfalls so eigenartig und schnell, daß es auch heute noch toxikologisch naheliegt, an eine Vergiftung zu glauben.

Marie Mancini, die dritte der schönen und intelligenten Schwestern, hatte auf den damals 20 Jahre alten Ludwig XIV. so starken Eindruck gemacht, daß er eine Zeitlang mit dem Gedanken umging, sie zu heiraten. Dies lag aber nicht in dem Wunsch des Kardinals Mazarin. Er sorgte dafür, daß sie im Jahre 1661 den Konnetabel Fürsten Colonna heiratete. Auf der Fahrt nach Rom in Begleitung des Erzbischofs von Amasie und des Grafen Angelelli sagte ihr der erstere, daß ihr Gatte sie in seinem Palast wie eine Gefangene halten würde. Bei irgendwelchem Verdacht sei sie in Gefahr, geschlagen zu werden oder Gift zu bekommen. So schrieb der Abbé Benedetti an den Staatssekretär Lyonne, damit dieser es Ludwig XIV. mitteilen könne. Trotzdem war das Verhältnis zwischen den Gatten ein gutes. Marie gebar in den ersten Jahren mehrere Söhne. Bald danach aber fühlte sie sich unglücklich und erklärte ihrem Gatten, nicht mehr mit ihm zusammenleben zu wollen. Die Absicht, ihn zu verlassen, wurde lebendig, als ihre Schwester Hortense, die Herzogin von Mazarin, sie in Rom besuchte. Zu dieser Zeit glaubte sie sich vergiftet. Sie schreibt darüber in ihrem Journal: »Ich hatte endlich die Freude, meine Schwester, die schöner als je war, wiederzusehen. Dieses Vergnügen hätte mir beinahe das Leben gekostet, denn an dem betreffenden Tage, an dem ich zum Abführen eingenommen hatte, wurde ich von so heftigen Koliken befallen, daß ich bei Fortdauer derselben sicher gestorben wäre. Auch der empfindungsloseste Mensch würde dadurch ergriffen worden sein – nur auf meinen Gatten machte mein Zustand keinen Eindruck.« Zwischen den Zeilen liest man die Angst vor Vergiftung. Sie ließ während ihrer Erkrankung jedes Gericht von ihrer ergebenen Dienerin, der Maurin Moréna, vorkosten. Das Ereignis machte in Rom Aufsehen, und die Zeitungskorrespondenten hielten mit dem Verdacht, daß hier eine Vergiftung vorläge, nicht zurück. Das Gerücht einer solchen gelangte sogar zu Ludwig XIV., der den Chevalier de Lorraine, der gerade zu jener Zeit in Rom war, zu sich berief, um ihm Bericht zu erstatten. Dieser erklärte dem König persönlich, daß es dringend sei, die Fürstin den Vergiftungsversuchen zu entziehen. Daraufhin wurde für sie ein Paß ausgestellt, mit dem sie nach Marseille gelangen konnte. In Mannskleidern entfloh sie mit ihrer Schwester, beladen mit Edelsteinen, aber ohne Wäsche. Mehrere Jahre lang verblieb sie in Klöstern oder reiste an die Höfe von Turin und Madrid und schließlich nach elfjähriger Abwesenheit nach Frankreich. Sie starb, vielleicht in Madrid, in völliger Vergessenheit. Ich glaube nicht, daß an ihr ein Vergiftungsversuch unternommen worden ist. Die Koliken, die sie gehabt hat, waren wohl eine Folge zu großer Dosen des Abführmittels, das sie, wie sie selbst sagt, zuvor genommen hatte. »Dare il boccon«, d.h. jemand vergiften, war auch in jener Zeit in Italien ein nicht ganz ungewöhnliches Tun. Bei einer so bekannten, von dem König von Frankreich geschätzten Person hätte selbst ein Colonna seiner Rachsucht in dieser Beziehung Zügel angelegt.

Hortense Mancini hatte den reichen Marquis von Meillerage, der durch die Heirat Herzog Mancini geworden war, geheiratet. Von Beginn an war er eifersüchtig, vor allem auf den König. Er reiste deshalb mit ihr viel umher, bis es ihr zu viel wurde. Mit 20 Jahren verlangte sie bereits die Scheidung. Ehe der Prozeß sein Ende erreicht hatte, verließ sie mit ihrem Bruder und ihrem Liebhaber, dem Chevalier de Rohan, Frankreich und zog zu ihrer Schwester Colonna. Mit dieser entfloh sie, lebte drei Jahre am Hof Karl Emanuels in Chambéry und ging darauf nach England, wo sie König Karl II. nahestand. Sie ist toxikologisch durch ihren Alkoholismus interessant, der ziemlich hochgradig war. Wo immer es möglich war, suchte sie sich alkoholische Getränke zu verschaffen.

Die krankmachenden Folgen blieben nicht aus, und als sie, wie es schien, hoffnungslos war, ließ man ihre Schwester, die Herzogin von Bouillon, kommen. Aber selbst in dieser Zeit schrieb sie noch an den Abbé von Hautefeuille, ihr Faktotum in Paris, ihr guten Wein zu senden. Sie lebte fast nur noch von Schnaps, wie der Abbé Viguier schrieb. Sie starb 1699 im 53. Jahr an ihrer Trunksucht.

Zweites Kapitel

Die Aqua Tofana. Massenvergifterinnen

Um die Mitte des 17. Jahrhunderts, noch bevor die geschilderten Massenvergiftungen durch Weiber in Paris vorgekommen und gesühnt worden waren, haben in Italien Vergiftungen ähnlichen Charakters sich abgespielt. Sie knüpfen sich an Giftmischerinnen, von denen eine in Palermo sicher den Namen Teofania oder Tofana trug. Als solche wurde sie unter der Regierung des Vizekönigs Ferdinando Afan de Ribera hingerichtet, weil sie durch ihr käufliches Gift zu zahlreichen Giftmorden Anlaß gegeben hatte.

In Rom betrieb dieses Geschäft ein Weib, das angeblich auch den Namen Tofana trug. Über diese und eine dritte Tofana aus dem Beginn des 18. Jahrhunderts liegen etwas eingehendere Angaben vor.

Als Alexander VII. Papst war, erfuhren etwa um das Jahr 1659 Beichtväter in Rom oft als Beichtgeheimnis, daß durch ein Giftwasser Menschen getötet worden wären. Als der Frevel wuchs, als es sicher geworden war, daß Frauen auch der angesehensten römischen Familien bei dem geringsten Zwist oder aus Liebesgründen ihre Männer mit diesem Gift, der Acquetta oder Tofania, töteten, gab der Papst dem Monsignore Balanzoni den Befehl, die Giftmischerinnen zu entdecken.

Man erkundete, daß von zwei Männern, die zwei Schwestern geheiratet hatten, der eine plötzlich nach häufigem Erbrechen und Fieber und der andere acht Tage später gestorben war. Die Schwestern standen mit einer Sizilianerin, einer Wahrsagerin namens Hieronyma Spara, in Verbindung, zu der, wie man feststellte, mehrere Witwen kamen. Nun schickte man zu dieser eine fein gekleidete Detektivin, die ihr viel Geld versprach, wenn sie ihren eifersüchtigen Mann mit Gift beseitigen wollte. Sie versprach, ihr Gift zu schicken. Die Überbringerin desselben, die Magd der Spara, machte mit dem Wasser den Versuch an einem Hund, der dadurch starb. Im Nebenzimmer war ein Richter untergebracht, der die Magd sofort festnehmen ließ. Diese, wie auch die verhaftete Spara, gestanden alles. Das Gift hatte die letztere in Palermo von der Tofania kennen gelernt. Sie verriet seine Zusammensetzung und die Opfer desselben, unter denen sich Fürsten, Ritter, Damen usw. befanden. Sie vermochte nach der Dosierung des Mittels einen schnellen oder langsamen Tod zu bewirken. In dem Prozeß wurden außer der Spara noch vier Witwen zum Tod verurteilt. Die

Galgen waren in Campo di Fiore errichtet, und damit alles vom Volk besser gesehen werden konnte, ließ der Papst alle Krambuden auf dem Platz niederreißen. Es war ein solches Begehren nach guten Aussichtsplätzen, daß Fenster zu 30 Dukaten vermietet wurden. Vor der Hinrichtung wurden die Verurteilten zwei Stunden lang unter Vorantritt eines Dieners des Scharfrichters durch die Stadt geführt. Dieser rief ihr Verbrechen aus.

Diese Abschreckungsmethode half nicht viel. Es wurde die Aqua Tofana weiter verkauft, so daß man nach zwei Monaten wieder zwei Weiber hängen mußte. Der Papst ließ die Prozeßakten in die Engelsburg legen, damit niemand die Zusammensetzung des Gifts erführe.

70 Jahre später wurde ein ähnlicher Giftbetrieb in Neapel entdeckt. Eine Frau fabrizierte wieder die Acquetta. Sie verschickte sie sogar außerhalb Neapels unter dem Namen »Manna von Sankt Nikolaus von Bari« in kleinen, platten, gläsernen Flaschen, auf deren einen Seite man das Bildnis dieses heiligen Bischofs sah. So wurden auch die Zollbeamten über den Inhalt getäuscht, weil unter dem angegebenen Namen ein wundertätiges Öl, das aus dem Grab des Heiligen fließen sollte, verkauft wurde. Man fand die Giftmischerin, die ihren Aufenthalt wechselte, endlich, konnte ihrer aber nicht sofort habhaft werden, da sie in ein Kloster floh. Dem entriß man sie unter lautem Widerspruch des Klerus, der die klösterliche Freiheit dadurch verletzt fand. Der Kardinal drohte mit Interdikt. Das Volk machte einen Aufstand. Als Beruhigung eingetreten war, wurde diese Tofana, die alles, auch ihre Abnehmer offenbart hatte, erwürgt. Von ihren Kunden wurden die Niedrigstehenden hingerichtet, die Vornehmen zu Gefängnis verurteilt. Der Kadaver der Tofana wurde, um den Respekt vor den Kirchengerechtsamen zu beweisen, in das Kloster geworfen.

Noch gegen Ende des 18. Jahrhunderts wurde berichtet, daß in Neapel es nur wenige Personen gäbe, die die Aqua Tofana zuzubereiten wüßten. Durch die überaus strengen Verordnungen gegen Zubereitung und Verkauf sei das Übel gemildert, aber nicht ausgerottet worden. Keine Vorsicht sei imstande, eine Sicherung dagegen zu geben.

Die Aqua Tofana oder Acquetta di Napoli war ein farb- und geschmackloses Wasser, das nichts anderes darstellte als eine Lösung der arsenigen Säure. Dies ist schon frühzeitig erkannt worden, da im Jahre 1633 in Palermo eine Verordnung gegen den Verkauf von Arsenik erlassen wurde, sicher nur zu dem Zweck, um der verbrecherischen Verwendung desselben ein Ende zu setzen. Auch Männer der Wissenschaft haben das Präparat für eine Arseniklösung gehalten. Überdies hat dies Kaiser Karl VI., der damals König beider Sizilien war, seinem Leibarzt von Garelli selbst erzählt und dieser es dem berühmten Kliniker Fr. Hoffmann mitgeteilt. Das Wissen stammte aus dem eigenen Geständnis der Giftmischerin, die Arsenik in heißem Wasser löste und dazu Aqua Cymbalariae aus *Antirrhinum Cymbalaria* Linn., einer harmlosen Pflanze, die früher gegen Krätze und Skorbut benutzt wurde, hinzufügte.

Eine andere ältere Angabe, wonach die Aqua Tofana aus Opium und Spanischen Fliegen bestehen sollte, ist ganz von der Hand zu weisen – ohne freilich dadurch ausschließen zu wollen, daß auch diese beiden Stoffe sonst für Mordzwecke gelegentlich benutzt worden sind.

Als in Frankreich in der zweiten Hälfte des 18. Jahrhunderts der Dauphin und bald darauf die Dauphine unter dem Verdacht von Gift gestorben waren, ließ man Nachforschungen über schleichend wirkende Gifte anstellen. Der Abbé Gagliani wollte hierbei erfahren haben, daß die »Aqua di Tufania« aus Opium und Kanthariden bestehe. Da er aber hinzufügte, daß das Mittel klar wie Quellwasser und geschmacklos sei, so wird dadurch seine Angabe als absolut falsch gekennzeichnet, weil eine solche Mischung weder klar noch geschmacklos sein kann. Die Kantharidenwirkung ist überdies so besonders auffallend und so eigenartig, daß sie sich, besonders wenn Nieren- oder Blasenblutungen eingetreten wären, durch ihre Auffälligkeit verraten haben würde.

Die Aqua Tofana, als Arseniklösung, erzeugte die typischen Arsensymptome: Verlorengehen der Spannkraft innerer Organe, besonders der Lungen, Ekel, Mattigkeit, Magenschmerzen, unnennbares allgemeines Übelbefinden, Körperschwäche, Abmagerung, Fieber usw. An der Leiche fehlen deutbare Veränderungen.

Das Wissen über Arsenikwirkungen war in Italien ein indigenes. Die vergangenen Jahrhunderte hatten diesem Gift dort einen geeigneten Grund zum Wurzeln gegeben. Nie schwand es aus dem Gedenken derer, die, als Werkzeuge verbrecherischen Tuns, dieses ihr Wissen in Geld umzusetzen verstanden. Davon haben Frauen oft genug Gebrauch gemacht, oder im Besitz einer bestimmten Giftkenntnis auch ohne fremde Hilfe selbst vergiftet. Solche Typen, bei denen die Triebfeder für ihre Verbrechen außer Rachsucht oder Eigennutz auch das unheimliche Verlangen war, andere leiden oder sterben zu sehen, kennt reichlich die Neuzeit in den Kulturländern. Haben doch unter anderem die Giftmischerin Koenig mit Arsen 21 Morde, die Giftmischerin Gottfried in Bremen (1831) 15 Morde und 15 Mordversuche, ein anderes Weib von der Linden in Leiden 1869–1885 23 Morde und 50 Mordversuche und die Giftmischerin von St. Clar (1902) drei Morde damit ausgeführt. Mitunter verbanden solche Weiber, wie die Leonore Metzger (1855–1856) Arsen mit anderen Giften, z. B. einer Nachtschattenabkochung, oder sie wählten nur Pflanzengift. So tötete die Jeanneret von Oktober 1867 bis Januar 1868 sechs Menschen durch Atropin und vergiftete drei weitere. Es sind dies schlimme Betätigungen, für die ein zureichender Grund nicht immer gefunden werden kann. Meistens sind, wie ich schon ausführte, Herrschsucht und Gewinnsucht die Triebfedern. So läßt auch Chamisso seine Giftmischerin sprechen:

Der Herrschaft Zauber aber ist das Geld.
Ich weiß mir Besseres nichts auf dieser Welt
Als Gift und Geld.

Das Gift erschleicht im Dunklen Geld und Macht,
Ich hab' es zum Genossen mir erdacht,
Und hab' es gut befunden.
Hinunter stieß ich in das Schattenreich
Mann, Brüder, Vater, und ich ward zugleich
Geehrt und reich.

Sie tötete sogar die ihr verhaßten eigenen Kinder und fand schließlich Lust am Giftmorden:

Daß Lust am Gift, am Morden ich gewann,
Wer, was ich tat, erwägt und fassen kann,
Der wird's begreiflich finden.
Ich teilte Gift wie milde Spenden aus,
Und weilte lüstern Auges, wo im Haus
Der Tod hielt Schmaus.

ELFTES BUCH

Geistliche als Vergifter oder Opfer von Vergiftungen

ERSTER ABSCHNITT

Kaiser Heinrichs VII. Zug nach Italien, Leiden und Tod

Erstes Kapitel

Einleitende Bemerkungen. Vermutete Verursacher von Heinrichs Tod. Berichte über Krankheitszustand und Krankheitsverlauf

Da das Vergiften ein häßliches menschliches Tun wie anderes Häßliche ist, so kann es nicht wundernehmen, daß es auch in kirchlichen Kreisen in der Zeiten Lauf seinen Platz fand. Das Kirchengewand schützte nicht vor dem Vergiftetwerden, und die besonders nahen Beziehungen zur Religion hielten oft genug nicht von dem Vergiften ab. Die Vergiftungen mögen in den kirchlichen Kreisen nicht häufiger als außerhalb ihrer gewesen sein – falls jedoch einmal ein Kirchenmann mit Recht oder Unrecht mit einer solchen Tat als Ausführer in Verbindung gebracht wurde, so wog sie aus begreiflichen Gründen bei den Menschen hundertfach schwerer als die aus anderen Kreisen heraus begangenen. Daß Anlaß zu Klagen in dieser Beziehung gegeben worden ist, geht unter anderem daraus hervor, daß König Heinrich II. von England sich um das Jahr 1150 genötigt sah zu versuchen, ob er nicht solche Vergifter vor dem weltlichen

Richter aburteilen lassen könnte. Gewöhnlich scheiterte dies an dem strengsten Festhalten Roms am Recht der inneren Jurisdiktion. Die mannigfaltigsten Beweggründe gaben Anlaß, die Giftwaffe zu gebrauchen: die gleichen nämlich, die auch sonst den Menschen zu ihr greifen ließen. Es ist deswegen nicht gerechtfertigt, sie, wie dies geschehen ist, allgemein im Stand der Geistlichen zu suchen, von dem einst gesagt wurde: »Man hat nichts so sehr zu fürchten, als für einen zum Zorn bewegten Religiösen … dieweil er meinet, daß Gott sein Secundant seyn müsse, daß die Religion in seiner Person hart blessiret und endlich, daß sein Zorn göttlich sei.« Alle unedlen Triebe, die Menschen zu schlechten Handlungen bewegen, haben auch in der Giftbeibringung durch Geistliche eine Rolle gespielt. Erleichtert wurde ihnen die Vergiftung, zumal in weit zurückliegenden Zeiten, dadurch, daß viele von ihnen sich selbst mit Medizin beschäftigten und Gifte suchten und herstellten. Dies war besonders in Italien der Fall, und darum findet man dort wohl am häufigsten solche Geschehnisse.

Der Tod Kaiser Heinrichs VII.

»Über seinen Tod gingen verschiedene Berichte um«, schrieb Johannes Victoriensis, der im ersten Drittel des 14. Jahrhunderts lebte. In der Tat stehen sich die Meinungen hierüber, wie vielleicht in keinem anderen ähnlichen Fall starr, vermittlungslos einander gegenüber, und niemals ist ein so überaus großer Apparat von historischer Forschung an weitschichtigem Forschungsmaterial von so leidenschaftlich bewegten Bejahern und Verneinern einer stattgehabten Vergiftung in Bewegung gesetzt worden. Wieder sind es die beiden Möglichkeiten: Tod durch ordnungsgemäße Krankheit oder durch eine außerordentliche Gewalt in Gestalt von Gift.

Die Frage, welche Todesart den Kaiser betroffen, kann nicht vom parteipolitischen Standpunkt aus entschieden werden, auch nicht durch eine einfache Verneinung; denn wenn *ein* Geschichtschreiber erklärt, Kaiser Heinrich ist nicht durch Gift gestorben, so sagen zehn andere das Gegenteil.

Es scheint mir erforderlich zu sein, sich einmal zuvörderst die Zeitereignisse anzusehen, die Heinrich VII. selbst geschaffen hatte, um in ihnen vielleicht den zureichenden Beweggrund für eine verbrecherische Tat zu finden. »Er war mit erhabenen Friedensträumen nach Italien gekommen. Er war aber in einem Jahr aus dem Messias des Friedens ein schonungsloser Zerstörer geworden, welchen der unglückliche Landmann mit gleich gerechtem Haß verfluchte wie einst Friedrich Barbarossa oder Friedrich II. Die Ufer des Arno wurden nutzlos von Blut gerötet, und der Garten Toskanas von wildem Kriegsvolk in eine Wüste verwandelt.« (Gregorovius) Es war ja nicht das erstemal, daß er in der Ergebnis- und Aussichtslosigkeit seines Wollens und Tuns zu derartigen nutzlosen, aber aufreizenden und erbitternden Maßnahmen griff. Hatte er doch schon im Jahre 1301 in einer Fehde mit der Stadt Trier in ohnmächtiger Wut ihre festen Mauern berannt und aus Rache über das Nichtgelingen die ganze Landschaft in Ost und West wie ein Barbar verheert.

An fremdem Anreiz zu verderblichem Tun hat es dem Kaiser nicht gefehlt. Was in Dantes »Mahnbrief an Arrigo« vom 16. April 1311 steht, den der Kaiser wahrscheinlich in Cremona erhielt, ist nicht »die mahnende und klagende Stimme eines Propheten« (Barthold), sondern unserer modernen, richtigen Auffassung nach die vaterlandsverräterische Aufforderung, von dem Kampf gegen die stets aufs neue wachsende lombardische Hydra abzulassen und nur Florenz zu vernichten. Dieses haßgluterfüllte Sendschreiben eines verbannten Florentiners, der, statt andere Vaterlandsverräter in den zehnten Höllentrichter zu versetzen, wo sie in Eisseen eingefroren sind, sich selbst dort hätte büßen lassen sollen, mußte, wie manches andere, was dazu kam, irgendwelche Folgen haben. Sie kamen.

Heinrich war am 8. August 1313 aus Pisa ausgezogen, um geradewegs nach Rom zu gelangen. Florenz überrumpeln zu können, war ihm unmöglich geworden, da er es zu seinem Verdruß wohlvorbereitet fand. So zog er südlich. Verwüstung, Brand und Mord bezeichneten seinen Weg. Für die Verheerung der Landschaft von Siena war der Kaiser, von dem ein ihm persönlich Nahestehender, der Bischof Nikolaus von Bothronto, sagte, daß er nur nach seinem eigenen Kopf gehandelt habe, allein verantwortlich, und jeder der so hundertfältig gezeugten und genährten Rachegedanken mußte sich deswegen nur gegen sein Haupt wenden.

Für die Erweckung von Rache- und Vergeltungsgefühlen tat er noch mehr: Er hatte geplant, an König Robert die Reichsacht zu vollziehen und ihn zu enthaupten als Sühne für Konradin. Gerade das letztere hat, mit einem nicht geringen Grad von Berechtigung, auch die Meinung entstehen lassen, daß Robert am Tod des Kaisers, als Veranlasser, beteiligt gewesen sei. Beide um ihre Existenz – mit der fast sicheren Aussicht auf Unterliegen – kämpfenden Mächte: hier Siena und das blühende Florenz, die beide nach dem, was sie bisher hatten vollbringen sehen, ihr Schicksal voraussehen konnten, dort der geächtete Robert, hatten ein geradezu vitales Interesse daran, ihren Todfeind sterben zu sehen. Daß die Florentiner in dem Ruf standen, zielbewußt auch mit verwerflichen Mitteln zu arbeiten, geht aus manchen alten Auslassungen hervor. Eine der interessantesten ist die von Aeneas Silvius Piccolomini (1447) stammende: Als der letzte in Rom gekrönte deutsche Kaiser Friedrich III. nach Italien gekommen war, sandten Bologna, Florenz und andere Städte Einladungen an ihn, in ihnen zu weilen. Die Ansichten hierüber waren im Rat des Kaisers geteilt. Die einen rieten, Florenz zu meiden. Die Florentiner seien stets Feinde des römischen Namens gewesen. Sie hätten den Kaisern Heinrich VII., Ludwig IV., dem Bayern, Karl IV. und Sigismund nachgestellt und zahlreiche Sterbliche durch Gift umgebracht. Ob sie ihren schlechten Ruf allein oder mit einem anderen an Kaiser Heinrich betätigt haben oder ob sie diesmal unbeteiligt waren oder ob der Kaiser eines natürlichen Todes starb, darüber sprechen drei Gruppen von Chronisten, von denen jede Zeitgenossen des Kaisers und Nachfahren in sich schließen.

Die erste Gruppe, die eine Vergiftung nicht einmal erwähnt, läßt den Kaiser, schon ehe er nach Buonconvento gelangt war, krank gewesen sein. Krank sei er in das Tal der Arbia, eines Nebenflusses des Ombrone in der Nähe von Siena, gelangt und habe dort ein Lager aufgeschlagen. Am anderen Morgen sei er nach Buonconvento aufgebrochen, wo ihn sein Schicksal ereilt habe. So einig die dies vermeldenden Schriftsteller über das Kranksein Heinrichs als ein natürliches sind, so sehr weichen sie voneinander über die Art desselben ab. Der eine begnügt sich damit, ohne näheres Eingehen auf Symptome und Verlauf nur von einer Krankheit zu sprechen, deren erstes Verspüren in die Zeit nach dem Auszug aus Pisa verlegt wird. Im Lager von Montaperti an der Arbia sei sie zum Ausbruch gekommen und habe sich zu Buonconvento zu einer tödlichen verschlimmert. Andere führen als Krankheitsursachen an: Anstrengung der Feldzüge, Maremmenluft, Aufregung, Enttäuschung. Neben den klimatischen Einflüssen des Sommers und den seelischen Erregungen wird also die Malaria als Krankheitsursache angeführt. Ja, sie wird sogar von einem damals lebenden Berichter als eine Tertiana bezeichnet, die zuletzt atypisch geworden, sich zu einer Febris continua gewandelt habe.

Ganz anders und phantastisch wird des Kaisers Kranksein von einem zeitgenössischen Paduaner geschildert: Ermattet gelangte er in das Tal der Arbia, wo er ein Lager aufschlagen ließ. Nach der Mahlzeit machte er sich einige Bewegung, ließ sich dann am Flußufer nieder und tauchte seine

Beine in das Wasser. Lange ergötzte er sich an der Frische des Wassers. Mattigkeit ließ ihn früher zu Bett gehen. Er konnte aber keinen Schlaf finden, weil, wie er entdeckt hatte, eine schmerzhafte Pustel unter dem rechten Knie saß. Er gab deswegen schon mit dem Morgengrauen das Zeichen zum Aufbruch und zog nach Buonconvento. Dort verschlimmerte sich sein Leiden während dreier Tage. Dann sei er, wie man entdeckte, durch drei Ursachen gestorben:

a) Ein tödliches Geschwür am Knie, von der Art, die die Ärzte Anthrax nennen,

b) Harnzwang infolge eines Blasenleidens (gespaltene Blase), an dem er ständig gelitten hätte,

c) Entzündung des Brustfells.

Die zweite Gruppe von Berichten meldet ebenfalls sein Kranksein schon vor Buonconvento, erwähnt aber das Gerücht seiner Vergiftung. Die Schilderung des Krankseins weicht von der vorstehenden ab. Es sei ein schon in Pisa sichtbar gewordener Abszeß entstanden, wie eine pestartige Beule, der am Oberschenkel seinen Sitz hatte und von schlechten Säften herrührte. Die Säfte seien aber durch ein Leberleiden in den schlechten Zustand gelangt. Sie hätten fiebererzeugend gewirkt, heftige Kopfschmerzen und allgemeines Krankheitsgefühl hervorgerufen. Mit Mühe sei es den Ärzten gelungen, hierin erstmals Besserung herbeizuführen, aber nicht in dem Zustand der Beule. Trotz des Einspruchs der Ärzte und trotz der »pestartigen Beule« setzte sich der Kaiser zu Pferd (!), um auf Siena zu reiten. Am 18. August war er im Val di Mersa, wo er, wie einige berichten, angeblich die Bäder von Mascareto zur Linderung der brennenden Schmerzen aufgesucht haben soll. Alsdann zog er gen Buonconvento, einen Burgflecken im Gebiete von Siena. Als fortschreitende Krankheitssymptome werden angegeben: Appetitverlust, Pulsbeschleunigung, unruhiger Schlaf und Fieber. Er trank, von innerer und äußerer Hitze gepeinigt, viel kaltes Wasser. Die Geschwulst nahm an Umfang zu und war feuerrot. Heftige Kopfschmerzen, Fieberschauer, Schlaflosigkeit, Trockenheit der Lippen und des Schlundes und eine beschwerte Atmung aus keuchender Brust folgten. Dem Fieber entsprach die rostbraune Harnfarbe. Die Ärzte, die nichts mit dem Zustande anzufangen wußten und überdies »ihren Galen und Hippokrates, die beim Gepäcktroß geblieben waren« (Ferretus), nicht einsehen konnten, griffen kaum ein. Der Kaiser starb am 24. August in seinem 51. Lebensjahr. Unter den Deutschen kam nun das Gerücht auf, daß der Priester mit der Hostie bewußt dem Kaiser

Gift gegeben und daß er dadurch früher, als die Krankheit es erforderlich gemacht hätte, gestorben sei.

Ein weiterer Zeitgenosse, Ptolemaeus aus Lucca, Prior des dortigen Dominikanerklosters und später Bischof von Torcelli, hat eine noch andere Todesursache angegeben: Der Kaiser sei bei Buonconvento krank geworden und eines natürlichen Todes gestorben, obschon einige Übelwollende vermeldet hätten, daß ihm Gift in der Hostie gereicht worden sei. Seine Krankheit habe ihren Ausgang von einem Geschwür an den Rippen genommen, dadurch sei Fieber entstanden, das nach zehn Tagen zum Tod geführt habe.

Schließlich berichtet noch der Verfasser der Mailändischen Annalen kurz und bündig, daß der Kaiser, nachdem er in das Gebiet von Siena gekommen, an einem Geschwür gestorben sei. Es hätte aber ein teuflischer deutscher Mönsch das Gerücht verbreitet, daß ein Predigermönch den Kaiser vergiftet habe. Er habe später diese Verleumdung vor dem Papst Johannes eingestanden und sei bestraft worden.

Die dritte Gruppe von zeitgenössischen und späteren Berichten spricht nur von Vergiftung als Ursache des Krankwerdens und Absterbens des Kaisers ausnahmslos so bestimmt und ohne Einschränkung, daß Zweifel dagegen nicht aufzukommen scheinen.

Ein italienischer Chronist jener Zeit, der um 1309 lebende Giovanni da Lelmo von Comugnolo, Notar von San Miniato, berichtet in seinem Tagebuch über die Ereignisse der Jahre 1302–1318. Er gilt für durchaus gewissenhaft. Bei ihm heißt es: Der erlauchte Kaiser zog am 8. August von Pisa ab, gelangte nach Renonivio, von wo er nachts wieder aufbrach. Über San Miniato gelangte er nach Buonconvento. Hier reichte ihm ein im guten Ruf stehender Mönch seiner Umgebung, der Bernardino von Montepulciano Gift im Kelch bei der Kommunion, wodurch ein so würdiger Fürst schnell starb.

Eine weitere Quelle für die Nachricht über die Vergiftung ist der unbekannte zeitgenössische Chronist der in Einzelheiten zuverlässigen Lebensbeschreibung Heinrichs VII. und des Erzbischofs Baldewin von Trier, des Bruders des Kaisers. Der Verfasser schöpfte zweifellos aus persönlichen Mitteilungen des Erzbischofs – ob alles, mag dahingestellt bleiben. Er berichtet gleichfalls, daß der Kaiser das Abendmahl in Buonconvento genommen, daß aber nicht der dasselbe reichende Predigermönch, sondern ein anderer Bruder des gleichen Ordens Gift in den Kelch gegossen habe. Der Kaiser habe vertrauensvoll getrunken, dann aber gleich dahinterher sich im ganzen Körper unwohl gefühlt. Die Ärzte hätten das schwerer werdende Leiden auf Gift geschoben und gebeten, er möchte ein Brechmittel einnehmen. Dies habe er aus frommer Scheu abgelehnt.

Das Gerücht des Vergiftungstods eilte mit den zurückkehrenden Truppen durch Deutschland. Hoch- und Niedergestellte verbreiteten es. Man sang und sagte darüber. Man fluchte dem Mönche Bernardino und rühmte den Kaiser als Hort des Rechts und Stütze der Unterdrückten: »Dissen Keisser mag man geliehen zu den besten Keisseren an aller siner gedat.« Deutsche Chroniken des 14. Jahrhunderts verarbeiteten schon – manchmal textlich in vielem übereinstimmend –, was aus Italien an solchen Nachrichten herübergekommen war: »was lieff der gemein Lümelung zu den Zitten« mit größerer oder geringerer Bestimmtheit, meist mit einer unangenehmen Spitze gegen den Papst oder die Geistlichkeit im allgemeinen. Der Todesort wird gemeiniglich nach Pisa verlegt.

Eine besondere Bedeutung ist jedenfalls der Darstellung beizulegen, die sich in der etwa aus dem Jahre 1325 stammenden Chronik des Mönchs von Fürstenfeld, eines wahrheitsliebenden Mannes, findet: »Da nun der Kaiser nach der heiligen Kommunion, wie es üblich war, trinken sollte, reichte ihm der Priester oder sein Gehilfe den mit Gift versehenen Becher des Todes. Bald nachher fühlte er, daß dem so sei. Die Vergiftung verlief mit starken Durchfällen. Die damit verbundenen Leiden und Schmerzen machten seinem Leben nach drei Tagen ein Ende. O, welch großes Verbrechen, unerhört zu allen Zeiten! Die Hand des Priesters, welche dem Kaiser das Brot des Lebens reichte, mischte ihm den Trank des Todes. Im übrigen meine ich, daß es besser sei, zu schweigen, als darüber etwas zu schreiben, und schicklicher, alles zu unterdrücken, um nicht öffentlichen Anstoß zu erregen.«

Einen Zwischenraum von drei Tagen zwischen Vergiftung und Tod läßt auch der Barfüßermönch Johann von Winterthur, der um die Mitte des 14. Jahrhunderts schrieb, bestehen. In Verbindung damit ist zu bringen, daß der zeitgenössische Mussatus, der nichts über eine Vergiftung vermerkt, den Kaiser sterben läßt, nachdem Kranksein ihn in Buonconvento drei Tage lang auf das Lager geworfen habe. Es gibt andere Chroniken des 14. Jahrhunderts, in denen sich die Erzählung des Vergiftungsvorganges mit kleinen Abweichungen nur als Gerücht findet. So berichtet die Kaiser- und Papstgeschichte von Heinrich dem Tauben, daß, als der Kaiser mit einem großen Heer in Tuscien, in der Nähe der Stadt Siena lag und dort am Himmelfahrtstag »den Leib und das Blut des Herrn im Sakrament erhielt, wurde, wie man erzählt, von einem Predigermönch bei Ausspülung des Kelches Gift in ihn getan und der Kaiser so vergiftet, daß er alsbald starb«.

Nicht viel anders drückt sich Matthias von Neuenburg aus. Als sicher bezeichnet er, daß der Kaiser sofort nach dem Abendmahl erkrankte. Es wurde gesagt, so fügt er hinzu, daß der Predigermönch unter dem Fingernagel Gift verborgen gehabt hätte, das er in den Trank des Kaisers mischte. Die späteren Jahrhunderte, zumal das 15. und 16., weisen eine weitere beträchtliche Zahl von Geschichtswerken auf, in denen die Vergiftung Heinrichs, je nach den Hilfsmitteln, die den Schreibern zur Verfügung standen, bald ausführlich, bald kurz mit dem entsprechenden Temperament und Ausschmückungstalent erzählt wird.

Als Anstifter zu der Vergiftung werden am häufigsten die Florentiner bezeichnet. Schon der im Jahre 1302 gestorbene Guillaume de Nangis, ein Mönch von St. Denis, erwähnt das damals hierüber verbreitete Gerücht der Vergiftung und der Urheber derselben: »Einige sagen, er sei durch eine vergiftete Hostie gestorben, die ihm von einem durch den König Robert, oder, was für wahrer gehalten wird, durch die Florentiner bestochenen Priester gereicht worden war.« Diese Meinung ist in den nächsten Jahrhunderten öfter wiederholt worden. So schrieb Platina, der anfangs in Diensten des Kardinals Gonzaga stand, später Abbreviatur der päpstlichen Kanzlei und durch Papst Sixtus IV. Bibliothekar des Vatikan geworden war, ein freimütiger Historiker in seiner Geschichte der Päpste, die dem vorgenannten Sixtus gewidmet ist, daß der Kaiser, krank geworden, ohne Erfolg die Bäder gebraucht und schwach nach Buonconvento gekommen, wo er gestorben sei, »nicht ohne Verdacht, daß die Florentiner ihm Gift haben beibringen lassen, wie einige schrieben in einer Hostie, durch einen Mönch, dem sie große Versprechungen gemacht hatten«.

Noch weiter geht eine alte Chronik des 15. Jahrhunderts, die außer dem Papst noch eine Vereinigung mehrerer Städte zum Zweck den Kaiser zu vergiften anführt: »Etzliche sagen dat der Pays und eyn deyl Stede als die Florentiner, die von Luca, und die von der hohen synnen, etc. groiss Goit dairumb gaven den vurß moenich dat he dem Keyser vergeve.«

Zweites Kapitel

Die toxikologische Beurteilung der Überlieferungen.
Des Kaisers Gesundheit beim Beginn des Zuges. Der Mönch Bernardino

Aus dem so Verschiedenartigen, das über die Todesursache des Kaisers oder über einzelne Geschehnisse vor oder am Tag seiner schwersten Erkrankung geschrieben worden ist, läßt sich Klärendes mit einem hohen Grad von Wahrscheinlichkeit ableiten, wenn man nur die medizinischen Gesichtspunkte in ihrer Gesamtheit sorgfältig abwägend beurteilt. Niemals bisher ist dies geschehen. Man trifft nur auf leidenschaftliche Verneinung interessierter kirchlicher oder anderer Kreise gegenüber hartnäckiger Bejahung seitens der dem Dominikanerorden feindlich oder neidisch gesinnten anderen Orden, wie z. B. der Franziskaner, oder der Laien, die so töricht sind, die vielleicht vorgekommene Verfehlung *eines* Mannes der Gemeinschaft, zu der er gehört – hier im weitesten Sinne der Kirche –, als Makel anzuheften. Von beiden Seiten ist mit allen erdenklichen Mitteln gearbeitet worden, um andere zu überzeugen. Die Dominikaner haben sich allerlei Zeugnisse für die Nichtwahrheit, daß einer der Ihrigen der Kaisermörder gewesen sei, verschafft, darunter auch aus dem Jahre 1326 einen Brief seines Sohnes, des blinden Königs Johann von Böhmen, der in der veröffentlichten Form mit Propheten- und Psalmenzitaten den Eindruck macht, als sei er in einer Mönchszelle und nicht in einem Königspalast geboren worden. Aber selbst wenn der abenteuerliche König ihn geschrieben haben sollte, so beweist er nichts, da er von dem Dominikaner Petrus de Castro Reginaldi, der vielleicht sein Beichtvater war, von ihm nach so langer Zeit zum Nutzen des Ordens erbeten worden war. Der Brief beweist eines: daß schon in dem ganzen Zeitraum bis zu seiner Niederschrift überall »romancij, chronicae et moteti« verfaßt worden sind, in denen zur Unehre des Predigerordens erzählt wurde, wie der Mönch den Kaiser beim Abendmahl vergiftet habe. Bei der Nachforschung habe er, der König, nichts davon glaubenswert gefunden. Solche Unschuldsbriefe, die von kirchlicher Seite der Welt in späteren Zeiten mitgeteilt worden sind, gibt es mehrere, nicht minder verdächtige und belanglose als der eben angeführte. Die Wahrheit ist durch sie nicht zu begründen – nicht einmal die Wahrscheinlichkeit dessen, was sie beweisen sollen.

Ganz flüchtig, schattenhaft erscheinen Ärzte, Bartolomeo di Varginiana aus Bologna und Andreas di Puteo, auf dieser dramatischen Bühne, freilich nicht als sachverständige Beurteiler von Krankheit und Tod. Als Eideszeugen hätten sie mindestens so viel geben können, um die Zweifel nach der Seite der Wahrheit neigen lassen zu können. Tatsächlich sind sie nur schweigsame Statisten, denen posthum von einem oder dem anderen zu den Ereignissen Beziehungslosen einige nichtssagende Worte in den Mund gelegt worden sind. Nirgends ist von ärztlichem Erkennen oder Eingreifen die Rede. Sie werden als hilflose Ignoranten gekennzeichnet, die angeblich nichts tun, weil sie ihre medizinischen Handschriften des Hippokrates und Galen nicht bei sich haben. Welches Verkennen der Fähigkeiten damaliger italienischer Ärzte, die in der arabischen Medizin lebten, d.h. der Medizin, die wenig theoretisierte, aber sehr viel Wesentliches tun konnte und tat! Gerade das Tun um jeden Preis ist ein Charakteristikum jener Medizin.

Der Kaiser war 18 Monate vor der Katastrophe in voller Gesundheit und Manneskraft an der Spitze seines Heeres am Golf von Grosseto vorübergegangen nach Castiglione alla Pescaja auf pisanisches Gebiet. Im Winter von 1312 zu 1313 baute er die Burg Monte imperiale auf einer Höhe in Poggibonzi. Dort blieb er bis zum 6. März 1313. Er war damals, wie vorher, gesund. Niemals ist von seiner Erwählung bis zu seinem Tod von einem Kranksein seinerseits berichtet worden. Ohne jedes nähere Eingehen auf die Art des angeblichen Unwohlseins wird erst spät angeführt, daß er schon am 8. August in oder bald nach dem Auszug aus Pisa krank gewesen sei. Keinesfalls kann dieses Kranksein Bedeutung gehabt haben; denn er bewies so volle Energie im Handeln, daß es übermenschlich gewesen wäre, mit einer für den tödlichen Ausgang bestimmten Krankheit nicht dabei zusammengebrochen zu sein. Wenn etwas vorgelegen haben sollte, so könnte es nur eine Unpäßlichkeit gewesen sein. Malaria kann überhaupt nicht in Frage kommen, weil der Marsch von Pisa bis zur Arbia, wo angeblich das Leiden sich verschlimmert haben soll, nur drei Tage gedauert hat. Hätte er in dieser Zeit, wie angegeben wurde, ein dreitägiges Wechselfieber gehabt, so wäre er mit diesem nicht so schnell bis zur Arbia geritten.

Daß die Mißerfolge, die er allenthalben hatte, ihn seelisch beeinflußt haben, kann bei seinem Temperament und der überschraubten Vorstellung von seiner Kaiserstellung wohl angenommen werden. Aber dies macht einen kräftigen, willensstarken Mann nicht sterbenskrank, der vor dem Eintritt in ein so großes Unternehmen, wie es der Zug nach dem durch Parteiungen zerrissenen Italien war, ganz gewiß auch mit der Möglichkeit des Nichtgelingens gerechnet haben wird. Es kann gleich weiter noch gesagt werden, daß keine der Krankheitsschilderungen, die bereits erwähnt wurden und die sich auf die Zeit vom 12. August bis zu seinem Tod beziehen, mit den Symptomen einer Malaria übereinstimmt oder auch nur Ähnlichkeit mit solchen aufweist. Falls der Kaiser dieses Leiden schon in Pisa gehabt hätte, so würde er auch nicht, fast unterbrechungslos, vom 8. bis zum 12. August sich in der Richtung auf Buonconvento fortbewegt haben können, weil ein oder zwei, oder, wie die Chronica Sanese es will, sogar drei Tertianaanfälle oder eine Febris continua ihn irgendwo zum Bleiben genötigt haben würde.

In dem Wust der verschiedensten Berichte läßt sich eine Angabe als nicht unwahrscheinlich bezeichnen, nämlich, daß, nachdem er in der Arbia seine Beine gebadet hatte, er am rechten Knie einen schmerzenden Furunkel (Anthrax. Apostemma) entdeckt habe, der ihn in der nächsten Nacht nicht schlafen ließ. Schlimm kann er damals nicht gewesen sein, weil er sonst von Pisa bis dahin nicht hätte reiten können. Daß der Furunkel am Bein saß, scheint begründeter zu sein als sein Sitz an einer Rippe. Das erstere wird wiederholt, das letztere nur einmal angegeben. Alles andere, was Mussatus und Ferretus über Brustfellentzündung, Blasenleiden, Leberleiden und Säfteverderbnis des Kaisers angeben, was ferner von einer infektiösen »hektischen Krankheit« gefabelt wird, trägt in der offensichtlich gewollten Häufung so den Stempel des Erklärenwollens um jeden Preis, selbst mit Zuhilfenahme phantastischer, unmöglicher Beigaben, daß ein Eingehen darauf sich von selbst verbietet, ebenso wie auch darauf, daß er einen im Körper verborgenen Abszeß gehabt habe, der durch die dauernden Kriegsmühen entstanden wäre. Er hat an keiner dieser angeblichen Krankheiten gelitten, hat nicht nach dem Tod, »wie feststeht«, das Brustfell ausgebrochen und hat auch nicht ein in zwei Teile krankhaft gespaltenes Herz gehabt. Nimmt man an, daß der Hautabszeß bei dem forcierten Reiten von Pisa aus, und besonders durch die am 10. August zurückgelegte »gewaltige Strecke durch das sonnenverbrannte Gefilde über Montajone nach Poggibonzi« durch Reibung und Staphylokokkeninfektion am Bein entstanden und später durch entzündliche Schwellung der Umgebung den Charakter des heißen Abszesses angenommen habe, so liegt darin – soweit die Berichte medizinisch gelesen werden – das Wesentliche der Erkrankung, die zwischen dem 12. und 18. August, als er im Val di Mersa war bzw. die Bäder von Mascareto aufsuchte, in Erscheinung trat. Ein chirurgischer Eingriff scheint merkwürdigerweise nicht vorgenommen worden zu sein. Dies wenigstens hätte man berichtet, wenn es geschehen wäre. Drei Tage blieb er im Val di Mersa, bis zum 22. August. Über seinen körperlichen Zustand zwischen diesem Tag und dem 24. August, seinem Todestag, erfährt man gar nichts. Wenn es wahr sein sollte, daß er sich vom Val di Mersa nach Buonconvento in einer Sänfte habe tragen lassen, so würde dies darauf hinweisen, daß der Abszeß noch bestand und ihn am Reiten gehindert hat. Das örtliche Leiden kann eventuell auch das Bild einer Phlegmone gezeigt haben und mit remittierendem Fieber einhergegangen sein. Für solche Zustände ist die Prognose günstig. Wäre er anders lebensbedrohlich krank gewesen, z.B. durch ein mit kontinuierlichem oder intermittierend exazerbierendem Fieber einhergehendes inneres Leiden, so würde ihn dies auf das Lager gezwungen haben trotz seiner Majestät.

Es ist möglich, daß die örtlichen, eitrigen Veränderungen ihrerseits nicht nur Fieber erzeugt, sondern auch zu Schlaflosigkeit, Durstgefühl und Kopfschmerzen geführt haben. Dem Vorliegen eines septikämischen oder pyämischen Prozesses entspricht aber nicht die Schilderung bei den Chronisten. Die Febris continua paßt weder auf Septikämie noch auf Pyämie. Kommen doch bei der letzteren, als geradezu charakteristisch, eine Fieberunterbrechung von einem, zwei und mehr Tagen und bei der Septikämie tiefe Remissionen am Morgen vor, die bei dem Kaiser, den Zeiten nach, gar nicht vorhanden sein konnten. Es fehlte ferner die so häufige Gelbfärbung von Haut und Sklera, und vor allem fehlte der bei Septikämie schnell eintretende Kräfteverfall. Der Kaiser war nicht in einem derartigen, prognostisch zweifelhaften Krankheitszustand, wenngleich man glauben darf, daß er aus dem angegebenen Grund nicht gesund war. Zu diesem Zustand trat nun zwischen dem Abend des 22. August, wo Heinrich in Buonconvento eintraf, und dem 24. August irgend etwas, was ihm eine jähe Wendung zum Schlechten gab. Nach allen bisherigen Ausführungen halte ich es medizinisch für unwahrscheinlich, daß sein örtliches Gewebsleiden die Veranlassung hierfür abgab. Einen zureichenden Grund liefert dagegen die von dem größten Teil der zeitgenössischen Chronisten ausgesprochene Annahme, daß dem Kaiser in dem angegebenen Zeitraum Gift beigebracht worden ist – jene Annahme, die man jahrhundertelang in politischen und Religionslagern geglaubt und verworfen hat, mit der, weil ein Mönch ursächlich in sie verwickelt sein sollte, nicht nur der Protestantismus den Katholizismus gehöhnt und niedrig geschmäht und beschmutzt hat, sondern die auch Anlaß gab, daß Gunstneid innerhalb der Mönchsorden die auch in hervorragenden politischen Stellungen bisweilen tätig gewesenen Dominikaner, zu denen Bernardino von Montepulciano gehörte, mitverantwortlich machte für die angebliche Tat dieses ihres Mitglieds. Der Vorgang soll sich nach den einen so abgespielt haben, daß das Gift in die Hostie hineinverarbeitet gewesen sei, nach anderen im Spülkelch sich schon befunden haben, oder von dem Vergifter, der es unter dem Nagel verborgen gehabt hätte, erst kurz vor der Darreichung in den Kelch getan worden sei. Sogleich nach dem Nehmen des Abendmahls hätten »eisige Schauer die Gebeine des Kaisers durchrieselt« oder »eine schwächende Gewalt seine Brust erbeben und seine Eingeweide wie durch einen Haufen Diamanten sich zusammenziehen lassen«. Prosaischer drückt dies der Fürstenfelder Mönch aus durch die Angabe, daß die Vergiftung starke Durchfälle und Schmerzen im Gefolge gehabt habe und daß der Tod nach drei Tagen erfolgt sei. Hiernach würde die Vergiftung nicht am 24., sondern schon am 22. August stattgefunden haben. Wie und bei welcher Gelegenheit kann nicht einmal vermutet werden. Ein solches dreitägiges Intervall zwischen Vergiftung und Tod wird auch in anderen zeitgenössischen Niederschriften angegeben. Von toxikologischem Standpunkt aus ist das frühere Geschehensein wahrscheinlich, weil damals kein Gift bekannt war – vielleicht Akonit in zweckmäßigster Zubereitung ausgenommen –, das unmittelbar nach dem Einnehmen, so wie einige es schilderten, wirken konnte.

Hiermit würde die Behauptung im Freien hängen, daß der Mönch Bernardino, als zeitweiliger Stellvertreter des Bischofs Heinrichs von Trident, des gewöhnlichen Seelsorgers des Kaisers, am 24. August vergiftet habe. Es wäre dann aber auch möglich, daß das Gift auf einem anderen Weg und nicht von Mönchshand beigebracht worden ist und daß ein unglücklicher Zufall die schlimmste Giftwirkung am 24. mit dem Nehmen des Abendmahls zusammenfallen ließ. Daß an eine Vergiftung geglaubt wurde, geht aus den Berichten hervor: daß die Ärzte, um das Gift aus dem Körper zu entfernen, ein Brechmittel reichten oder den Kaiser für den gleichen Zweck auf den Kopf stellen wollten: »Sy voelden eme dat veniin tzo eyne Ougen herwyss bringen als ouch vur geschrewen is van Konymk Albrecht van Oesterrych.« Er habe aus ängstlicher Frömmigkeit einen solchen Eingriff abgelehnt, um nicht mit dem Gift den Leib des Herrn von sich zu geben. Er wollte lieber sterben, als das heilige Abendmahl herabsetzen.

Es ist sehr auffällig, daß die Leiche des Kaisers in Paganico in der Nacht verbrannt worden ist. Wiederholt ist die inhaltlose Behauptung aufgestellt worden, daß sie »die Zeichen der Vergiftung« aufgewiesen habe: Sie sei geschwollen gewesen.

Sieht man von der abergläubischen Angabe ab, daß der Mönch zerstoßene Diamanten heimlich in den Kelch getan habe, ein Material, das jahrhundertelang im Ruf eines besonderen Schädigers stand, während es in Wirklichkeit harmlos ist, so findet sich zweimal das angeblich gereichte Gift angegeben. In der Cronica Sanese heißt es: »Auch wird gesagt, daß sein Tod durch das Gift Napellus veranlaßt worden sei. Ein Predigermönch gab es ihm in der Hostie.« Auch der anonyme Verfasser der Pisaner Chronik erwähnt das *Aconitum Napellus* als Gift, mit der Erweiterung, daß es in Pulverform beigebracht worden sei. Dies ist ganz von der Hand zu weisen. Eine solche Beibringungsart, z. B. im Spülkelch, würde sich sofort verraten haben, einmal weil das Pulver als unzugehöriger Fremdkörper empfunden und als Warner ausgespien worden wäre, sodann, weil Akonitpulver nach kurzdauernder Berührung im Mund anfangs Reizerscheinungen in der Form von aufdringlich unangenehmen Empfindungen, später Empfindungslosigkeit erzeugt. In der Hostie kann weder Akonitpulver noch Akonitextrakt in tödlicher Dosis beigebracht werden, weil das Volumen beider die Hostie so vergrößern würde, daß der Nehmende den Unterschied gegen sonst sofort merken würde, gar nicht der veränderten Farbe und des Geschmacks zu gedenken.

Daß derjenige, der Akonit in irgendeiner Form beibringen wollte, es unter dem Nagel bewahrte, ehe er es in Kelch oder Hostie tat, ist nicht möglich, weil die tödliche Menge dieses Giftes dort keinen Platz hat. Überdies würde ein Pulver schnell herausgefallen sein, und ein Extrakt würde, selbst wenn es vom Nagel bald zu entfernen gewesen wäre, sich im Kelch nicht so schnell als erforderlich haben lösen können. Nach dem schon angeführten Bericht des Franziskanermönchs Johannes von Winterthur soll der Vergifter das Gift zwischen den Fingerverbindungen gehalten haben. Auch auf diese Weise dürfte die Vergiftung des Kelches schwer zu bewerkstelligen gewesen sein. Vergiftungen mit dem Kelchinhalt müssen in damaliger Zeit eine vorgängige Präparation desselben vorausgesetzt haben. So konnten natürlich mancherlei Gifte verwendet werden, auch Akonit oder Arsenik, der damals schon genügsam, gerade wegen seiner völlig unauffälligen Beibringungsmöglichkeit, gekannt und besonders in Italien erhältlich war. Die Auftraggeber der Vergiftung oder der Vergifter mußten die mit Wein hergestellte Giftlösung als solche bereitgehalten haben. Soweit Hostien als Giftträger in Frage kommen, wäre für sie, nach dem, was ich über die Gifte jener Zeit weiß, nur Arsenik verwendbar gewesen, das sich auch in seiner Farbe derjenigen der Hostie anpaßt.

Eine halbwegs sichere Entscheidung über die Art des Giftes zu treffen, ist, da über das Befinden des Kaisers, besonders am 24. August nur Oberflächliches berichtet wird, nicht zu fällen. Nur der Fürstenfelder Mönch, der um jene Zeit seine Chronik schrieb, erwähnt Durchfälle und Schmerzen. Das Trinken eines alkoholhaltigen Auszuges der Akonitwurzel erzeugt alsbald unangenehme subjektive Symptome: Zusammenziehen, Brennen und Schmerzen im Hals und eventuell auch in den Eingeweiden. Alsdann folgen gewöhnlich schlimme Krämpfe und auch wohl Blindheit bei erhaltenem Bewußtsein. Selbst größere Mengen des Mittels lassen noch Genesung nach etwa 24 Stunden erhoffen – andernfalls erfolgt der Tod unter Blauwerden, wie ich an Tieren erwies, durch Atemlähmung. Von solchen so auffälligen Symptomen ist nichts während des letzten Krankseins des Kaisers vermeldet worden. Nimmt man dagegen eine vorgängige Vergiftung durch Arsenik an, so werden dadurch die Durchfälle, die Schmerzen bis zu dem – hier wie gewöhnlich bei der gastrischen Form dieser Vergiftung – bei Bewußtsein erfolgenden Tod am 24. August erklärlich. Gerade der genannte Zeitraum von zwei bis drei Tagen umfaßt häufig die ganze Ablaufszeit einer subakuten Arsenvergiftung. Würde erst am Todestag das Arsenpräparat in großer Dosis, z.B. zu 0,2 g im Kelch oder in Kelch und Hostie beigebracht worden sein, so wäre der Tod frühestens in etwa sieben bis acht Stunden zu erwarten gewesen. Hätte die gastrische Form eingesetzt, so würden auffällige, choleraähnliche Symptome der Vergiftung das Gepräge gegeben und bei der paralytischen eventuell auch Diarrhöen, außerdem heftige Schmerzen in Kopf und Gliedern, auch Fieber und in weiterer Entwicklung bis zu Benommensein, Delirien, Koma erschienen sein.

Ich nehme als sehr wahrscheinlich an, daß Kaiser Heinrich durch eine subakute Vergiftung gestorben ist, deren Ausführer und Ausführungsart sich nicht feststellen lassen.

ZWEITER ABSCHNITT

Vergiftung von Päpsten und hohen kirchlichen Würdenträgern

Erstes Kapitel

Konzilbeschlüsse über Gifte. Angaben über vollzogene Vergiftungen an und von kirchlichen Würdenträgern zwischen dem neunten und elften Jahrhundert

Die allgemeine Aufmerksamkeit ist nicht nur durch den Tod Heinrichs VII. auf die Vergiftungen durch Geistliche gelenkt worden. Schon früher kamen sicherlich deren viele vor. Immerhin ist es sehr bemerkenswert, daß auf dem Konzil zu Avignon im Jahr 1326 auch Fragen über Gifte zu Bestimmungen geführt haben. Im Kanon XVII wird jedermann – Apothekern oder Laien – bei Strafe der Exkommunikation verboten, irgendwelche Giftsubstanz zu verkaufen oder einem anderen zu überlassen, ohne die Überlassung vorher öffentlich gemeldet zu haben. Dadurch sollten die erforderlichen Feststellungen im Fall einer Vergiftung ermöglicht werden. Der Kanon XVIII besagt, daß, wer einen Menschen vergiftet oder wer irgendwelche Beihilfe für den Gifttod direkt oder indirekt geleistet hat, so exkommuniziert wird, daß nur der Papst selbst lossprechen kann. Ist der Vergifter oder Helfer im weitesten Sinn ein Kleriker, so solle er seine Pfründen verlieren und von seinem Rang bis zur untersten Stufe degradiert und dem weltlichen Gericht übergeben werden. Nie dürfe ein solcher, an dem der Vergiftermakel hafte, zu einer kirchlichen Würden- und Ehrenstellung wieder zugelassen werden. Überdies solle er bis zu einer völligen Aufklärung im Gewahrsam gehalten werden.

Diese Bestimmungen sind auf späteren Konzilien bestätigt worden, z. B auf dem Konzil im Kloster des heiligen Ruffius bei Avignon im Jahr 1337, wo »Bestimmungen zur Besserung von Sitten und Disziplin« getroffen wurden, und ferner auf dem Konzil zu Vaur im Jahr 1368, wo der angeführte Kanon XVIII wörtlich übernommen wurde. Auf dem Konzil zu Freising im Jahr 1440 wurde im Kanon XXIV bestimmt, daß mit Exkommunikation bestraft würde, wenn Priester einen Vergifter, Giftkäufer oder Verkäufer ohne besondere Erlaubnis absolvieren, zumal, wenn die Tötung eines Menschen beabsichtigt war.

Ob man auf dem Konzil zu Avignon (1326) bei den Feststellungen über Gifte auch an den so kurz zurückliegenden Tod Heinrichs VII. gedacht hat, muß dahingestellt bleiben. Immerhin scheint die Annahme gerechtfertigt zu sein, daß an irgendwelche Vergiftungsvorkommnisse, bei denen Geistliche beteiligt gewesen sind, gedacht worden sein muß. Schon vorher hat die Vergiftung des Bischofs Rayner im Jahr 1248 dazu geführt, daß in der Kirche St. Petrus Maguelonne der beim Abendmahl amtierende Priester in Gegenwart des ihm assistierenden Diakonus und Subdiakonus von der Hostie und dem Wein selbst Teile hat nehmen müssen, um eine solche gottlose Tat, wie die Vergiftung sie darstelle, zu verhindern. Derartige rein lokale Einrichtungen konnten keinen sonderlichen Einfluß auf das verbrecherische Tun im allgemeinen ausüben. So wie vor dieser Zeit schon vergiftet wurde, so auch nach ihr.

Johann VIII.

Einer der Päpste, in deren Wirkenwollen nach außen sich zeitweilig die Ohnmacht der kirchlichen Macht verkörperte, war der einhundertelfte Papst Johann VIII., der im Jahr 872 zu dieser Würde gelangt war. In eine Zeit gestellt, in der Machtfragen in Frankreich und in Italien ganz besonders roh die Welt bewegten, in der die Sarazenen Italien unaufhörlich heimsuchten und selbst bis vor die Mauern Roms plündernd, raubend und vergewaltigend vordrangen, in der die Unnahbarkeit des höchsten Priesters für Männer wie Lambert, den Herzog von Spoleto, nur mehr eine Fabel war, da er mit seinen Leuten sich desselben bemächtigte und dieser nur mit Mühe nach Frankreich entkommen konnte, in einer solchen Zeit und unter solchen Verhältnissen benutzte Johann VIII. als Waffe nur den Bann und gegen die Sarazenen – Geld. Es hatte sich viel Enttäuschung über das Walten dieses im übrigen sehr geschäftigen Papstes angesammelt. Die Fuldaer Annalen berichten, daß er im Jahr 882 ein gewaltsames Ende gefunden habe. Er soll danach zuerst von einem Verwandten vergiftet, und als der Tod nicht schnell genug eintrat, von den Teilnehmern am Giftmordversuch, die des Papstes Stellung und Schätze haben wollten, so mit einem Hammer auf den Kopf geschlagen worden sein, daß dieser im Schädel sitzen blieb.

Johann XI. Johann XIV.

In der zweiten Hälfte des zehnten Jahrhunderts war Rom ganz besonders stark der Schauplatz von Kämpfen, die durch die widerstreitendsten Interessen von Fürsten, Päpsten und leidenschaftlichen Frauen veranlaßt worden sind und zum Teil Fortsetzungen älterer Zwistigkeiten, Eifersuchten und Machtsucht darstellten. Die überaus reiche Theodora, die zu Beginn des genannten Jahrhunderts außer vielen Burgen auch Sant' Angelo in Rom besaß, und, da sie viele Liebhaber gehabt, aus jedem für die Mehrung ihrer Stellung Nutzen zu ziehen verstanden hatte und so mächtig war, daß sie sogar auf die Besetzung des päpstlichen Stuhles den schwerwiegendsten Einfluß ausüben durfte, hinterließ zwei Töchter: Theodora, die, ebenso liebeslustig wie ihre Mutter, aus einem Nebengeliebten den Papst Johann X. gemacht hatte, und Marozia. Diese dominierte, eine Zeit hindurch mit ihrer Schwester, lange in Rom. Von Papst Sergius III. soll sie einen Sohn gehabt haben, den späteren Papst Johann XI. Sie war aber mit Alberich, dem Grafen von Spoleto, verheiratet. Dieser mußte infolge von Zwistigkeiten mit Johann X. mit seiner Frau aus Rom fliehen und wurde ermordet. Er hinterließ einen Sohn gleichen Namens. Marozia heiratete nun den Grafen Guido von Tuscien. Nach Rom zurückgekehrt, ließ sie Johann X. gefangennehmen und im Gefängnis erdrosseln. Sie machte nacheinander Leo VI., Stephan VIII. und schließlich ihren Sohn, Johann XI. zu Päpsten, den letzteren, als er nur 24 Jahre alt war. Als ihr Mann Guido gestorben war, heiratete sie in dritter Ehe im Jahr 932 König Hugo von Italien. Dieser wurde von seinem Stiefsohn Alberich verjagt. Seine Mutter und seinen Stiefbruder, Papst Johann XI., ließ er einkerkern und den letzteren durch Gift umkommen.

Ein Neffe der Marozia, der Sohn ihrer Schwester Theodora, war Crescentius. Als Kaiser Otto I. im Jahre 973 gestorben war, bemächtigte sich Crescentius des Papstes Benedikt VI. und ließ ihn in der Engelsburg erdrosseln, weil er die Rechte der Kirche und des Kaisers gegenüber den römischen Aufständischen verteidigt hatte. Für ihn setzte er Bonifatius VII. ein, mit dem er sich bald für eine Zeitlang entzweite. In dieser Zeit wurde auf Veranlassung von Kaiser Otto II. ein Gegenpapst Johann XIV. gewählt. Als aber die Aussöhnung zwischen Crescentius und Bonifatius VII. wieder erfolgt war, ließ der letztere den Gegenpapst, der beim Volk unbeliebt war, weil er ein »kaiserlicher Papst« war, in die Engelsburg setzen und ihn durch Gewalt, oder, wie man behauptete, durch Gift im Jahr 985 sterben. Crescentius herrschte als Fürst in Rom. So verhaßt war der Mörder Bonifatius geworden, daß ihn das Volk nach seinem Tod an dem Monument Marc Aurels aufhängte.

Das willkürliche Eingreifen deutscher Kaiser in die Rechte der Kirche bzw. ihrer hohen Würdenträger hat nicht ganz selten tragische Folgen gehabt. Im Jahr 1047 starb Clemens II. Er war vordem Bischof in Bamberg gewesen und auf Befehl Heinrichs II. zum Papst gewählt worden, nachdem der Kaiser auf der Synode von Sutri drei gleichzeitige, des geistlichen Ämterschachers überführte Päpste hatte absetzen lassen. Die Römer nahmen die Wahl übel, weil sie nicht gefragt worden waren, und nachdem der Kaiser wieder nach Deutschland abgezogen war, sollen sie ihn vergiftet haben. Als Gerücht wird dies von Platina in seinem auf Veranlassung des Papstes Sixtus IV. verfaßten und unabhängigen Sinnes geschriebenen Geschichtswerk verzeichnet. In gleicher Weise drücken sich andere aus.

Der gleiche Grund, der zu dem Gerücht Anlaß gegeben haben wird, daß Clemens II. vergiftet worden sei, könnte auch für Damasus II., der zuvor Bischof Poppo von Brixen und ein ehrgeiziger Mann war, maßgebend gewesen sein. Denn er war der zweite, von Heinrich II. allein eingesetzte Papst. Die Römer wünschten den Erzbischof Halinard von Lyon, der in Rom wegen seiner Frömmigkeit und anderer hervorragender Eigenschaften besonders geschätzt war. So ganz leicht wurde die Einsetzung von Poppo in das Pontifikat nicht. Denn der berüchtigte Benedikt IX. stand ihr im Weg. Der Markgraf Bonifatius erhielt vom Kaiser den Auftrag, seinen Erwählten nach Rom zu geleiten und ihn vor Unbilden zu schützen. Da der Markgraf aber im geheimen Bund mit Benedikt IX. stand, weigerte er sich. Erst als der Kaiser mit einem Einfall in Italien drohte, wurde Poppo vom Markgrafen nach Rom in sein als Usurpation aufgefaßtes Pontifikat gebracht, dessen Beginn und Ende zwischen dem 17. Juli und 9. August des Jahres 1048 lagen.

Diese Kurzlebigkeit im Amt zweier, den Römern rücksichtslos aufgedrängter Päpste mußte den Verdacht der Vergiftung erregen, der wahrscheinlich nicht ungerechtfertigt gewesen ist. Die beiden Ereignisse wurden schon damals so sehr als giftverdächtig angesehen, daß der Kaiser nach dem schnellen Hinscheiden von Damasus, an dessen Vergiftung Benedikt IX. beteiligt gewesen sein soll, keinen Bischof in seiner Nähe, d.h. keinen kaiserlich gesinnten Bischof mehr fand, der Lust gehabt hätte, nach Rom zu ziehen, wo »welsch Süplin« und »welscher Trunk« den Päpsten gespendet würden. Diese wie andere in dem genannten Kreis vorgekommenen Vergiftungen sollen durch Gift bewerkstelligt worden sein, das im Abendmahlkelch beigebracht wurde.

Der hauptsächlichste Verbreiter dieser, die Päpste Clemens II., Damasus II., Leo IX., Viktor II., Stephanus X. und Nikolaus II. umfassenden Behauptung war Kardinal Benno, der auf der Seite Kaiser Heinrichs IV. stand und eine arge Schmähschrift gegen Gregor VII. verfaßt hat. Hildebrand, der spätere Papst Gregor VII., den die Kirche heilig gesprochen hat und den sie, gewiß nicht mit Unrecht, als einen ihrer Größten, wenn nicht den Größten ansieht, der aber von im anderen Lager Stehenden als frech, boshaft, listig, ränkevoll, verschmitzt usw. bezeichnet wird, soll nach Benno an dem Gifttod von Damasus II. und anderen intellektuell beteiligt sein: »Ueber das hatte er ihm schon lange Zeit zuvor einen Ertzzauberer mit Namen Gerardum, welcher mit dem Zunamen Brazutus genennet worden, wiederum zum freund gemacht. Dieser ist ein sonderlicher guter freund gewesen Theophylacti [Benedikt IX.] und man sagt von ihm, daß er 6 Römische Päpste innerhalb 13 jähre mit gifft getödtet habe.«

Da der Kaiser keinen Deutschen bereit fand, Papst zu werden, erwählte er Bruno von Toul, der den Namen Leo IX. annahm. Nach fünf Jahren erkrankte er in Benevent, wo er sich harten asketischen Übungen hingab. Über die Art der Krankheit erfährt man nichts. Sie dauerte fast einen Monat, so daß daraus allein eine Vergiftung nicht ganz wahrscheinlich wird. Freilich ist sie auch bei einer solchen Verlaufsart nicht abzuweisen.

Sein Nachfolger Victor II., ein von den Römern oft beleidigter Papst, der für sie jedoch stets nachsichtig war, soll gleichfalls durch den Abendmahlskelch vergiftet worden sein. Die älteste Nachricht hierüber stammt von dem zeitgenössischen Lambert von Hersfeld. Er gibt an, daß der Subdiakonus dem Papst Gift in den Kelch getan habe, daß aber durch ein Wunder der Vergifter sich als solcher verraten habe. Der Verfasser der kirchlichen Annalen, der ausgeführte oder erduldete Vergiftungen kirchlicher Organe fast ganz ablehnt, gibt diese, da sie so wunderbar verlief, zu. Diese Errettung des Papstes ist mehrfach angezweifelt und der nach so kurzem Papstsein erfolgte Tod dennoch auf Vergiftung zurückgeführt worden. In manchen Papstgeschichten wird indessen einer solchen überhaupt nicht Erwähnung getan.

Nach nur einjährigem Pontifikat starb in Florenz auch der Nachfolger Victors II., Stephan II., früher Friedrich, Kardinal und Abt von Monte Cassino. Kardinal Benno läßt ihn gleichfalls ein Opfer der Vergiftungskünste des Gerhard Brazutus, des Freundes von Hildebrand, gewesen sein. Der letztere ist, falls überhaupt eine Vergiftung vorliegen sollte, daran unbeteiligt, da er zu der Todeszeit dieses Papstes nach Deutschland geschickt worden war, um seine Anerkennung beim Kaiser zu betreiben.

Häufiger als diese angebliche Vergiftung ist die des Papstes Victor III., des früheren Abts Desiderius von Monte Cassino, in alten Chroniken behauptet worden. Nach dessen Hinscheiden im Jahre 1087 schrieb ein Chronist des 12. Jahrhunderts: Victor fiel entseelt hin, während er die erste Messe sang, wenn man glauben darf durch Gift, das ihm im Kelch gereicht worden war. Mit der gleichen Bestimmtheit findet sich in späteren Zeiten diese Nachricht in mannigfaltigen Variationen. Andere frühe Nachrichten geben das angebliche Ereignis nur als Gerücht wieder. Auch über die Beweggründe ließ man sich aus: Weil er die Grundsätze des im Exil in Salerno gestorbenen Gregors VII. für sein Handeln angenommen, sollte er den Kaiser Heinrich IV. sich zum Feind gemacht haben und dieser der Veranlasser der Vergiftung gewesen sein. Diese sicherlich aus der Luft gegriffene Behauptung findet sich auch in späteren deutschen Geschichtswerken. Er scheint unter den Symptomen einer Dysenterie gestorben zu sein, was von den einen als Beweis einer Krankheit, von anderen gerade als charakteristisch für eine Vergiftung angesprochen wird. In der Lebensbeschreibung dieses Papstes durch Mönche von Monte Cassino findet sich keinerlei Andeutung eines solchen Endes. Die Annahme einer Vergiftung ist jedoch nicht ganz von der Hand zu weisen.

Manche wirklich zustande gekommene Vergiftung war keine beabsichtigte, sondern eine zufällige, durch Nahrungsmittel verursachte. Dieser Entstehungsgrund ist nur selten deutlich erkennbar. Ein solches Ereignis spielte sich, wie toxikologisch leicht erschließbar ist, im Jahr 1052 in Rom ab, wo der Bischof Halinard von Lyon mit Gästen durch einen, angeblich von einem falschen Freund vorgesetzten vergifteten Fisch erkrankte. Alle Teilnehmer des Mahls starben innerhalb acht Tagen oder gingen nach langem Kranksein zugrunde. Es sind dies die übliche Verlaufsart der Vergiftung durch zersetzte Fische, falls die bösartige paralytische Form sich ausgebildet hat.

Zweites Kapitel

Berichte aus dem 12. und 13. Jahrhundert

Die Vergiftungstätigkeit der Normannenzeit in Sizilien wird in einem, wie es scheint wahren, Ereignis aus dem zwölften Jahrhundert wieder in die Erinnerung gerufen, das sich am Hof Wilhelms I. von Sizilien, den man den Bösen nannte, zutrug. Nachdem dieser die Griechen endgültig aus Sizilien vertrieben und die Pläne Friedrich Barbarossas auf Sizilien hatte scheitern lassen, lebte er in Palermo in seinem nach orientalischen Vorbildern geschaffenen Harem den Freuden seiner geschlechtlichen Übererregung und überließ die Regierung dem Großkanzler Majo, der ihn ganz in Händen hatte, und dem Erzbischof Hugo von Palermo. Beide hausten in tyrannischer Weise, entzweiten sich aber im Jahre 1160. Majo wollte allein herrschen und ließ deswegen den Erzbischof durch einen Verwandten, den er durch Geschenke und Versprechungen dafür gewonnen hatte, vergiften. Das Gift hatte jedoch nur krankmachend gewirkt. Aus Furcht, daß er wieder gesund würde, bereitete er bald ein viel stärker wirkendes. Als der Erzbischof zu ihm kam, fragte er nach seiner Gesundheit und empfahl ihm ein vorzügliches Heilmittel, das er in seiner Gegenwart herstellen ließ. Unter allerlei Ausflüchten weigerte sich der Erzbischof, dieses Medikament zu nehmen, und ließ sich auch nicht durch den Verwandten, der ihm vorher das schwache Gift gegeben, zum Einnehmen des neuen überreden. Es scheint aber, als wenn er doch an den Folgen des ersten zugrunde gegangen ist. Vor seinem Tod ließ er aus Rache den Kanzler Majo durch Bonnello erdolchen.

Es gibt andere Vergiftungsvorkommnisse in jenen zurückliegenden Zeiten, die nach übereinstimmenden Nachrichten kirchlicher und nichtkirchlicher Kreise Zweifel an ihrer Tatsächlichkeit nicht zulassen. Dahin gehört die 1154 erfolgte Vergiftung des Erzbischofs von Eboracum William Comyn. Er war Kanzler des Königs David von Schottland. Aus blindem Ehrgeiz wollte er Bischof sein, besetzte das Kastell Durham und die Besitztümer von St. Cuthbert und bedrückte jene Kirche schwer. Prior und Diakonus verließen sie, und die übrigen Geistlichen zerstreuten sich. In der Kirche wurde kein Gottesdienst abgehalten. Comyn wurde vom päpstlichen Legaten feierlich als Erzbischof eingesetzt. Mit seiner Geistlichkeit lebte er in Zwietracht. Mehrere Kleriker verbanden sich, wie ein Zeitgenosse berichtet, um ihn zu beseitigen. Sie taten Gift in den Abendmahlkelch, und, »obgleich er das Gift darin sah«, trank er doch und starb dadurch. »Gott sei Dank!« ruft ein Historiker am Ende dieses Berichtes aus. Der um das Jahr 1200 lebende Gervasius berichtet, daß der Tod nach einigen Tagen eingetreten sei.

Vergiftung von Geistlichen in der Zeit des zweiten Kreuzzuges

Mehrere Vergiftungsvorkommnisse an Geistlichen ereigneten sich in den Zeiten der Kreuzzüge. Wilhelm von Tyrus berichtet darüber. So war der Patriarch von Antiochia, Radulf, mit seinem Klerus in Streit geraten, zu dessen Schlichtung wiederholt päpstliche Legaten zu ihm geschickt wurden Was die Lage des Patriarchen erschwerte, war seine Behauptung, Rom habe als kirchlich höchster Sitz keinerlei Vorzug vor Antiochien, da beide Kirchen Sitz des Apostels Petrus gewesen seien. Die Aussprache, die er persönlich in Rom mit dem Papst hatte, behob die Dissonanzen, und er kehrte auf Galeeren des Roger von Sizilien nach Antiochia zurück. Die Gegner des Patriarchen erregten von neuem gegen ihn Fürsten- und Volksabneigung. Um diese zu beseitigen, sandte der Papst Innozenz den Erzbischof Petrus von Lyon nach Syrien. Auf der Rückkehr von einem Abstecher nach Jerusalem erkrankte er in Akkon an einer schweren Krankheit und starb, wie man sagte, durch einen vergifteten Trank.

Die Streitigkeiten setzten sich fort und spitzten sich so zu, daß schließlich ein neu entsendeter Legat eine Synode einberief, die den Patriarchen absetzte und ihn in Ketten in einem Klostergefängnis halten ließ. »Nach langer Zeit glückte es ihm, nach Rom zu entkommen und dort die Gunst des apostolischen Stuhles wieder zu erlangen. Als er jetzt nach Antiochia zurückkehren wollte, wurde ihm, wir wissen nicht von welchem Missetäter, Gift gereicht, an dem er elendiglich starb.« (Guilelmus Tyrus)

König Johann Ohneland

In der Zahl der Könige, die sich durch ihre Handlungen allgemeinen Haß zugezogen und durch Betätigung desselben ihr Ende gefunden haben, ist auch der berüchtigte König von England, Johann I. Ohneland, ein Mörder und Säufer, zu nennen. Sein Leben war eine fast ununterbrochene Kette von Verbrechen gegen Treu und Glauben, gegen Pietät vor den Eltern, gegen seine Familie, gegen England, gegen alle, die nicht zu ihm hielten. Sein Gehaßtwerden begann schon, als er im Jahre 1185 von seinem Vater als Regent nach Irland geschickt worden war. Er verriet seinen Vater, der dadurch vor Kummer bald starb. Er erwürgte im Jahre 1202 mit seinen eigenen Händen seinen Neffen Arthur von Bretagne, den Enkel Heinrichs II. von England, und warf den Leichnam in die Seine. Nachdem sein Bruder, der König Richard Löwenherz, in den Kreuzzug gezogen und bei seiner Rückkehr in Gefangenschaft geraten war, versuchte er sich des Throns zu bemächtigen. Dies gelang ihm, obschon ein direkter Erbe vorhanden war, nach dem Tod Richards, der ihm seine erste Verräterei verziehen hatte. Sein Tun machte ihn in England verächtlich. Den Klerus behandelte er durch Anmaßung schlecht. So verjagte er z.B. die Mönche von Canterbury aus England und zog ihre Güter ein. Papst Innozenz III. belegte ihn mit dem Bann. Die schlimmsten Grausamkeiten beging er und seine Söldlinge auf ihren Zügen in England, z.B. in York. Verzweifelt boten die Engländer ihre Krone dem Sohn von Philipp August an. Darauf verließen Johann seine Söldlinge, und er verlor überdies durch einen Unglücksfall seine Schätze und seine Ausrüstung. Wutentbrannt über seinen Unstern kam er in das Zisterzienserkloster Swynshened. Über das, was sich dort ereignete, gibt es zwei Nachrichten, die jedoch beide auf das gleiche hinauslaufen, nämlich daß Johann durch Gift geendet ist. Beide enthalten auch die Worte, die die Vergiftung veranlaßt haben sollen. Als ihm nämlich ein Frühstück vorgesetzt worden war und er gehört hatte, daß das Brot außerordentlich billig sei, schwor er, daß es innerhalb eines Jahres ein Vielfaches des gehörten Preises kosten solle. »Weiß Gott! Die große Fruchtbarkeit läßt die Barone und das Volk sich gegen mich erheben.« Daraufhin habe ein Mönch, um die Drohung, das Land und das Kloster in Not und Elend zu bringen, nicht zur Wirklichkeit werden zu lassen, in den dem König vorgesetzten Wein Gift getan. Dem Verlangen, das Getränk vorzukosten, kam der Mönch nach. Beide starben dadurch.

Zu dieser Drohung, die gewiß gefallen ist, scheint als Bestimmendes hinzugekommen zu sein, daß Johann die Heiligkeit eines Nonnenklosters verletzen wollte. Er hatte gehört, daß die Schwester des Abts von Swynshened, die Priorin eines nahen Klosters, außerordentlich schön sei. Seiner Gewohnheit nach wurde er von Begierde, sie zu besitzen, erfaßt und schickte seine Leute hin, um sie holen zu lassen. In seiner Betrübnis erzählte der Abt auf Befragen einem Klosterbruder, welche Untat im Entstehen begriffen sei. Darauf vergiftete der letztere Birnen, die der König gern aß, und zeichnete für sich drei unvergiftete, da er wußte, daß der König nichts unvorgekostet genieße. Nachdem Johann seine Drohung über die Not, die er herbeiführen wolle, getan hatte, nahm er – anfangs mißtrauisch – dennoch von den Früchten, die der Klosterbruder vorkosten mußte. Er kam mit dem Leben davon, da er die unvergifteten genossen hatte, während der König in der Nacht gestorben ist, und zwar unter den Symptomen der Dysenterie, d.h. unter schweren Durchfällen.

Der König war erst 50 Jahre alt. Alle Umstände sprechen für die Art des geschilderten Endes und nicht für einen natürlichen Tod. Dieser soll, wie üblich, durch »Fieber« erfolgt sein. Ich habe mich wiederholt darüber ausgelassen, daß eine solche Angabe völlig nichtssagend ist. Man wird nicht behaupten wollen, daß das tödliche »Fieber« eine Malaria gewesen sei. Da es eine solche nicht gewesen sein kann, so ist, falls wirklich Fieberempfindung bestanden haben sollte, sie mindestens ebensogut auf Gifte zu beziehen, die sie im Verein mit Durchfällen entstehen lassen können, z. B. auf Colchicum, Helleborus, Arsenik, als auf irgendein unbekanntes Leiden. Wut, Verzweiflung, Ermüdung durch Märsche und Ausschweifungen, die auch als Todesursachen angegeben wurden, töten einen Johann Ohneland nicht im besten Mannesalter.

Was um die Mitte des 13. Jahrhunderts, etwas abseits vom großen Weltgetriebe, in Dänemark, geschah, führt in prinzipielle, bedeutungsvolle Fragen, die seit dem Bestehen einer weltumspannenden Kirche mit einem Oberhaupt so viel Ungemach über die Welt gebracht hat, wie keine Seuche es zu erzeugen vermochte: in den Kampf um Macht zwischen Kirche und Staat. König Christoph I. von Dänemark war mit dem Klerus in Streit geraten. Allmählich hatten Bischöfe seines Reiches nicht nur große Landgebiete erworben, sondern auch feste Plätze angelegt und Vasallen sich herangezogen. Zumal der Erzbischof Erlandsen, der sich auf Reisen gebildet hatte und Papst Innozenz IV. nähergetreten und vielleicht sogar in seine Freundschaft aufgenommen worden war, trieb die Selbständigkeitsgelüste so weit, daß er unter anderem, als hoher kirchlicher Beamter, sich nicht vom König bestätigen ließ, Steuern ausschrieb und, als der König dagegen Einspruch erhob, den Thronsitz des Königs aus der Kathedrale entfernen ließ. Damit nicht genug, zettelte er allerlei politische Intrigen an, die zum Zweck hatten, die Neffen des Königs, die Söhne seines Vorgängers und Bruders Abel, der 1252 gestorben war, in ihren Ansprüchen auf den dänischen Thron zu unterstützen. Und als schließlich alle diejenigen mit Exkommunikation bedroht wurden, die sich bereitfinden ließen, den Sohn des Königs, Erich, wie der König es wünschte, zu salben, ließ Christoph den Bischof kurzerhand verhaften und angebunden an ein Pferd, das Haupt mit einem Fuchsschwanz versehen, durch Fünen führen.

Da der König schließlich den Wunsch hatte, wieder in Frieden zu leben, begab er sich zu Verhandlungen nach Ripe, wo der Erzbischof gefangen saß. Dort wurde er von Arnefast, dem Bischof von Arhus, den er zu dieser Würde erhoben hatte, im Jahr 1259 mit der Hostie vergiftet. Die bedingenden Voraussetzungen für einen solchen Racheakt sind hier in größter Vollständigkeit vorhanden. Die Wahrscheinlichkeit, daß der König durch Gift geendet, ist groß.

Habsucht und Eigennutz führten denen die Hand, die im Jahr 1270 den Bischof Vlodizlaus, einen Bruder des Königs von Polen, vergifteten. Nachdem er als Nachfolger des Erzbischofs Ulrich die Bestätigung des Papstes erhalten hatte, ging er nach Polen, um dort seine Erbgüter zu übernehmen und sie der Kirche zur Verfügung zu stellen. Seine nächsten Verwandten, welche sich dadurch benachteiligt glaubten, vergifteten ihn. In Ottokars österreichischer Reimchronik heißt es vom Bischof Ladislaus von Salzburg:

Der bischolf muoste lîden pîn
wand im ein gift wart gegeben,
davon er verlôs daz leben.
und dô er der gift enphant,
dô îlt er zehant
her ze Salzpurc wider
dâ legt er sich nider
und starb des selben sechtums.

Drittes Kapitel

Berichte aus dem 14. und 15. Jahrhundert

Bonifatius VIII.

Das 14. Jahrhundert begann so mit Vergiftungsgerüchten, wie das 13. damit geendet hatte. Höchste kirchliche Würdenträger waren wieder die Ziele. So wird aus dem Jahre 1303 berichtet, daß der Papst Bonifatius VIII., wie man sagte, mit Gift, das ihm in den Becher getan wurde, aus der Welt geschafft worden sei. Feinde, die er sich durch seine besondere Rechtschaffenheit gemacht, hätten dies getan. Diese Angabe wird durch andere Berichte nicht gestützt. Nachdem diesem verschlagenen und hinterlistigen Mann, von dem eine Chronik sagt, daß er wie ein Fuchs auftrat, wie ein Löwe regierte und wie ein Hund starb, die unsägliche Beschimpfung in Anagni von den Beauftragten Philipps des Schönen angetan worden war, nachdem der Kanzler und Sachverwalter des Königs, Guillaume von Nogaret, Hand an ihn gelegt und Sciarra Colonna ihn – wie angegeben wird – mit seinem Handschuh ins Gesicht geschlagen hatte, mußte dem stolzen Greis die seelische Erschütterung das labile Gesundheitsgleichgewicht gestört haben. Daß er Vergiftung fürchtete, wird ausdrücklich vermeldet. Drei Tage lang enthielt er sich deswegen in seiner Gefangenschaft der Nahrung. Nach seiner Befreiung zog er sich nach Rom zurück, wo er von einem heftigen »Fieber« ergriffen worden sein soll. Vier Wochen später starb er, angeblich 86 Jahre alt. In jener Zeit ging das Gerücht, daß die Orsini ihn im Vatikan vergiftet hätten. Das Gift habe einen Wahnsinnszustand erzeugt. Er sei tobsüchtig geworden, sei mit dem Kopf gegen die Wand gerannt, habe seinen Stock zerbissen, deliriert usw. Er sei schließlich unter den Kissen seines eigenen Bettes erstickt. Ein solcher Zustand kann unter den besagten Umständen auch ohne Vergiftung zustande kommen.

Benedikt XI. Johann XXII.

Der Nachfolger von Bonifatius, Benedikt XI., der am 22. Oktober 1303 erwählt worden war, starb am 7. Juli 1304. Sein Tod wird mit Sicherheit oder Wahrscheinlichkeit auf Vergiftung bezogen: »Im Jahre 1304 starb Benedikt XI. in Perugia an Gift, das ihm in Feigen gegeben worden war.« (Panvinius) Die Art der Ausführung wird verschieden erzählt. Ein Bericht läßt die Tat durch einen französischen Franziskanermönch vollbracht worden sein, ein anderer durch einen jungen Mann, der als Laiendienerin der Schwestern der heiligen Petronella verkleidet, eine silberne Schale mit frischen Feigen als angebliches Geschenk der Äbtissin des genannten Klosters überbracht habe, und nach einer noch anderen Darstellung seien von Frankreich aus zwei Mundschenke des Papstes durch Bestechung für den Vergiftungsplan gewonnen worden. Der eine von ihnen, der die Speisen auftrug, habe in Feigen, die der Papst gern aß, Gift getan. Daß die Vergiftung von Frankreich aus veranlaßt worden sei, gibt, zumal die Mittelspersonen genannt werden, der ganzen Erzählung einen Wirklichkeitsanstrich. Es würde sich dann um einen Schlimmerem vorbauenden Racheakt jener gehandelt haben, die des Papstes Vorgänger so schnöde beleidigt hatten. Voller Milde hatte er scheinbar allen Helfern bei jener Tragödie verziehen, nur nicht Guillaume von Nogaret und Sciarra Colonna. Den beiden Kardinälen Jakob und Peter Colonna hatte er nur ihre Würden genommen. Im Juni des genannten Jahres besann er sich jedoch eines anderen und nahm die Strafverfolgung gegen alle Schuldigen wieder auf. Er veröffentlichte am 7. Juni 1304 die Exkommunikationsbulle, und am 7. Juli war er bereits tot. Hierin ist vielleicht der Beweggrund für das Handeln der Verfolgten zu suchen.

Die Erkrankung Benedikts, die zweifellos, nachdem er etwa neun Monate Papst gewesen war, eintrat, wird verschieden geschildert. Bald nachdem er eine große Menge der ersten Feigen verzehrt hatte, soll er von starken Schmerzen und Kranksein ergriffen worden und gestorben sein. Über die Verlaufsdauer der Erkrankung wird in einem Bericht hervorgehoben, daß sie ausgedehnt gewesen sei. Die Symptome seien nicht alsbald eingetreten. Acht Tage habe das Leiden gedauert und sei mit schweren Durchfällen einhergegangen. Es ist nach allen Gesichtspunkten hin nicht unwahrscheinlich, daß hier eine Vergiftung vorliegt. Zwei Möglichkeiten für deren Ursache gibt es hierbei: Die Feigen konnten an sich giftig geworden sein, oder es wurde in sie Gift eingebracht. Falls dieses einen Sondergeschmack gehabt haben sollte, so würden die Feigen als seine Träger nicht ungeschickt gewählt worden sein. Daß Feigen unter Umständen giftig wirken können, habe ich nach einer persönlichen Erfahrung mitgeteilt. Nach Genuß von wenig rohen Feigen und solchen, die gedämpft als Kompott zubereitet worden waren, stellten sich alsbald Leibschmerzen und starker Durchfall ein. Im Innern der Feigenfrüchte fand sich bei genauerer Untersuchung eine schwarze Sporenmasse, die der *Ustilago Ficuum* Reich. zugehörte. Eine solche autogene pilzliche Vergiftung der Feigen könnte hier vorliegen. Ob dadurch auch ein tödlicher Ausgang herbeigeführt werden könnte, ist nicht mit Sicherheit zu beantworten, an sich unwahrscheinlich, aber mit Rücksicht auf die große Menge, die der Papst davon »gierig verschlungen hat«, und sein hohes Alter, in dem zumal Störungen des Darms sich nicht leicht regulieren, auch nicht von der Hand zu weisen. Toxikologisch zusagender und den Umständen nach näherliegend ist die Annahme einer Vergiftung durch Arsenik, wobei man freilich noch anderweitige, nicht berichtete Begleitsymptome voraussetzen müßte. An Sublimat darf nicht gedacht werden, weil sein metallischer Geschmack auch nicht durch Feigen zu verdecken möglich ist. Aus dem gleichen Grund auch nicht an Bleiglätte oder Bleiweiß, die damals schon erhältlich waren.

Unter Clemens V., der auf Benedikt folgte und den päpstlichen Hof nach Avignon verlegte, wird über Vergiftungen nichts verlautbar. Aber bald nach seinem Tod, im Jahre 1317, klagt sein Nachfolger Johann XXII. öffentlich über Vergiftungsversuche, die man an ihm vorgenommen habe. Der Feinde hatte er genug. In seinem schweren Kampf gegen den jede Schicklichkeit außer acht lassenden, habgierigen Kaiser Ludwig den Bayern, der unter anderem den Papst in Gestalt einer Strohpuppe in Pisa und Amelia hatte verbrennen lassen, und in dem Streit mit ihn befehdenden Kardinalsfaktionen konnte schon bei seinen Gegnern der Gedanke keimen, diesen unbequemen Mann möglichst unauffällig zu beseitigen. Es kann als sicher angenommen werden, daß um die angegebene Zeit am avignonesischen Papsthof eine Verschwörung gegen sein Leben geplant war. Er schrieb darüber in einem Brief, daß »einige entartete und verräterische Söhne der Kirche gegen ihn und einige seiner Brüder, die Kardinäle, konspiriert hätten, mit der Absicht der Tötung durch giftige Getränke und Bezauberungen«. Er verschaffte sich deswegen »Gegengifte«. Die Gräfin Marguerite von Foix sandte ihm als Entdeckungsmittel für Gifte »ein Schlangenhorn von unschätzbarem Wert«, wofür er sich sehr erkenntlich erwies. Auch der König Philipp V. von Frankreich ließ ihm ein Schutzmittel gegen Gifte zukommen.

Kirchliche Würdenträger, die sich durch ihre Handlungen verhaßt gemacht hatten, waren am allerersten der heimlich wirkenden Gewalt von Giften ausgesetzt. Ohne Gefahr der Vergeltung konnte die Rachsucht auf diesem Weg Sättigung finden. Im Jahre 1350 fand ein großer Zustrom der Menschen nach Rom statt. Es war vom Papst das Jubeljahr verkündet worden, das allen Nachlaß von Schuld und Strafe bringen sollte. Jene Zeit war in Italien wildbewegt. Cola di Rienzi, der Volkstribun, war, von der Kirche gebannt und verflucht, in die Abruzzen geflohen. In Rom war keine die freiheitstrunkenen Massen zügelnde Macht vorhanden. Wohl hatte der Papst, der in Avignon saß, den Kardinalbischof von Tusculum, Hunibald, als Legaten nach Rom gesandt. Hier residierte er im Vatikan und schuf durch seine Handlungen Erbitterung im Volk. Nicht nur hatte er Rienzi als Ketzer geächtet, er schaltete auch mit unerhörter Dreistigkeit, Grausamkeit und Willkür in Gewährungen und Strafen. Er und der Kardinal Guido kürzten überdies die Festtage von vierzehn auf acht angeblich wegen des Gedränges und der herrschenden Teuerung. Dies brachte den Volksgroll zum Überlaufen. Man schoß auf ihn, als er durch die Straßen ging, mit Pfeilen, fügte ihm aber keinen Schaden zu, da er eine eiserne Kopfbedeckung trug. Rom belegte er für acht Tage mit dem Interdikt und wütete mit Kerker und Folter. Schließlich verließ er Rom, um nach Neapel zu ziehen. Auf dem Weg dorthin oder schon in Rom wurde er, wie man sagte, durch vergifteten Wein getötet.

Giovanni Vitelleschi

Nicht ganz 100 Jahre später, im Jahre 1433, herrschte gleichfalls an Papstes Statt ein Mann im Kirchenstaat mit Feuer und Schwert. Nachdem Papst Eugen IV. schon wiederholt Folgen der Unzufriedenheit mit seinem Tun bei den Römern hatte entstehen sehen, brach endlich ein Aufstand aus, der bedrohlich war. Rom wurde wieder zur Republik erklärt und der Papst persönlich bedroht. Er floh in die Kirche St. Chrysogono, wo man ihn belagerte. Er konnte, als Mönch verkleidet, entweichen und gelangte nach Ripagrande. Von hier fuhr er in einem Nachen den Tiber herunter, überschüttet von einem Hagel von Steinen und Pfeilen, gelangte glücklich nach Ostia und von dort nach Florenz. Als Rächer der ihm zugefügten Unbill schickte er den Kardinal und Patriarchen von Alexandrien, Giovanni Vitelleschi, einen »beherzten und kühnen Mann«, in das römische Gebiet. Er nannte ihn seinen Caesar. Und wie Caesar waltete er nach Willkür, aber auch mit wilder Zerstörung von Unbelebtem und Menschen. Nachdem er sich fünf Jahre in der absoluten Macht erhalten hatte, verlor er, auf Verdächtigungen hin, das Vertrauen Eugens. Man sagte, daß er mit dem Herzog von Mailand und Nicolo Piccinino im Einverständnis sei. Eugen ließ durch einen Vertrauensmann von Cosimo Medici dem Kastellan der Engelsburg, Antonio Rido, den Befehl zukommen, Vitelleschi zu verhaften. Dieser wollte gerade nach Umbrien ziehen und sich mit Rido noch auf der Engelsbrücke besprechen, als sein Verhängnis sich vollzog. Rido führte sein Pferd, im Gespräch, über die Brücke, ließ diese dann plötzlich sperren, und als Vitelleschi über das Hindernis setzte, wurde er vom Pferd gerissen und verwundet in die Engelsburg geschleppt. Dort ist er 14 Tage später, mit großer Wahrscheinlichkeit auf Geheiß des Papstes, vergiftet worden. Aus eigenem Antrieb würde Rido es nicht gewagt haben, einen Mann, der so viel für den Papst getan, ums Leben zu bringen. Überdies wurde er vom Papst reich belohnt. Vitelleschi selbst war überzeugt, daß seine Todesursache Gift war, und soll es auch der Madonna Girolamo gegenüber zum Ausdruck gebracht haben.

Es wurde auch angegeben, daß er an seinen Wunden gestorben sei: Er sei bei seiner durch den Papst angeordneten Gefangennahme am Kopf verletzt worden. Davon weicht ein anderer Bericht ab, der die Wunden am Knie, an der Hand und am Ohr sitzen und es klüglicherweise möglich sein läßt, daß auch ein anderer Grund für den Tod bestanden haben könne. Mit dieser anderen Ursache kann nur Gift gemeint sein. Es hat hier Verwendung gefunden. Eine letzte Lesart läßt den Tod dadurch eingetreten sein, daß Lucca Pitti ihm eine Sonde durch die Kopfwunde in das Gehirn gestoßen habe, wodurch sofort der Tod eingetreten sei. Diese Angabe trägt den Stempel der Fabel so grob, daß nicht näher darauf eingegangen zu werden braucht.

DRITTER ABSCHNITT

Berichte über Vergiftungen von Päpsten aus dem 16. bis 18. Jahrhundert

Erstes Kapitel

Leo X. Marcellus II. Sixtus V.

Leo X.

Zu Beginn des 16. Jahrhunderts wurde wieder der höchste kirchliche Würdenträger, und diesmal einer der glänzendsten Repräsentanten des Papsttums, Leo X., in Beziehung zu Gift gebracht. Was Geist und vollendetes Können der Hand an Schönstem, Bewundernswertestem in Kunst und Wissenschaft damals und für alle Zeiten geschaffen – vom Hof dieses Medici bekam es die Impulse für sein Werden. Nur acht Jahre währte jedoch dieser Einfluß. Schon im Alter von 46 Jahren, im Jahr 1521, starb dieser Sohn Lorenzos nach kaum viertägigem Kranksein. Gar mancher, wie der zeitgenössische Marino Sanuto, haben ihm über das Grab hinaus übel nachgeredet und von ihm, übertreibend, gesagt, daß nie ein Papst mit schlimmerem Ruf gestorben sei. Ein so jähes Ende mußte die Vermutung an einen nicht natürlichen Ablauf seines Lebens aufkommen lassen. Der Gründe für eine solche gab es mehrere:

a) Es wurde berichtet, daß der Papst tags zuvor, ehe er schwer krank wurde, bei der Abendmahlzeit dem Mundschenk Marchese Riccardo Malaspina Vorwürfe gemacht habe, daß er ihm einen so bitteren, schlechten Wein eingeschenkt habe.

b) Malaspina machte sich dadurch verdächtig, daß er am frühen Morgen, kurz nach des Papstes Tod, mit Jagdhunden an der Porta Castello erschien, wo die Wache ihn anhielt, da man es nicht verstehen konnte, daß ein so hoher Hofbeamter, kaum daß der Papst kalt geworden, einem solchen Vergnügen nachgehen mochte.

c) Der Zeremonienmeister des Papstes, der Bischof Paris Crassi, gewann, wie alle anderen am Hof, aus dem schnellen Verlauf des Krankseins bis zum Tod den allgemeinen Eindruck, daß eine Vergiftung vorlag.

d) Wie es scheint, ist der Papst kurze Zeit vor seinem Tod, als er in der Villa Magliana bei Rom war, vor einer Vergiftung gewarnt worden. Crassi berichtet, daß ein Mann zu dem Kloster St. Hieronymus kam und einen Bruder aufforderte, zum Papst zu gehen und ihm zu sagen, daß ihm von einem Nahestehenden durch Gift Gefahr drohe – nicht in Speise oder Getränk, sondern in einem Schnupftuch (?). Der Mönch gab die Nachricht an den päpstlichen Kanzler weiter. Sie gelangte zum Papst. Er ließ sich von dem herbeigeholten Mönch persönlich berichten, erschrak über das Gehörte und versprach, sich vorzusehen.

Die Ärzte, die auf den Vorschlag Crassis im Kardinalskollegium zur Obduktion herbeigeholt wurden, fanden die Leiche schwärzlich angegangen und geschwollen, »das Herz dunkel gefleckt und die Milz welk oder verätzt« – was sie, entsprechend der damals üblichen falschen Annahmen für Folgen von Gift erklärten.

Der Papst hatte während des ländlichen Aufenthalts in Magliana einen Katarrh bekommen. Die Ärzte hielten dies für eine leichte Affektion. Einige Tage nach der angeblichen Warnung vor Vergiftung kehrte Leo wieder nach Rom zurück und wurde krank. Oft klagte er, daß er »innerlich Brennen verspüre« (Crassi) – oder, wie die Ärzte aussagten – daß er innerlich wie vom Feuer verzehrt werde, und kurz vor seinem Tod äußerte er, daß man ihn getötet habe. Eine Lungenentzündung, an der er gelitten haben soll, ist sicher auszuschließen, ebenso ein Herzleiden. Nicht einmal das Bestandenhaben von Fieber neben dem Katarrh ist in zeitgenössischen Nachrichten erweislich.

Mit Recht wurde schon vor langer Zeit darauf aufmerksam gemacht, daß schwere seelische Affekte, wenn sie es tun, jedenfalls nicht erst nach

Tagen töten. Das tödlich endende Leiden des Papstes mußte schon schwerere materielle Grundlagen gehabt haben, um einen Mann so schnell zu vernichten, der nach Angabe des zeitgenössischen Jovio eine starke Konstitution gehabt hat, der »an Leib und Seele so viele Kräfte besaß, daß er ein Fieber, woran er gestorben sein sollte, wie ungewöhnlich es auch gewesen sein mochte, hätte aushalten können«. Diese Meinung steht freilich im Gegensatz zu derjenigen von Vettori, der angibt, daß es bei Leos Körperbeschaffenheit und schlechter Diät ein Wunder gewesen sei, daß er so lange gelebt habe. Am hartnäckigsten hat sich die Ansicht gehalten, daß Gift seines Todes Ursache gewesen sei. Über die Art desselben läßt sich kaum eine Vermutung aussprechen, da über auffällige Symptome – bis auf das Brennen in den Eingeweiden – keine weiteren Angaben gemacht worden sind. Als Gerücht führte Jovio an, daß das Gift dem Papst in Aloepillen beigebracht worden sei, deren er sich wochenlang bediente, um offenen Leib zu haben. Ein Silberdiener, der davon nur zwei genommen, sei dadurch gestorben. Von dem Vorliegen einer Vergiftung war auch Baldassare Castiglione, der ihm nahestand, überzeugt.

Der Verdacht, die Vergiftung bewerkstelligt zu haben, konzentrierte sich auf Riccardo Malaspina, der mit dem Kellermeister in das Kastell gebracht wurde. Er sollte entweder auf das Betreiben des Königs von Frankreich, der ja durch das Bündnis des Papstes mit Karl V. in arge Bedrängnis gekommen war, oder durch den Herzog von Urbino oder den von Ferrara zu der Tat veranlaßt worden sein. Es gibt aber einen Beweggrund, der triftiger als alle genannten erscheinen kann. Der Vater Riccardos, Barnabo Malaspina, war in Voghera auf Befehl der Sforza gevierteilt worden. Der Sohn konnte nur mit Genugtuung sehen, daß die Familie, die seinen Vater getötet hatte, von Franz I. von Frankreich infolge der Schlacht von Marignano ihrer Herrschaft entsetzt wurde. Als die Verhältnisse sich wieder änderten und Leo X. ein Bündnis mit Karl V. gegen Franz I. einging, auch mit dem Zweck der Wiedereinsetzung der Sforza, mußte Malaspina darüber Verdruß und vielleicht auch Sorge für das Wohlergehen seiner Familie empfinden. Auch Rache könnte seine Hand geführt haben, als er, wie man annahm, Gift in das Glas des Papstes tat. Er wollte wohl am nächsten Morgen Rom den Rücken kehren, als man ihn verhaftete. Giuliano Medici ließ ihn jedoch bald wieder frei, wahrscheinlich um politisch unbequeme Nachforschungen und Aussagen zu unterdrücken. Einmal frei, ließ Riccardo es sich angeblich angelegen sein, viel Schlimmes gegen die Sforza zu verüben. Zu seinem Unglück bekamen sie ihn nach neun Jahren in ihre Gewalt und ließen ihn wegen Brandstiftung, Raub usw. enthaupten.

Die »Cantarella«, das Gift der Borgia, wurde sicherlich auch sonst in Italien von Mächtigen und von Wissenden benutzt, falls sie sicher vor Entdeckung waren. Es war das Gift des Cinquecento. Es war ein weißes Pulver, das meistens in Dosen verabfolgt wurde, die eine subakute Vergiftung erzeugten und dadurch die falsche Vorstellung erweckten, als könne man damit zu einem bestimmten Zeitpunkt töten. Es war eine Arsenverbindung, sehr wahrscheinlich arsenige Säure, jener Stoff, der, wie ich schon angegeben habe, unter der deutlichen französischen Bezeichnung »arsenic sublimat« bereits im Jahre 1380 zu Vergiftungszwecken und wahrscheinlich auch schon lange Zeit vorher, in karolingischer und normannischer Zeit in roher Form verwendet worden war. Die Beibringung war und ist leichter als die der meisten Pflanzengifte, die einen auffallenden, schwer oder gar nicht zu verdeckenden Geschmack haben, und die Wirkung eine zuverlässige, gleichgültig in welcher Form das Mittel in den Körper gebracht wird. Wohl kannte man damals, wie die vorstehenden Blätter es lehren, noch andere starke Gifte, z.B. das Akonit. War es doch sogar bekannt genug, daß Matthiolus mit dieser Pflanze, von der die Alten angaben, daß sie dem Geifer des Zerberus entstammt sei, auf Befehl von Papst Clemens VII. in Rom im Jahr 1524 Versuche an Verbrechern angestellt hat, die die furchtbare Wirkung derselben weiter bekannt machte. Und doch mußten diese und andere Giftpflanzen aus den genannten Gründen zurücktreten gegen die bequemere Arsenverbindung.

Die Meinungen über die Todesursache des Papstes Marcellus II. gehen auseinander. Nach dem Tod des Papstes Julius III. war er am 10. April 1555 gewählt worden und hatte alsbald eine außergewöhnliche Lebhaftigkeit in der Reformierung gewisser kirchlicher Einrichtungen entfaltet. Nur 21 Tage durfte er sich indessen seiner Macht freuen, weil er – auffällig genug – schnell in seinem 54. Lebensjahr starb. Um seinen Tod zu erklären, nahm man zuvörderst eine schwache Konstitution und seine vorherige dauernde Kränklichkeit als Grund an. Die Krankheit, die ihn schnell zugrunde richtete, wurde anfangs für leicht genommen und tötete doch unerwartet. Jakob Riballus schrieb, daß, als er der Sitte nach Fußwaschungen an 13 Armen vorgenommen hatte, er plötzlich Fieber bekommen habe, matt und blaß geworden sei, kaum habe sehen können und zu Bett habe gebracht werden müssen. Dann sei er verschleimt geworden und habe gehustet und gefiebert. Ein Aderlaß sei erfolglos gewesen. Nach weiteren drei Tagen hätte er eine ungewöhnliche Körperschwäche gefühlt, einen Schlaganfall bekommen und sei gestorben.

Daß er nicht an einer Apoplexie gestorben ist, halte ich für sicher. So leitet eine Apoplexie sich nicht ein. Nicht bei allen kirchlichen Historikern findet sich dieser Todesgrund angegeben. Aus den Briefen des Alex. Cervinus an Riballus und umgekehrt ist zu ersehen, daß etwa einen Monat nach des Papstes Tod – woher wußte man nicht – das Gerücht aufkam, er sei vergiftet worden. Ein verbrecherischer Arzt hätte auf eine Wunde, die der Papst sich angeblich durch Sturz von einem Pferd am Bein zugezogen und die, wie es scheint, schon lange bestanden hatte, Gift getan. Diese Nachricht wurde als erdichtet bezeichnet. Die Obduktion ergab nicht eine »Apoplexie«, wie Neuere irrtümlich drucken hießen, weil man damals an der Leiche eine solche Diagnose noch nicht stellen konnte. Es wird tatsächlich nur angegeben, daß man kein Zeichen von Vergiftung gefunden habe – was natürlich gar nichts besagen will. Man kann nicht mit Sicherheit eine Vergiftung ablehnen. Die Möglichkeit ist vorhanden. Verdächtig erscheinen die akut aufgetretenen Sehstörungen, die nicht von einem Kollaps herrührten.

Das Jahr 1585 brachte Felice Peretti als Sixtus V. auf den päpstlichen Stuhl, einen ungemein energischen Mann, in dem diejenigen, die ihn gewählt hatten, gemäß seinem früheren Auftreten als Kardinal, nicht einen mit so fester Hand zugreifenden Ordner römischer und päpstlicher Verhältnisse vermutet hatten. Jeder erreichbare Missetäter sowie jeder Helfer und Begünstiger eines solchen wurde gestraft. Von dem Erfolg sprachen die vielen besetzten Galgen im Kirchenstaat. Nebenher bereicherte er Rom mit Schätzen der Kunst und der Wissenschaft, ließ eine Druckerei errichten und reformierte viel innerhalb der kirchlichen Organisationen. Den Juden erpreßte er unglaubliche Summen. Während seiner Regierungszeit ließ er nur einen Juden am Leben strafen, verstand es aber meisterlich, ihnen das Blut aus den Goldadern zu zapfen! Nebenher strafte er auch Fürsten wie Heinrich von Navarra, Heinrich III. von Frankreich und andere durch die Exkommunikation, den letzteren wegen der Ermordung des Herzogs und des Kardinals Guise, und rühmte im Konsistorium Jacques Clément, der Heinrich III. den Dolch in den Leib gestoßen hatte. Mit Heinrich IV. stellte er sich besonders gut und durchkreuzte dadurch die Pläne Philipps II. von Spanien. Dieser haßte ihn deswegen. Und als der Papst im 69. Jahre gestorben war, verfehlte der spanische Gesandte, der Graf Olivares, nicht, der Freude darüber in der Depesche an seinen Monarchen Ausdruck zu geben: »Der Anfall, den Seine Heiligkeit hatte, war so stark, daß er ohne Beichte schied, und noch viel schlimmer, schlimmer, schlimmer (peor, peor, peor)!« Man hat oft den Tod dieses Papstes als Folge der Umsetzung des Hasses der Spanier in eine Vergiftungstat angesehen, und, wie es scheint, hatte der Papst die Überzeugung von spanischen, gegen ihn gerichteten Nachstellungen. Die Kopfschmerzen, die ihn vor seinem Tod quälten, waren ihm bedenklich vorgekommen. Deshalb sagte er eines Tages zu seinem Arzt: »Die Spanier scheinen meiner so überdrüssig zu sein, daß sie mich und mein Papsttum je eher je lieber beseitigen wollen.« Man beschuldigte direkt Philipp II., ihm Gift beibringen gelassen zu haben, jenes Gift, das dieser König in seinen geheimen Instruktionen an Gesandte sein »Requiescat in pace« genannt haben soll. Allgemein, auch am päpstlichen Hof, wurde eine Vergiftung als vorliegend angenommen. Man dachte auch später noch an ein Gift, das mit der Berechnung eingegeben war, in einem bestimmten Zeitraum zu wirken. Daß es solche Gifte nicht gibt, habe ich bereits auseinandergesetzt. Immerhin lohnt es sich, die

Krankheit näher zu verfolgen, um ein Urteil über die Berechtigung der Vergiftungsannahme gewinnen zu können.

Am Sonntag, den 18. August 1590, ging der Papst anscheinend gesund in die Kirche Santa Maria dei Tedeschi wegen einer öffentlichen Danksagung.

Am 19. August empfing er die spanische Gesandtschaft, wobei er sich sehr aufregte.

Am 20. August hatte er Fieber mit Frost.

Am Dienstag, den 21. August, wohnte er einer Kongregationssitzung bei, gab Audienzen, erteilte Befehle. Am Tag und in der folgenden Nacht hatte er heftige »Anfälle«.

Am 22. August stand er auf, nahm eine Melone und einige Gläser Wein zu sich und arbeitete sodann lange mit dem Kardinal-Detar, dem Gouverneur von Rom und anderen.

Am 23. August stand er früh auf, las die Messe und präsidierte vier Stunden lang der Kongregation der Inquisition, wobei er lange und eingehend verhandelte. Am Abend stellte sich wieder ein Fieberanfall mit Übelkeiten und Frostschauer für eine Stunde ein.

Am 24. August fühlte er sich so unwohl, daß die Empfänge abgesagt wurden. Die Ärzte erklärten, daß das Fieber kontinuierlich geworden sei, aber mit periodischen, dreitägigen Verschlimmerungen. Die Unfolgsamkeit des Papstes fürchteten sie mehr als sein Leiden.

Am 26. August war das Leiden schwerer geworden. Die Kräfte schwanden zusehends. Die Ärzte verordneten ihm Manna, die mehrmals ausgebrochen, aber nach wiederholtem Eingeben behalten wurde und Erleichterung verschaffte. Er nahm eine Rahmspeise und etwas Geflügel zu sich, dreimal Wein und arbeitete die ganze Nacht hindurch.

Am 27. August in aller Frühe aß er zwei frische Eier und hörte dann die Messe. Um Mittag bekam er wieder einen »Anfall«. Eine Stunde lang hielt man ihn für tot. Wein wurde mit augenblicklichem Erfolg gereicht. Indessen wiederholten sich die Anfälle in immer stärkerem Maß. Zeitweilig kam der Kranke für Augenblicke zu sich, stieß Seufzer aus und öffnete die Augen, um sie alsbald wieder zu schließen. Abends 7 Uhr starb er.

Bei der Obduktion soll nach einem Bericht, der im Vatikan ist, der Körper sich in normalem Zustand befunden haben. In einer Darstellung, die etwa 79 Jahre später veröffentlicht wurde, wird dagegen angegeben, daß die Ärzte das Gehirn beschädigt gefunden hätten, was die dauernden Kopfschmerzen des Papstes zu erklären geeignet gewesen sei. Es ist jedenfalls freie Phantasie, was in dem gleichen Bericht vermeldet wird, daß nämlich die Ärzte ein im Gehirn verbreitetes, tödliches Gift gefunden und als Ursache des Fiebers erkannt hätten.

Die Meinung, daß eine Vergiftung, eventuell durch die von den Ärzten verordnete Manna vorläge, kam erst Jahrzehnte nach dem Tod des Papstes literarisch zum Ausdruck. In den Gesandtschaftsberichten und in den Berichten seines Geheimkämmerers Sangaletto ist nichts davon zu finden. Wohl wurde in dem oben zitierten vatikanischen Dokument in Hinsicht auf das Vergnügen, das der Papst an Wein empfand, gesagt, daß »seine Krankheit durch den übermäßigen Genuß von reinem und jungem Wein verursacht worden sei«, indessen ist dies wohl mehr als eine Bosheit denn als wirkliche Meinung aufzufassen. Um an Alkoholismus zugrunde zu gehen, bedarf es ganz anderer Bedingungen in der Zeit und in dem körperlichen und geistigen Verhalten des Säufers.

Die Symptome und der Verlauf des etwa achttägigen Krankseins machen – vorausgesetzt, daß nicht noch andere auffällige Zeichen verschwiegen worden sind – nicht den Eindruck einer Vergiftung. Mineralische Gifte sind von vornherein auszuschließen, weil ihr Einfluß sich gröber bemerkbar gemacht haben würde. Wäre z. B. Arsenik wiederholt in kleinen Mengen verabfolgt worden, so hätte wohl Fieber, sogar auch mit Frost auftreten können, es wäre jedoch unmöglich gewesen, daß der Papst, abgesehen von anderem, wegen der dadurch bedingten Reizbarkeit des Magens Nahrung bei sich behalten hätte. Und er nahm doch noch am frühen Morgen seines Todestages zwei Eier zu sich und wahrscheinlich noch anderes, ohne es wieder von sich gegeben zu haben! Auch narkotische Gifte können nicht in Frage kommen, weil ihr Einfluß auf das Gehirn sich schwer und grob auffallend kundgegeben haben würde. Falls überhaupt von einem Gift die Rede sein kann, so ist vielleicht nur an ein Herzgift wie Helleborus zu denken. Aber auch dabei hätten bestimmte Begleitsymptome seitens des Magen-Darmkanals und des Gehirns erscheinen müssen, die hier fehlten. Es liegt meiner Überzeugung nach keine Vergiftung vor. Es handelte sich wahrscheinlich um ein Gehirnleiden.

Arsenik kann akut Durchfälle erzeugen, wie man in früheren Jahrhunderten sagte, dysenterische, wie wir heute sagen, choleraartige. Die Darmsymptome sind für gewöhnlich mit quälendem, lang anhaltendem Erbrechen und Magenschmerzen vergesellschaftet. Aber die Vielfältigkeit der Verlaufsmöglichkeiten, zumal die sogenannte paralytische und mehr noch die remittierende Form der Giftwirkung läßt sogar die Magen-Darmsymptome ganz fehlen oder nach anfänglichem Vorhandensein wieder für einige Zeit schwinden. Es stellen sich dann unter anderem Fieber, Frostgefühl an der Haut und nervöse Symptome, Glieder- und andere Schmerzen bei kalter, bläulicher Haut ein. War die Arsendosis groß, so zögern die Vergiftungssymptome nicht, in ein bis zwei Stunden einzutreten. Aber selbst im Verlauf einer solchen akuten Vergiftung mit unangenehm wachsenden Störungen kommen Intermissionen und Remissionen vor.

Nach nicht tödlichen Dosen bleibt der anfangs akut erregte Krankheitszustand in wechselnder Stärke eine Zeitlang bestehen und kann zur Wiederherstellung in sechs bis acht Tagen oder auch zum Tod, unter Umständen nach einer bis zwanzig Wochen führen. Dies gibt in großen Umrissen eine Vorstellung von Verlaufsmöglichkeiten, wie sie wirklich vorkommen.

Zweites Kapitel

Urban VIII. Clemens XIV.

In das 17. Jahrhundert fällt ein Vergiftungsversuch oder besser die Absicht einer Vergiftung des Papstes Urban VIII. Im Jahre 1640 lernte Thomas Orsolini, der Sekretär des Grafen von Aglié, ein leichtsinniger, geldbedürftiger Mann, den Mönch Branza kennen. Dieser versprach ihn aus seinen Schuldennöten zu befreien. Er solle nach Neapel zum Vizekönig gehen und ihm mitteilen, daß ein Bündnis von Fürsten auf Betreiben des Papstes zustande gekommen sei, das darauf hinziele, das Königreich Neapel zu erobern. Stürbe der Papst, so sei auch die Absicht vereitelt. Falls man ihm 6.000 Scudi geben wolle, so würde er den Papst umbringen. Branza seinerseits versprach die Tötung zu übernehmen. Von dem Unternehmen erhielt der Gouverneur von Rom, Spada, Kunde. Man ging Orsolini nach und erfuhr, daß er in Neapel mit dem Anton Navarreto, dem Rat des Vizekönigs, eine Unterredung gehabt und wieder nach Rom abgereist sei. Hier wurde er ergriffen und in Ketten gelegt. Auf der Folter bekannte er seine Abmachung mit dem Augustinermönch Branza. Der Papst hätte durch die Hostie vergiftet werden sollen. Falls dies unter Mithilfe des bestochenen päpstlichen Sakristans nicht gelungen wäre, sollte der Apotheker Cavasso in ein Mittel, das der Papst zur Heilung eines Geschwürs gebrauchte, Gift tun. Orsolini wurde gehängt, ebenso Branza, den man auf seiner Flucht in Triest verhaftet hatte.

Die zweiundzwanzigjährige Regierung dieses Papstes dauerte vielen zu lang. Deshalb beschäftigte man sich nicht nur mit der Behexung durch die seine Person darstellenden Wachsfiguren, sondern auch mit Voraussagungen über seine Lebensdauer. Dies tat auch Horatius Morandi, der Prior des Klosters S. Prassede in Rom, der sich mit Astrologie abgab. Als dies bekannt geworden war, wurde er zum Tod verurteilt und im Jahr 1630, wie Giacinto Gigli berichtet, durch vergiftete Speisen beseitigt. Das gleiche Schicksal teilte einer seiner Mitarbeiter.

Von nicht geringer Tragweite war der Tod eines der geistig bedeutendsten Päpste, die je gewirkt haben, Clemens XIV. Ganganelli. Es ist bekannt, daß er unter sehr schwierigen Verhältnissen das Pontifikat übernahm. Manches Bleibende zu schaffen gelang ihm, aber sehr vergänglich war sein Vorgehen gegen die Jesuiten. Laut wurde überall, auch von Staatsleitungen, die Aufhebung dieses Ordens verlangt. Nicht in Übereilung, sondern nach langer Vorbereitung kam das Ereignis. Der Jesuitenorden hörte offiziell zu bestehen auf und verlor seinen Besitz, nach dem, freilich in nicht immer rücksichtsvoller und zu rechtfertigender Weise, gefahndet wurde. Was an beweglicher und unbeweglicher Habe ausfindig gemacht werden konnte, wurde ihm genommen. Der Jesuitengeneral Ricci wurde ohne Grund streng gefangengehalten und starb als Gefangener der Engelsburg im November 1775. Daß Haß gegen den Papst dadurch gesät wurde, ist begreiflich.

»Kluge Frauen« hatten schon vor der vollzogenen Tatsache allerlei Prophezeiungen lautbar werden lassen, die eine Abschreckung des Papstes zum Zweck hatten. Nach der Ordensaufhebung wurde weiter prophezeit, in der Absicht, dem Papst Kümmernis zu bereiten oder Fanatiker zu einem irgendwie gearteten Vorgehen gegen ihn zu veranlassen. Man verbreitete sogar durch Wort und Druck die Voraussage, daß er im September 1774 sterben würde. Zu der Zeit, als die Bulle »Dominus ac Redemptor«, die die Aufhebung des Ordens aussprach, verkündet wurde – am 27. Juli 1773 –, war der Papst angeblich gesund, und erst nach etwa sechs bis sieben Monaten sollten sich Krankheitszeichen bemerkbar gemacht haben. Sein Beichtvater Marzoni, der Ordensgeneral der Franziskaner, sagte in einem Rundschreiben an die Mitglieder des Ordens: »Die frische, feste Gesundheit wandelte sich in wenigen Monaten in eine heftige Krankheit, die, überaus schnell sich noch verschlimmernd, alle Voraussagungen Erfahrener und die guten Wünsche aller täuschte.«

Zwei Originalberichte über die Krankheit des Papstes und ihren Verlauf, die auch in jener Zeit der Öffentlichkeit zugänglich gemacht wurden, liegen zur kritischen Beurteilung vor. Der eine ist von Saliceti, dem Arzt des apostolischen Palastes und Arzt des Papstes, verfaßt und handelt über die Todesursache. Anamnestisch wird angegeben, daß der Papst viele Jahre »Flechten« im Gesicht und an den Händen gehabt habe, die in der Stärke ihres Auftretens wechselten. Außerdem waren die Zeichen von Skorbut vorhanden. Sein Zahnfleisch blutete zuweilen, es waren ihm schon einige Zähne ausgefallen, und die verbliebenen waren schwarz und schmutzig. Er hatte Jucken am Leib und an den Armen und gelegentlich Hämorrhoidalblutungen. Blieben sie aus, so stellten sich Kopfschmerzen ein: »In den letzten Tagen des Februar bemerkte er Störungen in seiner Gesundheit. Er ließ sich Blutegel an die Hämorrhoidalader anlegen. Danach wurde seine Stimme bald schwach. Er fing an, mager zu werden. Im Mund entstand Katarrh und eine kleine Geschwulst, die sich von selbst öffnete. Die Abmagerung wuchs im Sommer. Am 10. September wurde er von Fieber befallen. Aderlässe verschafften ihm Ruhe Nach neun Tagen kam von neuem Fieber. Dazu gesellten sich: Spannung in der Magengegend, Schmerzen im Leib, Durst, Trockenheit der Zunge und ein harter, gespannter Puls. In den nächsten zwei Tagen wuchs das Fieber. Es schien sich eine bösartige Entzündung auszubilden. Die Zufälle wurden bedenklicher. Der Kranke hatte Schluchzen, warf eine gallenartige Masse aus, bis endlich die Lunge angegriffen wurde und der Tod eintrat.«

Den zweiten Bericht, der in mancher Beziehung von dem vorstehenden abweicht und in Einzelheiten bestimmter klingt, erstattete der spanische Gesandte in Rom seinem Hof. Danach bekam der Papst in der Osterwoche 1774 eine eigenartige Empfindung in Brust, Magen und Leib. Er legte nicht viel Wert darauf. Bald aber wurde seine Stimme schwach. Es folgten eigentümliche Entzündungen im Mund und Schlund, die ihm Unruhe und Ekel verursachten. Man bemerkte, daß er den Mund fast immer offen hielt. Darauf stellten sich einige Male Erbrechen ein. Eine zunehmende Schwäche, auch in den Beinen, Schläfrigkeit, Schmerzen im Magen und im Unterleib und Harnverhaltung begleiteten den Zustand. Der Papst suchte lange Zeit hindurch alles dieses und auch die Kräfteabnahme zu verbergen. Im August wurde der Hautausschlag, an dem er litt, stärker. Die bisherigen Symptome, besonders die Mundentzündung, hielten an, und zu ihnen traten noch starke Schweiße. Seine Gemütsart änderte sich. Er wurde leicht zornig und unbeständig. Die erste akute Verschärfung des Leidens erfolgte am 10. September. Er bekam Fieber mit Ohnmacht und eine solche Entkräftung, daß man an seinen schnellen Tod glaubte. In den nächsten Tagen war Besserung eingetreten. Am 14. und 15. wollte er seine gewöhnlichen Spaziergänge machen. Am letzteren Tag stellte sich indessen wieder Schwäche ein. Der Kranke schlief Tag und Nacht bis zur Nacht des 18. September.

Am 19. zeigte sich wieder Fieber, eine »große Entzündung« im Unterleib und Verhaltung des Harns. Der Unterleib war auf Druck nicht empfindlich. Die Brust und die Atmung waren frei. Nach wiederholten Aderlässen schien am 20. Besserung eintreten zu wollen. Die Hoffnung war trügerisch. Der Unterleib war so geschwollen, die Unruhe so stark, daß der Tod vorauszusehen war. Er erfolgte am 22. September.

Das Obduktionsergebnis der Ärzte des apostolischen Palastes lautete: starke Wasseransammlung in der Bauchhöhle, Verwachsung der an der Hinterfläche entzündeten Lunge mit dem Brustfell und Entzündung am unteren Ende der Speiseröhre – im Magen mit der »Tendenz zur Mortifikation« – und der oberen Därme. Der spanische Gesandte führt an: Verwachsung der linken Lunge mit dem Brustfell. Beide Lungen entzündet und »krebsartig«, ebenso die untere Speiseröhre. Auf den Händen fanden sich Blasen. Die Nägel der Finger lösten sich aus dem Falz, und die Haare fanden sich reichlich auf dem Kopfkissen. Zwischen diesen beiden Auslassungen liegen im wesentlichen nur Differenzen in der Ausdrucksform.

Betrachtet man das ganze Krankheitsbild kritisch, so ergibt sich, daß das Krankgewordensein des Papstes nicht in den ersten Monaten des Jahres 1774 begonnen haben kann. Denn schon damals fing er an abzumagern, kraftlos und bleich zu werden. Dies sind Symptome, die nicht als erste Zeichen einer Krankheit angesehen werden dürfen. Sie entstehen nicht von heute auf morgen. Sie sind sekundäre Symptome eines Leidens. Man weiß, daß das, was die Ärzte in dieser Zeit anordneten: Bäder und eine Schwitzkur erfolglos blieb, jedenfalls die Weiterentwicklung des Leidens so wenig hemmte, daß der Papst gegen Ende Juli 1774 nur noch fast ein Schatten seiner selbst war. Im September kehrte er auf der Ärzte Rat von Kastell Gandolfo nach dem Quirinal zurück. Am 8. September kam der Zusammenbruch, als er in Santa Maria del Popolo die Seligsprechung des Franziskanermönchs Bonaventura Potentia verhandelte. Er mußte nach dem Quirinal zurückgetragen werden und konnte von da an sein Zimmer nicht mehr verlassen. Es handelt sich mithin um ein Leiden mit langsamem Verlauf, das vielleicht gerade deswegen von Laien von Vergiftung abgeleitet wurde. Daß Vergeltungsgelüste, nahe und fern vom Papst, lebten, braucht nicht betont zu werden. Daß sie in der Form einer Vergiftung durch Jesuiten verwirklicht wurden, kann niemand beweisen und ist auch der Sachlage nach mehr als unwahrscheinlich oder besser ganz abzuweisen. Die Worte, die Clemens vor seinem Tod sprach: »io me ne vado a l'eternità, e io so il perchè«, sind wohl auf Vergiftungsverdacht bezogen worden, beweisen aber nichts, ebensowenig wie der Umstand, daß der Biograph des Papstes, Theiner, nicht auf diese Frage einging. Auch daraus hat man den Jesuiten ungünstige Schlüsse gezogen, obschon Theiner ausdrücklich hervorhob, daß »nur Täuschung oder Leidenschaft zu der Annahme einer Vergiftung gelangen können«.

Auf welchen Grundlagen sich die direkte Behauptung aufbaut, daß »am 2. April 1774 die beiden Exjesuiten Andiano und Horista, angeblich um ein Gesuch in der Jesuitenangelegenheit vorzubringen, frühmorgens, als er sein Frühstück einnahm, den Papst aufgesucht und ihm, als er zufällig einmal den Rücken gewandt habe, Gift aus einem Fläschchen in die gefüllte Kaffeetasse gegossen hätten«, ist unbekannt. Die ganze Erzählung macht den Eindruck des Ersonnenen, und dies steigert sich noch, wenn man weiter als sicher angeben hört, daß der General Ricci von der Engelsburg aus, wo er ja gefangen saß, den Befehl für die Vergiftung gegeben habe, zu deren Vollzug sich die beiden genannten Jesuiten freiwillig erboten hätten. Das leere Giftfläschchen sei dem General mit dem Bemerken, »es sei besorgt«, gesandt worden. Das Gift wäre die Aqua Tofana gewesen und hätte aus Arsenik und Fliegenstein (Lapis cantharidum) bestanden. Fliegenstein ist Arsen und die Erläuterung, die dazu als »Lapis cantharidum« gegeben wird, Unsinn.

Es ist toxikologisch nicht verständlich, daß ein Gift, und zwar Arsenik, das am 2. April gereicht wurde, wie der Erzähler angibt, nicht sofort, sondern »noch in demselben Monat gewirkt hat«. Hätte der Papst an dem besagten Tag Arsen in giftiger Dosis bekommen, vielleicht mit spanischem Fliegenextrakt gemischt – dies soll wohl gemeint sein –, so würde er unter allen Umständen alsbald auffällige Krankheitssymptome bekommen haben müssen. Wäre die Dosis hingegen, was nach der Schilderung auszuschließen ist, so klein gewesen, daß sie nicht starke oder gar keine bemerkenswerten Symptome hervorgerufen hätte, so war ein so bösartiges, chronisches Leiden und der Tod nach etwa sechs Monaten nicht durch sie zu erzielen. Sollten beide auf Vergiftung zurückgeführt werden, so würde als erste Bedingung angenommen werden müssen, daß Gift – und zwar käme nur Arsen in Frage, an das, ohne es zu nennen, sowohl die Leibärzte als auch Gesandte in ihren Berichten gedacht haben – häufig in kleinen, an sich nur geringen Eindruck machenden und erst durch chemische und funktionelle Kumulation im Körper giftig werdenden Mengen verabfolgt worden wäre. Ich bezweifle, daß die Gelegenheit hierfür sich so bequem geboten hat. Wäre dies aber dennoch der Fall gewesen, so würde manches in dem Krankheitsbild an Arsenvergiftung erinnern. Auch sie kann aufweisen: starken Durst, Magen-Darmstörungen, Fieber, später: Mattigkeit, Verfärbung der Haut, Kachexie, Hinfälligkeit, entzündliche Symptome im Mund, Rachen und eventuell im Kehlkopf, Magenschmerzen, Oppressionsgefühl in der Brust und kann mit Wassersucht enden.

Und doch liegt hier keine Vergiftung, sondern ein chronisches natürliches Leiden vor. Die Annahme der Leibärzte, daß als Leidens- und Todesursache Skorbut anzusehen sei, ist ebenso zurückzuweisen wie die Vermutung, daß ein Leberleiden oder eine primäre Nierenkrankheit vorgelegen habe. Dagegen drängt sich die Diagnose eines Krebses eines der inneren Organe als unabweisbar auf. In dem Obduktionsberichte verzeichnen die Leibärzte eine Entzündung der Speiseröhre, die in dem spanischen Bericht krebsige Veränderung genannt wird. Diese sei sogar auch im Magen und weiter noch zu finden gewesen. Auch ohne diese Angabe hätte man auf Krebs schließen müssen. Für dieses Leiden sprechen vor allem der starke körperliche Verfall, die Kräfteabnahme, die Abmagerung, die Verfärbung des Gesichts, das Erbrechen, die ziehenden Schmerzen im Körper, besonders in den Baucheingeweiden, die Wasseransammlung im Leib und anderes mehr. Wo der Krebs gesessen, läßt sich nicht mit Bestimmtheit angeben – jedenfalls nicht in der Speiseröhre, wohl aber entweder im Magen oder im Darm. In der Niere scheinen, wie man aus einzelnen Symptomen schließen kann, Krebsmetastasen vorhanden gewesen zu sein.

Die bisher behandelten Fälle betrafen in ihrer Zeit durch ihr Tun oder ihre Stellung der Öffentlichkeit bekannte Männer, deren Gedenken die Geschichte deswegen festgehalten hat. Wie viele andere, unbekannte, von den Fluten der Zeit namenlos Verschlungene mag das Schicksal des Vergiftungstodes ereilt haben! Nur hier und da taucht einmal die Erinnerung auch an solche Menschen auf. So haben einst Dominikaner in Bern einen der Ihrigen, einem Novizen, Gift in der Hostie beigebracht, damit er Schandtaten derselben nicht verraten könne. Er entging dem Tod dadurch, daß er alsbald das Gift ausbrach. Wie manchem wird es nicht so gut gegangen sein!

ZWÖLFTES BUCH

Gifte als Kriegsmittel

ERSTER ABSCHNITT

Die heimliche Beibringung von Gift in Feinde

Erstes Kapitel

Betrachtungen über das Unmoralische der Giftverwendung für den Krieg

Gifte stellen wegen ihrer hohen biochemischen Energie Mittel dar, denen die Fähigkeit zukommt, Menschen und Tiere in dem Leben einzelner ihrer Körperteile oder in ihrem Gesamtleben in irgendeinem Umfang schnell oder langsam für eine gewisse Zeit oder für immer, bis zur Vernichtung auf nicht mechanischem Weg zu schädigen. Die nächstliegende Nutzanwendung dieser Erkenntnis für Jagd, Kampf und Krieg haben die Menschen schon in frühesten Epochen ihres Daseins hier auf Erden gemacht. Deswegen haben sie zur Erhöhung der zerstörenden Kraft von körperverletzenden Waffen diese vielfach mit Giften versehen, die in die geschaffenen Wunden gelangen und von hier den Weg zu lebenswichtigen Organen finden sollten. Was so in Asien und Afrika heute noch reich in Übung ist, haben die frühesten Menschen europäischer Gebiete in viel geringerem Umfang getan, wesentlich wohl deswegen, weil ihnen das erforderliche Giftwissen fehlte. Mit der in Europa wachsenden Gesittung wuchs auch die instinktive Scheu vor dem Gift als Kampfmittel: Römer und Griechen, Feldherren, Dichter, Philosophen und Geschichtschreiber konnten kaum genug warnende und verurteilende Worte finden, um schon nur den Gedanken als Beleidigung menschlicher Würde und Gesittung zurückzuweisen, daß man seinen Feind durch heimlich beigebrachtes Gift oder im offenen Kampf durch den schwirrenden Pfeil als Giftträger töten sollte. Dies überließ man Verbrechern, die dafür mit ihrem Leben büßten, oder Skythen, Parthern, Medern und Äthiopiern, vor deren Tun man Abscheu, aber auch Furcht empfand. Es galt damals für mehr als schlecht, mit Hilfe von Gift Sieg zu erringen.

Und an Giften, die ihre zerstörende Energie im menschlichen Körper so stark wie möglich zu entfalten befähigt waren, hat es den alten zivilisierten Völkern doch wahrlich ebensowenig gefehlt wie an Gleichgültigkeit gegenüber dem Menschenleben oder an Erfindungskraft für die rohesten, entsetzlichsten Tötungsarten derer, die sie als ihre Feinde ansahen! Töteten die Römer doch sogar Feldherren, die ihnen im offenen, ehrlichen Kampf entgegengetreten waren, in feiger, grausamer Weise, nachdem sie dieselben im Triumphzug aufgeführt hatten. So ermordeten sie den Simon Bar Joras, der mit einem umgelegten Strick auf das Forum geschleppt worden war, während die Wächter ihn geißelten. Daß ein trotz allen zivilisatorischen Schliffs in seinem Wesen so rohes Volk wie die Römer, wie lange vor ihnen schon die Juden und andere Völker des Orients, Gifte als Waffe verabscheuten, entsprang dem richtigen menschlichen Empfinden, in diesen Mitteln etwas Gesittungsfremdes zu erblicken. Diese Empfindung lebte innerlicher und hindernder als jedes geschriebene, gesetzliche Verbot. Und wenn in den vor etwa dreitausend Jahren verfaßten Vorschriften des Manu der Gebrauch von vergifteten Pfeilen untersagt ist, so deutet dies schon auf das Eingedrungensein des Abscheus vor der vergifteten Waffe in die weitesten Kreise. Das Christentum hat absolut keinen Einfluß auf dieses im Altertum allgemein verbreitete ethische Empfinden gehabt. Dies bestand lange vor ihm und fand seinen Betätigungsausdruck. Ja, man kann mehr sagen: Trotz ihm und unter ihm haben die verwerflichsten und grausamsten Kampfmittel, auch Gifte, ihre Stätte gehabt.

Außer dem von Menschen geschriebenen Recht, nach dessen Buchstaben der Richter urteilt, gab es und wird es in allen Zeiten ein ungeschriebenes, in der Seele des Menschen erwachsenes und von ihr verlangtes Recht und demnach auch das Gefühl für die besondere Verwerflichkeit gewisser Arten von Unrecht geben. Das kanonische Recht definiert diese beiden Arten von Recht: das eine als göttliches, das andere als menschliches. »Fas lex divina est, jus lex humana.« Hiermit kann man einverstanden sein. Nur in wirklich Gott, d.h. die sittliche Vollkommenheit empfindender Seele leben die Empfindungen auch für die erstere Art von ungeschriebenem Recht, das man auch als wahres Naturrecht bezeichnen kann. Es ist im besten Sinne ein Seelenrecht oder Humanitätsrecht. Nirgends tritt der Wirklichkeitsunterschied zwischen diesen beiden Gruppen von Recht so scharf hervor wie im Krieg, der ein besonderes Recht für sich in Anspruch nimmt und hat. Durch Übereinkommen am Krieg eventuell Beteiligter, durch »völkerrechtliches« Abkommen, ist Vereinzeltes, was als Kriegsrecht früher Geltung hatte, als Unrecht bezeichnet und in Akten als beseitigt aufgeführt, und was so mit dem Stempel des Unzulässigen versehen

Der Begriff des Naturrechts ist auch anders aufgefaßt worden. In seinem berühmten Werk »Über das Recht des Krieges und Friedens« schließt Hugo Grotius in den genannten Begriff jede Willkür in der Handlung ein, die ohne Rücksicht auf sittliches Empfinden und positives Gesetz Menschen für ihr persönliches Bestes als gestattet üben zu dürfen glauben. In diesem, sophistischer Dialektik nicht ermangelndem und von Sprüchen unverantwortlicher griechischer und römischer Schriftsteller überfließendem Werk feiert das nackte Utilitätsprinzip an vielen Stellen Triumphe. In ihm wird auch die Frage, ob der Feind durch Gift getötet werden dürfe, einer Beantwortung unterzogen. So heißt es dort: »Wenn man jemand töten darf, so ist es nach dem Naturrecht gleich, ob man dies durch das Schwert oder durch Gift bewirkt. Es ist edelmütiger, ihn so zu töten, daß er sich dagegen wehren kann; man ist dies jedoch niemand schuldig, der den Tod verdient hat. Aber das Völkerrecht – wenigstens der zivilsierten Völker – verbietet die Verwendung von Giften zur Tötung eines

Feindes.« Diese Auseinandersetzung bezieht sich nur auf das direkte oder durch Verräter bewirkte Gifteingeben an Feinde, das, wie ich an anderer Stelle dieses Werkes dargelegt habe, von den Römern ohne weiteres als schimpflich abgelehnt wurde. Sie setzten nicht einmal, wie Grotius, voraus, daß ihnen nach dem »Naturrecht«, d.h. nach der selbsterteilten Rechtsbefugnis, gestattet war zu vergiften. Gegen diese Auffassung von Grotius, daß der Gegner im feindlichen Heer schon an und für sich sein Leben verwirkt habe, wurde schon zu seiner Zeit, als einer besonders rückständigen, von Juristen Einspruch erhoben, und noch mehr gegen das Theorem, daß es gleichgültig sei, ob man einen Gefangenen durch grobe Gewalt oder durch Gift hinrichte. Zwischen Naturrecht in meinem Sinn und Völkerrecht kann hierin kein Unterschied obwalten. Tatsächlich ist auch dieses Vergiften in Europa im Krieg nicht vorgekommen – wenn nicht gerade einmal ein verbrecherisch veranlagter, grausamer Potentat einen in seine Hände gefallenen persönlichen Gegner auf dem Vergiftungsweg hat beseitigen lassen.

Mit der Tatsache des Nichtvorgekommenseins rechnet auch Grotius, wenn er das Schießen mit vergifteten Pfeilen als dem »Völkerrecht« zuwiderlaufend bezeichnet. Nur von solcher Waffe spricht er, nicht von Giften, die, wie später dargelegt werden soll, in seiner Zeit reichlich für Feuerwaffen gebraucht worden sind. Es ist nicht anzunehmen, daß er, der nach Ausweis seiner Briefe über die Weltvorgänge gut unterrichtet gewesen sein muß, dies nicht gewußt haben sollte. Als Erklärung für das Verschweigen eines solchen offenkundigen Bruchs mit der seit etwa anderthalb Jahrtausend bestanden habenden Ansicht, daß die Giftverwendung im Krieg aus sittlichen Gründen unzulässig sei, bzw. für das Nichtlautbarwerdenlassen eines öffentlichen Einspruches dagegen, kann nur sein sententiöser, weicher Opportunitätsstandpunkt herangezogen werden, der auch sonst vielfach in seinem Werk sich bemerkbar macht und denjenigen unangenehm berühren muß, der gewohnt ist, die Denkfolgen bis zur letzten Konsequenz auszusprechen.

worden, ist in noch anderer Zeit als vorzügliches, zweckentsprechendes Tun gepriesen worden. Zeiten und Umstände haben hier in wechselndem Wirbel Recht zu Unrecht und Unrecht zu Recht gewandelt. Unberührt aber von solchen zeitlichen Nützlichkeitsgesichtspunkten bleibt das Naturrecht, das heißt das natürliche Sittengesetz.

Es kann bei der so großen Verschiedenheit im Denken der Menschen nicht wundernehmen, daß es auch Verteidiger der Anschauung gegeben hat, der Kriegsfeind dürfe auch vergiftet werden. Nur einige Rechtskundige und Militärs haben sich so vernehmen lassen: auch hier in allen möglichen Abstufungen des Temperaments und sittlichen Empfindens, von dem rohen Baldus an, der die Grundsätze aufstellte: »Wo immer man den Feind tötet, ist es gut«, und: »Es ist erlaubt, den Feind durch Gift zu töten«, oder einem anderen, der sich nicht entblödete zu sagen: »Nichts ist schimpflich, was dem Feind Schaden bringt«, bis zu jenem, der Gift gegen Mächtigere zu benutzen für gerechtfertigt hält, bis schließlich zu denen, die noch andere kleine Kompromisse nach beiden Seiten hin geschlossen haben. Was so von wenigen in starren Schriftzeichen verewigt wurde, denken sehr viele andere, die im Besitz einer robusten Seelenkonstitution sind. Zumal in und nach Kriegszeiten offenbaren sie ohne Rückhalt die Ungeläutertheit ihrer rohen Instinkte. Ich habe selbst solche Menschen kennengelernt. Sie richteten wohl auch an mich toxikologische Fragen, die die Gewißheitsform meiner Überzeugung bestätigten: daß wenn die Menschheit in sittlicher Beziehung Fortschritte gemacht haben sollte, sie doch sehr schwer zu erkennen sind.

Es ist behauptet worden, daß mit dem Zunehmen der Jahrhunderte in der Menschheitsgeschichte, zumal zwischen dem 11. und 15. Jahrhundert, die blutdürstigen Neigungen der Menschen gewachsen seien und daß deswegen auch das Prinzip, Gifte im Krieg nicht zu gebrauchen, vernachlässigt wurde. Man nahm eben an, daß, wenn der Tod der Feinde das wesentliche Ziel des Kampfes sei, es keine Bedeutung habe, auf welchem Weg man dies erreiche. Freilich war dies später nicht mehr die allgemeine Meinung. Es erhob sich Widerspruch gegen sie: »Die barbarischen Völker haben jederzeit in denen Gedanken gestanden und stehen auch noch, daß man ohne Unterschied alles und jedes zu Waffen gebrauchen könnte, wodurch man seinen Feind schaden, verwunden oder um das Leben bringen könnte. Da sie aus abscheulicher Rachgierde angeflammet waren und an der Marter ihrer Feinde eine besondere Freude hatten, so war es ihnen angenehm, wenn ihre Feinde eines langsamen und martervollen Todes sterben kunten. Doch dieses ist jederzeit unter moralisierten Völkern vor höchst schädlich gehalten worden.« (Fleming) Man zog, wie dies z. B. auch Pufendorf tat, immer wieder die »Gesetze der Menschlichkeit« herbei, um erwägen zu lassen »nicht nur dasjenige, was ein Feind leiden könne, sondern auch was einem rechtschaffenen Überwinder vor anständig zu achten sei«. Man solle bedenken, »daß ihrer viele von denen Soldaten unschuldig sind und bloß gezwungener Weise auf Ordre des commandirenden Generals oder des Landesherrn die Waffe ergreifen müssen«.

Nennt man die Betätigung des Erreichungswillens Kriegsnotwendigkeit, so kann damit, wie es tatsächlich auch in neuester Zeit geschehen ist, alles, selbst das als erlaubt bezeichnet werden, was bisher als gesitteter Menschen unwürdig selbst bei denen galt, die ein schnelles Erreichen des Kriegsziels unter energischster Ausnutzung aller zulässigen Kriegsmittel ohne Rücksicht auf die Zahl der Menschenopfer zu verwirklichen bestrebt waren. Selbst dabei kann Menschlichkeitsgefühl walten. Am besten hat dies Moltke mit dem Ausspruch gekennzeichnet: »Die größte Wohltat im Kriege ist seine schnelle Beendigung. Dafür müssen alle nicht geradezu verwerflichen Mittel freistehen.«

In mannigfachen Variationen haben das gleiche die assoziativen politischen Bestrebungen moderner Staaten, das Verwerfliche, Inhumane, Unerlaubte aus der Kriegführung auszuschalten, zum Ausdruck gebracht. In der Petersburger Deklaration von 1868 wird ausgesprochen, daß die Kriegsnotwendigkeit vor den Forderungen der Humanität haltzumachen habe. In der Brüsseler Deklaration vom Jahre 1874 heißt es: »Das Kriegsrecht erkennt den Kriegführenden nicht eine unbegrenzte Wahl in den Mitteln zu, den Feind zu schädigen«, und die Haager Konferenz von 1899 spricht das gleiche aus.

Ein solches Recht besteht am wenigsten auf Verwendung von Giften. Es ist erfreulich, daß bis auf einige wenige, bereits angeführte Ausnahmen, diejenigen, die sich mit den einschlägigen Fragen in alter und neuer Zeit beschäftigt haben, es ohne Umschweife für menschlich unerlaubt halten, im Krieg absichtlich Gifte in Menschen zu bringen, gleichgültig auf welche Art, ob mit Trinkwasser oder durch absichtliche Verbreitung von Infektionskrankheiten, z. B., wie es in alter Zeit geschehen sein soll, durch Übersendung von Pestkranken oder durch Beibringen in Nahrungs- und Genußmitteln oder mit Kampfeswaffen in weitestem Sinne des Begriffs. Colbert hat in dieser Beziehung die Begrenzung der Mittel zum Zweck kriegerischer Unternehmungen so scharf wie möglich zum Ausdruck gebracht: »Nie darf man ein Mittel, das ein Unternehmen zum Ziel führen kann, zu gebrauchen verabsäumen. Ausgenommen hiervon sind: Gift und heimlicher Mord – zwei Dinge, die so niedrig stehen und so weit entfernt sind von den Empfindungen, die ein Fürst haben muß, daß er nur dazu greifen wird, wenn er sich verunehren will.«

Zu der moralischen Begründung der Verwerflichkeit der Giftverwendung, zumal für den Kampf, tritt eine Wahrheit, die in keiner der überaus vielen vorhandenen Auseinandersetzungen über diese Frage auch nur gestreift worden ist – nämlich die toxikologische. Daß sie nie berührt wurde, kann nicht wundernehmen, da vollständig Kundige in solchen entscheidenden, weltwichtigen Dingen nicht in gehöriger Weise gefragt werden. Auch ein bescheidenes medizinisches Eingreifen wurde hierbei bisher, wie es scheint, als überflüssig erachtet. Ein Blick in eines der Beratungsprotokolle der internationalen Kriegskonferenzen, z. B. in das der Haager Konferenz von 1899, oder in darüber räsonierende Werke, läßt die uralte Erfahrung wieder als Wahrheit hervorleuchten, daß nichts dem Laien so viel genugtuliche Befriedigung gewährt, als über medizinische Dinge zu sprechen und Rat zu erteilen. Deshalb wird ein Sachverständiger überflüssig. Er brächte durch Tatsachen Verwirrung in die Laienköpfe, auch Mißvergnügen und Unlustgefühle.

Gäbe es keine anderen Gründe für die Zurückweisung von Giften als Kampfmittel, so wäre es die Erkenntnis, daß der menschliche Geist Mittel ersinnen kann, um sich vor der rohen Gewalt jeder anderen Art von Kriegsmittel in irgendeinem Umfang dinglich zu schützen oder ihr moralisch gewappnet entgegenzutreten, es aber, wie die Dinge wirklich liegen, dem Giftbedachten, und, wenn es sich z. B. um giftige Gase handelt, sehr oft auch dem Giftwerfenden trotz Maske und trotz Atmungsapparat schwer oder unmöglich ist, dem ausgesandten und ihn treffenden Gifte bzw. dessen Wirkungsfolgen zu entgehen, daß sogar schwere Körperverletzungen durch mechanische Gewalt, wie Herz- und Gehirnschüsse noch ein medizinisches Eingreifen mit der Hoffnung auf einen Erfolg zulassen, daß aber das Schicksal des Vergifteten nicht nach Wunsch und Willen wesentlich beeinflußbar ist. Dies gilt sowohl für die akuten Folgen der Vergiftung als auch für die Nachleiden. Man braucht nur an die sogenannten Gegengifte, deren Wesen und Bedeutungslosigkeit ich an anderer Stelle geschildert habe, zu denken, um den Beweis dafür zu haben, daß viele Ärzte und immer Laien ihre Hoffnungen auf Hilfe bei Vergiftungen an dieses Schema hängen und meistens darüber unterlassen, Wichtigeres zu versuchen. Im Burenkrieg, so schreibt ein Teilnehmer, glaubte man fälschlicherweise annehmen zu müssen, die Buren würden die Wasserstellen mit Zyankalium vergiften, das sie sich in großen Mengen aus Johannisburg angeblich für Goldgewinnungszwecke besorgt hatten. Man sei jedoch nicht in die Lage gekommen, die Gegengifte anzuwenden, die der medizinische Stab für solche Fälle gegeben hätte. Es wäre ein solches Tun völlig überflüssig gewesen, da demjenigen, der viel Blausäure verschluckt hat, kein Arzt helfen kann, und wer wenig davon bekommen, ohne ärztliche Hilfe gesundet.

Ließen einem von Wunde und von Gift im Kampf akut Heimgesuchten die erstere noch die Hoffnung auf Erhaltung des Lebens, so unterliegt er dem letzteren, ungreifbaren, unbindbaren, nach einem nur selten erkennbaren Plan im menschlichen Körper wirkenden. Wer bewußt dies herbeizuführen bestrebt ist, handelt, nach dem Empfinden unzähliger Menschen der Vergangenheit und der Gegenwart, grausam. Er ist inhuman und unzivilisiert, weil er sich mit dem zu erstrebenden Erfolg, den Gegner kampfunfähig zu machen, nicht begnügen, sondern unter allen Umständen töten will. Gifte sind illoyale Waffen, und wer sie, in der Absicht, mit ihnen dem Gegner einen vernichtenden Schaden zuzufügen, anwendet, ist ein illoyaler Feind, der sich außerhalb des Gesetzes stellt. Der Begriff der illoyalen Waffe braucht ebensowenig begrifflich umgrenzt zu werden wie der des Meuchelmords, des Treubruchs, des Diebstahls oder der Notzucht. Würden einst die Menschen der Stimme ruhiger Prüfung und leidenschaftsloser, edler Empfindung Gehör geben – was leider undenkbar ist –, dann würde Scham sie ergreifen ob alledem, was unter so mannigfaltigen Deckmänteln an Häßlichstem im Krieg verübt worden ist, vor allem mit der entehrenden Waffe Gift.

Zweites Kapitel

Die Vergiftung des Feindes durch Trinkwasser

Als bequemes Mittel den zumal in einer Stadt eingeschlossenen Feinden Schaden an Leib und Leben zuzufügen, wurde viele Jahrhunderte hindurch die Vergiftung des Trinkwassers angesehen. Quellen, Brunnen, Bäche und größere Flußläufe suchte man verderblich zu machen. Daß dies im fließenden Wasser nicht ohne weiteres zu bewerkstelligen ist, hat ein kritischer Kopf schon im 16. Jahrhundert auseinandergesetzt, und im 18. Jahrhundert schrieb man: »Ein Irrtum ist es anzunehmen, man könne Quellen infizieren oder giftig machen, wie man dies zu Zeiten Kaiser Karls IV. annahm, als die Pest wütete und den Juden die Quellenvergiftung zugeschrieben wurde.« (Schirmer) Es liegt auf der Hand, daß bei einigermaßen starkem Gefälle so große Mengen von giftigen Stoffen gar nicht aufzutreiben sind, um das Wasser dauernd schlecht zu machen – ganz abgesehen von der starken, bis zur Unschädlichmachung gehen könnenden Verdünnung, die jedes Gift dabei erfahren muß, und abgesehen von der sogenannten Selbstreinigung der Flüsse, besonders für infektiöse Stoffe. Nur Brunnen, Quellenreservoire, Wasserlöcher und Bäche, die geschickt abgedämmt werden, also Wässer mit gar keinem oder sehr schwachem Gefälle, sind vergiftbar. Ich sage vergiftbar und verstehe darunter in toxikologischer Auffassung, die sich völlig mit den Wirklichkeitsverhältnissen deckt, jede Art, das Wasser durch Zusatz chemischer Stoffe, zersetzter organischer Massen oder von giftliefernden krankmachenden niederen Lebewesen für den menschlichen Gebrauch untauglich zu machen. Unter untauglich machenden Stoffen sind nicht nur an sich giftige, sondern aus medizinischen Gründen auch Ekel erregende zu begreifen.

Die Kriegsnotwendigkeit kann an der Verwerflichkeit dieses Mittels der Feindesvernichtung nichts ändern. Sie ist vielleicht noch tückischer als die Verwendung von giftigen Gasen in Geschossen. Das Rechtswerk des El Nohekkik bezeichnet in amüsantem Opportunismus das Vergiften von Quellen und Wasserläufen für verboten – oder mindestens für nicht wohlanständig, hält es aber für durchaus zulässig, falls der Sieg auf andere Weise nicht zu erzielen ist.

Erlaubt kann nur die Verhinderung der Wasserversorgung eines Ortes durch Ablenkung eines Wasserlaufes oder einer Wasserquelle oder die Zerstörung von Zuleitungen oder die Verschüttung von Brunnen sein. Der Burenführer de Wett hat am 29. März 1900 die Wasserwerke von Bloomfontein abgeschnitten, so daß die Einwohner auf schmutziges Brunnenwasser angewiesen waren. Es ist der Zusammenhang dieser Tat mit dem danach erfolgten Ausbruch einer Typhusepidemie wahrscheinlich, aber nicht absolut sicher. Aber selbst wenn es der Fall gewesen sein sollte, so war das Vorgehen von de Wett durchaus eine loyale Form der Kriegführung und ohne Tadel. Dagegen liegt ein Stück Heuchelei oder Unwissenheit in der eigenmächtigen Entscheidung, daß es nicht erlaubt sei, Trinkwasser des Feindes zu vergiften, man es aber wohl mit toten Körpern oder durch andere abstoßende Mittel ungenießbar machen dürfe, weil dies das einzige Mittel sei, das der Wasserabschneidung gleichkomme. Dieser Sophistik macht die Wissenschaft schnell den Garaus, da sie Wasser, das mit faulenden Kadavern verunreinigt ist, durchaus als vergiftetes Wasser anspricht. Aus diesem Grund ist derjenige, der eine solche Tat bewußt ausführt, als Vergifter anzusehen. Dies trifft z.B. auf den südstaatlichen Führer Johnston zu, der im amerikanischen Sezessionskrieg, im Juli 1863, auf seinem Rückzug von Vicksburg, hart verfolgt von General Shermann, Rinder, Schweine, Schafe in die Wasserteiche treiben und dort niederschießen ließ. Die nachfolgenden nordamerikanischen Truppen mußten die stinkenden Kadaver aus dem Wasser werfen, um es trinken zu können. Wenn die naive Frage, ob man dies Vergiftung nennen könne, verneint und das Vorgehen sogar als erlaubter Kriegsakt bezeichnet wird, doppelt erlaubt, nicht nur nach des Fragestellers Ansicht, sondern weil es auch in einem in der amerikanischen Armee verbreiteten Leitfaden so angesehen wird, so sind beide, der Frager und der Verfasser, zu bedauern, daß sie sich nicht besseren Rat geholt haben.

In das Vorbeisehen am richtigen Ziel gehört auch die Rechtfertigung des Generals Cronje aus dem Burenkrieg. Er war von Kitcheners Truppen im Februar 1901 in Pardeberg umzingelt. Viele seiner Pferde waren durch englische Bomben krepiert. Er warf die Leichname in den Oranjefluß, auf den die britischen Soldaten angewiesen waren. Kindlich naiv ist die Entschuldigung hierfür: Es sei ein Akt der Notwendigkeit gewesen und kein überlegter Vergiftungsversuch, weil er die Tiere in der Umgebung seines Lagers nicht hätte vergraben lassen können. Es würde »fast sicher« Typhus daraus entstanden sein. Die Konsequenz dieser Meinung würde sein, daß man Kirchhöfe in der Nähe bewohnter Flächen nicht anlegen dürfe, weil die Leichen »fast sicher« Typhus erzeugen würden. Und doch stehen in Großstädten vielfach Häuser fast Wand an Wand mit Kirchhöfen. Derartige, völlig schiefe Urteile würden nicht noch durch den Druck Dauer erhalten können, wenn ihre Kundgeber vor ihrem literarischen Tun einen Sachverständigen befragen wollten. Das, was Cronje tat, war ein beabsichtigter Vergiftungsversuch, der unter den damaligen Umständen unbefriedigend ausfallen mußte. Erfolgreich wird er dagegen, wenn man ein Wasserloch in der Kalahari oder sonstwo schändlicherweise vergiftet, ohne die nachfolgenden Truppen wissen zu lassen, daß Gift in das Loch getan worden ist.

Bei den Persern galt die absichtliche Verunreinigung des Flußwassers als einer der schwersten Vorwürfe, der einem Menschen gemacht werden konnte.

Trotz der Abweisung einer solchen Schädigungsart eines Feindes in alter Zeit ist im 16. und 17. Jahrhundert die Frage ihrer Berechtigung immer wieder von neuem von Juristen untersucht worden. Hugo Grotius sucht in seiner bereits gekennzeichneten Art beiden Auffassungen gerecht zu werden. Er gibt zu, daß, wie der Historiker Florus meint, Brunnen zu vergiften gegen göttliches Recht verstoße, hält es aber für erlaubt, das Wasser derselben so zu verderben, daß es untrinkbar wird. Diese feine Distinktion ist selbstverständlich wertlos, da jede Art des Verderbens des Wassers, auch die durch hineingeworfene Kadaver oder untrinkbare Masse wie Erdöle, Farbstoffe, übelriechende Substanzen die Vergiftungsmöglichkeit in sich trägt. Andere wie der Jesuit und Kardinal Toletus haben kurzweg die Verwendung von Gift für Quellen als statthaft erklärt, »um den Feind, der mit Unrecht ein fremdes Land besetzt halte, zu töten«. Diese starre Stellungnahme trifft man auch sonst in alten juristischen Abhandlungen, aber mindestens ebensooft ihre herbe Verurteilung. Ich halte diese Art von gewollter Vergiftung, soweit sie sich überhaupt erfolgreich erzielen läßt, in ihrem moralischen Unwert der feigen, heimlichen Vergiftung eines persönlichen Feindes für gleichstehend.

Es ist erfreulich, daß diese Auffassung, wie es scheint, in weiten Kreisen geteilt wird. Dies kann man wenigstens noch für die ersten anderthalb

Jahrzehnte des 20. Jahrhunderts annehmen. In den Kommissionsverhandlungen der Haager Konferenz vom Juli 1899 brachte der Vertreter Rußlands zum Ausdruck, daß die Verwendung von gasigen Giften im Krieg mit der Vergiftung des Trinkwassers auf einer Stufe stände. Der Präsident der Kommission hielt die Brunnenvergiftung für eine meuchlerische, hinterlistige Tat. Der Artikel 23 des Haager Abkommens, der in Ziffer 1 die Verwendung von Gift oder vergifteten Waffen untersagt, schließt selbstverständlich auch das Verbot ein, Flüsse, Brunnen, Wasserleitungen durch Infektionsstoffe irgendwelcher Art zu vergiften.

Zu den Vergiftern von Wassern wurde der im Jahre 1557 gestorbene Marschall Blaise de Montluc, der seine Taten selbst aufgezeichnet hat, gerechnet. Er erzählt viel, auch wie er ohne Zag und Zügel, zumal gegen die Hugenotten, die Befehle seines Königs Heinrich III. ausgeführt habe – ein nicht ganz ungewöhnlicher Deckschutz für das Begehen von Schändlichkeiten. Dieser königliche Henker, wie ihn seine Zeit nannte, tötete durch Schwert und noch mehr durch Strick, wer immer in seine Hände fiel. Seine Wege waren, wie er selbst sagte, deutlich durch die an den Bäumen Hängenden gezeichnet. In den Jahren 1560–1564 wütete er in Guyenne. Bei der Belagerung des Kastells Granum, in dem hundert Protestanten lagen, schnitt er die Quelleitung ab und vergiftete auch das Wasser, so daß die Belagerten sich nach 13 Tagen ergeben mußten.

Etwas später als Montluc hat auch der Erzherzog Albert von Österreich, der Schwiegersohn Philipps II. von Spanien, in seinem Kampf gegen Holland den Wiener Johannes Storms beauftragt, das Wasser, das die mutigen Einwohner von Ostende brauchten, zu vergiften. »Dazu stand ihm ein schlimmes, krankmachendes Gift zur Verfügung. Der Dampf desselben, von Menschen eingeatmet, vermochte zu töten.« (Zevecotius) Wahrscheinlich handelte es sich um verbrennenden Schwefel, also schweflige Säure. Außerdem käme vielleicht noch die arsenige Säure in Frage. Die Belagerung dieser Stadt dauerte drei Jahre und drei Monate bis zum 22. September 1604 und kostete mehr als hunderttausend Menschen das Leben.

ZWEITER ABSCHNITT

Gifte als fernwirkende Kriegsmittel

Erstes Kapitel

Die Pfeilgifte

Aus drei Weltteilen haben uns Griechen und Römer die Nachricht über Gifte, die auf Wurfgeschosse aufgetragen wurden, übermittelt. Kelten, Gallier, Belgier, Dazier, Dalmatiner gebrauchten solche Pfeilgifte, ebenso wie jene asiatischen Völker, die in dem Gebiet zwischen Schwarzem und Kaspischem Meer, östlich des letzteren und im alten Ariana und weiter südlich über das alte Afghanistan und Beludschistan hinaus bis zur Küste des Arabischen Meeres und teilweise in Persien wohnten.

Aristoteles kannte manche wertvolle Einzelheiten über solche Gifte der Skythen; der an den Pontus Euxinus verbannte Ovid klagt beweglich an mehr als einer Stelle seiner Episteln über diese grausigen Geschosse; Strabo berichtet über einen solchen Gebrauch von den Soanen, und mit den Oriten verbindet sich, wie wir im Curtius Rufus lesen, die Erinnerung an die Verwundung des Freundes Alexanders des Großen, Ptolemaeus, der durch einen vergifteten Pfeil in Lebensgefahr gebracht wurde. Nicht minder verbreitet war im Altertum der Gebrauch solcher Geschosse in den damals bekannten afrikanischen Gebieten, besonders in Äthiopien. Und wenn in allen jenen Gegenden, in welchen in alter Zeit Giftpfeile schwirrten, heute kaum noch die Erinnerung an eine solche Waffe lebt, so ist in der Gegend des alten Meroe ein solcher Gebrauch auch heute noch vorhanden, und manches Volk des Nilotenstammes sendet jetzt wie in uralter Zeit den giftgetränkten Pfeil.

Die Vorstellung von etwas besonders Furchtbarem verband sich bei den alten Völkern mit dem Pfeilgift und das Bestreben, das auch wir heute haben, die Zusammensetzung desselben und Hilfe dagegen zu erkunden: Wir begegnen ihm allenthalben in Schriften des Altertums und in denen, die aus dem Mittelalter, ja selbst noch aus dem 15. und 16. Jahrhundert die Verwendung solcher Waffen erwähnen.

Mit den Entdeckungsreisen von etwa der Mitte des 15. Jahrhunderts an findet man in Reiseberichten wieder zahlreicher die Pfeilgifte erwähnt. Südlich vom Kap Verde, beim Landen an der Gambiamündung, mußte der von einem Giftpfeil getroffene Nuno Tristan 1447 sein Leben lassen, und manchen anderen Europäer ereilte in jenen nordwestlichen Küstenstrichen Afrikas ein solches Geschick.

Nur wenige Rassen und Völker haben in den Zeiten, wo nur die körperliche Kraft oder die Geschicklichkeit im Pfeilschuß im Kampf gegen Tier und Mensch Gewähr für Erfolg gab, nicht versucht, in der sie umgebenden Natur Mittel zu finden, wodurch sie ihre Waffe gefährlicher machen könnten. Es erregt immer wieder von neuem das Erstaunen des Forschers wahrzunehmen, wie gut fast immer die Auswahl hierbei getroffen wurde. Auf diesem Gebiet, wie auf dem der Auswahl narkotischer Genußmittel feierte das Streben nach Zweckmäßigkeit und das instinktive Finden der geeigneten Stoffe Triumphe. Denn hier spielten mechanisches Talent, Überlegung und Schlußfolgerung, wie sie für die Konstruktion der Waffe selbst erforderlich sind, keine Rolle. Noch fehlt eine zusammenfassende Systematik der vorhandenen Pfeilkonstruktionen. Aber schon aus dem größeren Teile des vorliegenden Materials ersieht man das Bestreben, den Bau so einzurichten, daß die erteilte Fluggeschwindigkeit möglichst wenig leidet, die gegebene Richtung beibehalten wird, das Eindringen in den getroffenen Körperteil möglichst tief erfolgt, die Berührungsfläche des Giftes mit der Wunde denkbar groß und das Ausziehen des Pfeils erschwert ist.

Schlimm genug kann schon eine Pfeilwunde an sich werden, wenn sie nicht nur Muskeln, sondern lebenswichtige Organe trifft. Die Bedeutung der Wunde aber tritt bei den Giftpfeilen zurück gegenüber den örtlichen bzw. allgemeinen Vergiftungssymptomen. Schon ein Schmerz, der durch einen ätzenden Stoff in einem Muskel erzeugt wird, vermag einen Gegner kampfschwach und eine im Lauf einer Stunde oder später entstehende Entzündung ihn kampfunfähig zu machen. Der Giftpfeilschütze verlangt aber mehr: schnelle Kampfunfähigkeit bzw. schnellen Tod seines Feindes durch in die Säftebahnen des Körpers eingetretenes Gift. Wo aber hierzu geeignete Mittel nicht wachsen oder die Tradition nichts Besseres gelehrt hat, da sind auch Schmerzen und Entzündung bereitende Gifte willkommen.

Zweites Kapitel

Giftige Tiere als Fernwaffe

Eine Entschuldigung dafür, daß die Menschen »mit fremdem Gifte stritten«, fand Aelian darin, daß sie dies von den Wespen gelernt hätten, die ihren Stachel mit dem Gift toter Vipern netzten. Man wußte natürlich aus der täglichen Erfahrung mehr und Richtigeres als dies. Man kannte die Wirkungen von Gifttieren, von Insekten an bis zu den Schlangen, und so kann es nicht wundernehmen, daß auch zu solchen, freilich schwächlichen Hifsmitteln im Krieg Bedrängte griffen. Man ersieht dies aus jenem Bericht des Herodian, der sich auf die belagerten Atrener bezieht. Weil Barsenius, der König der Atrener, freundschaftlich mit Pescennius Niger verbunden war, der römischer Kaiser hatte werden wollen, aber unterlegen war und sein Leben eingebüßt hatte, zog Septimius Severus gegen ihn. Es war ein Vorwand, wie deren landgierige Eroberer immer einen oder den anderen zur Verfügung haben. Er belagerte Atra, das auf der Spitze eines hohen Berges gelegen und mit einer starken Mauer umgeben war. Alle damals bekannten Belagerungskünste wurden an dieser Stadt erfolglos erschöpft. Die Atrener wehrten sich tapfer und unter anderem dadurch, daß sie auf die Anstürmenden Steine herabwälzten und irdene Gefäße schleuderten, die mit kleinen, fliegenden, giftigen Insekten angefüllt waren. Diese stachen die Römer im Gesicht oder krochen an andere entblößte Körperteile und verursachten dort unangenehme Belästigungen. Severus, gewohnt in allen Schlachten zu siegen, mußte unverrichteter Dinge abziehen.

Eine weitere eigentümliche Giftverwendung im Krieg benutzte Hannibal. Er war zum König Prusias von Bithynien geflohen. Dort brachte er eine mächtige Koalition gegen die Römer und gegen Eumenes, den König von Pergamon, zustande. Er errang mannigfache Vorteile in den nun folgenden Kämpfen. Eine Seeschlacht gewann er dadurch, daß er giftige Schlangen sammeln, in Tongefäße einsperren und mitten in der Schlacht auf die feindlichen Schiffe werfen ließ. Es erschien dem Feind anfangs lächerlich, gegen Töpfe zu kämpfen, sehr bald aber, als die Schlangen sich über das Schiff zu verbreiten begannen, wurden sie so bestürzt, daß Hannibal den Sieg davontragen konnte.

DRITTER ABSCHNITT

Giftliefernde Feuerwaffen und ausgesandte Gasgifte

Erstes Kapitel

Die Einführung von gifttragenden und giftliefernden Geschossen. Die internationalen Abmachungen über solche

»Im Krieg stirbt man jetzt nicht nur auf eine, sondern auf eine dreifache Art: durch Eisen oder Blei, durch Gift und durch Feuer.« So schrieb um die Mitte des 17. Jahrhunderts der General-Feldzeugmeister-Leutnant Siemienovicz und fügte hinzu, daß es die schlechteste Art von Menschen sei, die Gift für den Krieg gebrauche. Es ist absolut falsch, daß die Tötung durch Gift in Europa als unzulässig galt. Gifte für Pfeile sind von germanischen Stämmen jahrhundertelang gebraucht worden. Gab es doch sogar Gesetze, die sich auf Verletzung mittels vergifteter Pfeile bezogen. In den Kapitularien der fränkischen Kriege werden Geldstrafen dafür festgesetzt – in der Lex Bajuvariorum weniger als im Salischen Gesetz. Die Vandalen schleuderten vergiftete Wurfspeere, und Angelsachsen hatten giftgenetzte Schwerter, wie aus dem Beowulf-Epos zu ersehen ist. Dazier, Dalmatier sandten vergiftete Wurfgeschosse. Zu Beginn des 13. Jahrhunderts waren Giftpfeile und vergiftete Speere – die »geluppeten« Waffen – beliebt, wie aus dem Ritterepos »Tristan und Isolde« und seinen Fortsetzungen hervorgeht.

Eine Zeitlang, nachdem die Feuerwaffen die Pfeile und Ähnliches verdrängt hatten, begann man Gifte mit ihnen zu verbinden. Man vergiftete die Geschosse, um Gift direkt in den Körper zu bringen, und man versuchte die Luft, die der Feind atmen mußte, zu vergiften. Daher die lauten Klagen darüber im 16. und 17. Jahrhundert:

»So kann auch der Name ›Waffe‹ keinem Menschen tötenden Gifte zugebilligt werden. Da diese durch göttliche und menschliche Gesetze im bürgerlichen Wandel verboten sind und den Übertreter schwere Strafen treffen, so sollte man auch im Krieg von ihnen Abstand nehmen: Es geziemt nicht einem guten Soldaten und einem rechten Christen, seinen Nächsten mit Gift aus dem Weg zu räumen; denn es ist an vielerlei mächtigen und wunderbaren Waffen kein Mangel.« (Siemienovicz) Und Justus Lipsius erklärte denjenigen »für niedrig und verworfen«, der einen anderen durch Gift umzubringen sich bestrebt. Nicht nur Klagen über gifttragende oder giftentwickelnde Feuerwaffen der verschiedensten Gestaltung und Zweckbestimmung wurden laut, sondern auch Verordnungen erlassen, um deren Herstellung zu verhindern:

»Wiewol inn den alten Teutsche kriegsordnungen, den büchsenmeistern über ire besondere Artickel, darauf sie schweren müssen, unterweilen dises auch untersaget und eingebunden worden ist, Nemlich, daß sie kein heimlich feuer einlegen, kein außfarend oder schlagend feuer gebrauchen, des nachts nit schiessen, auch kein vergiffte Kugel oder feuerwerck werffen wolt. Denn solches alles haben die alten auffrichtigen und redlichen Teutschen kriegsleut, zur selbigen zeit, für unbillich, unrecht, unnd dem Mannlichen Kriegsgebrauch, zu wider und ungemeß geachtet. So ist es doch leider nunmehr dahin kommen, daß wir erzeltes alles (weil sich die gegenpart solcher ding gebrauchet) auch mit guten ehrn unnd rechten, wo nicht gern, doch gezwungener weiß gebrauchen müssen …«

Es ist sehr fraglich, ob der letztere Beweggrund das allein Veranlassende war, daß von deutschen Soldaten Vergiftung in die Ferne durch Geschosse verübt oder zu verüben versucht worden ist. Die Priorität ist nicht feststellbar. Beiderseits war der Wille vorhanden, auch Gifte für die Verteidigung zu benutzen. Die Vergiftungen durch die später zu erwähnenden Verfahrungsweisen müssen einen sehr beträchtlichen Umfang angenommen haben, sonst wäre das Zustandekommen der im Jahr 1675 zwischen Deutschen und Franzosen in Straßburg geschlossenen Übereinkunft nicht verständlich:

»Vergleich so zwischen der Kayserlichen und Frantzösischen Armeen, so wol auch beiderseits Aliirten die die Außwechsel und racionirung der gefangenen betreffend, ist auffgerichtet worden in der Statt Straßburg den 27. Aug. 1675. Art. 57. So sol auch hiemit beiderseits ernstlich und scharff verbotten seyn, sich keiner Drat- vergifteten- gestirnten, und mehrerley ungewöhnlich figurirt- und formirter Kuglen NB. inskünfftig zugebrauchen: bei dem derley verbotener Zeug wird gefunden werden, der soll auff gesinnen vom der Parthey, zu welcher er gehöret, exemplarisch gestrafft werden.«

Es ist dies Abkommen meines Wissens das erste derartige und für lange Zeit einzig gebliebene. Trotzdem darf nach gelegentlichen Äußerungen in späteren kriegswissenschaftlichen Werken angenommen werden, daß die »Giftkugeln« nicht mit einem Mal dadurch ihr Ende gefunden haben. Unsere Zeit hat wieder eine Diskussion über Gift tragende, fernwirkende Feuergeschosse entstehen lassen – keine theoretischen, sondern auf Wirklichkeitsverhältnissen begründete Auseinandersetzungen. Es hat sich als irrig erwiesen zu glauben, daß die Wahl der im Krieg verwendbaren Mittel außer von den Fortschritten der Kriegskunst noch von dem Grad der Zivilisation und der moralischen Höhe der kriegführenden Parteien abhinge. Und unverwirklicht ist geblieben, was Moltke aussprach: »daß die allmählich fortschreitende Gesittung sich auch in der Kriegführung abspiegeln müsse«. Dies kann gar nicht anders sein, weil die Prämisse unerfüllbar ist; denn die Gesittung im besten Sinne des Begriffs schreitet, wie mir scheinen will, nicht fort. Deshalb hat die modernste Kriegführung nicht nur nicht von böser Art gelassen, sondern ist zu einem Grad der Wildheit ausgewachsen, der den Wissenden mit Schaudern erfüllt.

Man schien zu meinen, daß Verbote für häßliche Giftkriegsmittel als überlebt keine Bedeutung mehr hätten, angesichts des Gebrauchs von Petroleumbomben oder von Sprengstoffen wie Pikrinsäure, Melinit, Lyddit usw. Auch der Gebrauch derartiger Stoffe stellt nur eine Etappe dar. Nicht so ist es, »daß heutzutage keine zivilisierte Macht ihren Truppen erlauben würde, Gift zu gebrauchen«, vielmehr wird es ihnen zum Gebrauchenmüssen wahrscheinlich gegeben werden, und in späteren Kriegen sehr wahrscheinlich in noch viel verderblicherer Form, als heute der Fall ist. Und kein internationales Abkommen wird und kann dies verhindern, weil das Siegen trotz des lebhaftesten Wollens immer schwieriger sich gestaltet und deswegen die Kampfmittel immer schlimmer werden müssen. Gifte drängen sich auf und finden unter den Zweckmitteln ihren Platz. Mit der Absicht zu vergiften werden sie in Apparaten in die Nähe oder die Ferne geschickt, trotz aller bevollmächtigten Minister, die die Akte der Friedenskonferenzen unterzeichneten und trotz allen Abscheus, den dieses Kampfmittel bei Seelengebildeten von jeher erregt hat.

Es war Vorahnung oder Voraussicht, die Veranlassung gaben, auf den internationalen Staatenkonferenzen in Petersburg, Brüssel und besonders im Haag (1899 und 1907) den schrankenlosen Gebrauch von Kriegsmitteln als unzulässig zu bezeichnen und unter anderem auch die Verwendung von Giften oder vergifteten Waffen zu verbieten. Im Haag, im Jahr

1899, hatte der russische Vertreter den Auftrag erhalten, das Verbot einer neuen Art von Sprengstoffen, deren Erfindung möglich erscheine, anzuregen. Es handelte sich darum, die Verwendung von Geschossen zu untersagen, die mit Sprengstoffen geladen seien, welche erstickende oder giftige Gase verbreiten. Der Präsident erläuterte den Antrag dahin, daß nur solche Geschosse gemeint seien, deren Zweck es sei, giftige Gase zu verbreiten, nicht auch solche Geschosse, deren Platzen zufällig Gase freimache. Man einigte sich zu folgender Erklärung:

> *Die unterzeichneten Bevollmächtigten der auf der internationalen Friedenskonferenz im Haag vertretenen Mächte, von dem Gedanken geleitet, der in der Deklaration von St. Petersburg vom 29. November, 11. Dezember 1868 Ausdruck gefunden hat, erklären: Die vertragschließenden Mächte unterwerfen sich gegenseitig dem Verbot, solche Geschosse zu verwenden, deren einziger Zweck ist, erstickende oder tödlich wirkende Gase zu verbreiten.*

Diese Fassung, so absolut klar sie ist, ist doch von manchen Beurteilern nicht richtig gewürdigt worden. Man hat sie für bedeutungslos erklären wollen, weil man dadurch die Lydditgranaten völkerrechtlich nicht für unzulässig stempeln könne, obschon sie auch erstickende Gase liefern. Schon die Verhandlungen der Konferenz widerlegen diesen Einwurf. Mit Recht ist hervorgehoben worden, daß die Militärmächte einem Verbot von Geschossen, die außer der Sprengwirkung nebenher giftige Gase entwickeln, nicht zugestimmt haben würden. Ein solches Verbot würde aber auch an der Unmöglichkeit, ein nicht schädliche Gase entwickelndes Sprenggeschoß herzustellen, zerschellen.

Zweites Kapitel

Die Giftwirkung von explodierenden Geschossen. Definition eines illoyalen Geschosses. Schilderung der Vergiftung durch erstickend wirkende Gase

Es hat lange gedauert, bis man erkannte, daß die bei der Explosion kohlenstoffhaltiger Sprengkörper entstehenden Gase wesentlich durch ihren hohen Kohlenoxydgehalt giftig wirkende Energieträger sind. Die aus der

Explosionsbombe entnommenen Gasprodukte enthielten an Kohlenoxyd z.B. – um nur zwei kriegsgemäß verwendete Stoffe anzuführen – von:

Pikrinsäure .... 61,05 %
Trinitrotoluol .... 57,01 %

Wenn man bedenkt, daß der Kohlendunst nur etwa 0,3–0,5 %, das Leuchtgas durchschnittlich 6 % Kohlenoxyd enthält und schon so verderblich wirken kann, wie es fast täglich geschieht, und wenn man weiter bedenkt, daß schon bei einer Anwesenheit von nur 0,25 % dieses Gases in der Atmungsluft schon 60 % des lebenswichtigen roten Blutfarbstoffes, in Kohlenoxydhämoglobin umgewandelt, für die Atmung unbrauchbar gemacht wird, so begreift man, wie auch nur eine kleine Zahl von Atemzügen in einer Atmosphäre der genannten Explosionsgase wird wirken können.

Als begünstigend für das Zustandekommen einer Vergiftung durch Explosionsgase kommt ihr Gehalt an Kohlensäure in Frage, die ja beträchtlich schwerer als die atmosphärische Luft ist. Je größer der Gehalt an Kohlensäure unter solchen Bedingungen ist, um so schwerer erfolgt die Diffusion des Kohlenoxyds. Sprengungen mit Nitroglyzerin enthaltenden Sprengstoffen stellen dadurch eine höhere Gefahrenklasse dar. Finden sich doch in den nach der Explosion von Gelatinedynamit entstehenden Gasen neben 34 % Kohlenoxyd noch 32,68 % Kohlensäure und in den aus Karbonit sich entwickelnden Sprenggasen 36 % Kohlenoxyd neben 19,2 % Kohlensäure.

So schwer ist ein solches Gasgemisch, und so lagert es sich am Boden bzw. bis zu einer Schicht, in die die Atmungsorgane des Menschen heranreichen, daß, wie man es öfters im Bergwerksbetrieb sah, ein Entweichen aus dieser Schicht unmöglich und der Tod zur Notwendigkeit wird.

Was an vernichtenden Wirkungen das Kohlenoxydgas mit seiner Beschwerung durch Kohlensäure auch weit über den eigentlichen Ort seines Entstehens hinaus leisten kann, ersieht man aus den Befunden an Leichen nach schlagenden Wettern, in denen dieses Gas eine heute noch nicht genügend berücksichtigte Rolle spielt. Fand man doch bei der großen Grubenexplosion in Courrières überall die Zeichen seiner unheilvollen biologischen Energie. Noch mehrere Kilometer von dem Ort der Explosion entfernt sah man Leichen, in deren rosigem Aussehen schon äußerlich der Stempel dieses Gases erkennbar war. Ähnliches war in den Tylerstowngruben der Fall, wo von 57 durch schlagende Wetter getöteten Bergleuten 52 direkt durch Kohlenoxyd in den Tod gebracht worden sind.

Ungeheure, unberechenbare Mengen von Kohlenoxyd entstehen durch Krepieren von Explosionskörpern. Es ist ein Irrtum zu glauben, daß eine Giftwirkung dann unberücksichtigt bleiben kann, wenn seine Entwicklung im Freien erfolgt. Dagegen sprechen mehr noch als die theoretischen Erwägungen die praktischen Erfahrungen. Meiner Meinung nach beruhte, abgesehen von der Inbrandsetzung, der Erfolg des berühmten und in seiner Zusammensetzung so sehr in Byzanz als Geheimnis gehüteten griechischen Feuers auf seiner Erstickungswirkung durch Kohlenoxyd.

Außer Kohlenoxyd und Kohlensäure können noch andere mit den Sprengstoffen in Beziehung stehende Substanzen bei der Explosion mitwirken, vor allem unzersetzter Sprengstoff. So sind die Explosionsprodukte von viel Pikrinsäure besitzenden Geschossen oft gelb gefärbt, schmecken bitter und enthalten freie Pikrinsäure. Auch die nicht quantitative Umsetzung des Sprengstoffs bei der Detonation des Trinitrotoluols, Dinitrotoluols und Dinitrobenzols läßt sich erweisen. Sprengstoffe, die Nitroglyzerin enthalten, lassen bei der Explosion Nitroglyzerindampf frei werden. Alle solche unzersetzten Sprengstoffteile können in die Atemluft gelangen, ohne freilich sonderlich den Verlauf der Kohlenoxydwirkung zu beeinflussen.

Bei der normalen Energieentfaltung der modernen Explosionsstoffe durch die Knallquecksilberinitialzündung sollen eigentlich keine Stickoxyde in den Schwaden auftreten. In der Praxis entstehen manchmal auch solche, besonders beim Auskochen des Sprengschusses, verstärken die Kohlenoxydwirkung beträchtlich und können durch Bildung von »nitrosen Gasen« zu meist erst nach Stunden erfolgenden Erstickungszuständen führen.

Mannigfach sind die Vergiftungssymptome, die das Kohlenoxyd erzeugt. Chemische Forschungen, Experimente an Tieren und überreiche Erfahrungen an Menschen haben die breitesten Grundlagen für das Verständnis dafür geliefert, daß die aus explodierenden organischen Verbindungen frei werdenden kohlenoxydhaltigen Gase Menschen in ebenso verschiedenartiger Weise vergiften können, wie das aus anderen Quellen stammende Kohlenoxyd es tut und zwar: schnell oder – bisweilen sogar nach einer scheinbaren Inkubation – in langsamer Entwicklung von irgendwelchen körperlichen Funktionsstörungen; stark: mit den heftigsten, das Leben bedrohenden oder das Leben raubenden Symptomen oder nur schwach: mit Erkrankungsäußerungen, die dem Individuum noch Arbeit zu leisten gestatten, es aber doch für eine gewisse Zeit zu einem minderwertigen stempeln, und schließlich kann die Vergiftung die Hoffnung auf Genesung vermuten lassen oder die völlige Hoffnungslosigkeit, die einmal vorhandenen Störungen schwinden zu sehen, zur Gewißheit machen.

Es gibt kein Gift unter den vielen Tausenden der vorhandenen, das so mannigfaltig in der Gestaltung der Vergiftungsäußerungen ist, das so tückisch seine Energie an fast allem, was da lebt, entfaltet, das in ihrem Ausgang so unberechenbare, funktionelle Wunden schlagen kann, das alljährlich so viele Menschen an Seele und Leib schädigt wie Kohlenoxyd und – trotz alledem noch nicht so als eines der bekämpfenswertesten Weltübel in weitesten Kreisen eingeschätzt wird, wie man es erwarten müßte.

Die geschilderten Nebenwirkungen der Sprenggeschosse sind innere Notwendigkeiten. Sie gehören zur Explosion. Damit muß man sich abfinden. Deshalb sind Explosionsgeschosse, die den Zweck verfolgen, mechanisch zu zerstören, wie stark auch immer die Gasentwicklung aus ihnen sein mag, nicht illoyal.

Illoyal sind Geschosse oder anderweitige Kampfvorrichtungen, in die nur oder auch Stoffe für den Vergiftungszweck eingebracht worden sind. Dies besagt zugleich, daß als Giftgeschosse alle diejenigen anzusehen sind, die andere giftige Stoffe als diejenigen versenden, die sie eventuell, ihrer Natur nach, z. B. als Explosionsgeschosse, sonst zu liefern imstande sind.

Hiermit sind die Gasbomben und ähnliches als das gekennzeichnet, was sie sind: als Kriegsmittel, die den Gebraucher jetzt, wenn nicht tiefer, so doch auf die Höhe des Giftpfeile mittels Bogen, Gewehr oder durch Wurf versendenden Wilden stellen. So wie der Giftpfeil als Giftträger nur oder wesentlich als Beförderer des Gifts in die Wunde hinein dient und dienen soll, so ist das giftgeladene Geschoß nur Träger des für die Lungen oder für andere Körperorgane des Gegners bestimmten Gifts. Hieran ändert keine diplomatische oder juristische Spitzfindigkeit etwas. Man kann dem Gift versendenden Gefäß als Schädiger keine dem Gift gleichkommende oder es gar überwiegende Rolle in der Schädigungsmöglichkeit zuerteilen, weil sie nicht besteht und nicht beabsichtigt ist. Denn um durch ein explodierendes Stahlgefäß und einen Sprengstoff mit seinen sich entwickelnden Gasen zu wirken, hat man andere Vorrichtungen. Eine Giftbombe soll durch das in ihr enthaltene Gift wirken, gleichgültig ob sie aus Metall oder aus Glas oder Ton gefertigt ist. Ebensowenig wie man ernstlich einer mit Gift gefüllten und unter die Feinde geworfenen Glaskugel, wie man deren früher gebraucht hat, den speziellen Charakter des Giftapparates fortdeduzieren kann, obschon die Glassplitter verletzen, ebensowenig einer Giftgasbombe. Was man auf der Haager Konferenz voraussah und was in dem Verwendungsverbot von Geschossen, »deren einziger Zweck« ist, giftige Gase zu verbreiten, seinen Ausdruck fand, ist trotz alledem verwirklicht worden. An der Vergiftung klebt der Fluch vergangener Zeiten, klebt die Verachtung aller zivilisierten Völker, die bisher diesen Erdball bewohnt haben.

Der Laie vermag sich nicht vorzustellen, was eine Vergiftung durch ein körperfeindliches Gas oder einen Dampf, die aus Geschossen oder aus giftgetränktem Boden aufsteigen, bedeutet. Dies trat schon auf der Haager Konferenz zutage, als der amerikanische Marinebevollmächtigte aussprach: 1. daß es solche Geschosse, wie sie einem Verbot unterliegen sollten, überhaupt nicht gäbe und 2. daß unter dem Gesichtspunkt der Menschlichkeit auch der Erstickungstod durch Gas keineswegs grausamer sei als durch Wasser oder durch Ertrinken, wenn ein Fahrzeug durch ein Torpedo in den Grund gebohrt werde. Hierbei verblieb der sonderbare »Sachverständige« trotz aller Einwendungen, obwohl auch der Vertreter Rußlands betonte, daß die Menschlichkeit verlange, den Feind möglichst kampfunfähig zu machen, ohne ihn zu töten. Aber solche unglaublichen, dem elementarsten toxikologischen Wissen ins Gesicht schlagenden Urteile sind bei dieser Gelegenheit wiederholt geäußert worden. So findet man z.B. den Satz: »Der Erstickungstod [durch Gift] ist gewiß nicht ohne weiteres grausamer als ein anderer. Wer mit zerschmetterten Armen und Beinen langsam seine Seele aushaucht, hat nichts voraus.« Wer mag diesen »Sachverständigen« instruiert haben? Selbst nur das Lesen eines Berichtes über den Verlauf einer Vergiftung durch Phosgen oder Chlorgas oder Bromdampf oder Blausäure usw. würde eine derartige Unmöglichkeit, noch dazu mit dem Ton großer Sicherheit hinzuschreiben verhindert haben. Die schnell eintretende oder bei scheinbar auch nur leicht vergifteten Soldaten langsam in Stunden wachsende, qualvollste Atemnot mit Blauwerden des Gesichts, die Angstzustände, die den aus vollster Bewegungsfreiheit auf den Boden gedrückten Mann erfüllen und ihn, da er bei vollem Bewußtsein ist, hundert Tode in jeder Stunde sterben lassen, haben sich vielen empfindenden Ärzten, die von solcher tückischen Energie von Giften bisher nichts wußten, schmerzlich in die Seele gegraben. Die Leidensbilder, die sie im Krieg sahen, waren nicht neu; denn das große Betriebsleben im Frieden birgt auch solche gasigen und dampfförmigen Gifte, die man bezeichnenderweise jetzt »Kampfgasgifte« nennt, reichlich in sich, die durch allmählich fortschreitende Lähmung des Atmungszentrums im verlängerten Mark oder durch fortschreitende Entzündung und Verlegung der tieferen Luftkanälchen in der Lunge die langsame Erstikkung bedingen. In der Friedensarbeit fallen nur gelegentlich einige Menschen solchen Gasen zum Opfer, weil Vorbeugungsmittel gegen sie zu treffen Menschlichkeit und Gesetz gebieten. Die »Kampfgasgifte« haben sie hekatombenweise das Leben unter Martern aushauchen lassen.

Auch aus allem diesem läßt sich erkennen, in welche Leidensnot ein Vergifteter gerät, wie unglücklich er ist. Wer will dem im Kampf, z. B. durch Phosgengas Vergifteten helfen? Prophylaktisch lassen sich Hilfsmaßregeln treffen. Dem in der Entwicklung begriffenen Vergiftungsleiden ist nur schwer beizukommen. Daher die vielen Gifttode!

Die Giftverwendung im Krieg widerspricht aus diesen Gründen auch dem bis vor kurzem in der Theorie allgemein anerkannten Prinzip, die Waffe nicht so zu gestalten, daß überflüssige Leiden durch sie erzeugt werden. Ja, die Kirche verbot deswegen schon vor mehr als achthundert Jahren eine Waffe, von der man annahm, daß sie dem widerspräche. Die Armbrust, die man in Frankreich schon im neunten Jahrhundert kannte, war bald so vernichtend entwickelt worden, daß ihr Gebrauch gegen Christen vom zweiten lateranischen Konzil im Jahre 1139 verboten wurde. Dieses Verbot erneuerte Papst Innozenz III. im Jahr 1215.

Ich betone noch ausdrücklich, daß nach meiner Auffassung die Verwendung von Giften niemals eine militärische Notwendigkeit werden kann, die etwa eine Entkräftung kriegsrechtlicher Normen oder eine

Durchbrechung internationaler Abkommen begründen dürfte. Es kann auch kein militärischer Notstand erdacht werden, bei dem dieses Kampfmittel unerläßlich wäre.

Es ist ein undankbares Beginnen vorauszusagen, was in bezug auf die Kriegsverwendung von Giften in Zukunft wird geschehen können. Mir will nach alledem, was ich gesehen und erfahren habe, fast scheinen, daß trotz allem bisher Ausgeführten nicht nur internationale Abkommen über den Nichtgebrauch von Giften in Zukunft unterbleiben werden, sondern daß in ihnen sogar ein neuer Zweig der Kriegswissenschaft hervorgesproßt ist, der sich vielleicht sogar kräftiger Pflege erfreuen wird. Denn ich darf es hier zum Ausdruck bringen, daß, was bisher, selbst unter Berücksichtigung der vielen Giftopfer, auf dem Gebiet der »Kriegstoxikologie« mit verschiedenen Giften geleistet worden ist, stümperhaft gegenüber dem ist, was mit Giften in Granaten, Handgranaten, Wolken usw. an Menschenverderben erzielt werden könnte. Es ist als ein großes Glück zu bezeichnen, daß es in dieser Beziehung bisher so viele Nichtwisser, medizinische und noch mehr anmaßliche Nichtmediziner, als Giftempfehler gegeben hat.

Drittes Kapitel

Wie man früher für den Fern- und Nahkampf Gift in Geschossen verwandte

Es ist nicht ohne Interesse, die Gifte kennenzulernen, die für Geschosse in alten Zeiten gebraucht worden sind. Immer war das Bestreben deutlich, was auch in neuerer Zeit bestätigt wurde, dem Gegner die Atemluft zu vergiften. Die Meinungen über die Tragweite solchen Tuns waren geteilt, aber trotzdem wurde es verwirklicht: »Nun wollen wir noch kürtzlich hinzu thun das jenig, davon vil verstendige Büchsenmeister, wenig oder gar nichts halten, andere aber hergegen, überkünstlich unn himmelhoch achten, nemlich die vergifftung des luffts.«

Brechtel erzählt, daß, als einmal »ein frommer Mann etliche gesammelte Ertzstuffen und Handstein« besichtigt hätte, ihm auch ein sonderlicher Stein oder was es sonst gewesen sein mag, in die Hände gekommen wäre, womit er »inn die ferne den lufft vergifften könne«. Man habe ihn ausgelacht und besonders, als er behauptete, daß, wenn man ihn entsprechend belohnen wolle, er »one grossen Unkosten, den Türeken genzlich vertilgen und ausrotten« wolle. »Ich aber frag einen jeglichen was nutz hat man hievon? Ja, sprechen etliche, das mit hilff diser kunst die Türckische rott, so one dz vil Christlichs blut kostet, unterdruckt werden köndte, mein antwort aber darauff ist fragweiß, nemlich, Ob es bey dem Türeken allein bleiben, und nachmals nicht weitter umb sich fressen, unnd gedachte Vergiftung wider Christen menschen gebraucht würde?«

Es hat in der Tat »um sich gefressen«, und als Objekt der Verwendung kommt nicht mehr allein die »türckische Rott« in Frage. Um giftigen Dampf in der Ferne wirken zu lassen, wurden Kugeln mit Giftstofflagen versehen. Man nahm rein mineralische oder mit giftigen Pflanzen oder giftigen Tieren gemischte. Statt des metallischen Quecksilbers verarbeitete man Sublimat.

Es würde zu weit führen, die vorhandenen Vorschriften anzugeben, die alle darauf hinauslaufen, dem »Feuerballensatz« Gifte hinzuzufügen. Aus dem Beginn des 18. Jahrhunderts stammt eine solche: außerordentlich große Mengen von Arsenik und Auripigment – für das Geschoß von jedem 1,5 kg – und dazu noch Bilsenkraut, »weißen und blauen Eisenhütlein, Wolfswurzel und Meerzwiebel«. Zu den genannten mineralischen Giften, den Quecksilber- und Arsenpräparaten, fügte man sogar auch Bleiverbindungen: Mennige und Glätte, die freilich nicht geeignet sind, akute zur Kampfunfähigkeit führende Störungen zu veranlassen. Eine größere, aber ganz nutzlose Mannigfaltigkeit lieferten die Zusätze von pflanzlichen und tierischen Giften. Außer den genannten wurden auch andere Nachtschattengewächse, wie Belladonna und Mandragora, verwendet, überdies gelegentlich noch: Schierling und verschiedene *Ranunculus*-Arten, *Taxus, Helleborus niger* und sogar *Semina Strychni*. Beliebt war als Zusatz ferner noch, in Verkennung der Schädigungsunmöglichkeit damit, das Krötengift. Man erhielt es dadurch, daß man, der Beschreibung nach, *Bufo calamita* in ein Gefäß sperrte und durch Erwärmen desselben mittels glühender, in geeignete Entfernung gelegter Kohlen die Tiere zur Abgabe ihres giftigen Sekretes nötigte, das in besonderer Art aufgefangen wurde. Man vermeinte sogar auch den Vergiftungszweck zu erreichen, wenn man nur Salpeter mit einer Kröte einen halben Monat lang in Pferdemist beließe und mit dem dann giftig gewordenen Salpeter Pulver herstellte. Es ist selbstverständlich, daß das Gift beim Schuß vernichtet wurde, ebenso wie jedes pflanzliche Gift zerstört wird, das der Entzündungstemperatur des Pulvers ausgesetzt wird. Das gleiche mußte stattfinden, wenn man jene abergläubischen Mittel wie Menstruationsblut von

Frauen, Mäuse- und Katzengehirn oder Öl, in dem man Spinnen ertränkt hatte, in die Giftgeschosse einführte.

Reichlich scheint man zu gewissen Zeiten von derartigen Geschossen Gebrauch gemacht zu haben. So beschossen damit z. B. die Soldaten des Bischofs von Münster am 29. Juli 1672 Groningen. »Sie beschädigten St. Martini Kirche und Turn gewaltig mit glüenden Kugeln und einige Häuser mit vergiffteten Feuer-Werken wodurch gleichwoll keine oder wenig Menschen getroffen wurden.« (Valckenier) Die Erfolglosigkeit der klüglich ersonnenen, aber unvollkommenen Vergiftungsmachinationen mußte natürlich oft festgestellt werden. Deswegen ist gegen den Gebrauch der »Giftkugeln « schon frühzeitig außer dem unwirksam ethischen Moment das rein praktische betont worden. »Gesetzt man wolle dergleichen Kugeln nicht gegen Christen sondern gegen die ungläubigen Türcken, Tartarn und andere Heiden und abgesagte Feinde des Christen-Namens senden, so wäre nicht einzusehen, wie ein großer Schaden dadurch entstehen könnte in freier und offner Luft. Allein in einem gedeckten Raum kann der giftige Dampf schädlich sein.« (Siemienovicz) Nur diese Schwierigkeit brachte die Gift-Fernwirkungsgeschosse im 18. und 19. Jahrhundert außer Gebrauch.

Die Erfolglosigkeit gegenüber dem Feinde war nicht das schlimmste, was sich ereignen konnte: Äußere Umstände können nämlich den Giftsender durch sein eigenes Gift umkommen lassen. Ein konträrer Wind bringt die gißigen Dämpfe oder Gase auf den Verursacher. Deswegen wird schon in einer der frühesten Vorschriften kurz bemerkt, daß man die Giftkugel nur bei günstigem Wind werfen dürfe. Und trotzdem scheiterte das Beginnen, ungeachtet der Kriegsmeteorologen, oft genug und gebar, trotz Masken und Zubehör, Unheil für sehr viele Soldaten, die in Schützengräben oft auch ihren Gaserstickungstod fanden.

Ohne jede Bedeutung waren und müssen die sogenannten Stinkkugeln, Stinkbomben oder Stinktöpfe sein, deren man sich noch reichlich im Dreißigjährigen Kriege bediente. Für ihre Bereitung wurden geraspelte Pferde-, Maultier- und Eselhufe, Ziegenbockhörner, *Asa foetida* neben Pech und anderem gebraucht, ein Fortschritt gegenüber der noch älteren Methode, mit Wurfmaschinen tote Soldaten, Pferde, Menschenkot in großen Fässern unter die Feinde zu werfen.

So wenig sicher und ergiebig sich alles in allem die bisherigen Fernwirkungsgifte im Krieg erwiesen haben, so erfolgreich müssen Gifte im Nahkampf sein. Falls die Giftverwendung durch die Wirklichkeit legitimiert sein und wachsen sollte, dann werden sie in ihm Schamröte erzeugende Triumphe feiern. Der Weg ist seit langem eröffnet! Alt ist der Giftgebrauch für diesen Zweck: »... laß einen Töpffer oder Hafner von daher ein summa handkugel oder krüglein, wie es etliche nennen, mit langen halsen machen, die wol gebrennt seyen, die fülle unten mit folgendem zeuge: Nimm ein pfund ... Handbüchsenpulver, bolum Armenum und quecksilber jedes ein lot, mische es wol durcheinander, den halß aber fülle mit tregem zeug, zünde es oben an, unnd würffs unter die feind. Dergleichen Sturmkrüglein werden auch von eisen plechen gemachet, unn mit zweyen eisen raifen umbbunden, unnd allerdings, wie die vorgemelten gefüllet.« (Brechtel)

Der Quecksilberdampf, der sich beim Werfen des entzündeten Topfinhalts entwickeln muß, kann ohne Zweifel dem Einatmenden akut und später noch mehr als unangenehm werden, aber ihn kaum vom Weiterkämpfen abhalten. Aber schon aus dieser Bereitungsart des Giftgefäßes geht hervor, daß das Quecksilber, als anorganisches Gift, für besonders wirkungsvoll angesehen wurde. Man vergrößerte aber auch die toxische Energie durch Hinzufügen von Arsenik, der aus der brennenden Masse eines Sturmfasses als Dampf in die Atmungsluft übergehen kann:

»Nimm ein wolgebunden Faß, darein setze inn die mitten ein aichen runden stock ... solchen stock lasse einen wagner außborn, von oben an hinabwartz ... also das dessen boden ... drei zwerch finger dick sey. Als dann nimm 3. lot quecksilber, 1. lot Arsenicum, 1. lot bolum Armenum, 2. lot Assa foetida oder teufelsdreck, das mische unter des besten und stercksten Pulvers, mit solchem fülle den stock, daß er oben etwann vier zwerchfinger leer bleib, darauff schlage einen klotz, der in der mitten ein Zündloch habe ..., fülle das Faß ganz und gar auß mit kißlingstein, und inn die lücken streue allemal abgeleschten Kalk ...«

Sind bei dieser Vorschrift noch Giftmengen genannt, die als mäßig zu bezeichnen sind, so scheinen in der folgenden, die dazu dienen soll, »vergifften Rauch« zu erzeugen, beliebige und sehr große Mengen genommen worden zu sein. Hier fällt die Hauptrolle als Gift dem Arsenik in Verbindung mit Schwefelarsen zu. Außerdem aber fügte man große Mengen von Bilsenkrautsamen hinzu, die mit großer Wahrscheinlichkeit ihre Tropeine in den Rauch übergehen lassen. Darum ist es auch als richtig anzusehen, was am Ende der Vorschrift gesagt wird, daß die Menschen dadurch stundenlang sinnlos würden: »Sie haben genommen ein Bierfaß, das haben sie gefüllet, eines theils mit wickenstro, darüber die roß zu mehrmalen gestallet [uriniert]. Item dürr Attichkraut, so den Schweinen zuvor untergestreuet gewest, pilsensamen oder das kraut, gedörrte Kügallen, faul und stinckende Schleyen, zu stücken zerhauet, darzu haben sie noch gethan ein pfund wachs, ein pfund unßlit und Speck, treg Pulver, Operment und Hüttrauch, solches alles ist durch sie untereinander gemenget unnd das Faß darmit gefüllet worden. Wann sies nun gebrauchen wollen, haben sie es auff einen karren geladen, unnd den geöffneten boden gegen dem Feind gewendet, alsdann die materi angezündet und den Karren zur Wagenburg oder zum Läger geschoben, unnd hat fürnemlich zu solcher zeit geschehen müssen, wenn der wind gegen dem feind gewähet hat. Dann, wie sie schreiben, solle der rauch hievon, den Menschen geschwollen, und biß in drey stund, sinnloß machen, ja etliche gar ertödten.«

Zu Anfang des 17. Jahrhunderts empfahl man für den Nahkampf eine Kugel, die unter anderem neben dem Pulver noch in bestimmten Mengenverhältnissen – durchschnittlich je 0,18 kg auf ein Geschoß – Auripigment, Antimon und Arsenik oder Grünspan, Antimon und Auripigment und als Zusatz je 120 g Akonit- und Bilsenkrautblätter und je 45 g von den Samen beider Pflanzen enthielt. Das Ganze wurde mit Petroleum oder Leinöl gemischt und zur Kugel geformt. Der Rauch solcher »Hand-Feuerkugeln« wurde als tödlich bezeichnet – was ausnahmsweise wohl einmal der Fall sein könnte.

Man suchte auch vielfach die zugänglichen Schleimhäute akut so zu schädigen, daß der Betroffene z. B. nicht sehen konnte oder starkes Augentränen bekam oder dauernd husten mußte, weil seine Luftwege von einem Entzündungsreiz getroffen worden waren, der später eventuell auch zu Lungenentzündungen Veranlassung geben konnte. Solcher chemischer Stoffe gibt es eine große Zahl. Der älteste ist der Kalk. Aus dem Jahr 1284 berichten die Annalen von Genua, daß in dem Krieg dieser Stadt mit Pisa »von beiden Seiten ein schrecklicher und harter Kampf begann. Dabei kamen so vielerlei Geschosse, Kalk und Seife, Wurfmaschinen und anderes zur Anwendung, daß es schien, als wäre niemand zugegen«, d. h.

man konnte niemand mehr sehen. Im Dreißigjährigen Krieg benutzte man »Sturmfässer« folgender Beschickung: »dann umbläge das Pulver-Fäßlein mit allerhand Hagel, das vacuum zwischen dem Hagel schütte voll ungelöschten Kalks«. Wer in einen solchen Kalkstaubnebel geriet, wurde für eine gewisse Zeit kampfunfähig.

So primitiv uns heute das Werfen von Gift auf Schiffe als Kampfmittel erscheinen mag, so hat es doch in alter Zeit nicht gar so selten den beabsichtigten Zweck erfüllt. Dies war auch der Fall, als unter Heinrich III. von England im Jahre 1216 eine französische Flotte, die dem nach dem englischen Königsthron strebenden und mit Truppen in England befindlichen französischen Königssohn Ludwig Verstärkungen bringen sollte, an der Küste von Kent von der englischen Flotte angegriffen wurde. Deren Befehlshaber Philipp von Albini bediente sich einer »Kriegslist«, die zum Sieg beitrug. Nachdem er den französischen Schiffen den Wind abgewonnen hatte, segelte er direkt auf sie zu und ließ aus einer entsprechenden Entfernung große Mengen feingepulverten ungelöschten Kalks, den er für diesen Zweck an Bord genommen hatte, werfen. Dadurch und durch andere Manöver wurde die Besatzung, denen der Staub auch in die Augen flog, unfähig, sich zu verteidigen.

Eine dritte Art, Gift im Krieg zu verwenden, bestand darin, Kugeln mit Gift zu versehen: Man tauchte die Kugeln »in giftige Liquores« oder brachte auf andere Art Gift daran zum Haften. Wiederholt sind schlimme Geschoßwirkungen an einzelnen Personen darauf bezogen worden. So sollte Ambrose, der Earl von Warwick, an den Folgen einer vergifteten Kugel gestorben sein, die ihm bei der Belagerung von Newhaven in den Schenkel geschossen war, und viele solcher Geschosse sollen in der Schlacht bei Narwa im Jahr 1700 Menschen vergiftet haben. Meiner Überzeugung nach ist alles dies mit Unrecht behauptet worden. Es könnte sich überhaupt nur um Gifte handeln, die durch die hohe Temperatur, die das Geschoß erhält, unverändert bleiben. Pflanzenextrakte oder Säfte müssen, allem Ermessen nach, hierbei eine Veränderung bis zur Ungiftigkeit erfahren, ebenso Alkaloide oder vielleicht giftige Zyanverbindungen, die in geschickter Weise als Hülle der Kugeln (Schrapnellkugeln usw.) angebracht worden sind. Sollte die Giftlage sehr dick gemacht worden sein und sie wirklich die giftabreibenden Hindernisse des Gewehrlaufes oder einer anderen Umgebung und die der Einschußstelle überwunden haben, so könnte vielleicht etwas von dem Gift in die Säftebahnen gelangen, falls das Projektil im Körper verbleibt. Die Wahrscheinlichkeit, alle diese Voraussetzungen erfüllt zu sehen, liegt nicht weit von ihrer Unmöglichkeit.

Für durchschlagende Geschosse ist an eine Giftwirkung durch Vergiften der äußeren Fläche nicht zu denken. Im Jahre 1614 wurde die Überzeugung geäußert, daß die an ihrer Oberfläche vergiftete Kugel bei ihrem Ein- oder Durchdringen und noch mehr, wenn sie im Körper verbliebe, giftig wirken könne. Die schlechten Wunden, die Ärzte damals zu Gesicht bekamen und deren Zustand sie auf vergiftete Kugeln bezogen, entstanden durch Infektion infolge schlechter Wundbehandlung und hatten keine Giftursache.

Es ist selbstverständlich, daß die modernen Brandbomben, die u. a. von Flugzeugen herabgeworfen werden, bei entsprechender Füllung durch ihre Dämpfe Vergiftung veranlassen können. Das in alter Zeit von Griechen benutzte, allenthalben Schrecken erregende Kampfmittel des »griechischen Feuers«, dessen Vorschrift in Konstantinopel als Palladium des Staates aufbewahrt und so gehütet wurde, daß es etwa vierhundert Jahre alleiniger Besitz Ostroms blieb, bis die Muslime seine Bereitung durch List erfuhren, lieferte ungemein viel Rauch und konnte deswegen, unbeabsichtigt, Kohlenoxydvergiftungen bedingen. Es läßt sich sehr wohl denken, daß sogar die Einwohner einer ganzen Stadt unter solchen starken Rauchmengen toxisch leiden mußten, wenn die Windbewegung eine schnelle Entfernung der schweren Rauchwolken nicht begünstigte. Als Akkon im Jahr 1289 belagert wurde, ließ der Sultan dreihundert Schleudermaschinen fortwährend das griechische Feuer in die Stadt werfen, bis alles in Flammen aufging. Viele Menschen werden dabei durch Rauch, d.h. durch Kohlenoxyd, erstickt sein.

GIFT IM 20. UND 21. JAHRHUNDERT

In den letzten hundert Jahren hat sich die Präsenz von Giften in unserem Leben deutlich verändert. Inzwischen gibt es eine Vielzahl früher unbekannter Bereiche, in denen uns immer wieder neue Schreckensmeldungen über von Gift verursachte Katastrophen erreichen. Das reicht von belasteten Lebensmitteln zur Produkterpressung, von Industrieunfällen zum Einsatz von Giftstoffen im Krieg. Und auch in den Gaskammern von Auschwitz und den anderen deutschen Vernichtungslagern wurden die Opfer mit dem blausäurehaltigen Zyklon B und Kohlenmonoxyd vergiftet.

Die Geschichte der modernen Massenvernichtungswaffen beginnt mit der Verwendung von Giftgasen im Ersten Weltkrieg. Anders als bei konventionellen Waffen sind die Folgen eines Einsatzes von atomaren, biologischen und chemischen Waffen in keiner Weise kontrollierbar. Vielfach wird vor allem die Zivilbevölkerung in Mitleidenschaft gezogen, was aber von den kriegführenden Parteien in Kauf genommen wird – es kommt zu sogenannten Kollateralschäden.

Der deutsche Chemiker Fritz Haber, der 1918 den Nobelpreis für die synthetische Herstellung von Ammoniak erhielt, gilt als „Vater des Gaskriegs". Seine Versuche mit Phosgen und Chlorgas, die unmittelbar nach Ausbruch des Ersten Weltkriegs begannen, führten zum massiven Giftgaseinsatz an der Front. Selbst die Proteste seiner Frau Clara Immerwahr, die ebenfalls promovierte Chemikerin war, vermochten ihn nicht umzustimmen. Wenige Tage nach dem ersten deutschen Einsatz von Chloringas am 22. April 1915 im belgischen Ypern, dem 5.000 französische Soldaten zum Opfer fielen – weitere 10.000 wurden zum Teil schwer verletzt –, erschoß sich Clara Immerwahr aus Verzweiflung über die Handlungsweise ihres Mannes. Nach dem Ersten Weltkrieg wurde Fritz Haber von den Alliierten wegen Verbrechen gegen die Menschheit zum Kriegsverbrecher erklärt.

Die Giftgase, die im Ersten Weltkrieg benutzt wurden, basierten zunächst auf bereits industriell verwendeten Substanzen, die in ausreichend großen Mengen vorhanden waren, also um Gase wie Chlor oder Phosgen. Diese ausgesprochen flüchtigen Stoffe erfüllten jedoch nur bedingt ihren Zweck, da sie vollkommen windabhängig waren – eine Gaswolke konnte also bei wechselndem Wind auch auf die eigene Stellung zurückgeweht werden. Daher wurden bald flüssige Kampfstoffe entwickelt, die als Aerosole versprüht werden konnten. Diese neuen Kampfstoffe blieben an Kleidung, Haut und Gasmasken der betroffenen Soldaten haften, ja sie drangen sogar in die Filter ein. Auf diese Weise waren die Opfer den Substanzen vergleichsweise lange ausgesetzt. Die in die Filter eingedrungenen Tröpfchen etwa verdunsteten allmählich, so daß die Träger der kontaminierten Masken kontinuierlich Gift einatmeten. Chlorgas beispielsweise zersetzt das Lungengewebe, die Bronchien füllen sich mit Flüssigkeit – der Betroffene ertrinkt.

Die chemischen Kampfstoffe führten zu sehr hohen Verlustraten beim Gegner. Wenn auch im Vergleich zu konventionellen Waffen tatsächlich weniger Soldaten starben, war der Todeskampf bei Giften jedoch besonders qualvoll. Die Verwundeten litten unter Hautverätzungen, Schädigung der Lunge, Erblindung. Hinzu kamen die zunächst unbeachtet gebliebenen Spätfolgen wie Krebserkrankungen.

Schon vor dem Ersten Weltkrieg wurden vergiftende Waffen durch die Haager Landkriegsordnung geächtet. Aber erst angesichts der Greuel dieses Krieges wurde der Einsatz von Giftgasen und bakteriologischen Kampfstoffen im Genfer Protokoll von 1925 ausdrücklich verboten. In der Folgezeit wurde dieses Verbot in der Tat weitgehend beachtet. Erst im Vietnamkrieg kam es wieder in größerem Umfang zum Einsatz chemischer Kampfstoffe. Um die Kampfhandlungen zu erleichtern, setzten die Amerikaner flächendeckend das Dioxin enthaltende Agent Orange zur Entlaubung von Wäldern ein. Spätfolgen wie Erbgutveränderungen sind auch heute noch unter der vietnamesischen Bevölkerung zu beobachten. Die USA traten dem Genfer Protokoll übrigens erst 1974 bei.

Im Krieg zwischen dem Irak und dem Iran kam es erneut zu einem Einsatz chemischer Waffen in großem Maßstab. Die irakischen Streitkräfte unternahmen am 16. März 1988 einen Giftgasangriff auf die kurdische

Stadt Halabdscha, der jeder militärischen Grundlage entbehrte, sondern nichts als ein sinnloses Massaker an der Zivilbevölkerung darstellte. Durch Sarin, Senfgas und den Nervenkampfstoff VX fanden mehr als 3.000 Menschen einen qualvollen Tod, die meisten von ihnen Kinder, Frauen und alte Männer; vielleicht 10.000 weitere Opfer wurden so schwer verletzt, daß sie später starben oder dauerhafte Gesundheitsschäden wie Nervenlähmungen, Hautkrankheiten oder Lungenschäden erlitten.

Seit 1997 sind durch die Chemiewaffenkonvention der UNO auch die Entwicklung, Herstellung und Lagerung chemischer Kampfstoffe verboten –, wie dies bereits seit 1972 für biologische Kampfstoffe gilt. Allerdings sind neben Rußland vor allem die USA nach wie vor Besitzer großer Bestände von chemischen und bakteriologischen Kampfstoffen.

Umweltkatastrophen werden von Menschen verursacht, sie haben dramatische Auswirkungen auf die Umwelt und verursachen Krankheit und Tod vieler Lebewesen. Bekannte Umweltkatastrophen sind das Unglück von Seveso, Bhopal und der GAU von Tschernobyl.

Am 10. Juli 1976 erlangte die Stadt Seveso, 20 Kilometer nördlich von Mailand, durch einen Chemieunfall traurige Berühmtheit, bei dem große Mengen hochgiftigen Dioxins freigesetzt wurden. In den folgenden Tagen verdorrten die Blätter von Bäumen und Sträuchern in der gesamten Umgebung, mehrere tausend Tiere verendeten, und einige hundert Menschen erkrankten an schwerer Chlorakne. Die Anzahl der Todesopfer ist bis heute unbekannt. Untersuchungen dokumentieren aber einen Anstieg von verschiedenen Krebsarten in der betroffenen Region.

Am 3. Dezember 1984 ereignete sich eine der größten Katastrophen der chemischen Industrie, das sogenannte Bhopalunglück. Im Werk der Union Carbide of India gelangten etwa 40 Tonnen Methylisocyanat – das schon in geringer Konzentration Schleimhäute verätzt, zu Augenschädigungen führt und Lungenödeme hervorrufen kann – in die Atmosphäre und trieben in einer Wolke dicht über dem Boden durch ein benachbartes Elendsviertel. Eine halbe Million Menschen wurden dieser Gaswolke ausgesetzt.

Offiziellen Angaben zufolge starben 1.600 Menschen sofort und weitere 6.000 an den unmittelbaren Nachwirkungen, bis heute beläuft sich die

Zahl der Opfer auf mindestens 20.000. Weit höher liegt die Zahl derjenigen, die unter chronischen und unheilbaren und offensichtlich vererbbaren Krankheiten litten und noch leiden. Auch heute kommt jedes vierte Kind in Bhopal tot zur Welt.

Ein sogenannter Super-GAU ereignete sich schließlich am 26. April 1986 im Kernkraftwerk Tschernobyl in der Ukraine. Menschliches Versagen und Mängel in der Konstruktion des Reaktors führten zu einer Katastrophe, bei der große Mengen an radioaktiver Materie freigesetzt wurden. Wie viele Menschen dadurch den Tod fanden, ist nicht genau bekannt. Auch die Langzeitfolgen dieses Unglücks sind nur schwer abzuschätzen. Man kann aber sicher von einem deutlichen Anstieg der Krebserkrankungen, v.a. Schilddrüsenkrebs und Leukämie, ausgehen.

Gifte treten in vielfältiger Form in Erscheinung, beeinflussen unser Leben und beenden es nicht selten vorzeitig. Die Zahl der klassischen Giftmorde scheint sich jedoch in den letzten hundert Jahren deutlich verringert zu haben. Allerdings gibt es hier eine hohe Dunkelziffer. Spektakuläre Giftmorde beschäftigen aber immer noch wie zu früheren Zeiten Strafverfolgungsbehörden, Geheimdienste und Öffentlichkeit.

So sorgte Anfang der 1930er Jahre ein spektakulärer Kriminalfall in Frankreich für Schlagzeilen. Die damals 18jährige Violette Nozière hatte ihre Eltern mit einem Schlafmittel vergiftet und anschließend den Gashahn aufgedreht, ehe sie das Haus verließ. Die Mutter überlebte, doch der Vater der jungen Frau starb. Mit dem Mord hatte Violette Nozière der schrecklichen kleinbürgerlichen Enge ihres Elternhauses endgültig entfliehen wollen. Sie verbrachte ihre Zeit lieber in den Kneipen des Quartier Latin. Schon bald finanzierte sie sich mit kleineren Diebstählen und Gelegenheitsprostitution. Am Krankenbett ihrer Mutter wurde Nozière schließlich verhaftet. Sie wurde zum Tod verurteilt, dann aber begnadigt. 1946 wurde Violette Nozière aus der Haft entlassen und starb wenige Jahre später an Krebs. 1978 verfilmte Claude Chabrol diese bedrückende Geschichte mit Isabelle Huppert in der Hauptrolle.

Vor dem Zweiten Weltkrieg machte auch Martha Marek, eine junge Wienerin von offenbar berückendem Charme und einer mindestens ebenso großen kriminellen Energie von sich reden. Nachdem sie das Erbe eines reichen Gönners durchgebracht hatte, suchte Martha nach einer neuen Geldquelle. Sie versicherte ihren Ehemann Emil gegen Invalidität und brachte ihn dazu, sich beim Holzhacken ein Bein abzutrennen. Da die Versicherung die Zahlung verweigerte, kam es zu einem öffentlichkeitswirksamen Prozeß, bei dem Martha Marek schließlich als vermeintlich armes Opfer recht bekam. Wenige Jahre später war aber auch das Entschädigungsgeld aufgebraucht. Ein behinderter Mann und zwei kleine Kinder drohten Martha Marek in ein Leben in Armut zu stürzen. Konsequenterweise versuchte sie, sich ihrer Familie mit Rattengift zu entledigen. Über Monate vergiftete sie ihre ahnungslosen Opfer mit regelmäßigen Dosen von Rattengift. Nach langer Krankheit, die von Abgespanntheit, Schweißausbrüchen, Magenkrämpfen und Lähmungserscheinungen begleitet war, starben der Ehemann und die Tochter. Martha Marek verdingte sich daraufhin als Gesellschafterin und Pflegerin bei einer wohlhabenden Großtante, von der sie zum Dank als Alleinerbin eingesetzt wurde. Sechs Monate später starb auch die Tante, die unter schweren Magenkrämpfen und Lähmungserscheinungen gelitten hatte.

Jetzt war Marek wieder finanziell unabhängig. Sie bezog eine Villa und stellte ihrerseits eine Gesellschafterin ein, für die sie, ganz umsichtige Arbeitgeberin, eine hohe Lebensversicherung abschloß. Nach einer kurzen Krankheit starb die Gesellschafterin im Sommer 1936 an einer Herzlähmung. Zeugen gaben später an, daß sie immer gesund und arbeitsfähig gewesen sei, aber vor ihrem Tod über Erbrechen, Schwindel, Kopfschmerzen, Schwäche und Schmerzempfindungen in den Beinen geklagt habe. Die behandelnden Ärzte dachten aber nicht an einen gewaltsamen Tod, zumal Marek jeden Verdacht zu entkräften verstand. Im Herbst dieses Jahres stand Martha Marek dann wegen eines anderen Versicherungsbetrugs in Wien vor Gericht. Im Verlauf dieses Prozesses wurden Zweifel laut, ob sie die verschiedenen Versicherungssummen der Vergangenheit rechtmäßig erhalten hatte. Die Untersuchung der exhumierten Leiche ihrer Gesellschafterin erhärtete den Verdacht. Es konnten erhebliche Mengen an Thallium nachgewiesen werden.

Bei den folgenden Untersuchungen enthüllten die Ermittlungsbehörden auch die weiteren Morde der Martha Marek. Im Fall ihrer Großtante fand man auf 1800 g Leichenorgane über 80 mg Thallium. Die öffentliche

Meinung kippte umgehend zu ungunsten der Angeklagten. Im Dezember 1938 wurde das Todesurteil gegen Martha Marek vollstreckt.

Auch Saddam Hussein entledigte sich seiner politischen Gegenspieler gerne mit Thalliumsulfat. Während anfänglich lediglich Regimekritiker im Irak vergiftet wurden, benutzten Saddams Schergen dieses Mittel später auch gegen Dissidenten, die im Ausland lebten. Auch der DDR-Geheimdienst soll Thallium verwendet haben.

1977 konnte ein Kleinkind aus Katar gerettet werden, weil eine englische Krankenschwester gerne Krimis las. Das kleine Mädchen litt unter Ataxie, hatte Konvulsionen und hohes Fieber, konnte nach einer Woche weder stehen noch sitzen und bekam zudem Schwierigkeiten beim Schlucken. In ihrer Verzweiflung ließen die Eltern das Kind nach London bringen. Aber auch die Ärzte des Hammersmith Hospital erwiesen sich als machtlos. Der Zustand des Mädchens verschlechterte sich zusehends, und fast zwei Wochen nach Ausbruch der Krankheit begann sie, ihre Haare zu verlieren. Die Krankenschwester Marsha Maitland erinnerten diese Symptome an Agatha Christies Roman »Das fahle Pferd«, in dem die Opfer mit Thallium vergiftet werden. Sofortige Untersuchungen wiesen tatsächlich Thallium im Urin des Mädchens nach. Wahrscheinlich hatte das Kind gegen Kakerlaken ausgelegtes Gift zu sich genommen. Da man jetzt die Ursache kannte, konnte das Mädchen erfolgreich behandelt werden. Drei Wochen später konnte sie nach Hause zurückkehren.

Dr. Harold Shipman, der in einem Vorort von Manchester praktizierte, wurde im Jahr 2000 wegen Giftmord durch eine Überdosis Morphium in fünfzehn Fällen verurteilt. Die Anklage konnte nachweisen, daß Shipman seine Patienten nicht aus Mitleid getötet hatte, sondern weil er an der Kontrolle über Leben und Tod Gefallen gefunden hatte. Eine Untersuchungskommission unter der Leitung der Zivilrichterin Dame Jane Smith kam zu dem Schluß, daß er wahrscheinlich sogar über 200 seiner Patienten ermordet hatte. Am 13. Januar 2004 wurde Shipman um 6 Uhr morgens tot in seiner Zelle im Gefängnis von Wakefield aufgefunden. In die Annalen des Giftmords ist er unter dem wenig schmeichelhaften Beinamen »Dr. Death« eingegangen.

> Thallium ist das am weitesten verbreitete Gift unserer Tage. Die tödliche Dosis für einen Erwachsenen beträgt ungefähr 800 mg. Da das silbrigweiße Metallpulver geruch- und geschmacklos ist, läßt es sich unbemerkt unter die Nahrung mischen. Die akute Vergiftung verläuft folgendermaßen: Zunächst leidet der Vergiftete abwechselnd an Durchfall und Verstopfung. In der Regel am 13. Tag nach der Vergiftung kommt es zum typischen Haarausfall. Das Opfer beginnt jetzt, über Schmerzen in den Extremitäten zu klagen. Schwere Sehstörungen und Herzhythmusstörungen stellen sich ein, und schließlich versagen auch Leber und Nieren. Auch wenn die Vergiftung nicht tödlich verläuft, können Nervenschädigungen, Muskelschwund und eine verminderte geistige Leistungsfähigkeit zurückbleiben.

Einer der aufsehenerregendsten und mysteriösesten Giftmorde ereignete sich Ende 2006. Der ehemalige Oberstleutnant des russischen Geheimdienstes FSB und spätere Regimekritiker Alexander Litwinenko begab sich am 1. November 2006 mit Vergiftungserscheinungen in das Barnet Hospital in Nord-London. In den folgenden Tagen verschlechterte sich sein Gesundheitszustand dramatisch. Angsichts der Symptome – Litwinenko litt unter anderem an dem typischen Haarausfall – glaubten die behandelnden Ärzte zunächst an eine Thalliumvergiftung. Erst Stunden vor seinem Tod konnte Polonium-210 im Urin des Patienten nachgewiesen werden. Am 23. November starb Alexander Litwinenko.

1998 hatteAlexander Litwinenko seine Kritik am russischen Geheimdienst zu ersten Mal öffentlich gemacht. Zusammen mit weiteren Angehörigen des FSB beschuldigte er seine Vorgesetzten, ihn mit dem Mord an dem damaligen Sekretär des Staatsicherheitsrats, Boris Beresowski, beauftragt zu haben. Im März 1999 wurde Litwinenko zum ersten Mal verhaftet, im folgenden Gerichtsverfahren jedoch zunächst freigesprochen. Nach verschiedenen Gefängnisaufenthalten floh Litwinenko schließlich Ende 2000 über die Türkei nach Großbritannien, wo er politisches Asyl beantragte. Im Oktober 2006, also nur wenige Wochen vor seinem Tod, erhielt Litwinenko die britische Staatsangehörigkeit.

In Großbritannien betätigte sich Alexander Litwinenko weiter als Kritiker des russischen Geheimdienstes bzw. der russischen Regierung. So behauptete er, mehrere Terroranschläge wie etwa die Geiselnahme in einem Moskauer Theater im Jahr 2002 seien geplante Aktionen des FSB gewesen. Seine Anschuldigungen konnten jedoch bis heute weder bewiesen noch widerlegt werden. Nur Stunden vor seinem Tod erklärte Litwinenko schließlich, er sei vom Kreml zum Schweigen gebracht worden.

Ein solcher Fall erweckte zwangsläufig ein breites Medieninteresse. Vor allem wurde über die Täterschaft ausgiebig spekuliert, wobei vor allem aus Rußland die Theorie zu hören war, es gehe um eine bewußte Diskreditierung Moskaus, um von den wahren Schuldigen abzulenken.

Nach den Erkenntnissen von Scotland Yard wurde Litwinenko am 1. November 2006 in der Bar des Millennium Hotels bei einem Treffen mit den ehemaligen Agenten Andrei Lugowoi und Dmitri Kowtun mit poloniumhaltigem Tee vergiftet. Am 22. Mai 2007 erließ die britische Staatsanwaltschaft daher einen Haftbefehl wegen Mordes gegen den Geschäftsmann Andrei Lugowoi. Belastend für Lugowoi ist vor allem die

Polonium wurde 1898 von Marie Curie entdeckt, die es zu Ehren ihres Heimatlandes Polen benannte. Unter anderem für die Entdeckung und Beschreibung dieses Elements erhielt Marie Curie 1911 den Nobelpreis für Chemie.

Polonium ist ein glänzendes silberweißes Metall. Unter seinem Zerfallsprodukten befindet sich das Isotop Polonium-210, das eine hohe Alphastrahlung besitzt. Diese ist bei äußerer Einwirkung vollkommen harmlos. Gelangt Polonium-210 jedoch in einen menschlichen Körper, zersetzt die Strahlung dessen Zellen. Zu den Symptomen gehören neben einer allgemeinen Schwäche auch Durchfall, Anämie, Blutungen aus Nase, Mund, Zahnfleisch und Rektum und – Haarausfall.

Polonium-Spur, die der mutmaßliche Täter nach der Vergiftung hinterlassen hat. An verschiedenen Aufenthaltsorten Lugowois konnte Polonium-210 nachgewiesen werden: in Restaurants und Hotelzimmern, Taxis, an Geldscheinen und Flugtickets. Auch Kontaktpersonen von Lugowoi hinterließen anschließend Polonium-Spuren. Gerade diese Eigenschaft macht ein Gift wie Polonium-210 so überaus gefährlich, da sein gezielter Einsatz nicht kontrollierbar ist. So mußten sich Dutzende von Ärzten, Pflegern und Krankenschwestern auf eine Kontaminierung hin untersuchen lassen.

Heute wird mit anderen Substanzen gemordet als vor hundert Jahren. Statt Arsen finden die Rechtsmediziner Thallium oder gar radioaktive Substanzen wie Polonium-210. Verbreitet sind Acrylamid, Herz-Kreislauf-Medikamente, Pflanzenschutzmittel und vor allem Morphin. Der ukrainische Präsident Viktor Juschtschenko überlebte 2004 nur knapp eine akute Dioxinvergiftung. Die letzte spektakuläre Vergiftung mit Arsen hingegen liegt inzwischen über 60 Jahre zurück. Damals wurden die Würstchen im Mittagessen eines englischen Studentenwohnheims präpariert.

Allerdings hat bereits Paracelsus nachdrücklich darauf hingewiesen, daß praktisch jeder Stoff ein Gift sein kann, wenn er nur in entsprechender Menge verabreicht wird.

SCHLUSSWORT

Im Schlusse der Rede wird das Ganze erkannt.« Und die lange Rede heischt kurzen Schluß! Der vielen Menschenplagen eine und keine kleine ist Gift. Widerspruchslos, weil durch Schicksal geschickt, muß der Mensch Leiden hinnehmen, die in natürlichen Krankheitsgiften ihre Quelle haben und durch Krankheitsgifte immer wieder von neuem genährt werden – oft so lange, bis der Körper ihnen unterliegt. Was ich vor Jahrzehnten aussprach, hat sich von Jahr zu Jahr immer mehr durch die Forschung bestätigt: »Die Zeit wird kommen, wo der Satz ganz erwiesen sein wird: Vergiftung ist eine örtliche oder allgemeine Krankheit, und eine natürliche Krankheit ist eine örtliche oder allgemeine Vergiftung.« Dauer und Glück des Lebens haben so im Krankheitsgift ihren unversöhnlichen, in aller Zeit unausrottbaren Feind.

Diesem Unheil der Menschen, das in der Hand des Schicksals unübersehbar großes Ungemach in der Gestalt von Körpernot auf dem ganzen Erdenrund in jeder Minute erzeugt, haben Menschen zu allen Zeiten eine gewollte weitere Wirkungsfläche gegeben. Die Beweggründe hierfür künden laut die vorstehenden Blätter. Keiner von ihnen hält stand vor der Beurteilung der Verwerflichkeit. Für keinen Zweck haben deshalb Gifte, Menschen gegenüber, die Berechtigung einer beabsichtigten Verwendung als Zerstörer der Gesundheit und des Lebens. Nichts, selbst nicht die Notwehr, gestattet und entschuldigt hierfür ihren Gebrauch. Sie sind nun einmal in der Welt wie mancher andere unheilvolle Energieträger, den man missen möchte, an dem aber nicht alles jene Häßliche haftet, wie an ihnen, wenn das böse Wollen der Menschen sie zu Tod und Verderben bestimmt. Hierfür haben sie keine Daseinsberechtigung. Wie manche andere Energie kann vielfach die ihrige durch die sie meisternde Hand von der Menschen gefährdenden oder vernichtenden zu Menschenleiden segensvoll beeinflussenden oder technische Fortschritte fördernden gewandelt werden. Hierin liegt ihre einzige Daseinsberechtigung.